CB002601

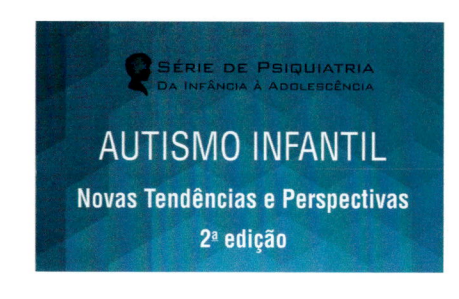

SÉRIE DE PSIQUIATRIA
DA INFÂNCIA À ADOLESCÊNCIA

AUTISMO INFANTIL

Novas Tendências e Perspectivas

2ª edição

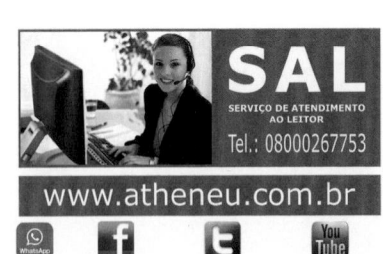

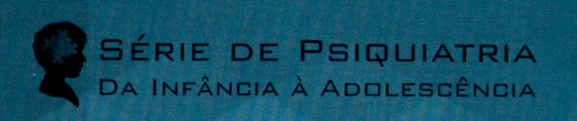

SÉRIE DE PSIQUIATRIA
DA INFÂNCIA À ADOLESCÊNCIA

AUTISMO INFANTIL

Novas Tendências e Perspectivas

2ª edição

Francisco Baptista Assumpção Júnior

Professor Livre-docente pelo Departamento de Psiquiatria
da Faculdade de Medicina da Universidade de São Paulo, FMUSP
Professor-associado do Departamento de Psicologia Clínica
do Instituto de Psicologia da Universidade de São Paulo, IPUSP

Evelyn Kuczynski

Psiquiatra da Infância e da Adolescência
Doutora em Medicina pela Faculdade de Medicina
da Universidade de São Paulo, FMUSP

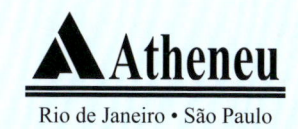

Atheneu

Rio de Janeiro • São Paulo

EDITORA ATHENEU

São Paulo	— Rua Maria Paula, 123 – 18º andar Tel.: (11)2858-8750 E-mail: atheneu@atheneu.com.br
Rio de Janeiro	— Rua Bambina, 74 Tel.: (21)3094-1295 E-mail: atheneu@atheneu.com.br

CAPA: Paulo Verardo

PRODUÇÃO EDITORIAL: Rosane Guedes

Dados Internacionais de Catalogação na Publicação (CIP)
(Câmara Brasileira do Livro, SP, Brasil)

Assumpção Júnior, Francisco Baptista
    Austismo infantil : novas tendências e perspectivas / Francisco Baptista Assumpção Júnior, Evelyn Kuczynski. -- 2. ed. -- São Paulo : Editora Atheneu, 2015. -- (Série de psiquiatria : da infância à adolescência)

    Bibliografia.
    ISBN 978-85-388-0667-7

    1. Autismo infantil 2. Compulsão repetitiva 3. Comportamento 4. Distúrbios do desenvolvimento 5. Manias 6. Retardo mental I. Kuczynski, Evelyn. II. Título. III. Série.

	CDD-618.928982
15-07910	NLM-WS 350

Índices para catálogo sistemático:
1. Autismo infantil : Comportamento repetitivo :
Pediatria : Medicina 618.928982
2. Comportamento repetitivo : Autismo infantil :
Pediatria : Medicina 618.928982

ASSUMPÇÃO JR., F. B.; KUCZYNSKI, E.

Série de Psiquiatria: Da Infância à Adolescência – Autismo Infantil: Novas Tendências e Perspectivas – 2ª edição

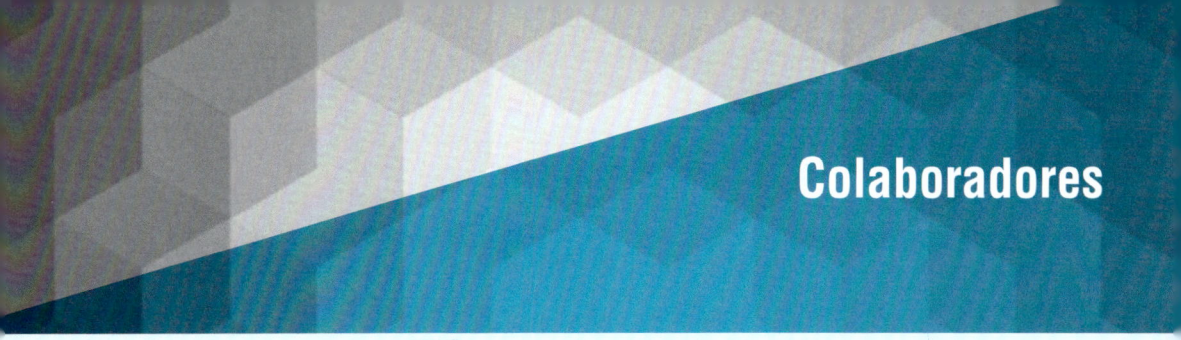

Colaboradores

Alessandra Freitas Russo

Médica. Pós-graduação em Neurologia Infantil. Mestrado em Medicina (Ciências Médicas) pela Universidade de São Paulo, USP (2004). Médica da Associação de Assistência à Criança Deficiente de São Paulo. Pós-graduanda do Instituto de Psicologia da USP. Coordenadora Clínica da Prefeitura Município de Cotia

Alexsandra Vieira Elias

Psicóloga. Mestre pelo Departamento de Ciências Médicas da Universidade Estadual de Campinas, Unicamp

Aline Citino Armonia

Fonoaudióloga. Doutoranda em Distúrbios da Comunicação Humana na Escola Paulista de Medicina da Universidade Federal de São Paulo, EPM/Unifesp. Atua nas Áreas de Desenvolvimento da Linguagem Infantil, Avaliação e Intervenção nos Distúrbios da Linguagem Infantil, Distúrbios do Espectro Autístico, Deficiência Intelectual e Educação Especial

Carolina Rabelo Padovani

Doutoranda no Programa de Pós-graduação em Psicologia Clínica do Instituto de Psicologia da Universidade de São Paulo, IPUSP. Atua junto ao Laboratório Projeto Distúrbios do Desenvolvimento do IPUSP. Possui Mestrado (2012), Graduação (2008), Licenciatura (2008) e Bacharel (2007) em Psicologia pelo IPUSP. Especialista em Neuropsicóloga pelo Centro de Estudos em Psicologia da Saúde, CEPSIC, da Divisão de Psicologia do Instituto Central do Hospital das Clínicas da Faculdade de Medicina da Universidade de São Paulo, FMUSP

Ceres Alves de Araújo

Psicóloga. Doutora em Distúrbios da Comunicação pela Universidade Federal de São Paulo, Unifesp. Analista Junguiana pela Sociedade Brasileira de Psicologia Analítica. Professora do Programa de Estudos Pós-graduados em Psicologia Clínica da Pontifícia Universidade Católica, PUC-SP

César de Moraes

Psiquiatra da Infância e Adolescência. Mestre e Doutor em Ciências Médicas na Área de Saúde Mental pela Universidade Estadual de Campinas, Unicamp. Professor de Medicina e Terapia Ocupacional do Centro de Ciências da Vida da da Pontifícia Universidade Católica, PUC-Campinas. Diretor Clínico da Associação para o Desenvolvimento dos Autistas de Campinas, ADACAMP

Cristina Maria Pozzi

Neurologista Pediátrica. Mestrado em Medicina (Área de Pediatria) pela Santa Casa de Misericórdia de São Paulo. Doutorado em Psicologia Clínica no Instituto de Psicologia da Universidade de São Paulo, IPUSP. Colaboradora no Laboratório de Distúrbios do Desenvolvimento do IPUSP. Neuropediatra no Serviço de Atenção à Saúde Auditiva da Universidade do Vale do Itajaí

Ida Janete Rodrigues

Doutora em Psicologia Clínica pela Universidade de São Paulo, USP. Mestre em Distúrbios do Desenvolvimento pela Universidade Presbiteriana Mackenzie. Professora de Pós-graduação da Universidade Camilo Castelo Branco e de Graduação da Universidade Paulista, UNIP, e da Universidade Cidade de São Paulo, UNICID, nas Áreas de Psicologia, Educação e Educação Especial

Luciana Gomes Tarelho

Psiquiatra da Infância e Adolescência. Mestre em Psiquiatria pelo Hospital das Clínicas da Faculdade de Medicina da Universidade de São Paulo, HC-FMUSP

Márcia Gabriel da Silva Rêgo

Doutora em Neurociências e Comportamento pela Faculdade de Psicologia da Universidade de São Paulo, USP. Professora de Psicologia da Universidade Paulista, UNIP

Maria Alice de Mattos Pimenta Parente

Fonoaudióloga. Doutora em Psicologia pela Universidade de São Paulo, USP. Pós-doutorado pela Université Toulouse Le-Mirail, França

Maria Helena Siqueira Sprovieri

Terapeuta Familiar. Membro Titular da Associação Paulista de Terapia Familiar. Mestre e Doutora em Serviço Social pela Pontifícia Universidade Católica, PUC-SP

Marília Bernal

Mestre em Psicologia Clínica pela Universidade de São Paulo, USP (2010). Graduada em Terapia Ocupacional pela Universidade Federal de São Carlos, UFSCar (2005), com Aprimoramento em Terapia Ocupacional e Saúde Mental da Infância e Adolescência pela Faculdade de Medicina de Botucatu – Universidade Estadual Paulista "Júlio de Mesquita Filho", UNESP (2007). Especialista em Saúde Mental da Infância e Adolescência pela Faculdade de Ciências da Saúde, FACIS – Instituto Brasileiro de Estudos Homeopáticos, IBEHE (2007). Especialista em Terapia Ocupacional: Uma Visão Dinâmica em Neurologia pela Unisalesiano/Lins-SP (2013)

Melanie Mendoza

Psicóloga pela Universidade de São Paulo, USP. Mestrado em Psicologia Clínica, USP.
Especialista em Neuropsicologia, INESP, e em Terapia Cognitiva e Comportamental, USP

Milena Rossetti

Doutoranda no Instituto de Psicologia da Universidade de São Paulo, IPUSP.
Mestre em Psicologia Clínica e Pesquisadora do Laboratório de Distúrbios do
Desenvolvimento, LADD, do Instituto de Psicologia da Universidade de São Paulo, USP.
Professora de Psicometria, Técnicas de Avaliação Psicológica, Psicologia do Desenvolvimento
Humano, Psicologia Cognitivo-comportamental da Universidade Paulista, UNIP

Patrícia Ribeiro Zukauskas

Psicóloga Clínica. Especialista em Avaliação Neuropsicológica pelo
Instituto de Psiquiatria do Hospital das Clínicas da Faculdade de Medicina da Universidade
de São Paulo, HC-FMUSP. Doutora em Ciências pela FMUSP

Samantha Adamo

Fonoaudióloga. Colaboradora do Projeto Distúrbios do Desenvolvimento, PDD,
do Instituto de Psicologia da Universidade de São Paulo, IPUSP

Prefácio

A *Série de Psiquiatria - Da Infância à Adolescência* tem por objetivo discutir os mais atuais e modernos conhecimentos sobre transtornos mentais encontrados nestas tão precoces e jovens faixas etárias.

O desejo dos seus coordenadores editoriais é inicialmente integrá-la com dois volumes de títulos bem definidos:

- Autismo Infantil - Novas Tendências e Perspectivas, 2ª edição
- Psicofarmacoterapia na Infância e Adolescência, 2ª edição

Na medida em que as necessidades de informação e de conhecimento da subespecialidade psiquiatria da infância a adolescência forem surgindo ou, segundo programação prévia dos coordenadores editoriais, novos volumes serão acrescentados.

De toda forma, a *Série* certamente se constituirá, em grande contribuição para o diagnóstico, tratamento e reabilitação dos portadores de transtornos mentais que, infortunadamente, acometem a infância e adolescência.

São Paulo, primavera de 2015.
Francisco Baptista Assumpção
Evelyn Kuczynski

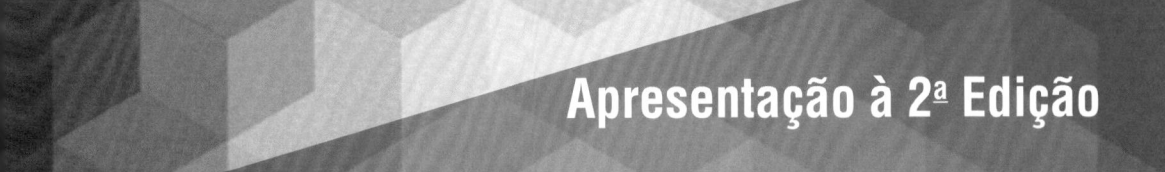

Apresentação à 2ª Edição

Em 2007, foi lançada a primeira edição deste livro, refletindo a produção e a implantação do Projeto Distúrbios do Desenvolvimento do Instituto de Psiquiatria do Hospital das Clínicas da Faculdade de Medicina da Universidade de São Paulo.

Hoje, com esta segunda edição, trazemos parte do material produzido no laboratório de Distúrbios do Desenvolvimento do Instituto de Psicologia da Universidade de São Paulo, Instituto para o qual mudei em 2005 e no qual continuei com as mesmas ideias e projetos.

O Laboratório manteve os mesmo moldes do projeto anterior com a implantação de um ambulatório de cunho multidisciplinar por onde passaram médicos (neurologistas e psiquiatras), psicólogos, fonoaudiólogos e terapeutas ocupacionais, todos dando origem a vários trabalhos, quer de cunho científico quer como divulgação.

Assim, o Laboratório cresceu e passou a fornecer cursos e supervisões em diferentes locais e serviços, bem como a ser base de revista de divulgação publicada atualmente.

Este trabalho representa esse recomeço, esse novo caminho e seu resultado, fruto de diferentes teses, trabalhos desenvolvidos e ideias construídas a partir de reuniões de estudo, do crescimento de seus participantes e de sugestões diversas.

Se pensarmos que do velho nasce o novo, com características diversas mas mantendo a mesma perspectiva, temos aqui esse modelo. A saída de um lugar, ainda que prenunciada como morte, significa somente a possibilidade de renascimento se existem pessoas dispostas a ouvir o que se fala e a empunhar as mesmas armas rumo a um mesmo objetivo. Isso parafraseando a prédica de Che, citada na apresentação da primeira edição.

Feitas essas considerações, cabe reafirmar que ideia central do trabalho não é a de apresentar verdades mas, sim, contar como chegamos àquilo que nós hoje, enquanto grupo, consideramos uma possível verdade, sujeita, entretanto, a questionamentos e discordâncias uma vez que pensar significa exatamente isso, a possibilidade de se questionar o estabelecido, independentemente dos riscos e dos confrontos que isso significa.

Assim, é mais uma vez, para mim, um orgulho poder apresentar novas pessoas que, mescladas às que compuseram o primeiro volume, participaram de algum modo na constituição deste Laboratório com trabalhos, ideias, palestras, enfim, com a boa vontade e o desprendimento que pessoas que trabalham da forma como trabalhamos possuem, uma vez que o pouco reconhecimento impede que outros estímulos estejam presentes.

Assim, a todos os colaboradores, o meu maior agradecimento e o meu maior carinho.

Àqueles que caminham ao meu lado há muito tempo, o obrigado pela confiança, ainda que muitas vezes eu mesmo tenha questionado se a mereço.

Àqueles que iniciaram o caminho nesta etapa da jornada, meu agradecimento por colocarem em minha vida, novamente, o significado do poder ser útil e acreditar que ainda posso contribuir de alguma maneira.

Aos pacientes, que permitiram a realização do trabalho a certeza de que o melhor foi feito. Se houveram dificuldades ou impossibilidades, essas só existiram por questões da situação e não das pessoas envolvidas.

Ao Instituto de Psicologia que me abrigou nesses dez anos o meu muito obrigado pela tolerância, principalmente por saber da atopia da minha presença e dos meus pensamentos.

À Editora Atheneu não existem palavras pela possibilidade de continuar com o mesmo projeto de tantos anos, sempre com disponibilidade e crença na sua validade.

Os anos se passaram e, quem sabe, outras pessoas comecem a trabalhar na construção daquilo que deveria ser um projeto conjunto e não de indivíduos isolados. Na construção de uma Psiquiatria Infantil real, visando ao atendimento da criança em nosso meio, com o resultado expresso por meio de serviços, políticas de atendimento e recursos que viabilizem que o seu sofrimento seja minorado.

Enfim, que possamos passar do "papel" à prática, e que os resultados sejam aproveitados por nossas crianças.

Aos leitores... espero sua tolerância, compreensão e, se possível, que gostem e tenham prazer com o que lerem.

São Paulo, inverno de 2015

Prof. Dr. Francisco B. Assumpção Jr.

Apresentação à 1ª Edição

Em 28 de novembro de 1994 foi autorizada, pelo Conselho Diretor do Instituto de Psiquiatria do Hospital das Clínicas da Faculdade de Medicina da Universidade de São Paulo, a implantação de um projeto intitulado Projeto Distúrbios do Desenvolvimento (PDD), com o objetivo de pesquisa diagnóstica e terapêutica daqueles quadros englobados sob o nome citado, ou seja, Transtornos Abrangentes de Desenvolvimento, Retardo Mental, Transtornos de Habilidades Escolares, Transtornos de Linguagem e Fala, Transtornos Específicos de Desenvolvimento e outros transtornos.

A partir dessa autorização implantou-se um ambulatório por onde passaram, durante os anos que se seguiram, inúmeros médicos residentes, estagiários e pós-graduandos, dando origem a inúmeros trabalhos (publicados dentro e fora do Brasil), bem como dissertações de mestrado e teses de doutorado.

Concomitantemente, estruturaram-se reuniões semanais de estudo, nas quais eram convidados diferentes profissionais com interesse específico na área e se processavam as discussões dos diferentes projetos.

Dessa maneira, o projeto cresceu e passou a ser reconhecido em diferentes regiões, associado ao Serviço de Psiquiatria da Infância e da Adolescência do Instituto de Psiquiatria.

Como novos ventos e novos pensamentos na área em questão, gradualmente, a questão dos transtornos de desenvolvimento foi sendo deixada em segundo plano, uma vez que não envolve grandes abordagens medicamentosas nem proporciona as benesses tão caras à vida profissional.

Assim, para que o trabalho tivesse continuidade, as orientações de alguns trabalhos específicos foram deslocadas para a Unicamp, que proporcionou o contato com novos alunos e permitiu que estes pudessem pensar de maneira crítica e independente.

Hoje, treze anos depois, e fora do Instituto de Psiquiatria por vontade própria, cabe-me apresentar o fruto de uma ideia que vingou em que pesem as dificuldades e os obstáculos impostos.

Estão presentes neste texto trabalhos frutos de pesquisas independentes, de dissertações de mestrado, de teses de doutorado, de projetos em andamento e de professores que participaram daquelas reuniões nas quais acreditávamos estar desenvolvendo um pensamento crítico que, infelizmente, não pode ser desenvolvido nestes dias.

Assim temos, de uma atualização e modificação de meu trabalho de docência referente a um algoritmo diagnóstico para autismo infantil, transformado em sistema tutorial por um dos colaboradores de forma a possibilitar que o iniciante possa tentar "aprender a pensar" de forma heurística sobre o tema, até projetos que ainda se encontram em andamento.

Alguns dos trabalhos foram apresentados no Departamento de Psiquiatria da Faculdade de Medicina da USP, outros no de Fisiopatologia Experimental, também no Serviço Social da PUC-SP e na Neurociências da USP, bem como nas Ciências Médicas da Unicamp. Ou seja, ainda que por força da necessidade, mais que um trabalho multidisciplinar é um trabalho multi-institucional, uma vez que para existir dependeu de diferentes instituições.

Isso se torna mais interessante na medida em que pensamos que a Universidade, em sua forma original, se constitui como um "universo" diversificado de opiniões e interesses que permite ao jovem o conhecimento de diferentes formas de pensamento e de diferentes ideias, para que, com seu amadurecimento, possa escolher aqueles com os quais mais se identifica.

Nestes tempos essa ideia é uma quimera, pois, pragmaticamente falando, temos que seguir vias de mão única para que as verbas sejam liberadas em função dos resultados que são apresentados, mesmo que eles não correspondam à realidade do ambiente nos quais se estruturam.

Assim, o destino de Sócrates é o mesmo até hoje, pois ensinar a pensar (não igual aos modelos hegemônicos) corresponde a "perverter" a juventude acadêmica, e isso, em um mundo hierarquizado e ditatorial, torna-se um crime cujo castigo é por demais necessário.

Entretanto, pautando-me pela ideia de que "ainda que não concorde com nada do que dizes defendo até a morte o direito que tens de dizê-la", penso que esse trabalho é exatamente isso. A possibilidade de mostrar que temas pouco lucrativos e ideias não condizentes com modelos hegemônicos podem interessar e, mais ainda, frutificar de maneira positiva.

Dessa maneira, sendo preferível "morrer em pé que viver sempre ajoelhado", como diria um ícone do século XX, penso que é um orgulho apresentar este trabalho que representa um grupo que se dispôs a pensar em um tema de pouquíssimo interesse mercado lógico, institucionalmente falando.

Cabe-me então agradecer àqueles que colaboraram como partícipes das reuniões. Muito importantes foram as colaborações de Kette, Carla e Ceres, que possibilitaram imenso aprendizado e acreditaram na ideia. Impossível deixar de citar Cláudia, que não só participou, como orientou Cristiana e Adriana, ambas dentro desse mesmo espírito. Márcia, participante desde o início, trouxe uma orientadora importante, colaborando imensamente para o trabalho, da mesma maneira que Lucila, companheira e amiga desde o início da ideia. Finalmente, todos os meus orientandos, Maria Helena, Janete, Evelyn, César, Patrícia, Luciana, Paula, Alexsandra, Adriana e Samanta. Outros teriam havido se as condições tivessem sido menos adversas; entretanto, a todos eles, meus agradecimentos carinhosos e reconhecidos.

Finalmente, pensando que a morte pressupõe o renascimento no eterno ciclo da vida, este trabalho representa o final de um ciclo e o início de outro. Assim, agradeço a acolhida carinhosa que o Departamento de Psicologia Clínica do Instituto de Psicologia da Universidade de São Paulo me proporcionou.

Como minha nova casa, espero poder desenvolver nela novos projetos que continuem a pensar a mesma questão dentro do espírito que sempre nos foi caro, o espírito da liberdade de pensamento e da flexibilidade intelectual. Após isso, parafraseando Che, poderíamos repetir que "ainda que a morte venha, bem-vinda seja, desde que haja ouvidos atentos a nossas prédicas e mãos que empunhem as mesmas armas que delas caiam".

Espero que o trabalho seja do agrado de todos os leitores e que proporcione, além de horas prazeirosas, novas ideias e inquietações.

São Paulo, primavera de 2007

Francisco B. Assumpção Jr.

Sumário

PARTE 1 – ASPECTOS GERAIS

1. Autismo: Conceito e Diagnóstico, *1*
Francisco Baptista Assumpção Júnior
Evelyn Kuczynski

2. Anormalidades Genéticas e Autismo Infantil, *27*
Francisco Baptista Assumpção Júnior
Evelyn Kuczynski

3. Compulsões, Obsessões e Autismo, *37*
César de Moraes

4. Epilepsia, *49*
Evelyn Kuczynski
Alessandra Freitas Russo

5. Teorias Cognitivas e Autismo, *61*
Carolina Rabelo Padovani
Melanie Mendoza
Milena Rossetti

6. Teorias Afetivas e Autismo, *71*
Ceres Alves de Araújo

7. Autismo e Linguagem, *93*
Aline Citino Armonia

PARTE 2 – A QUESTÃO DO *INPUT* E DO PROCESSAMENTO DE INFORMAÇÕES

8. Perfil Neuropsicológico do Autismo, *107*
Carolina Rabelo Padovani

9. Reconhecimento Facial e Prosopagnosia, *123*
Francisco Baptista Assumpção Júnior
Evelyn Kuczynski

10. Percepção Olfativa e Autismo Infantil, *137*
Francisco Baptista Assumpção Júnior
Samantha Adamo

11. Percepção Dolorosa e Autismo Infantil, *151*
Luciana Gomes Tarelho

12. Percepção de Tempo, Temporalidade e Autismo Infantil, *169*
Patrícia Ribeiro Zukauskas

13. Constituição de Espaço e Autismo, *181*
Ida Janete Rodrigues
Francisco Baptista Assumpção Júnior

14. Física Intuitiva e Autismo, *201*
Cristina Maria Pozzi

15. Cognição Social e Autismo, *221*
Melanie Mendoza

16. Hiperlexia, Autismo Infantil e a Natureza do Processamento da Leitura de Palavras Isoladas, *233*
Márcia Gabriel da Silva Rêgo
Maria Alice de Mattos Pimenta Parente

PARTE 3 – FAMÍLIA E COMPORTAMENTO

17. Estresse, Alexitimia e Dinâmica Familiar de Portadores de Autismo, *251*
    Maria Helena Siqueira Sprovieri

18. Qualidade de Vida de Portadores de Autismo Infantil, *285*
    Alexsandra Vieira Elias
    Francisco Baptista Assumpção Júnior

19. Sexualidade e Autismo, *295*
    Milena Rosseti

20. Qualidade de Vida na Percepção de Pais e Cuidadores, *303*
    Marília Bernal

    Índice Remissivo, *317*

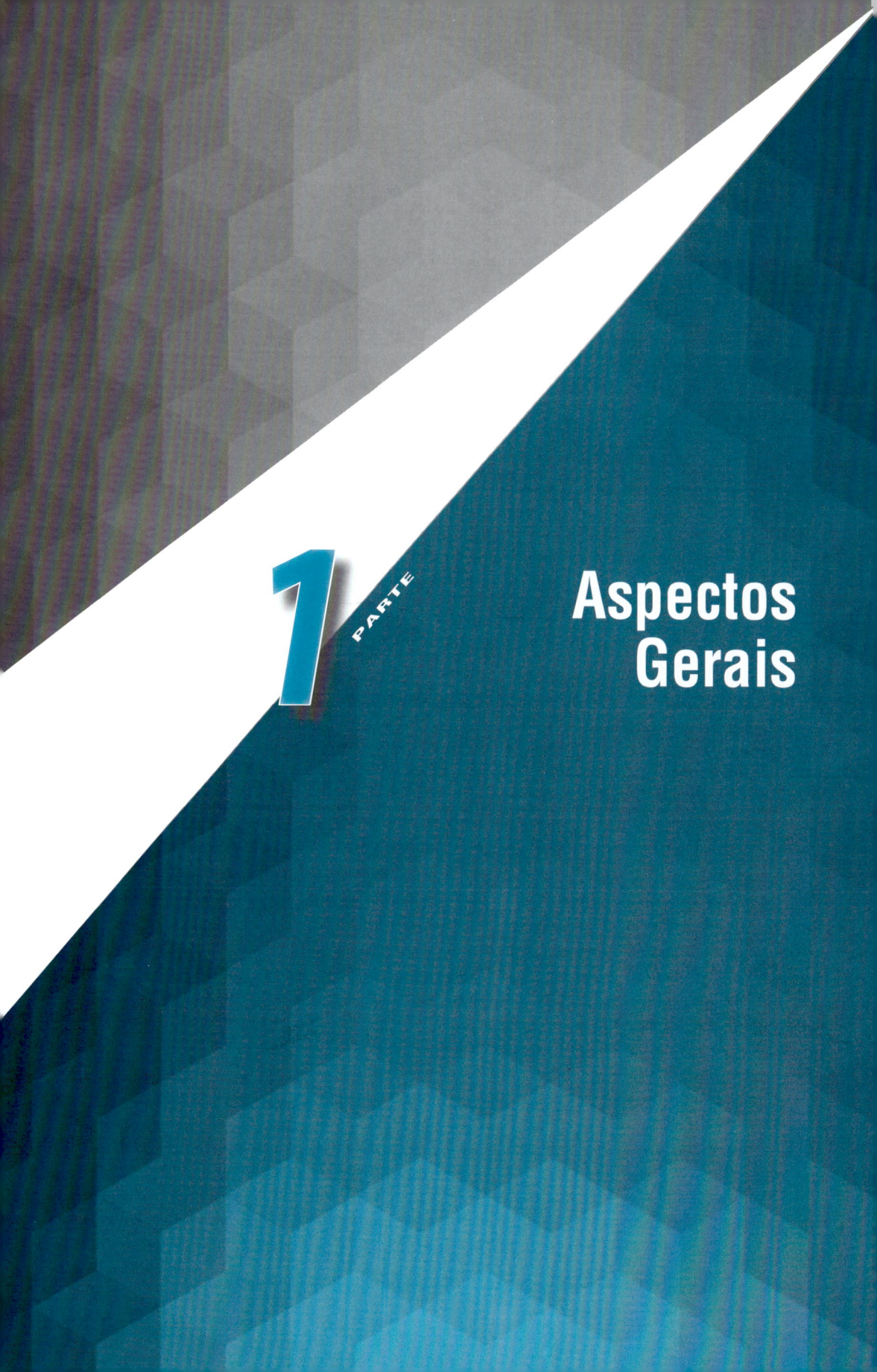

PARTE 1

Aspectos
Gerais

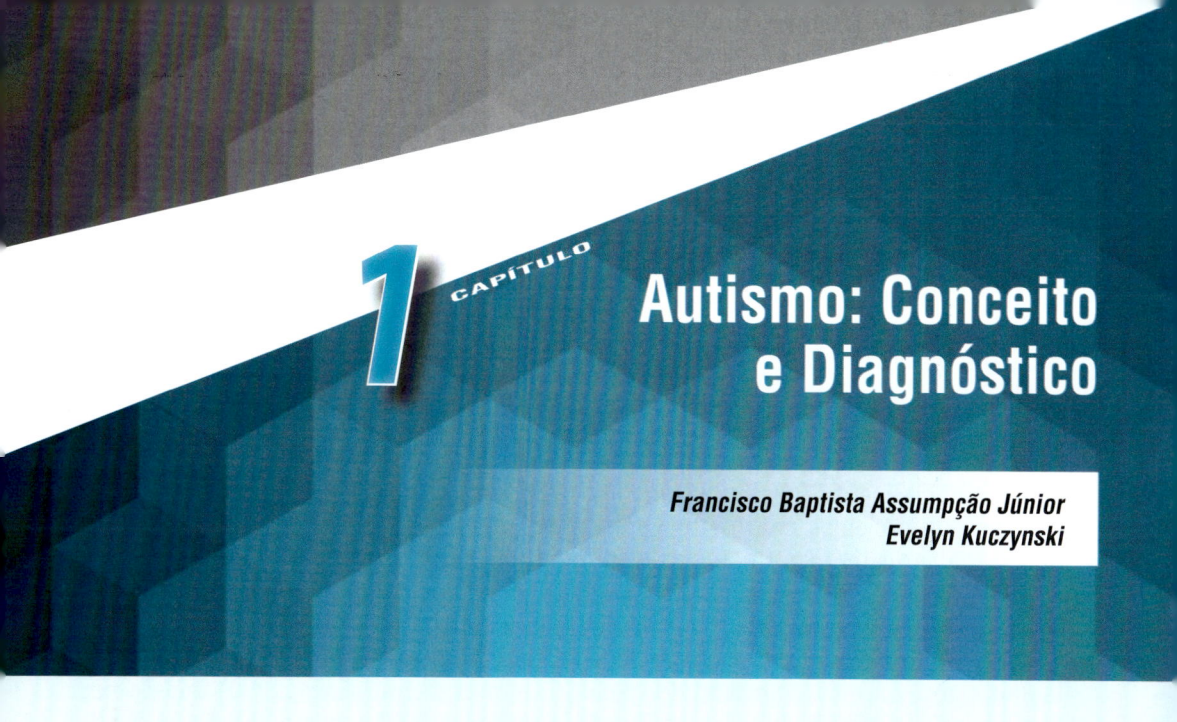

Autismo: Conceito e Diagnóstico

Francisco Baptista Assumpção Júnior
Evelyn Kuczynski

O autismo é um transtorno complexo do desenvolvimento que envolve atrasos e comprometimentos nas áreas de interação social e linguagem, incluindo uma ampla gama de sintomas emocionais, cognitivos, motores e sensoriais (Greenspan; Wieder, 2006).

Essa expressão "autismo" foi utilizada pela primeira vez por Eugene Bleuler em 1911, para designar a perda de contato com a realidade com dificuldade ou impossibilidade de comunicação, comportamento esse que foi, por ele, observado em pacientes diagnosticados com quadro de esquizofrenia (Ajuriaguerra, 1977).

Em 1943, Leo Kanner descreveu, em artigo intitulado "Autistic Disturbances of Affective Contact" (Kanner, 1943), onze crianças, com quadro que ele caracterizou como apresentando isolamento extremo, obsessividade, estereotipias e ecolalia, definindo o transtorno que conhecemos hoje, utilizando para sua designação o termo empregado por Bleuler em 1911. Entretanto, ele considerou que esse conjunto de sinais se constituía em uma doença específica que relacionou com fenômenos da linha esquizofrênica.

Concomitantemente, em 1944, em Viena, Áustria, Hans Asperger publicou sua tese de doutorado, descrevendo quatro crianças com características semelhantes às descritas por Kanner, inclusive empregando o mesmo termo – autista, para descrever seus sintomas. Embora ambos os trabalhos tenham sido publicados em anos próximos, as descrições só foram comparadas em 1981, quando Lorna Wing traduziu o artigo de Hans Asperger e o publicou em revista de língua inglesa (Lyon; Fitzgerald, 2007; Sanders, 2009).

Assim, ambos, Kanner e Asperger, descrevem crianças com habilidades cognitivas irregulares, habilidades extraordinárias, sobretudo no campo da memória e das habilidades visuais, que coexistiam com profundos déficits de senso comum e julgamento (Tuchman; Rapin, 2009).

Em trabalho publicado em 1956, Kanner continuou considerando o quadro como uma "psicose", referindo que todos os exames clínicos e laboratoriais eram incapazes de fornecer dados consistentes naquilo que se relacionava com a sua etiologia, insistindo em diferenciá-lo dos quadros deficitários sensoriais, como a afasia congênita, e dos quadros ligados às oligofrenias, novamente, portanto, considerando-o "uma verdadeira psicose" (Kanner, 1956).

Alterações dessa concepção surgem a partir de Ritvo (1976), que passou a considerá-lo uma síndrome relacionada com um déficit cognitivo e não uma psicose, caracterizando assim um transtorno do desenvolvimento. Assim, a relação autismo-deficiência mental passou a ser cada vez mais considerada, levando-nos a uma situação que podemos considerar conflitante, por exemplo, entre as classificações francesa, americana e da Organização Mundial de Saúde.

Assim, se as duas últimas (APA, 1995; WHO, 1993) enquadraram o autismo dentro da categoria "Transtornos Abrangentes de Desenvolvimento", enfatizando essa relação autismo-cognição, conforme os trabalhos de Baron Cohen (1988, 1991) em oposição flagrante aos conceitos apresentados pela CID-9; a primeira (Misés, 1990) remete-nos ao conceito de "defeito de organização ou desorganização da personalidade" (Housel, 1991), caracterizando o conceito de "psicose" em sua expressão tradicional.

Antes, o DSM-III-R (1989) para diagnosticar-se autismo estabelecia a necessidade de se observar ao menos oito dos 16 itens seguintes, incluindo-se pelo menos dois itens do grupo A, um do B, e um do C.

A. Incapacidade qualitativa na integração social recíproca manifestada pelo seguinte:
- Acentuada falta de alerta da existência ou sentimentos dos outros;
- Ausência ou busca de conforto anormal por ocasião de sofrimento;
- Irritação ausente ou comprometida;
- Jogo social anormal ou ausente;
- Incapacidade nítida para fazer amizade com seus pares.

B. Incapacidade qualitativa na comunicação verbal e não verbal e na atividade imaginativa, manifestada pelos seguintes fatores:
- Ausência de modo de comunicação, como balbucio comunicativo, expressão facial, gestos, mímica ou linguagem falada;
- Comunicação não verbal acentuadamente anormal, como no olhar fixo olho no olho, expressão facial, postura corporal ou gestos para iniciar ou modular a interação social;
- Ausência de atividade imaginativa, como representação de papéis de adultos, personagens de fantasia ou animais, falta de interesse em histórias sobre acontecimentos imaginários;
- Anormalidades marcantes na produção do discurso, incluindo volume, entonação, estresse, ritmo, velocidade e modulação;
- Anormalidades marcantes na forma ou no conteúdo do discurso abrangendo o uso estereotipado e repetitivo da fala; uso do "você" quando o "eu" é pretendido; com frequentes apartes irrelevantes;
- Incapacidade marcante na habilidade para iniciar ou sustentar uma conversação com os outros, apesar da fala adequada;

C. Repertório de atividades e interesses muito restritos, manifestado pelas seguintes características:
- Movimentos corporais estereotipados, como, por exemplo, pancadinhas com as mãos ou rotação, movimentos de torção, batimentos da cabeça, movimentos complexos de todo o corpo;
- Insistente preocupação com parte de objetos ou vinculação com objetos inusitados;
- Sofrimento acentuado com mudanças triviais no aspecto do ambiente, como, por exemplo, quando um vaso é retirado de sua posição usual;
- Insistência sem motivo em seguir rotinas com detalhes precisos, como, por exemplo, a obstinação de seguir exatamente sempre o mesmo caminho para as compras;
- Âmbito de interesses muito restritos e preocupação com um interesse limitado, como, por exemplo, interessado apenas em enfileirar objetos, em acumular fatos sobre meteorologia ou em fingir ser um personagem de fantasia.
D. Início na primeira infância ou infância. Especificar se o início ocorreu na primeira infância (após os 36 meses de vida).

Essa inespecificidade o fez bastante criticado, uma vez que não permitia o diagnóstico diferencial com entidades bastante distintas quanto, não só a sintomatologia, mas sobretudo quanto ao seu curso e, principalmente, prognóstico.

Autores, como Burack (1992), também reforçaram a ideia do déficit cognitivo, frisando que o autismo vinha sendo, nos últimos anos, enfocado sob uma ótica desenvolvimentista, sendo relacionado com deficiência mental, uma vez que cerca de 70-86% deles são deficientes mentais. Essa ideia contrapõe-se de maneira marcante com aquilo que o GAP (1966), ao final dos anos 1960, apresentava quando incluía o autismo no grupo das psicoses da primeira e da segunda infância, caracterizando-o como um problema primário, a ser distinguido do autismo secundário decorrente de dano cerebral ou retardo mental; dos distúrbios simbióticos interacionais que englobariam as assim chamadas psicoses simbióticas, com dependência incomum à mãe, na forma de um prolongamento da ligação e as outras psicoses que corresponderiam às crianças com desenvolvimento atípico, com alguns comportamentos autísticos e indiferença emocional.

Com o gradual predomínio de uma visão eminentemente descritiva, a partir de critérios operacionais e pouco conceituais, pela penetração, abrangência e aceitação dos conceitos, somos obrigados a nos remeter ao autismo a partir de sua constelação comportamental, o que o leva a ser explorado em minúcias e para que conexões causais possam ser estabelecidas dentro das possibilidades atuais.

Contudo, vale lembrar que mesmo a escola francesa com sua tradição compreensiva na atualidade prefere encarar o autismo como vinculado à questão cognitiva (Lellord, 1991). Lebovici (1991), com toda a sua tradição psicanalítica, é textual quando diz que "para os clínicos, é uma síndrome relativamente precisa. A referência histórica a Kanner faz da síndrome autística uma maneira mais ou menos específica de estar no mundo e aí formar relações atípicas", caracterizando a ambiguidade e a diferença das duas abordagens e mesmo da avaliação diversa que permite o enquadramento de crianças diferentes em um mesmo quadro nosográfico, consistindo em "emprestar ao conceito de psicose um caráter vago".

Ainda em seu livro, Leboyer (*in* Lebovici, 1991) é textual quando diz que "a confrontação das observações clínicas e dos dados obtidos pela análise dos processos cognitivos e emocionais permite considerar a descrição de um modelo cognitivo anormal sustentando a patologia dos autistas". Assim sendo, são difíceis na atualidade, autores, por mais diversas que sejam suas concepções, que não considerem o autismo dentro dessa abordagem cognitiva.

Tais fatos são também citados por Gillberg (1990) que refere que "é altamente improvável que existam casos de autismo não orgânico". Estabelece-se assim que "o autismo é uma disfunção orgânica – e não um problema dos pais – isso não é matéria para discussão. O novo modo de ver o autismo é biológico". Tais afirmações ocasionam uma radical mudança na maneira de se diagnosticar e, sobretudo, de se abordar a questão sob o ponto de vista terapêutico.

Considera-se, assim, não mais a visão romântica do autismo como "um dos maiores mistérios e desafios da Psiquiatria Infantil contemporânea", conforme se dizia em meados dos anos 1960, mas sim uma síndrome comportamental definida, com etiologias orgânicas também definidas. Sobre esse conceito é que se estruturam as características sintomatológicas, etiologias e diagnóstico diferencial, bem como os aspectos terapêuticos desses transtornos da maneira como são encarados atualmente.

Assim, autismo passa a se constituir em um conceito heterogêneo que inclui múltiplos sintomas, com variedades de manifestações clínicas, bem como uma ampla gama de níveis de desenvolvimento e funcionamento (Kamp-Becker e cols., 2010). Transtornos do Espectro Autista (TEA) incluem diagnósticos de autismo, síndrome de Asperger e transtornos invasivos do desenvolvimento não especificados, e os seus critérios diagnósticos são comportamentais, incluindo uma diversidade de graus e comprometimentos dentro da tríade, sendo os indivíduos portadores de SA diferentes daqueles com autismo por não apresentarem atrasos significativos de linguagem, ausência de retardo mental e demonstrarem habilidades específicas (Newshaffer e cols., 2007; Rutter, 2005).

Posteriormente, os critérios do DSM-IV-TR (1996) tentam estabelecer uma melhor discriminação para as diferentes manifestações sintomatológicas, relatando-se que é um quadro iniciado antes dos 3 anos de idade, decorrente de uma vasta gama de condições pré, peri e pós-natais e caracterizado por:

A. Um total de seis (ou mais) itens de (1), (2) e (3), com pelo menos dois de (1), um de (2) e um de (3):

    1. Prejuízo qualitativo na interação social, manifestado por pelo menos dois dos seguintes aspectos:

- Prejuízo acentuado no uso de múltiplos comportamentos não verbais, tais como contato visual direto, expressão facial, postura corporal e gestos para regular a interação social;
- Fracasso em desenvolver relacionamentos com seus pares apropriados ao nível de desenvolvimento;
- Falta de tentativa espontânea de compartilhar prazer, interesses ou realizações com outras pessoas (p. ex., não mostrar, trazer ou apontar objetos de interesse);
- Falta de reciprocidade social ou emocional.

2. Prejuízos qualitativos na comunicação, manifestados por pelo um dos seguintes aspectos:
   - Atraso ou ausência total de desenvolvimento da linguagem falada (não acompanhado por uma tentativa de compensar por meio de modos alternativos de comunicação, tais como gestos ou mímica);
   - Em indivíduos com fala adequada, acentuado prejuízo na capacidade de iniciar ou manter uma conversação;
   - Uso estereotipado e repetitivo da linguagem ou linguagem idiossincrática;
   - Falta de jogos ou brincadeiras de imitação social variados e espontâneos, apropriados ao nível de desenvolvimento.
3. Padrões restritos e repetitivos de comportamento, interesses e atividades, manifestados por pelo menos um dos seguintes aspectos:
   - Preocupação insistente com um ou mais padrões estereotipados e restritos de interesse, anormais em intensidade ou foco;
   - Adesão aparentemente inflexível a rotinas ou rituais específicos e não funcionais;
   - Maneirismos motores estereotipados e repetitivos (p. ex., agitar ou torcer mãos ou dedos, ou movimentos complexos de todo o corpo);
   - Preocupação persistente com partes de objetos.
B. Atrasos ou funcionamento anormal em pelo menos uma das seguintes áreas, com início antes dos 3 anos de idade: 1) interação social; 2) linguagem para fins de comunicação social; ou 3) jogos imaginativos ou simbólicos.
C. A perturbação não é mais bem explicada por transtorno de Rett ou transtorno desintegrativo da infância.

Então, o TEA passa a ser visto como afetando indivíduos de todas as raças e culturas; com ampla gama de funcionamento, sendo uma condição permanente que pode se manifestar sob diversas formas ao longo dos anos (Plimley, 2007). Observa-se uma variação notável na expressão dos sintomas e suas características comportamentais se alteram durante seu curso e desenvolvimento (Klin, 2006).

Esses problemas complexos do desenvolvimento se expressam de modos diversos e surgem em diferentes combinações e, assim, nem todas as crianças com o mesmo diagnóstico apresentam os mesmos sintomas nas mesmas intensidades (Greenspan e Wieder, 2006).

A presença de déficits motores, evidências desde a época das descrições iniciais, indica que prejuízos motores são fato comum nas crianças com TEA e estão presentes tanto nos indivíduos com funcionamento elevado como baixo; porém, essas alterações não são o aspecto central no autismo (Larson; Mostofosky, 2009).

Autismo é, então, considerado enquanto uma síndrome comportamental com etiologias biológicas múltiplas e evolução de um distúrbio do desenvolvimento, caracterizada por déficit na interação social e no relacionamento com os outros, associado a alterações de linguagem e comportamento (Gillberg, 1990).

Considerando-se, na mesma época, a CID-10 (1993), encontramos o conceito de Transtornos Globais do Desenvolvimento descrito como: *"Grupo de transtornos caracterizados por alterações qualitativas das interações qualitativas das interações sociais recíprocas e modalidades de comunicação e por um repertório de interesses e atividades restrito, estereotipado e repetitivo. Essas anomalias qualitativas consti-tuem uma característica global do funcionamento do sujeito, em todas as ocasiões."*

Estabelecem-se, então, subgrupos específicos para seu diagnóstico, todos eles caracterizando diferentes quadros clínicos, evoluções e prognósticos, sendo, portanto, de fundamental importância seu estabelecimento. O diagnóstico diferencial dos quadros intragrupo Transtornos Abrangentes do Desenvolvimento inclui quadros tão diversos, como síndrome de Asperger, síndrome de Rett, transtornos desintegrativos e quadros não especificados. Assim, considerando-se diagnóstico, prognóstico e tratamento, o diagnóstico diferencial entre esses diferentes grupos torna-se de fundamental importância e passa a ser uma das grandes dificuldades do clínico.

Estabelece-se então:

- **Autismo infantil** – transtorno global do desenvolvimento caracterizado por: a) um desenvolvimento anormal ou alterado, manifestado antes da idade de 3 anos; b) apresenta uma perturbação característica do funcionamento em cada um dos três domínios seguintes: interações sociais, comunicação, comportamento focalizado e repetitivo. É acompanhado ainda por numerosas outras manifestações inespecíficas, como, por exemplo, fobias, perturbações do sono ou da alimentação, crises de birra ou agressividade (autoagressividade);
- **Síndrome de Asperger** – com maior ocorrência no sexo masculino, inteligência próxima da normalidade, déficit na sociabilidade, interesses específicos e circunscritos com histórico familiar de problemas similares e baixa associação a quadros convulsivos;
- **Síndrome de Rett** – ocorrência no sexo feminino, sendo reconhecida entre 5 e 30 meses. Apresenta marcado déficit no desenvolvimento com desaceleração do crescimento craniano, retardo intelectual importante e forte associação a quadros convulsivos;
- **Transtornos desintegrativos** – em geral, já diagnosticados a partir dos 24 meses, com predomínio no sexo masculino, padrões de sociabilidade e comunicação pobres, alta frequência de síndrome convulsiva e prognóstico pobre;
- **Transtornos abrangentes não especificados** – com idade de início variável, predomínio no sexo masculino, comprometimento discrepante na área da sociabilidade, bom padrão comunicacional e pequeno comprometimento cognitivo.

Tais características podem ser mais bem observadas no Quadro 1.1, de maneira aproximada.

Com o advento do DSM-V, algumas outras discretas alterações foram estabelecidas como critérios diagnósticos. Temos então:

DSM-V: Transtorno do Espectro do Autismo.

Deve preencher os critérios 1, 2 e 3, a seguir:

1. Déficits clinicamente significativos e persistentes na comunicação social e nas interações sociais, manifestadas de todas as maneiras seguintes:
   - Déficits expressivos na comunicação não verbal e verbal usadas para interação social;
   - Falta de reciprocidade social;
   - Incapacidade para desenvolver e manter relacionamentos de amizade apropriados para o estágio de desenvolvimento.

QUADRO 1.1. Principais características dos diferentes quadros englobados pelo grupo Transtornos Abrangentes do Desenvolvimento

Características	T. autista	T. desintegrativo	T. Rett	T. Asperger	TID SOE
	Padrão	Grave	Grave	Alto funcionamento	Atípico
Inteligência	RM grave	RM grave	RM grave	RM leve a normal	RM leve a normal
Idade	0 a 3 anos	Maior que 2 anos	6 meses a 2 anos	5 a 7 anos	Variável
Habilidades comunicacionais	Pobres	Pobres	Pobres	Boas	Variável
Habilidades sociais	Limitadas	Limitadas	Limitadas	Regulares a boas	Variáveis
Perda de habilidades	Não	Sim	Sim	Não	Não
Interesses restritos	Sim	Não	Não	Variável	Variável
Epilepsia	Frequente	Frequente	Frequente	Raro	Raro
Curso de vida adulta	Estável	Declina	Declina	Estável	Estável
Sexo	M > F	M > F	F	M > F	M > F
Prognóstico	Pobre	Muito pobre	Muito pobre	Regular	Regular

2. Padrões restritos e repetitivos de comportamento, interesses e atividades, manifestados por pelo menos duas das seguintes maneiras:
   - Comportamentos motores ou verbais estereotipados, ou comportamentos sensoriais incomuns;
   - Excessiva adesão/aderência a rotinas e padrões ritualizados de comportamento;
   - Interesses restritos, fixos e intensos.
3. Os sintomas devem estar presentes no início da infância, mas podem não se manifestar por completo até que as demandas sociais excedam o limite de suas capacidades.

Estabelece-se, assim, uma nova denominação para a categoria, o de Transtorno do Espectro do Autismo, que inclui transtorno autístico (autismo), transtorno de Asperger, transtorno desintegrativo da infância e transtorno global ou invasivo do desenvolvimento sem outra especificação, retirando-se do grupo a síndrome de Rett, já com etiologia claramente definida. Considera-se, então, que a diferenciação entre Transtorno do Espectro do Autismo, desenvolvimento típico/normal e outros transtornos "fora do espectro" possa ser feita com maior segurança e validade. Entretanto, as distinções entre os transtornos intragrupo mostraram-se inconsistentes com o passar do tempo e, por isso, foram abolidas, ao passo que variáveis dependentes do ambiente, e quase sempre associadas à gravidade e ao nível de linguagem ou inteligência, parecem contribuir mais do que as características do transtorno.

Assim, como o autismo é definido por um conjunto comum de sintomas, admite-se que ele seja mais bem representado por uma única categoria diagnóstica, adaptável conforme apresentação clínica individual, o que permite incluir especificidades clínicas, como, por exemplo, transtornos genéticos conhecidos, epilepsia, deficiência intelectual e outros. Um transtorno na forma de espectro único refletiria melhor o estágio de conhecimento sobre a patologia e sua apresentação clínica.

Conforme pode ser observado, os três domínios característicos no DSM-IV-TR tornam-se dois:

1. Deficiências sociais e de comunicação;
2. Interesses restritos, fixos e intensos e comportamentos repetitivos.

Isso ocorre porque passa a se considerar que déficits na comunicação e comportamentos sociais são inseparáveis, e podem ser avaliados com mais acurácia quando observados como um único conjunto de sintomas com especificidades contextuais e ambientais. Considera-se ainda que atrasos de linguagem não são características exclusivas dos transtornos do espectro do autismo e nem são universais dentro dele. Podem, portanto, ser definidos, com mais propriedada, como fatores que influenciam os sintomas clínicos de TEA, e não como critérios do diagnóstico do autismo para esses transtornos.

A exigência de que ambos os critérios sejam preenchidos por completo parece melhorar a especificidade do diagnóstico de autismo sem prejudicar sua sensibilidade.

Observe-se, ainda, que a consideração de comportamentos sensoriais incomuns, explicitamente incluídos dentro de um subdomínio de comportamentos motores e verbais estereotipados, parece aumentar a especificação daqueles que podem ser codificados dentro desse domínio, parecendo ser relevantes, sobretudo para crianças mais novas.

Cabe considerar-se também que a sintomatologia deve estar presente desde o nascimento ou começo da infância, mas pode não ser detectada antes, por conta das demandas sociais mínimas na infância precoce, e do intenso apoio dos pais ou cuidadores nos primeiros anos de vida.

Por fim, talvez como a maior novidade na atual classificação, a caracterização de gravidade dos quadros clínicos, expressa no Quadro 1.2, parece ser de grande utilidade.

Assim, se observarmos as transformações que o conceito e, em consequência, a abordagem clínica e terapêutica do autismo sofreu desde o momento de sua descrição por Kanner, teremos as seguintes considerações a fazer:

- *Mudanças conceituais:* de doença a síndrome, de ser considerado como apresentando um comprometimento afetivo para um déficit cognitivo e de etiologia de base psicogênica a uma etiologia biológica.
  Essas alterações conceituais acarretam:

QUADRO 1.2. Níveis de gravidade dos Transtornos do Espectro Autístico (APA, 2013)

Gravidade do TEA	Comunicação social	Comportamentos repetitivos e interesses restritos
Nível 3 – requer suporte intenso	Graves déficits em comunicação verbal e não verbal, ocasionando graves prejuízos no funcionamento social; interações sociais muito limitadas e mínima resposta social ao contato com outras pessoas	Preocupações, rituais imutáveis e comportamentos repetitivos que interferem muito no funcionamento em todas as esferas. Intenso desconforto quando rituais ou rotinas são interrompidas, com grande dificuldade no redirecionamento dos interesses ou de se dirigir para outros rapidamente
Nível 2 – requer suporte grande	Graves déficits em comunicação social verbal e não verbal que surgem sempre, mesmo com suportes, em locais limitados. Observam-se respostas reduzidas ou anormais ao contato social com outras pessoas	Preocupações ou interesses fixos frequentes, óbvios a um observador casual, e que interferem em vários contextos. Desconforto e frustração visíveis quando rotinas são interrompidas, o que dificulta o redirecionamento dos interesses restritos
Nível 1 – requer suporte	Sem suporte local, o déficit social ocasiona prejuízos. Dificuldades em iniciar relações sociais e claros exemplos de respostas atípicas e sem sucesso no relacionamento social. Observa-se interesse diminuído pelas relações sociais	Rituais e comportamentos repetitivos interferem, de modo acentuado, no funcionamento em vários contextos. Resiste às tentativas de interrupção dos rituais e ao redirecionamento de seus interesses fixos

■ *Mudanças na prevalência:* os TEA deixam de ser considerados quadros raros, conforme a concepção de Kanner, passando a apresentar uma prevalência de 4:10.000 com o advento do DSM-III (APA, 1980) chegando hoje até 1:100 (Fombonne, 2005);

■ *Mudanças terapêuticas:* passa-se do tratamento com antipsicóticos, a partir da consideração do quadro como uma forma precoce de psicose infantil para o tratamento de sintomas-alvo a partir de sua conceituação enquanto síndrome de etiologias múltiplas. Passa-se, ainda, da psicoterapia de base analítica, quando nele se pensava como decorrente de dificuldades nas primeiras relações objetais, para abordagens pedagógicas com base cognitivo-comportamental em função da consideração sobre as dificuldades cognitivas implícitas no quadro.

Altera-se, assim, em decorrência das próprias mudanças conceituais, a questão epidemiológica que passa a considerá-lo de fenômeno raro, descrito de modo esporádico, para cerca de 1 a 5 casos em cada 10.000 crianças, numa proporção de 2 a 3 homens para 1 mulher (Volkmar, 1996), ou mesmo uma proporção de 2:1.000 (Bryson *apud* Cohen, 1985).

Observa-se, assim, uma predominância do sexo masculino, conforme citado por Frith (1989) ou pelo próprio DSM-IV (1995), embora quando analisamos as etiologias prováveis, não encontremos grande número de patologias vinculadas especificamente ao cromossomo X, a qual justificaria essa diversidade.

Em 2005, Fombonne (2005, 2009), analisando as publicações sobre epidemiologia dos TEA, encontrou uma estimativa de 60:10.000 para os TEA e, em 2009, de 60 a 70:10.000, o que revela um aumento significativo.

Rutter (2005) refere a dificuldade em se obter valores exatos da incidência de autismo por causa da incerteza sobre a síndrome; no entanto, considerando estudos epidemiológicos sobre o transtorno, afirma que é possível que esses dados estejam entre 30 e 60:10.000, enfatizando que seria pouco provável que a real da incidência estivesse abaixo desse valor. Ressalta ainda (2005) que há um aumento na prevalência com relação aos dados dos primeiros estudos, e os dados aumentam conforme os anos de publicação, com elevações significativas nos últimos 15 a 20 anos (Fombone, 2009).

Esse aumento na prevalência não significa realmente que a incidência geral de autismo esteja aumentando, pois é provável que essas mudanças de valores estejam relacionadas com uma combinação de fatores, como mudanças conceituais, diagnóstico precoce, estudos mais aprofundados sobre os TEA, maior disponibilidade de serviços específicos e melhoria nas avaliações, bem como maior sensibilização do público (Fombonne, 2005 e 2009; Gernsbacher; Dawson; Goldsmith, 2005; Rutter, 2005; Klin, 2006; Assumpção, 2003).

Contudo, as opiniões divergem, pois enquanto alguns pesquisadores atribuem esse aumento a uma melhor identificação da síndrome, outros acreditam que na verdade houve uma elevação na prevalência do autismo (Greenspan; Wieder, 2006).

Observa-se, também, uma maior incidência em meninos do que em meninas, com uma média de 4,2 meninos para cada menina (Fombone, 2009).

Quando diferentes faixas de QI são examinadas, observa-se um maior predomínio de indivíduos do sexo masculino, chegando-se a razões de 15:1, ao contrário do que ocorre quando são avaliadas populações com QI superior a 50.

A idade usual de diagnóstico, caracterizando de modo claro a sua dificuldade, confirma o descrito por Baron-Cohen (1992), de que essa idade média para sua detecção é ao redor de 3 anos, embora o autor sugira que o diagnóstico já possa ser bem estabelecido em torno dos 18 meses de idade.

Estudos realizados com grandes amostras de portadores das chamadas psicoses infantis referem uma distribuição bimodal com um grupo de crianças apresentando graves problemas já nos primeiros anos de vida enquanto o outro grupo demonstra essas dificuldades somente após um período de desenvolvimento aparentemente normal (Volkmar, 1966).

Considerando-se o desenvolvimento cognitivo, mesmo levando-se em conta as dificuldades de avaliação (em que pese o sugerido pela literatura internacional – Barthelémy, 1991), observa-se pequeno número de portadores de inteligência normal.

Tal fato é categoricamente enfatizado, considerando-se real a ligação entre autismo e deficiência mental, estabelecendo-se a noção de um "*continuum* autístico" ou

QUADRO 1.3. O *continuum* autístico Wing (1988)

Item	Visto com mais frequência em DMs mais comprometidos			Visto com mais frequência em DMs menos comprometidos
Interação social	1. Indiferente	2. Aproximação apenas para necessidades físicas	3. Aceita passivamente a aproximação	4. Aproximação de modo bizarro
Comunicação social (verbal e não verbal)	1. Ausente	2. Apenas necessidades físicas	3. Responde à aproximação	4. Comunicação espontânea, repetitiva
Imaginação social	1. Sem imaginação	2.Copia mecanicamente o outro	3. Usa bonecos e brinquedos corretamente, mas repetitivo, limitado, não criativo	4. Atos fora da situação mais repetitivos, usando o outro mecanicamente
Padrões repetitivos	1. Simples (autoagressão) ao corpo	2. Simples (dirigido ao objeto) girar do objeto	3. Rotinas complexas, manipulação de objetos e movimentos (rituais e ligações com objetos)	4. Verbal abstrato (questões repetitivas)
Linguagem	1. Ausente	2. Limitada (ecolalia)	3. Uso incorreto de pronomes, preposições, uso indiossincrático de frases	4. Interpretações literais, frase gramaticais repetitivas
Respostas a estímulos sensoriais (sensibilidade a sons, cheiro, gosto, indiferença a dor)	1. Muito marcada	2. Marcada	3. Ocasional	4. Mínima ou ausente
Movimentos (balanceios e estereotipias)	1. Muito marcados	2. Presentes	3. Ocasionais	4. Mínimos ou ausentes
Condutas especiais	1. Ausentes	2. Um padrão melhor que os outros, mas abaixo da IC	3. Um padrão na sua idade cronológica, outros abaixo	4. Um padrão de habilidade acima da IC. Diferente das outras habilidades

de um "espectro autístico", conceito esse utilizado na construção da categoria no DSM-V (APA, 2013) em função exatamente da variação de inteligência, com características sintomatológicas decorrentes desse perfil de desempenho.

Esse *continuum* pode ser visualizado no Quadro 1.3, bem anterior à obra em questão (APA, 2013).

DÉFICIT AFETIVO OU COGNITIVO NOS QUADROS DE AUTISMO?

Os déficits autísticos, conforme relatados até o presente, são relacionados com um déficit crônico nas relações sociais, descritos em todos os trabalhos de Kanner (1943, 1949, 1954, 1955, 1956, 1968 e 1973), bem como no de Ritvo (1976) e mesmo nas atuais classificações do DSM-III-R (APA, 1989), DSM-IV (APA, 1992), francesa de distúrbios mentais de Misés (1990) ou na CID-10 (WHO, 1993).

Alguns autores, citados por Baron-Cohen (1988), relacionam o falar autístico a déficits pragmáticos na linguagem. Esse dado, embora não apareça nos sistemas classificatórios, é importante na compreensão do quadro em si.

Duas teorias são então passíveis de tentar esclarecer o fenômeno.

A teoria afetiva

Uma das propostas de compreensão do déficit social do autismo reporta-se à teoria afetiva originalmente proposta por Kanner (1943), inclusive a partir do título de seu trabalho "Distúrbios Autísticos do Contato Afetivo". Várias versões foram propostas no decorrer do tempo, sendo interessante citar a de Hobson (*apud* Baron-Cohen, 1988) com seus quatro grandes axiomas, a saber:

1. Crianças autísticas têm falhas constitucionais de componente de ação e reação necessários para o desenvolvimento das relações pessoais com outras pessoas, as quais envolvem afeto;
2. As relações pessoais são necessárias para a continuação do mundo próprio e com os outros;
3. Os déficits das crianças autísticas na experiência social intersubjetiva têm dois resultados especialmente importantes:
   - Déficit relativo no reconhecimento de outras pessoas como portadoras de sentimentos próprios, pensamentos, desejos, intenções;
   - Déficit severo na capacidade para abstrair, sentir e pensar de modo simbólico.
4. Grande parte das inabilidades de cognição e linguagem das crianças autísticas pode refletir déficit que tem íntima relação com o desenvolvimento afetivo e social, e/ou déficits sociais dependentes da possibilidade de simbolização.

Essa posição pode ser esclarecida no diagrama visto na Fig. 1.1 (Baron-Cohen, 1988).

Assim, reportando-se ao descrito por Kanner, considera-se que faltariam às crianças autistas fatores constitucionais para que desenvolvessem reciprocidade afetiva, fundamentais para a constituição de um mundo próprio, observando-se, em decorrência, a alteração na experiência intersubjetiva e os prejuízos significativos em sua capacidade simbólica (Hobson, 1997).

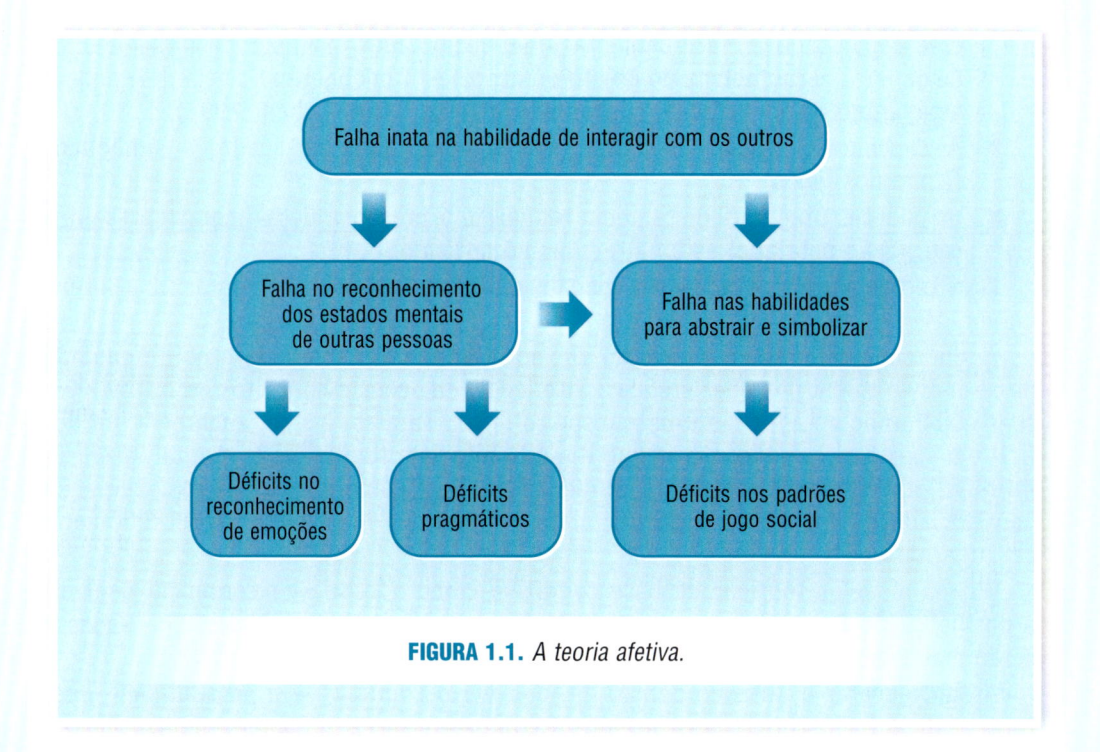

FIGURA 1.1. *A teoria afetiva.*

A teoria cognitiva

Contrapondo-se à teoria afetiva, Baron-Cohen (1988, 1990, 1991) e Frith (1988) propõem uma teoria cognitiva para autismo.

Como ponto central, essa visão também considera que a dificuldade central da criança autística é a impossibilidade que tem para compreender estados mentais de outras pessoas. Essa inabilidade tem sido chamada por esses autores de "teoria da mente" porque envolve o conceito da existência de estados mentais que são utilizados para explicar ou prever o comportamento de outras pessoas.

A base dessa visão poderia ser resumida da seguinte maneira:

1. Nossas crenças sobre conceitos referentes ao mundo físico podem ser chamadas de "representações primárias";
2. Nossas crenças sobre o estado mental das pessoas (como, por exemplo, seus desejos) são representações de representações. Podem, então, ser chamadas de "representações secundárias"ou metarrepresentações.

A teoria cognitiva sugere que no autismo a capacidade de metarrepresentações está alterada, fazendo com que os padrões de interação social sejam alterados. Assim, teríamos que:

- O autismo é causado por um déficit cognitivo central;
- Um desses déficits refere-se à capacidade para metarrepresentação;
- Essa metarrepresentação é exigida nos padrões sociais que envolvem a necessidade de atribuir estados mentais ao outro. Assim, padrões que não requerem

essa capacidade metarrepresentacional (como, por exemplo, reconhecimento de gênero, permanência do objeto ou autorreconhecimento no espelho) podem estar intactos no autismo, conforme esclarece Baron-Cohen (1991);

- A capacidade metarrepresentacional é obrigatória em padrões simbólicos (como nos jogos);
- Os padrões pragmáticos também requerem a presença dessa metarrepresentação, razão pela qual estão alterados no autismo.

Essa teoria cognitiva pode ser visualizada graficamente na Figura 1.2 (Baron-Cohen, 1988).

Assim, considerando-se a questão da teoria da mente, acredita-se na dificuldade desse indivíduo em perceber crenças, intenções, emoções e conceitos de outras pessoas elaborando estados mentais a respeito delas. Paralelo a isso, sugere-se um déficit em suas funções executivas que lhe dificultariam flexibilidade mental, atenção dirigida, planejamento estratégico e raciocínio, bem como um déficit na integração contextualizada dos elementos, ocasionando apreensão de detalhes de um fenômeno em lugar de sua totalidade.

Outros modelos teóricos de base cognitiva como a Teoria da Coerência Central, a da Disfunção Executiva ou mesmo a do Cérebro Masculino podem ser pensadas e serão mais bem descritas em alguns capítulos deste livro.

Assim, encarar o autismo dentro de uma visão cognitiva é a possibilidade que, neste momento histórico, nos permite a compreensão do fenômeno dentro de um modelo teórico. Por outro lado, mesmo pensá-lo a partir de uma teoria afetiva na qual

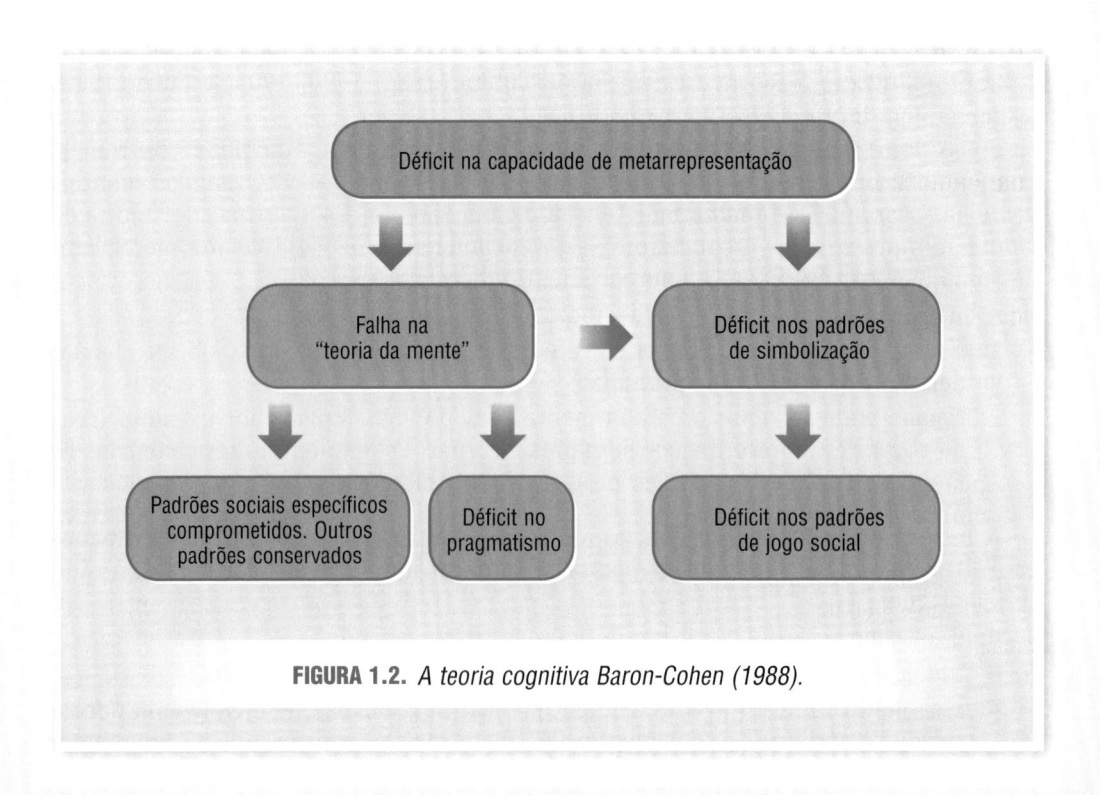

FIGURA 1.2. *A teoria cognitiva Baron-Cohen (1988).*

a incapacidade de interagir com o ambiente é inata, é fundamentalmente diferente das teorias psicodinâmicas explicativas dos mecanismos autísticos, uma vez que somos, diante das evidências apresentadas por diversos autores, levados a considerar a frase de Frith (1988) que afirma que "não há evidências de fatores psicogênicos no autismo infantil".

Vários estudos (Schopler, 1988; Happé, 1994; Jarrold, 1994) enfatizam a questão cognitiva, embora procurando funções mais especificamente comprometidas como sendo as responsáveis pela constelação sintomatológica.

Podemos considerar a partir do até aqui exposto que a síndrome autística é uma entidade clínica, com características definidas, sobretudo em nível cognitivo, o que possibilita a avaliação da dinâmica familiar dos pais de seus portadores, uma vez que a sua educação e o processo de socialização cabem à família, independentemente de processos de habilitação e tratamento. Sendo o autismo uma doença crônica, ele exige da família uma série de transformações para absorver em sua dinâmica um elemento com essa deficiência em seu processo de desenvolvimento.

Considerando-se a questão etiológica, ao considerarmos o DSM-IV (1995), em seu eixo III, correspondente a "Distúrbios e Condições Físicas", observamos grandes dificuldades em relação ao seu estabelecimento, considerando-se que, mesmo com acurada pesquisa diagnóstica, a inespecificidade dos dados obtidos, quanto à etiologia, é marcante, embora a associação a fatores biológicos seja indiscutível Steffemberg (1991). O DSM-V (APA, 2014), mesmo abolindo os eixos diagnósticos, considera de fundamental importância o diagnóstico dos quadros relacionados com o autismo.

Considerando-se que diversos autores, entre os quais Wing (1988), apresentam noção de autismo como um aspecto sintomatológico, dependente do comprometimento cognitivo, reforça-se a tendência de se pensar o autismo não como uma entidade única, mas como um sintoma comum a um grupo variado de doenças, com a gravidade da sintomatologia relacionada primariamente com déficits cognitivos. Torna-se de extrema dificuldade a compreensão do fenômeno autismo, uma vez que ele engloba um grande número de patologias diferentes, bem como uma concepção teórica de grande influência, neste pensar.

Hoje, portanto, conforme falamos, o autismo é considerado como uma síndrome comportamental com etiologias múltiplas em consequência de um distúrbio de desenvolvimento (Gilberg, 1990), caracterizando-se por um déficit na interação social visualizado pela inabilidade em relacionar-se com o outro, quase sempre combinado com déficits de linguagem e alterações de comportamento.

Seu rastreamento pode ser realizado por meio de escalas diagnósticas passíveis de serem aplicadas por professores especializados ou outros profissionais, visando uma suspeita diagnóstica que, mais tarde, pode ser, ou não, confirmada por um especialista. Inúmeros são os instrumentos utilizados para tal, alguns deles validados em nosso meio como a Childhood Autism Rating Scale (CARS) outros em processo de validação como a Autism Diagnostic Observation Schedule (ADOS). Entretanto, pelo escopo do livro que consiste em apresentar o trabalho dos últimos anos do Projeto Distúrbios do Desenvolvimento do IPUSP, trazemos o processo de tradução e validação da Escala Diagnóstica para Autismo (ATA), construída por Domenech e Ballabriga (1994).

Essa escala é composta por 23 subescalas, cada uma das quais dividida em diferentes itens. Sua construção foi realizada levando-se em conta os critérios diagnósticos do DSM-III, do DSM-III-R e da CID-10, e na nossa padronização, foram utilizadas também as correções de critérios decorrentes da publicação do DSM-IV (APA, 1995). Assim sendo, 15 das suas subescalas são representativas dos três critérios básicos e somente as subescalas 8, 10 e 15 são apontadas como itens adicionais nas escalas ERCN (Échelle D'évaluation Resumée du Comportement Autistique), ERCA-IIIA (Échelle D'évaluation Resumée du Comportement du Nourrison) e a escala de Riviére. As subescalas 1, 16 e 21 são aquelas que se apresentam com mais frequência nos instrumentos diagnósticos revisados pelos autores.

A partir de sua construção, pode-se observar que a escala ATA é um instrumento de fácil aplicação, acessível a profissionais que têm contato direto com a população autista, como, por exemplo, professores, bem como pais, informando o estado atual do paciente. Ela é aplicada por um profissional conhecedor do quadro, embora não necessariamente médico, sendo ele o responsável pela avaliação das respostas dadas, em função de cada item. Não é, portanto, uma entrevista diagnóstica, mas uma prova estandardizada que dá o perfil conductual da criança, embasada nos diferentes aspectos diagnósticos. Baseia-se na observação e permite fazer seguimentos longitudinais da evolução, tendo por base a sintomatologia autística, auxiliando também a elaboração de um diagnóstico mais confiável desses quadros.

É administrada após informação detalhada dos dados clínicos e evolutivos da criança, podendo, conforme já referimos, auxiliar no processo terapêutico, possibilitando a avaliação constante. Pode ser aplicada a partir dos 2 anos de idade, e mesmo considerando-se que apresenta muitos itens específicos, os autores referem tempo pequeno para sua aplicação, ao redor de 20 a 25 minutos. Na aplicação em nossa população, o tempo médio ficou em torno de 20 a 30 minutos.

Ela é pontuada com base nos seguintes critérios: cada subescala da prova tem um valor de 0 a 2; pontua-se a escala positiva no momento em que um dos itens for positivo; a pontuação global da escala é feita a partir da soma aritmética de todos os valores positivos da subescala.

Para a adaptação ao nosso meio, o questionário foi traduzido do espanhol para o português, com posterior correção realizada por profissional competente na área e na língua de origem do questionário. Foi realizada a retrotradução e a correção das eventuais incongruências linguísticas. Depois, foi aplicado em 30 crianças diagnosticadas como portadoras de síndrome autística, diagnosticadas por diferentes profissionais, a partir dos critérios diagnósticos do DSM-IV. Foi aplicado também em 31 crianças portadoras de deficiência mental em grau moderado (36 < QI < 50), diagnosticadas por equipe multidisciplinar. Ambas as populações eram similares sob o ponto de vista socioeconômico.

Sabendo-se que a incidência do fenômeno na população é de 0,0004, calculamos a estimativa do tamanho da amostra com um intervalo de confiança de 95% e um erro máximo de duas unidades para uma população de 75.000 pessoas, correspondendo a um número de 29 e, assim, a amostra de 30 foi representativa, uma vez que para 30 elementos teremos um erro máximo de 1,3 unidade.

Os questionários foram aplicados por duas psicólogas e ambas as populações apresentavam idades entre 2 e 18 anos de idade. Os dados obtidos foram estudados mediante análise da variância de cada um dos itens, variância total e alfa de Cronbach.

A média do total de pontos obtidos foi de 15,76 (+/– 8,61) para a população portadora de deficiência mental é de 31,56 (+/– 8,32) para a população autista. O ponto de corte encontrado foi de 15, para p = 0,05, com um erro padrão de 1,5 e um coeficiente de variação (confiabilidade) de 0,27. Em relação à validade externa, podemos observar que a concordância obtida entre os critérios do DSM-IV foi baixa, com um Kappa da ordem de 0,04. Na análise da consistência interna da escala, utilizou-se o coeficiente alfa de Crombach, obtendo-se um resultado de alfa = 0,71, que pode ser considerado alto.

Cinco itens (5, 7, 8, 13 e 23) apresentaram baixa correlação com os demais, embora apenas o de número 23 tenha se mostrado negativo. A validade interna encontrada foi de 100%, uma vez que todos os pacientes diagnosticados clinicamente concordaram com o diagnóstico apresentado pela escala em questão.

Por fim, na comparação entre as amostras de pacientes autistas e de pacientes portadores de deficiência mental, encontramos uma média de 15,76 pontos para portadores de deficiência mental contra uma média de 31,56 para os portadores de autismo, mostrando, assim, um índice de correlação de 0,42, o que denota a especificidade da observação em relação aos quadros autísticos.

A avaliação de comportamentos que permita o reconhecimento de traços autísticos e, em consequência, possibilite um diagnóstico populacional é de extrema importância, uma vez que muitos dos casos portadores do quadro misturam-se com a população deficiente mental, ficando restrita a esse atendimento e não sendo passíveis de identificação.

A proposta desse estudo (Assumpção, 1999) foi a de validar a escala de traços autísticos, desenvolvida em Barcelona (Domenech e Ballabriga, 1994), adaptando-a ao DSM-IV e à realidade brasileira, uma vez que ela permite avaliar, de maneira confiável, as condutas autistas na criança. O ponto de corte obtido (15) para um p = 0,05 e coeficiente de variação de 0,27 permite-nos estabelecer uma suspeita diagnóstica bastante precisa do quadro em questão. Esse dado pode ser utilizado com a finalidade de um primeiro diagnóstico a ser realizado em grandes populações nas quais a suspeita de autismo confunde-se com quadros de retardo mental ou de outras patologias psiquiátricas. A diferença observada por nós nos escores obtidos em ambas as populações estudadas mostra sua sensibilidade para a detecção de quadros suspeitos. Assim, embora não dispense o diagnóstico clínico, esse instrumento permite uma primeira triagem desses quadros e, mais tarde, pode ser utilizado também como guia da evolução do tratamento, uma vez que engloba as diferentes áreas comprometidas pela patologia.

Novo estudo foi posteriormente realizado, visando testar a validade da Escala de Traços Autísticos (ATA). Essa foi aplicada em forma de entrevista às mães de crianças com transtorno invasivo do desenvolvimento e de crianças com deficiência mental, diagnosticadas conforme os critérios do DSM-IV-R. Foi ainda utilizada uma escala para avaliar o nível funcional dos sujeitos (Escala de Comportamento Adaptativo Vineland), com o objetivo de homogeneizar as populações estudadas. Os dados obtidos foram analisados do ponto de vista estatístistico, visando estabelecer o melhor ponto de corte para diferenciação das populações. A Escala de Traços Autísticos (ATA) apresentou grande sensibilidade 0,82 e especificidade 0,75 para identificar os transtornos invasivos do desenvolvimento e mostrou-se mais precisa para rastrear sintomas autísticos, sobretudo com ponto de corte 23, tanto na clínica como em grandes populações.

Apresentou grande sensibilidade (0,96) em relação aos critérios do DSM-IV, para os quais foi adaptada, considerando-se que em sua construção foram utilizados os critérios do DSM-III e do DSM-III-R. Embora não substitua nem proponha critérios diferentes daqueles utilizados pelos atuais sistemas classificatórios, uma vez que é baseada em um deles (DSM-IV), acreditamos que sua utilização demonstre ser de grande valia para o estudo do autismo em nosso meio, visto que pode ser aplicada por profissionais treinados em seu uso, mesmo que não tenham formação psiquiátrica.

Em trabalho de 2010, Cuccolichio e cols. referem uma correlação alta, de 0,767 entre essa escala e a CARS, internacionalmente aceita e com grande confiabilidade no diagnóstico do autismo, mostrando-se confiável, inclusive, para a diferenciação entre os quadros autísticos e os indivíduos que apresentavam retardo mental.

Considerando-se a questão etiológica, passível de muitas discussões e controvérsias, embora neste momento, não haja dúvidas quanto à sua base biológica, vários quadros são descritos associados aos transtornos do espectro autístico, privilegiando-se, conforme já assinalado, quadros de base biológica, de acordo com as propostas mais recentes.

Assim, pode-se observar altos níveis periféricos de serotonina, que ocorrem em cerca de um terço dos casos, bem como maior frequência de alterações eletroencefalográficas com quadros convulsivos associados e evidências sugestivas da importância dos fatores genéticos, embora, como na maioria dos transtornos mentais, tenha que se considerar a provável multifatorialidade etiológica (Volkmar, 1996).

Assim sendo, os transtornos do espectro autístico correspondem a quadros de extrema complexidade e variabilidade, com prognóstico importante e que, portanto, exigem em sua realização abordagens multidisciplinares que visam não somente uma questão médica para que se possa estabelecer etiologias e quadros clínicos bem definidos, passíveis de prognósticos precisos e abordagens psicofarmacoterápicas eficazes, como avaliações de muitos outros tipos e características que propiciam a melhoria desse prognóstico e, sobretudo, o estabelecimento de modelos de reabilitação (e, consequentemente, de sua avaliação) mais eficazes.

Assim, deve-se estabelecer protocolos diagnósticos para maior fidedignidade, embora sempre devam ser considerados seus objetivos, ou seja, se com finalidade puramente clínica ou se com intuito de pesquisa. Isso porque em função desses objetivos, serão considerados os recursos necessários. Um protocolo geral, passível de adaptação, se considerado um interesse puramente clínico pode ser estabelecido da seguinte maneira:

1. História cuidadosa com antecedentes gestacionais, pré, peri e pós-natais.
2. Estudo neuropsiquiátrico envolvendo aspectos de desenvolvimento, avaliação física (na busca e identificação de sinais dismórficos), neurológica e psiquiátrica.
3. Testes auditivos.
4. Avaliação oftalmológica.
5. Estudo genético com análise cromossômica ou estudo de DNA visando ao estudo de fenótipos comportamentais, a partir de características comportamentais típicas de determinadas síndromes (síndrome de Lesch-Nyhan, Angelman, Cornelia De Lange). Estudo das patologias ligadas ao X (Gillberg, 2000).

6. Neuroimagem:
   - TAC: assimetria de lobos cerebrais e dilatação ventricular;
   - Ressonância magnética: diminuição de volumes de lobos VI e VII do vermis cerebelar, agenesia de corpo caloso (síndrome de Aicardi);
   - Tomografia com ingestão intravenosa de Xenon 23: hipodébito de hemisférios a nível frontal.
7. EEG – esclarecimento diagnóstico (síndrome de Lennox, síndrome de West, síndrome de Landau-Kleffner):
   - Correlação direta QI anormalidades de EEG;
   - Correlação direta entre linguagem e anormalidades eletroencefalográficas.
8. Potenciais evocados:
   - Auditivos de tronco cerebral – com latências prolongadas como na esquizofrenia ou breves como no TDAH;
   - Auditivos corticais: inconsistentes, com amplitude pequena, latência curta e variabilidade morfológica no RM.
9. Testes específicos de metabolismo visando à detecção de erros inatos.
10. Outros exames laboratoriais:
    - Endócrinos: tireoide (T3, T4, TSH) – depressão e mania;
    - Suprarrenal (cortisol) transtorno de humor, ansiedade, *delirium*;
    - Hormônio antidiurético – diabetes insípido (lítio);
    - Hemograma completo;
    - Eletrólitos (alterações de consciência);
    - Sorologia para doenças infecciosas (sífilis, HIV);
    - Toxicologia;
    - Dosagens séricas (Rosse; 1989).

    Vale lembrar que o pedido desses exames deve atender a uma necessidade clínica, uma vez que representam custo físico e econômico para o paciente e seus familiares. Assim, não devem ser pedidos e/ou realizados de maneira mecânica e sem significado. Isso porque, embora em desuso, a frase que refere que "a clínica é sempre soberana" continua tendo valor importante em nossa atividade.
11. Psicometria – curiosamente, em nosso país pouco utilizada em função da importância dada aos modelos psicanalíticos, consideramos indispensável para a detecção da etapa de desenvolvimento em que a criança se encontra, para o estabelecimento de projetos terapêuticos, uma vez que me permite a avaliação do prejuízo específico em diferentes funções cognitivas e, para o estabelecimento de estratégias de atendimento clínico bem como de sua avaliação. Salienta-se que os instrumentos de avaliação variam conforme o ambiente em que são aplicados e que devem ser, sistematicamente atualizados e validados. Por essa razão, o CFP tem tentado estabelecer e indicar aqueles que são considerados válidos em nosso meio e que não necessariamente se encontram na citação a seguir que foi realizada de maneira mais genérica.
    - Avaliações de desenvolvimento:
      - Motor: Brunet-Lézine;
      - Mental não verbal: Borel-Maisonny;

- Cognição sensoriomotora: Uzgiris, Gesell, Portage;
- Eficiência intelectual: WISC, WAIS;
- Sociabilidade: Vineland.

Essas três áreas citadas são de fundamental importância para esse estabelecimento diagnóstico e terapêutico.

■ Avaliações de personalidade: pouco utilizadas nos TEA, com alguns trabalhos feitos com portadores das anteriormente denominadas síndrome de Asperger (Araujo, 2011) e que observaram a existência de uma relativa integridade do processamento perceptivo-cognitivo, sendo positivo o índice do déficit relacional que pareceu demonstrar dificuldades em enfrentar as demandas comuns do meio social, dado compatível com a descrição clínica do quadro. Quanto às variáveis selecionadas para observação, foi encontrada grande variabilidade, o que parece indicar que não se pode afirmar que façam parte de um perfil específico para os transtornos do espectro autístico. CAT, TAT, Pfister, Rorschach.

■ Instrumentos específicos: Trail Making Test, Stroop, Rey, Visual Retention Test (atenção); Rey Auditory, Rey Visual (memória).

Com a maior acurácia das pesquisas clínicas, um grande número de sub-síndromes ligadas ao complexo "autismo" devem ser identificadas nos próximos anos, de modo que os conhecimentos sobre a área aumentem muito em um futuro próximo. Neste momento, trabalhamos, portanto, com um complexo sindrômico que, como o conceito de retardo mental, engloba um número imenso de quadros clínicos que tem, entre outras, uma característica comportamental comum, que denominamos autismo. Então, encontramos o quadro relacionado com:

1. Infecções pré-natais:
   ■ Rubéola congênita;
   ■ Sífilis congênita;
   ■ Toxoplasmose;
   ■ Citomegaloviroses.
2. Hipóxia neonatal.
3. Infecções pós-natais – herpes *simplex*.
4. Déficits sensoriais.
5. Espasmos infantis – síndrome de West.
6. Doença de Tay-Sachs.
7. Fenilcetonúria – herança recessiva ligada ao cromossomo 12.
8. Síndrome de Angelman – ocorrência esporádica, deleção proximal do braço longo do cromossomo 15.
9. Síndrome de Prader-Willy – ocorrência esporádica, deleção proximal do braço longo do cromossomo 15.
10. Esclerose tuberosa.
11. Neurofibromatose.
12. Síndrome de Cornélia De Lange – ocorrência esporádica, braço longo do cromossomo 3.
13. Síndrome de Williams.

14. Síndrome de Moebius.
15. Mucopolissacaridoses.
16. Síndrome de Down.
17. Síndrome de Turner.
18. Síndrome do X frágil.
19. Hipomelanose de Ito.
20. Síndrome de Zunich.
21. Síndrome de Aarskog.
22. Outras alterações estruturais:
    - Cromossomo 1 (Murayama, 1992) – três crianças;
    - Cromossomo 2 (Saliba, 1990) – uma criança;
    - Cromossomo 5 (Barber, 1994) – mulher de 45 anos;
    - Cromossomo 8 (Burd, 1985) – criança de 5 anos;
    - Cromossomo 13 (Assumpção, 2000);
    - Cromossomo 15 (Kerbeshian, 1990) – mulher de 33 anos;
      (Gillberg, 1991) – seis crianças;
      (Schoffield, 1991) – menina de 11 anos;
      (Bundey, 1994) – menino de 10 anos;
      (Baker, 1994) – menina de 10 anos;
    - Cromossomo 16 (Hebebrand, 1994) – menino de 14 anos;
    - Cromossomo 17 (Almeida, 1989) – criança de 3 anos;
    - Cromossomo 18 (Wilson, 1989) – menino de 3 anos;
      (Fryns, 1992) – menino de 2 anos;
      (Ghaziuddin, 1993) – menina de 14 anos;
      (Seshadri, 1992) – menino de 2 anos;
    - Cromossomo 22 (Assumpção, 1999);
    - XXY (Mallin, 1972) – menino de 9 anos (Gillberg, 1984);
    - (Blackman, 1991) – menino de 3 anos;
      XXX (Assumpção, 1997) – menina de 16 anos.
23. Intoxicações.

Considerando-se essa multiplicidade de quadros que podem estar associados aos transtornos do espectro autístico, o diagnóstico em todos os seus eixos (pensando-se em diagnóstico sindrômico e descritivo, diagnóstico do desenvolvimento e seus prejuízos, diagnóstico etiológico ou de quadros médicos associados, diagnóstico familiar e diagnóstico funcional, todos de fundamental importância para o estabelecimento de prognóstico e projeto terapêutico eficaz) torna-se importante o estabelecimento de linhas que orientem esse pensamento.

Essa ideia corresponde à proposta de Skuse (2004) quando refere que autismo é um diagnóstico que abrange um grande espectro, com muitas comorbidades, propondo um procedimento de tipo computacional que gera perfis diagnósticos para condições de autismo, chegando à conclusão de boas perspectivas e possibilidades no instrumento por eles proposto. Dentro dessa perspectiva, há muitos anos (1991), estabelecemos um algoritmo enquanto forma de representação gráfica do pensamento de um especialista diante da questão de transtornos autísticos, definindo os passos a serem seguidos e as possibilidades diagnósticas apontadas na literatura e por alguns especialistas partindo de uma queixa inicial embasada nos critérios diagnósticos do DSM. Foi construído sob a forma de questões simples (forma binária de sim/não), cuja resposta determinaria o passo seguinte.

Com o passar do tempo e as mudanças conceituais que se seguiram (utilização do DSM-III-R, DSM-IV e DSM-IV-TR), esse algoritmo deixou de ter sentido, uma vez que muitas das categorias ali consideradas desapareceram e muitos dos conceitos sofreram alterações (Assumpção, 2003), o que demonstra a extrema fluidez conceitual e a necessidade de periódicas e constantes revisões a respeito dos mesmos. Isso porque o diagnóstico que fazemos é nosográfico, repousando sobre critérios de diferenciação de categorias definidas por agrupamento ou por exclusão, constituindo entidades distintas entre si e diferentes da normalidade.

Assim, diagnosticar significa reconhecer e em Medicina (e também em Psiquiatria da Infância e da Adolescência) diagnosticar algo é reconhecer uma patologia ou um indivíduo enfermo com um propósito clínico (terapêutica), de comunicação, de investigação (anatomopatológico ou epidemiológico) ou outro (perícia laboral ou forense) (Miranda-Sá, 1992).

Assim, para seu estabelecimento, buscam-se todos os elementos conseguidos pela anamnese e pelos exames para se chegar a uma conclusão a partir da qual podem ser visualizadas a situação atual do paciente e as respostas e repercussões futuras. Não é, portanto, um mero rótulo e tem características que, segundo Almeida Filho (1989), podem ser descritas como:

- É um processo mental dedutivo, produzindo conclusões sobre casos particulares a partir de regras gerais;
- É realizado em casos individuais "considerados em sua singularidade" e integrados posteriormente a uma casuística. A seleção dos casos é feita em busca de uma homogeneidade;
- A necessidade de integração de conhecimentos sobre cada caso determina maior necessidade de detalhamento, resultando em critérios subjetivos, diminuindo, assim, o seu grau de reprodutibilidade;
- Os dados semiológicos em Psiquiatria toleram atribuições simbólicas com diferentes graus de imprecisão, ambiguidade e incoerência.

Conhecimento clínico, embasado no modelo positivista de Ciência, no qual a dedução controla a analogia com análise comparativa dos dados e os conceitos se estabelecendo por deduções e induções.

Claro está que essas considerações são apenas teóricas enquanto justificativa do modelo escolhido, uma vez que não impedem nem vão contra a avaliação do indivíduo enquanto ser-no-mundo. Um diagnóstico corresponde, assim, a um modelo operacional que pode ser utilizado como auxílio dentro de uma determinada perspectiva e suas limitações.

Bibliografia consultada

American Psychiatric Association – Manual de diagnóstico e estatística dos transtornos mentais (DSM V). Porto Alegre: Artmed, 2014.

American Psychiatric Association. Diagnostic and statistical manual of mental disorders (DSM IV), Washington: APA, 1995.

Araújo CA, Nascimento RSGF, Assumpção Jr. FB. Autismo e psicodiagnóstico de Rorschach. Psico, Porto Alegre: PUCRS 2011 out./dez; 42(4):434-441.

Assumpção Jr. FB. Autismo infantil: um algoritmo clínico. Tese (Livre-docência) – Faculdade de Medicina da Universidade de São Paulo, 1991.

Ballabriga MCJ, Escudé RMC, Llaberia ED. Escala d'avaluació dels trests autistes (ATA). Validez y fiabilidad de una escala para el examen de las conductas autistas. Revista de Psiquiatria Infanto-Juvenil 1994; 4:254-263.

Baron-Cohen S, Allen J, Gillberg C. Can autism be detected at 18 months? British J Psychiat 1992; 161:839-843.

Baron-Cohen S. Autism, a specific cognitive disorder "mind-blindness". Int Rev Psychiat 1990; 2:81-90.

Baron-Cohen S. Social and pragmatic deficits in autism: cognitive or affective? J Autism Develop Disord 1988; 18(3):379-401.

Baron-Cohen S. The development of a theory of mind in autism: deviance an delay? Psychiat Clin North Amer 1991; 14(1):33-52.

Burack JA. Debate and argument: clarifying developmental issues in the study of autism. J Child Psychol Psychiat 1992; 33(3):617-621.

Cucolicchio S, Di Matteo JD, Paicheco R, Gomes C, Simone MF, Assumpção Jr. FB. Correlação entre as escalas CARS e ATA no diagnóstico de autismo. Med Reabil 2010; 29(1):6-8.

Fombonne E. Epidemiology of pervasive developmental disorders. Pediatr Res 2009; 65(6):591-8.

Fombonne E. The changing epidemiology of autism. Journal of Applied Research in Intellectual Disabilities 2005; 18(4):281-94.

Frith U. Autism, explaining the enigma. Oxford, Blackwell Pub, 1989.

Frith U. Autism: possible clues to the underlyng pathology. Psychological facts. In: Wing L. Aspects of autism: biological research. London: Gaskel Eds. & Royal College of Psychiatrists & The National Autistic Society, 1988.

Gillberg C. Infantile autism: diagnosis and treatment. Acta Psychiatr Scand 1990; 81:209-215.

Happé FGE. Wechsler IQ profile and theory of mind in autism: a research note. J Child Psychiat 1994; 35(8):1461-1471.

Hobson RP. Autism and the development of mind. Essays in developmental psychology. United Kingdon: Psychology Press, 1997.

Houzel D. Reflexões sobre a definição e a nosografia das psicoses. In: Mazet P, Lebovici S. Autismo e psicose na criança. Porto Alegre: Artes Médicas, 1991.

Jarrold C, Boucher J, Smith PK. Executive function deficits and the pretend play of children with autism: a research note. J Child Psychiat 1994; 35(8):1473-1482.

Kanner L. Autistic disturbances of affective contact. Nerv Child 1942; 2:217-250.

Kanner L. Early infantile autism, 1943-1955. J Orthopsychiat 1956; 26:55-65.

Lebovici S, Duché DJ. Os conceitos de autismo e psicose na criança. In: Mazet P, Lebovici S. Autismo e psicoses na criança. Porto Alegre: Artes Médicas, 1991.

Lellord G, Sauvage D. L'autisme de l'énfant. Paris: Masson Eds, 1991.

Misés R. Classification française des troubles mentaux de l'énfant e de l'adolescent. Neuropsychiatrie de l'Enfance 1990; 38(10-11):523-539.

Ritvo ER, Ornitz EM. Autism: diagnosis, current research and management. New York: Spectrum, 1976.

Scadding. Essentialism and nominalism in medicine: logic of diagnosis in disease terminology. Lancet 1996; 348:594-596.

Schopler E, Mesibov GB. Diagnosis and assesment in autism. New York: Plenum Publishing Corp, 1988.

Skuse D, Warrington R, Bishop D, Chowdhury U, Lau J, Mandy W, Place M. The developmental, dimensional and diagnostic interview (3di): a novel computerized assessment for autism spectrum disorders. J Am Acad Adolesc Psychiatry 2004; 43(5):548-558.

Steffemberg S. Neuropsychiatric assesments of children with autism: a population based study. Develop Med Child Neurol 1991; 33:495-511.

Volkmar FR, Klin A, Marans WD, McDougle CJ. Autistic disorder. In: Volkmar FR. Psychoses and pervasive developmental disorders in childhood and adolescence. Washington: American Psychiatric Press, 1996.

WHO – Classificação das doenças mentais da CID 10. Porto Alegre: Artes Médicas, 1993.

CAPÍTULO 2

Anormalidades Genéticas e Autismo Infantil

Francisco Baptista Assumpção Júnior
Evelyn Kuczynski

INTRODUÇÃO

Alguns anos após a descrição do então denominado *autismo*[1], Kanner (1943) alega ser esse quadro *"...uma verdadeira psicose..."*, quando relata que todos os exames clínicos e laboratoriais (disponíveis à época) foram incapazes de fornecer dados consistentes no que se referia à sua etiologia (Kanner, 1956). Trinta anos após seu artigo inaugural, o próprio Kanner questiona as discrepâncias na evolução das onze crianças por ele inicialmente avaliadas e descritas, uma vez que algumas apresentaram franca deterioração, enquanto outras evoluíram com discreto prejuízo no desempenho global, propondo que *"...investigações bioquímicas podem abrir novas perspectivas ao estudo do autismo infantil..."* (Kanner, 1971).

A partir dos primeiros relatos descartando a ideia de *psicose* e associando o autismo a *déficits cognitivos* (Ritvo, 1976), surge uma nova perspectiva para esse quadro, a partir de então considerado um *transtorno do desenvolvimento*. Gillberg (1990) afirma ser *"...altamente improvável que existam casos de autismo não orgânico..."*, frisando que *"...o autismo é uma disfunção orgânica – e não um problema dos pais – isso não é matéria para discussão. O novo modo de ver o autismo é biológico..."*.

Difícil se torna sua diferenciação dos quadros de retardo mental[2], sobretudo em função do comprometimento qualitativo no desenvolvimento das interações sociais

---

[1] O termo *autismo*, no presente capítulo, será utilizado com o intuito de representar de modo abrangente o que se convencionou recentemente chamar de *espectro autista*, nomenclatura presente no DSM-V. Contudo, para fins oficiais, não podemos desconsiderar o termo *transtornos invasivos do desenvolvimento*, conforme presente na CID-10 (base da uniformização de diagnóstico em território nacional).
[2] Em respeito à nomenclatura técnica vigente em nosso meio (CID-10), mantemos neste capítulo a denominação *retardo mental*, apesar do uso corrente do termo *deficiência intelectual* pelas associações dedicadas a essa condição.

e nas habilidades comunicacionais, o qual, ainda que passível de ser identificado, em geral não é destaque no retardo mental (Assumpção Jr., 2003).

Assim, passa-se a considerar o autismo uma síndrome comportamental com etiologia ainda desconhecida, mas certamente orgânica (Assumpção Jr., 2003). Pensando desse modo, se nos dispomos a estudar esse campo extremamente complexo, temos que nos lembrar dos muitos quadros de origem neurológica (e/ou genética) distintos, descritos em associação ao autismo. Diante dessa perspectiva, as alterações cromossômicas são relatadas com muita frequência, ainda que sejam de natureza inespecífica e variada (Assumpção Jr., 2007; Kuczynski, 1996).

O autismo é um transtorno do desenvolvimento neurológico complexo e altamente hereditário, caracterizado pelo evidente comprometimento da função cognitiva no campo da interação social e do desenvolvimento da fala. Várias abordagens foram tentadas em todo o mundo buscando identificar *loci* ou genes de susceptibilidade para os transtornos do espectro do autismo (TEA). Até hoje, não se obteve nenhuma conclusão consistente nesse sentido (Klauck, 2006).

Nesta segunda edição da obra, optamos por compilar revisões atualizadas abrangendo as evidências genéticas mais promissoras até o momento para tentar obter, desses dados, uma melhor caracterização do atual panorama genético dessa condição multifacetada que supôs Kanner ser uma única doença, mas que se provou ser um espectro complexo (Kuczynski, 1996).

NOMENCLATURA EM GENÉTICA: CONCEITOS BÁSICOS

No que tange à Genética mais clássica, tradicional, o genoma humano normal compõe-se de 23 pares cromossômicos, sendo 22 deles denominados *autossomos* (enumerados de 1 a 22, conforme seu tamanho e disposição do centrômero) e um par de cromossomos *sexuais* (sendo dois exemplares do tipo X, no sexo feminino, e um do X e outro do Y, no masculino), segundo a nomenclatura oficial (Shaffer, 2013). Os autossomos são reunidos em sete diferentes grupos (denominados de A a G), e em cada cromossomo chamamos o braço curto de "p", e o longo, de "q". Hoje, é factível a detecção de pequenas anormalidades estruturais. A localização de deleções (pontos de quebra etc.) pode, por essa nomenclatura, ser descrita a partir do cromossomo envolvido, do braço e da banda em que se situa. As informações do material faltante (deleção) ou adicional (inserção) são, respectivamente, registradas pelos sinais "–" e "+". Assim, um dado cariótipo "46,XY,18q–" indica que se trata de um indivíduo do sexo masculino com deleção no braço longo do cromossomo 18 (Kuczynski, 1996). O bandeamento de alta resolução permite, inclusive, localizar o sítio frágil do cromossomo X como presente na região Xq27.3 (ou seja, na porção terminal do braço longo do cromossomo sexual X).

Quanto à caracterização, as alterações cromossômicas podem ser numéricas (que incluem aqueles casos nos quais há um aumento ou uma diminuição do número de cromossomos), ou estruturais (naqueles casos cujos cromossomos apresentam alterações em sua própria estrutura). As anormalidades cromossômicas numéricas dividem-se em poliploidias (muitas delas incompatíveis com a vida humana, mas viáveis entre espécimes vegetais) e as aneuploidias (que se caracterizam pela perda ou aquisição de um, ou mais, cromossomos).

As *trissomias* (como a trissomia do 21, a muito conhecida e frequente síndrome de Down) são mais comuns, seguidas das *monossomias* (sendo um bom exemplo a síndrome de Turner, de genótipo 45,X0). Acredita-se que ambas ocorram em decorrência de problemas na divisão meiótica (formação de gametas), quando células *nulissômicas* (sem o dito cromossomo) são formadas e, num processo de fertilização, dão origem, respectivamente, a um zigoto monossômico ou trissômico. Se essas alterações ocorrem após a fertilização, durante a fase mitótica precoce, um mesmo indivíduo terá duas linhagens de células em seu organismo, a normal e a alterada (fenômeno denominado *mosaicismo*), causando a expressão variada do genótipo em função da quantidade e função das células alteradas (Kuczynski, 1996).

Nas anormalidades estruturais, quebras podem surgir durante a divisão celular e dão origem a *deleções* (perda de material), *inserções* (acréscimo), ou *translocações* (material inserido por acréscimo ou substituição em outro, como, por exemplo, parte do braço do autossomo 8 se acoplar ao cromossomo X). A translocação será chamada de balanceada (ou não balanceada) se a carga genômica total for respectivamente normal (ou não). A translocação será recíproca quando ocorre troca de material entre dois cromossomos, e robertsoniana, quando boa parte de um cromossomo acrocêntrico (aquele cujo centrômero situa-se próximo à sua porção terminal) se acoplar a outro. Outras anormalidades estruturais incluem a *duplicação* e a *inversão*, sendo a última quando parte de um cromossomo sofre rotação (Kuczynski, 1996).

A GENÉTICA DOS TRANSTORNOS DO ESPECTRO DO AUTISMO

Os anos 1960 e 1970 foram céticos sobre o papel dos fatores genéticos na gênese do autismo. Detectar uma taxa de recorrência de 2% de casos de autismo entre os irmãos desses portadores (uma estimativa da época), número muito acima da incidência na população geral, sugeriu um possível vínculo genético e estimulou o primeiro estudo de autismo em gêmeos em menor escala (Folstein, 1977a; Folstein, 1977b).

As evidências replicadas tanto em estudos com gêmeos quanto em famílias durante as décadas de 1970 e 1980 reforçaram a hipótese genética e levantaram a probabilidade de que se tratava de um fenótipo autístico muito mais amplo do que a categoria de diagnóstico mais convencional. Os achados clínicos e cromossômicos também apontaram para a heterogeneidade genética dessa condição (Rutter, 2000).

Outra linha de investigação envolveu estudos com famílias, visando identificar a taxa de autismo em irmãos e pais para avaliar padrões familiares de transmissão, caso houvesse variantes mendelianas (não abordáveis por estudos com gêmeos), buscando identificar a abrangência e padrão de um fenótipo possivelmente mais amplo (Bolton, 1994).

A frequência do quadro cerca de quatro vezes maior em meninos do que em meninas (Smalley, 1997) sugere o envolvimento de cromossomos sexuais e efeitos de *imprinting*[3] associados à etiologia, ainda que nenhum gene específico tenha sido implicado. No caso da síndrome de Rett (cujo *status* dentro do espectro autista é

---

[3]*Imprinting* (genômico, ou parental): fenômeno genético no qual genes são expressos apenas por um alelo, enquanto o outro é *metilado* (inativado). É um dos processos *epigenéticos* (características de organismos unicelulares e multicelulares que são estáveis ao longo de diversas divisões celulares, mas que não envolvem mudanças na sequência de DNA do organismo).

distinto[4]), predominante entre meninas, o gene MECP2 (localizado na região Xq28) sofre uma mutação em 80% dos casos (Amir, 1999).

Uma estimativa aproximada da contribuição da genética para determinar o risco de se ter um transtorno mental pode ser determinada a partir de um parente acometido, se comparado com o risco na população geral. É conhecida como ë, ou mais especificamente como ë$_s$ (se os irmãos forem o fator de comparação, do inglês, *sibling*). O atual índice de recorrência estimado para uma criança cujo irmão é autista gira em torno de 2,2% (Fombonne, 2005). Comparando esse dado com a prevalência geral do autismo, que atualmente é de 10 a 13 por 10.000 (0,13%), obtemos um ë$_s$ de 20, reiterando o peso da contribuição genética (Szatmari, 1998).

Nos anos 1970 e 1980, surgiu um grande número de estudos clínicos de autismo apresentando achados positivos (Rutter, 1999a; Rutter, 1999b). Um sem-número de condições médicas foi descrito em associação ao autismo – àquela época, a rubéola congênita entre autistas foi muito divulgada (Assumpção Jr., 2002; Chess, 1977; Chess, 1971). Além disso, uma verdadeira miríade de anomalias cromossômicas foi identificada em indivíduos com autismo (Assumpção Jr., 2007; Kuczynski, 1996; Gillberg, 1985), mas a mais proeminente dentre elas parecia ser a fragilidade do cromossomo X (Gillberg, 1985). Estudos subsequentes utilizando o método original de cultura de célula demonstraram que, pelo contrário, as anomalias do X frágil estavam presentes em menos de 5% dos indivíduos com autismo (Dykens, 1997; Bailey, 1993). O surgimento de técnicas de DNA para a identificação do sítio frágil do cromossomo X confirmou a raridade do X frágil no autismo e, mais ainda, indicou a ausência de casos de X frágil em indivíduos com 1 a 3% de sítios frágeis no cromossomo X, uma proporção que vinha sendo usada para confirmar diagnóstico em estudos anteriores (Gurling, 1997).

Já na década de 1990, os estudos identificavam uma forte associação do autismo à esclerose tuberosa, doença autossômica dominante de penetrância variável (Smalley, 1998). A partir desses achados sucessivos, duas importantes implicações surgiram. Em primeiro lugar, surgiu o consenso de que a investigação sistemática de condições médicas e anomalias cromossômicas deveria se tornar parte essencial da abordagem diagnóstica das crianças avaliadas por suspeita de autismo. Em segundo lugar, o autismo passou a ser considerado uma condição heterogênea sob o aspecto etiológico (Rutter, 2000).

Uma das principais conclusões dos estudos de gêmeos e famílias foi que a propensão ao autismo se associava a uma herdabilidade[5] de mais de 90%, ampliada muito além do diagnóstico tradicional, e de que é provável que vários genes interagindo estavam envolvidos. Importante evidência nesse sentido é derivada da comparação do grau de compartilhamento do diagnóstico do autismo entre gêmeos mono e dizigóticos[6]. No caso do autismo, a taxa de concordância para o autismo *stricto sensu* é 60% em gêmeos monozigóticos, em comparação com 0%, em gêmeos dizigóticos (supondo que o "0%" se aproxima do valor de recorrência de irmãos, numa amostra

---

[4]A síndrome de Rett não faz parte do *espectro autista* segundo os critérios de diagnóstico publicados pelo DSM-V, mas ainda estão vigentes em nosso meio os critérios de diagnóstico da categoria "Transtornos Invasivos do Desenvolvimento" da CID-10, que inclui a síndrome de Rett entre os quadros descritos no grupo.
[5]Proporção de variância fenotípica atribuível a causas genéticas.
[6]Monozigóticos são geneticamente idênticos, e dizigóticos partilham a mesma quantidade de DNA que qualquer irmão não gêmeo. Um maior índice de concordância para o diagnóstico entre monozigóticos sugere importante contribuição da genética para sua etiologia (Gupta, 2006).

maior). Para um "fenótipo" (*espectro*) autístico mais abrangente, surgiram taxas de concordância de 92% contra 10%, respectivamente, índices estes altamente divergentes, comprovando o forte componente genético nestes casos (Bailey, 1995).

Ainda assim, algumas questões cruciais permaneceram sem solução, entre elas o papel das condições médicas e anomalias cromossômicas, os índices clínicos de heterogeneidade genética, as características que definiam um espectro maior e a relação entre o fenótipo mais amplo e o fenótipo mais convencional, bem como a presença e características das *fenocópias*, indivíduos com quadros indistinguíveis, do ponto de vista clínico, do autismo, mas que não se devem à mesma propensão genética (Rutter, 2000).

Também se esperava que a heterogeneidade etiológica do autismo se associasse a diferenças nos fenômenos clínicos. Ainda que se venha a provar tal hipótese no futuro, as evidências até o momento são pobres (Rutter, 2000). Os estudos de família mostraram que, quanto mais grave era o autismo, maior tende a ser a carga familiar, seja na avaliação da sintomatologia ou do QI verbal, aparentando ser um fenômeno gradual (e não uma distinção categórica).

Alguns achados em famílias (August, 1981) sugerem que o autismo que se acompanha de retardo mental profundo pode ser algo distinto dos demais casos de autismo cujo QI verbal está acima de 50, mas nada se encontrou em levantamentos com amostras maiores (Starr, 2001; Pickles, 2000), sendo a única indicação nesse sentido a possibilidade de que problemas cognitivos em parentes seriam mais comuns em casos de autismo associado a retardo mental profundo. Contudo, da combinação desses dois estudos surgiu uma associação linear entre a gravidade do autismo e a carga familiar apenas em casos em que havia alguma capacidade de linguagem funcional (Pickles, 2000). Assim, se o autismo é acompanhado de um grave prejuízo de capacidade comunicacional, de algum modo ele deve ser diferente sob o aspecto genético.

Infelizmente, fato é que a etiologia do autismo segue sendo ignorada, por mais que a comunidade científica empenhada em inúmeros estudos tente desvendar os possíveis fatores genéticos a ele associados. No entanto, a ausência da identificação de um possível fator genético causador não invalida outras evidências que reiteram a etiologia genética como altamente provável. Assim, temos vários autores apontando para:

- A alta associação de autismo a retardo mental (até 80% dos casos);
- A alta incidência de convulsões nessa população (média de 35%);
- Os níveis séricos aumentados de serotonina;
- O tamanho aumentado do encéfalo;
- A diminuição da quantidade de neurônios e sinapses em amígdala, hipocampo e cerebelo (Kemper, 1998).

Desde a década de 1980, um número crescente de estudos com famílias de afetados conseguiu delinear melhor a natureza do chamado *fenótipo ampliado*[7] do autismo, bem como identificar seus limites. É possível verificar (a partir dos estudos de gêmeos e famílias) que a susceptibilidade genética inclui padrões de déficits sociais e cognitivos aliados a padrões de interesses restritos similares (qualitativamente) ao do autismo, ainda que mais sutis (sobretudo timidez, isolamento e distúrbios de linguagem). No entanto, há que se considerar duas diferenças cruciais entre o autismo

---

[7]Corroborando o trabalho de Lorna Wing na década de 1980, ao resgatar o texto de Hans Asperger na construção do conceito de *espectro autista*.

e esse fenótipo mais amplo: o fenótipo ampliado não está fortemente associado a retardo mental nem epilepsia (muito prevalentes no autismo). Fica a questão se o fenótipo ampliado seria uma dose mais leve de predisposição genética, um padrão diferente de genes de susceptibilidade, ou algum tipo de mecanismo que requer algum fator de risco adicional para trazer o afetado além do limiar para um quadro mais incapacitante (Rutter, 2000).

Na atualidade, os pesquisadores trabalham com a hipótese de que, na grande maioria dos indivíduos, múltiplos *loci* devem interagir gerando manifestações da síndrome. Apesar de hoje a ideia de que não há um único gene do autismo ser amplamente aceita, difícil seria estimar quantas regiões genéticas (*loci*) contribuiriam para essa evolução. Ainda que essa complexidade genética pareça ser regra para a maioria das condições clínicas mais comuns, o autismo pode ser um desafio ainda maior, dadas as particularidades do diagnóstico e, sobretudo, a atual ausência de marcadores biológicos confiáveis para de fato separar os afetados dos não afetados (Gupta, 2006).

Frente a todos os obstáculos apresentados, os pesquisadores passaram a lançar mão de três abordagens em busca dos genes para o autismo: análise de ligação genética (*linkage*), análise citogenética e estudos de genes candidatos (Gupta, 2006). Uma das limitações dos estudos de *linkage*[8] é que um achado positivo abrange uma grande área do cromossomo. Estudos de associação[9] podem contribuir para reduzir esse intervalo, sobretudo com o intuito de conferir se um achado é sustentável quando são utilizadas diferentes estratégias de investigação.

Na prática, os estudos de ligação genética avaliam a transmissão de um trecho de determinado cromossomo através das famílias e suas gerações, procurando a relação entre esse pedaço de DNA e o fenótipo estudado. Uma vez que é improvável uma transmissão genética de tipo mendeliana clássica[10] para esses casos, foram escolhidas avaliações *não paramétricas*. Isso é possível investigando se irmãos que, ao compartilhar o diagnóstico de autismo, também devem compartilhar algum trecho do genoma com mais frequência do que seria um achado casual. Até hoje, apesar do crescente tamanho das amostras e da considerável sofisticação metodológica, é incômoda a ausência de acordo direto entre os estudos (ou seja, grupos independentes não conseguem replicar os resultados), ainda que possa refletir heterogeneidade fenotípica e genética. A alternativa tem sido aumentar cada vez mais as amostras por meio de esforços multicêntricos internacionais, buscar a reprodução de intervalos genéticos específicos e combinar resultados de mais de um estudo reavaliando os dados, na busca de subgrupos mais homogêneos de pacientes que possam aumentar o poder do mapeamento genético (Gupta, 2006).

Alguns autores propuseram haver de três a mais de dez genes relacionados com o autismo (Pickles, 1995; Risch, 1999). No entanto, é fato que o autismo já foi associado a anormalidades em praticamente todos os cromossomos (Folstein, 2001)! Uma ampla triagem do genoma envolvendo casos de autismo infantil clássico associou em torno de 354 marcadores em oito áreas dos cromossomos 2, 4, 7, 10, 13, 16, 19 e 22, com estudos posteriores apontando, como as mais significativas, as regiões 7q, 16p, 2q e 17q, além de evidências de associação com o cromossomo X (Carvalheira, 2004).

---

[8]Avaliando a herança entre famílias em que há ligação (*linkage*) entre o *locus* gênico estudado e a condição pesquisada.
[9]Utilizando as discrepâncias no *linkage* para procurar as diferenças entre casos e controles quanto aos padrões alélicos.
[10]Dominante, recessiva ou ligada ao X.

Contudo, anormalidades foram detectadas em cada um dos cromossomos, com poucos intervalos de sobreposição, o que dá suporte ao consenso de que nenhum rearranjo cromossômico único ou variante genética pode ser responsável pelo fenômeno autístico.

Assim, é importante destacar que o estudo de anormalidades cromossômicas tem valor no que tange a propósitos clínicos e/ou de pesquisa. Do ponto de vista clínico, a análise cromossômica (e outros testes genéticos) em pacientes com TEA pode apontar para uma síndrome conhecida (como a síndrome do cromossomo X frágil), ou para a presença de rearranjos cromossômicos que podem requerer aconselhamento genético. É certo que dismorfismos ou características relacionadas com síndromes justificam a realização de investigação citogenética padrão (Carvalheira, 2004).

Ainda que a investigação genética sobre autismo tenha obtido um progresso enorme, as bases moleculares dos TEA ainda são um enigma (Kumar, 2009). Os recentes avanços na tecnologia de testes genéticos destacam o microensaio cromossômico (CMA, mas também conhecido como microensaio de análise cromossômica) como o exame diagnóstico de primeira linha para os TEA. Capaz de detectar alterações genéticas em todos os cromossomos de modo simultâneo, esse método apresenta sensibilidade e especificidade muito maiores do que os exames de citogenética (Shevell, 2003).

Há dois tipos principais disponíveis: a hibridação genômica comparativa por *arrays* (aCGH) e o polimorfismo de nucleotídeo único (SNP)[11], cada um com suas próprias vantagens e desvantagens. O primeiro (aCGH) é uma pesquisa completa do genoma para diferentes suspeitas clínicas que podem ser síndromes cromossômicas, síndromes de microdeleção ou microduplicação, cuja detecção não é possível pelas técnicas de cariotipagem clássica (Kulikowski, comunicação pessoal, 2013). Utiliza milhares de oligonucleotídeos[12] presos a uma lâmina de vidro para detectar ganhos ou perdas (duplicações ou deleções, por exemplo) no DNA cromossômico. O grande número de oligonucleotídeos permite uma ampla cobertura do genoma. Conhecendo-se sua localização genômica, qualquer defeito no DNA do paciente pode ser identificado com precisão e correlacionado com anormalidades genéticas conhecidas (Miller, 2010).

No caso do SNP, só se pode detectar variações de bases incluídas no teste. Assim, a sua possível presença deve ser conhecida antecipadamente. Mais de 150 milhões de SNP foram documentados para o genoma humano até o momento (Heil, 2013). Em princípio, cada um desses SNP pode ser testado. Na prática, cada teste tem um número limitado de SNP que pode testar, embora esse número possa ser da ordem dos milhões. Apesar dessa limitação, há milhões de SNP já identificados. O padrão em que esses SNP ocorrem no genoma de um paciente pode produzir informações úteis. Como no caso da aCGH, os testes de SNP podem detectar CNV (ainda que nem sempre de *exon* em *exon*).

Variantes genéticas raras, e as variantes do número de cópias (CNV)[13], em particular, também parecem desempenhar um papel importante nos TEA. Mais de 200

---

[11]Polimorfismo de nucleotídeo único ou polimorfismo de nucleotídeo simples (em inglês, *single nucleotide polymorphism*, ou SNP) é uma variação na sequência de DNA que afeta apenas uma base (adenina [A], timina [T], citosina [C] ou guanina [G]) na sequência do genoma.

[12]Pequenas porções de DNA humano.

[13]O número normal de cópias é de dois para os cromossomos de 01 a 22, dois para o cromossomo X (no sexo feminino), e um para cada X e cromossomo Y (nos homens). Qualquer desvio do número "normal" de cópias (normal no sentido estatístico) seria considerado uma variação do número de cópias (CNV). Perda de uma cópia é considerada uma exclusão, e ganho de uma cópia seria considerado uma duplicação (e, por vezes, há um maior número de cópias extras de regiões genômicas: triplicações etc.).

genes de susceptibilidade do autismo foram identificados até o momento, e padrões complexos de herança, como a heterozigose oligogênica, parecem contribuir para a etiopatogenia dos TEA. A penetrância incompleta e a expressividade variável ainda representam um desafio para a interpretação dos CMA de autistas (Heil, 2013).

CONCLUSÕES

Paulatinamente, surgem fortes evidências de bases genéticas para o autismo, ainda que a busca dos genes específicos venha se mostrando muito difícil. No entanto, avanços nas tecnologias genômicas, a finalização do sequenciamento do genoma humano, a disponibilidade de um grande número de amostras genéticas resultaram num grande progresso, com a apresentação das primeiras evidências reproduzíveis que implicam regiões cromossômicas e genes específicos. Nos próximos anos, é muito provável que os múltiplos alelos do autismo serão definidos e confirmados, levando posteriormente à compreensão de como essas anormalidades genéticas levam a comprometimentos tão graves e devastadores do desenvolvimento (Gupta, 2006).

Apesar das recentes modificações da nomenclatura e critérios de diagnóstico com o intuito de progredir na identificação dos atualmente denominados *transtornos do espectro do autismo* (TEA), os inúmeros estudos genéticos nesse campo têm sido extremamente frustrantes. Até o momento, não se obteve consistência na replicação de estudos dos vários genes que foram experimentalmente implicados na gênese desses transtornos, ainda que as técnicas empregadas sejam cada vez mais numerosas e sofisticadas (como os estudos de rastreamento genômico), bem como maior o tamanho das amostras submetidas à avaliação. Na prática, os estudos demonstram que buscar por um único gene para o autismo tende a ser inútil. A verdade é que boa parte dos fatores genéticos que predispõem ao desenvolvimento dos TEA ainda é um enigma (Mercadante, 2013).

"Numa cidade da Índia viviam sete sábios cegos (...). Certa noite, depois de muito conversarem acerca da verdade da vida e não chegarem a um acordo, o sétimo sábio (...). Disse aos companheiros:

– Somos cegos para que possamos ouvir e entender melhor, que as outras pessoas, a verdade da vida. E, em vez de aconselhar os necessitados, vocês ficam aí discutindo como se quisessem ganhar uma competição. Não aguento mais! Vou-me embora.

No dia seguinte, chegou à cidade um comerciante montado num enorme elefante. Os cegos nunca tinham tocado nesse animal e correram para a rua ao encontro dele.

O primeiro sábio apalpou a barriga do animal e declarou:

– Trata-se de um ser gigantesco e muito forte! Posso tocar nos seus músculos e eles não se movem; parecem paredes...

– Que palermice! – disse o segundo sábio, tocando nas presas do elefante. – Este animal é pontiagudo como uma lança, uma arma de guerra...

– Ambos se enganam – retorquiu o terceiro sábio, que apertava a tromba do elefante. – Este animal é idêntico a uma serpente! Mas não morde, porque não tem dentes na boca. É uma cobra mansa e macia...

– Vocês estão totalmente alucinados! – gritou o quinto sábio, que mexia nas orelhas do elefante. – Este animal não se parece com nenhum outro. Os seus movimentos são bamboleantes, como se o seu corpo fosse uma enorme cortina ambulante...

– Vejam só! – Todos vocês, mas todos mesmos, estão completamente errados! – irritou-se o sexto sábio, tocando a pequena cauda do elefante. – Este animal é como uma rocha com uma corda presa no corpo. Posso até pendurar-me nele.

E assim ficaram horas debatendo, aos gritos, os seis sábios. Até que o sétimo sábio cego (...) pediu ao menino que desenhasse no chão a figura do elefante. Quando tateou os contornos do desenho, percebeu que todos os sábios estavam certos e enganados ao mesmo tempo. Agradeceu ao menino e afirmou:

– É assim que os homens se comportam perante a verdade. Pegam apenas numa parte, pensam que é o todo, e continuam tolos!"

Bibliografia consultada

Amir RE, Van den Veyver IB, Wan M, Tran CQ, Francke U, Zoghbi HY. Rett syndrome is caused by mutations in X-linked MECP2, encoding methyl-CpG-binding protein 2. Nat Genet 1999; 23:185-188.

Assumpção Jr. FB, Kuczynski E. Anormalidades genéticas e autismo infantil. In: Assumpção Jr. FB, Kuczynski (org.). Autismo infantil: novas tendências e perspectivas. São Paulo: Atheneu 2007; 17-41.

Assumpção Jr. FB, Kuczynski E. Autismo infantil, transtorno bipolar e retardo mental em portador de síndrome da rubéola congênita: relato de caso. Arq Neuropsiquatr 2002; 60(2-A):324-327.

Assumpção Jr. FB. Transtornos abrangentes do desenvolvimento. In: Assumpção Jr. FB, Kuczynski E (org.). Tratado de psiquiatria da infância e adolescência. São Paulo: Atheneu 2003; 265-280.

August GJ, Stewart MA, Tsai L. The incidence of cognitive disabilities in the siblings of autistic children. Br J Psychiat 1981; 138:416-422.

Bailey A, Le Couteur A, Gottesman I, Bolton P, Siminoff E, Yuzda E, Rutter M. Autism as a strongly genetic disorder: evidence from a British twin study. Psychol Med 1995; 25(1):63-77.

Bolton P, MacDonald H, Pickles A, Rios P, Goode S, Crowson M, Bailey A, Rutter M. A case-control family history study of autism. J Child Psychol Psychiat 1994; 35:877-900.

Carvalheira G, Vergani N, Brunoni D. Genética do autismo. Rev Bras Psiquiatr 2004; 26(4):270-272.

Chess S, Korn SJ, Fernandez PB. Psychiatric disorders of children with congenital rubella. New York: Brunner/Mazel, 1971.

Chess S. Follow-up report on autism in congenital rubella. J Autism Child Schizophrenia 1977; 7:69-81.

Dykens EM, Volkmar F. Medical conditions associated with autism. In: Cohen DJ, Volkmar FR (eds.). Handbook of autism and pervasive developmental disorders. New York: Wiley 1997; 388-410.

Folstein S, Rutter M. Genetic influences and infantile autism. Nature 1977a; 265:726-728.

Folstein S, Rutter M. Infantile autism: a genetic study of 21 twin pairs. J Child Psychol Psychiatry 1977b; 18(4):297-321.

Folstein SE, Rosen-Sheidley B. Genetics of autism: complex aetiology for a heterogeneous disorder. Nat Rev Genet 2001; 2(12):943-55.

Fombonne E. Epidemiological studies of pervasive developmental disorders. In: Volkmar FR, Paul R, Klin A, Cohen D (eds.). Handbook of autism and pervasive developmental disorders. 3rd ed. New Jersey: John Wiley and Sons, Inc., 2005; 42-69.

Gillberg C, Wahlström J. Chromosome abnormalities in infantile autism and other childhood psychoses: a population study of 66 cases. Dev Med Child Neurol 1985; 27:293-304.

Gillberg C. Autism and pervasive developmental disorders. J Child Psychol Psychiat 1990; 31(1):99-119.

Gupta AR, State MW. Autismo: genética. Rev Bras Psiquiatr 2006; 28(Supl I):S29-38.

Gurling HMD, Bolton PF, Vincent J, Melmer G, Rutter M. Molecular and cytogenetic investigations of the fragile X region including the Frax A and Frax E CGG trinucleotide repeat sequences in families multiplex for autism and related phenotypes. Human Heredity 1997; 47:254-262.

Heil KM, Schaaf CP.The genetics of autism spectrum disorders: a guide for clinicians. Curr Psychiatry Rep 2013; 15:334.

Kanner L. Autistic disturbances of affective contact. Nerv Child 1943; 2:217-250.

Kanner L. Early infantile autism, 1943-1955. Am J Orthopsychiat 1956; 26:55-65.

Kanner L. Follow-up study of eleven autistic children originally reported in 1943. J Autism Child Schizophr 1971; 1:119-145.

Kemper TL, Bauman M. Neuropathology of infantile autism. J Neuropathol Exp Neurol 1998; 57(7): 645-652.

Klauck SM. Genetics of autism spectrum disorders. European Journal of Human Genetics 2006; 14: 714-20.

Kuczynski E. Anormalidades cromossômicas esporádicas associadas à síndrome autística. Infanto. Rev Neuropsiq Inf Adol 1996; 4(2):26-36.

Kumar RA, Christian SL. Genetics of autism spectrum disorders. Curr Neurol Neurosci Rep 2009; 9(3): 188-197.

Mercadante MT, Leckman JF. More than two dozen "autisms" [Editorial]. Rev Bras Psiquiatr 2013; 35: 003-004.

Miller DT, Adam MP, Aradhya S, Biesecker LG, Brothman AR, Carter NP, Church DM, Crolla JA, Eichler EE, Epstein CJ, Faucett WA, Feuk L, Friedman JM, Hamosh A, Jackson L, Kaminsky EB, Kok K, Krantz ID, Kuhn RM, Lee C, Ostell JM, Rosenberg C, Scherer SW, Spinner NB, Stavropoulos DJ, Tepperberg JH, Thorland EC, Vermeesch JR, Waggoner DJ, Watson MS, Martin CL, Ledbetter DH. Consensus statement: chromosomal microarray is a first-tier clinical diagnostic test for individuals with developmental disabilities or congenital anomalies. Am J Hum Genet 2010; 86:749-764.

Pickles A, Bolton P, Macdonald H, Bailey A, Le Couteur A, Sim CH, Rutter M. Latent-class analysis of recurrence risks for complex phenotypes with selection and measurement error: a twin and family history study of autism. Am J Human Genet 1995; 57(3):717-726.

Pickles A, Starr E, Kazak S, Bolton P, Papanikolau K, Bailey AJ, Goodman R, Rutter M. Variable expression of the autism broader phenotype: Findings from extended pedigrees. J Child Psychol Psychiat 2000; 41(4):491-502.

Risch N, Spiker D, Lotspeich L, Nouri N, Hinds D, Hallmayer J et al. A genomic screen of autism: evidence for a multilocus etiology. Am J Hum Genet 1999; 65(2):493-507.

Ritvo ER. Autism: Diagnosis, current research and management. New York: Spectrum, 1976.

Rutter M, Silberg J, O'Connor T, Simonoff E. Genetics and child psychiatry: I. Advances in quantitative and molecular genetics. J Child Psychol Psychiat 1999a; 40:3-18.

Rutter M, Silberg J, O'Connor T, Simonoff E. Genetics and child psychiatry: II. Empirical research findings. J Child Psychol Psychiat 1999b; 40:19-55.

Rutter M. Genetic studies of autism: from the 1970s into the millennium. J Abnorm Child Psychology 2000; 28(1):3-14.

Shaffer LG, McGowan-Jordan J, Schmid M. ISCN 2013: an International System for Human Cytogenetic Nomenclature. Basel (Switzerland): Karger, 2013.

Shevell M, Ashwal S, Donley D, Flint J, Gingold M, Hirtz D, Majnemer A, Noetzel M, Sheth RD, Quality Standards Subcommittee of the American Academy of Neurology, Practice Committee of the Child Neurology Society. Practice parameter: evaluation of the child with global developmental delay: report of the Quality Standards Subcommittee of the American Academy of Neurology and The Practice Committee of the Child Neurology Society. Neurology 2003; 11(60):367-380.

Smalley SL. Autism and tuberous sclerosis. J Autism Dev Disord 1998; 28:407-414.

Smalley SL. Genetic influences in childhood-onset psychiatric disorders: autism and attention-deficit/ hyperactivity disorder. Am J Hum Genet 1997; 60:1276-1282.

Starr L, Kazak S, Pickles A, Tomlins M, Bailey A, Rutter M. Family genetic study of autism associated with profound mental retardation. J Autism Dev Disord 2001; 31(1):89-96.

Szatmari P, Jones MB, Zwaigenbaum L, MacLean JE. Genetics of autism: overview and new directions. J Autism Dev Disord 1998; 28(5):351-368.

Turk J. The fragile X syndrome – On the way to a behaviour phenotype. Br J Psychiatry 1992; 160:24-35.

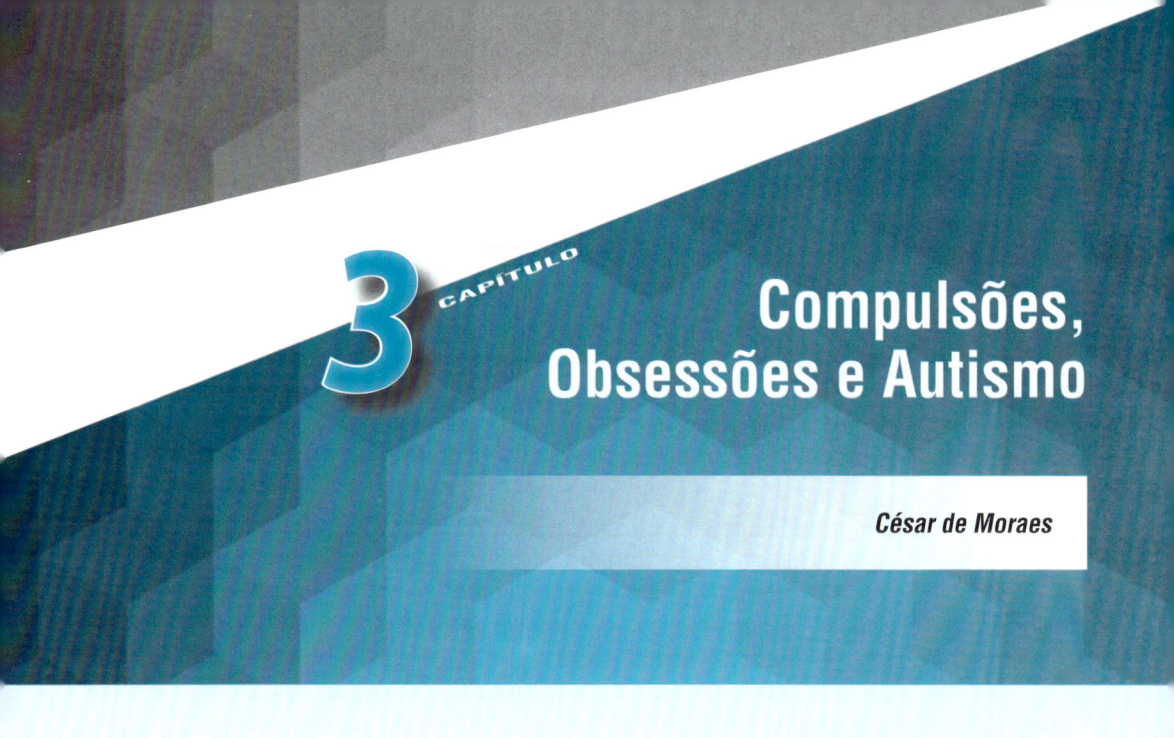

3 CAPÍTULO

Compulsões, Obsessões e Autismo

César de Moraes

O transtorno do espectro autista (TEA) é uma desordem psiquiátrica com início na infância, em geral muito grave e de evolução crônica. Seu diagnóstico baseia-se no seu início precoce e no comprometimento de duas áreas de funcionamento mental dos indivíduos afetados: interação social/linguagem e na habilidade criativa (APA, 2013).

Apesar da importância dos padrões de comportamento repetitivo, compulsivo e obsessivo na prática clínica, por aumentar a carga de estresse da família e atrapalhar as rotinas de estimulação, o número de estudos sobre o tema com indivíduos autistas tem sido muito pequeno, quando comparado com o número de estudos sobre as dificuldades sociais e de linguagem apresentadas pelos indivíduos com o transtorno.

Enquanto determinados comportamentos compulsivos e pensamentos obsessivos são descritos como não específicos do transtorno do espectro autista, outros comportamentos repetitivos mais complexos têm sido considerados mais característicos desses quadros clínicos (Moraes, 1999).

Estudar os diversos padrões de comportamentos compulsivos, interesses restritos e pensamentos obsessivos em indivíduos com transtorno do espectro autista é fundamental para uma nosologia correta e mais consistente, para a compreensão de possíveis causas e para o aprimoramento dos recursos terapêuticos.

PENSAMENTOS OBSESSIVOS E COMPULSÕES

Pensamentos obsessivos são ideias, imagens ou impulsos que entram na mente do indivíduo repetidamente de um modo estereotipado. Atos ou rituais compulsivos (compulsões) são comportamentos que se repetem muitas vezes. Eles não são em si agradáveis, nem resultam na execução de tarefas inerentemente úteis. Para a

OMS (1993), os pensamentos obsessivos e os atos compulsivos devem ter as seguintes características: serem reconhecidos como do próprio indivíduo, não serem prazerosos em si mesmos (o simples alívio de tensão e ansiedade não é considerado prazer) e serem desagradavelmente repetitivos. O indivíduo deve tentar resistir ao pensamento ou ao ato compulsivo.

Referência a pensamentos obsessivos na literatura do autismo infantil é tão prevalente que é quase inquestionável o fato de os autistas apresentarem obsessões (Baron-Cohen, 1989). Apesar disso, o autor sugere que o termo "obsessivo" deve ser usado com cautela, visto que crianças autistas são incapazes de conceituar seus próprios estados mentais e os de outras pessoas. Além disso, os indivíduos autistas não demonstram que esses pensamentos são egodistônicos, não impondo resistência para evitá-los, característica essencial para se falar em pensamento obsessivo.

Paula-Perez (2012) afirma que, tanto nos casos de TEA quanto nos casos dos transtornos do espectro obsessivo-compulsivo, pode haver fixação a rotinas, padrões ritualizados de comportamento verbal e não verbal, resistência a mudanças e interesses restritos. Isso gera um real desafio de diferenciar o comportamento ritualístico, adesão a rotinas e estereotipias dos autistas das obsessões e compulsões presentes no transtorno obsessivo-compulsivo. Contudo, Baron-Cohen afirma que os termos obsessão e compulsão não deveriam ser usados para definir esses padrões de comportamentos repetitivos e interesses restritos, pois eles não são egossintônicos e há pouco esforço dos indivíduos para neutralizá-los.

PENSAMENTOS OBSESSIVOS E TEA

Por haver poucos relatos verbais sobre seus pensamentos e estados mentais internos, é inegável a existência de uma extrema dificuldade de se avaliar a prevalência desses pensamentos na população de indivíduos autistas. Apesar disso, é perceptível, para quem convive e trabalha com eles, o caráter repetitivo e intrusivo de alguns de seus pensamentos. Muitas vezes, mesmo não aparentando serem egodistônicos, esses pensamentos levam a um padrão de comportamento repetitivo que se assemelha muito à compulsão descrita em indivíduos com transtorno obsessivo-compulsivo. Na maioria das vezes, se o autista não consegue fazer a repetição do comportamento ou manter suas rotinas e rituais, manifesta sinais de ansiedade e sofrimento.

Deve-se considerar as dificuldades de se obter os dados sobre obsessões em autistas, visto que problemas de comunicação e de nível intelectual desses indivíduos dificultaram muito a entrevista e a coleta de dados objetivos. Os pais percebem que a criança pode estar apresentando alguma ideia obsessiva muito mais pelo padrão compulsivo ou repetitivo de comportamento (que é muito mais fácil de ser avaliado) do que por relatos de seus filhos. Esse fato é um bom exemplo do quanto as dificuldades intelectuais e de comunicação interferem no processo de avaliação.

Estudando o padrão de pensamentos obsessivos e comportamentos repetitivos de adultos autistas, quando comparado com o de adultos com transtorno obsessivo-compulsivo, McDougle e cols. (1995) observam que os pensamentos mais comuns no grupo de autistas foram, em ordem decrescente, necessidade de ficar rememorando fatos ou conhecimentos, pensamentos de ficar acumulando objetos e pensamentos de contaminação. Os comportamentos repetitivos mais prevalentes envolvem repetição, necessidade de tocar ou bater, ordenação das coisas, acúmulo de objetos, além de comportamentos autoagressivos.

Baron-Cohen e Wheelwright (1999) demonstram que os pensamentos obsessivos das crianças autistas, em comparação com os das crianças com síndrome de Tourette, estão relacionados com pensamentos sobre objetos concretos, linguagem, comida, televisão, vinculação com pessoas e classificação de objetos.

Estudando de modo descritivo a presença de pensamentos obsessivos em indivíduos com autismo infantil, síndrome de Asperger e retardo mental, pela lista de itens da Escala de Obsessões e Compulsões de Yale-Brown (Asbahr e cols., 1992), Moraes (2004) demonstra que os pensamentos obsessivos em indivíduos com autismo são raros e não diferem do padrão de pensamentos obsessivos em indivíduos com retardo mental ou com síndrome de Asperger. Apesar de haver uma aparente diferença nas habilidades de sensopercepção dos indivíduos com transtorno do espectro autista, mesmo o incômodo com certos ruídos não foi mais prevalente em indivíduos autistas ou com síndrome de Asperger nesse estudo.

Moraes (2004) relata que a necessidade de simetria ou exatidão foi mais presente no grupo de indivíduos com síndrome de Asperger do que em indivíduos com retardo mental, reforçando o fato de esse comportamento ser mais específico de indivíduos com transtorno do espectro autista com baixo nível de comprometimento intelectual do que em indivíduos com retardo mental de moderado a severo. Apesar desse fato, a incidência desse padrão de comportamento foi pequena entre os grupos e atingiu apenas um quarto dos indivíduos com síndrome de Asperger.

Obsessões de contaminação, obsessões sexuais, obsessões religiosas demonstram ser de baixa incidência nos grupos estudados e podem ser mais específicas de indivíduos com transtorno obsessivo-compulsivo do que em indivíduos com desvios do desenvolvimento, como demonstrado por McDougle e cols. (2000).

Rapoport e cols. (1992) comprovaram que a presença de obsessões puras entre autistas é muito rara e que a presença de comportamentos compulsivos puros é muito mais frequente.

COMPORTAMENTOS REPETITIVOS, COMPULSÕES E AUTISMO INFANTIL

Bodfish e cols. (2000) relatam que 94% dos indivíduos autistas apresentam pelo menos um tipo de comportamento compulsivo. Esses comportamentos compulsivos aparecem na forma de comportamentos repetitivos que são acompanhados de ansiedade, durante a repetição do comportamento ou quando impossibilitado de fazê-lo. Ao contrário de algumas condições do espectro obsessivo-compulsivo, em que as compulsões costumam ocorrer para aliviar a ansiedade gerada pelos pensamentos obsessivos, no autismo infantil, as compulsões podem ocorrer de modo isolado, manifestando-se como uma classe de comportamentos ligados pela repetição, rigidez, invariância e interesses restritos.

São incluídos os movimentos estereotipados, a manipulação repetitiva de objetos, o comportamento autoagressivo repetitivo, o apego a objetos específicos e o desejo compulsivo de se manter a mesmice (Turner, 1999).

Esses comportamentos podem ser divididos em duas categorias: os comportamentos repetitivos simples (ou de baixo nível) e os comportamentos repetitivos complexos (ou de alto nível). Deve-se tomar cuidado com essa subdivisão que, apesar de didática, pode confundir, por serem categorias relativamente heterogêneas de comportamento (Turner, 1997).

Os movimentos estereotipados, os modos repetitivos de comportamento automutilatório e a manipulação repetitiva de objetos são exemplos de comportamentos repetitivos simples. Podem ser observados em crianças com o desenvolvimento normal (Evans e cols., 1997), mas são estudados, sobretudo em indivíduos com problemas de desenvolvimento cognitivo ou emocional (Turner, 1996).

Dentre os estudos de comportamentos repetitivos simples no autismo infantil, aqueles sobre movimentos estereotipados são os mais realizados, pois são mais fáceis de serem observados e quantificados. Acredita-se que esse tipo de comportamento repetitivo não é específico do autismo, mas associado ao nível intelectual dos indivíduos acometidos (Simiema, 1997). Apesar de inespecíficos, os movimentos estereotipados são os movimentos repetitivos mais comuns em indivíduos autistas. Tem-se demonstrado que são mais frequentes e graves, quando comparados com grupos-controle da mesma idade e nível intelectual (Freeman e cols., 1981). Szatmari e cols. (1989) demonstram que as estereotipias motoras são mais comuns entre autistas adultos de alto funcionamento do que entre pacientes psiquiátricos ambulatoriais com dificuldades de relacionamento social, quando pareados por idade e nível intelectual.

Os comportamentos repetitivos complexos são menos estudados. A ausência de métodos e instrumentos mais específicos para se identificar e diferenciar os diversos tipos de comportamentos complexos restringe o número de estudos sobre o tema, mesmo havendo evidências que certas classes desses comportamentos são características e restritas às condições do espectro autista.

Szatmari e cols. (1989) reportam que 86% das crianças autistas com inteligência normal apresentam interesses restritos de comportamento em comparação com 37% dos indivíduos diagnosticados com síndrome de Asperger e 9% dos indivíduos-controle.

Apesar de haver poucos estudos que comparam a presença de rotinas e rituais em indivíduos autistas e não autistas, há evidência que esses comportamentos são mais comuns em indivíduos autistas quando comparados com os indivíduos-controles pareados por idade e habilidades intelectuais. A extrema angústia demonstrada pelos autistas às mudanças de rotina são, raramente, descritas em indivíduos não autistas. De modo similar, enquanto os rituais nas crianças autistas são altamente elaborados e estendidos às atividades de outras pessoas, os rituais apresentados por não autistas são restritos às atividades pessoais do indivíduo.

Mesmo sendo considerado um sintoma específico do autismo, a insistência na mesmice foi explorada como alvo de estudo em apenas um trabalho científico (Szatmari e cols., 1989).

No Brasil, Moraes (2004) demonstrou, por meio de dados obtidos pela lista de sintomas da Escala de Obsessões e Compulsões de Yale-Brown (Asbahr e cols., 1992) e pela Escala de Obsessões de Cambridge (Baron-Cohen e Wheelwright, 1999), que a presença de comportamentos repetitivos e interesses restritos é uma característica clínica comum entre os indivíduos que apresentam os diagnósticos de retardo mental, autismo infantil ou síndrome de Asperger.

Esse estudo, buscando discriminar o tipo de transtorno de acordo com o comportamento repetitivo presente, concluiu que compulsões de repetição, necessidade de simetria, colecionismo, acúmulo de objetos e interesse por objetos que giram são mais comuns nos indivíduos com síndrome de Asperger e autismo infantil do que em indivíduos com retardo mental puro. Do mesmo modo, apesar de baixa frequência, comportamentos ritualísticos para comer, descrito há mais de 50 anos, por Kanner, são mais comuns nos indivíduos com comportamentos autistas do que nos indivíduos com retardo mental puro sem características autistas.

Por outro lado, diversos comportamentos repetitivos e compulsões são claramente modulados de acordo com o nível intelectual do indivíduo (Moraes, 2004). O apego e a manipulação pouco criativa de objetos, os interesses sensoriais estranhos e as estereotipias motoras são comportamentos observados com mais frequência em indivíduos com baixo nível intelectual. O mesmo ocorre com os quadros de autoagressividade, que são claramente modulados pelo nível intelectual das crianças. Quanto menor o nível intelectual das crianças, maior a presença de episódios de autoagressividade. Mais comum no grupo de autistas, ocorre em poucos indivíduos com síndrome de Asperger.

Classificar, categorizar e ter interesse por informações concretas (listas de coisas, ler enciclopédias etc.) são bem mais frequentes em indivíduos com um nível intelectual normal ou próximo do normal. Interesse restrito pelas ciências (astronomia, biologia etc.) ocorre em um quarto dos indivíduos com síndrome de Asperger. O interesse por informações numéricas apresenta mais que o dobro da incidência nos indivíduos com síndrome de Asperger do que nos autistas ou com retardo mental.

Compulsões de lavagem e de verificação têm baixa frequência entre indivíduos autistas. McDougle e cols. (2000) sugerem que esse padrão de comportamento compulsivo é mais comum em indivíduos com transtorno obsessivo-compulsivo do que entre indivíduos com autismo infantil.

O grupo de indivíduos com desvio ou atraso no desenvolvimento demonstra ter padrões de comportamento compulsivo diferentes dos indivíduos com patologias do espectro obsessivo-compulsivo. Enquanto os indivíduos com transtorno obsessivo-compulsivo costumam apresentar mais rituais de limpeza e verificação, além de obsessões de contaminação, obsessões sexuais e religiosas (Torres, Shavitt e Miguel, 2001), os indivíduos autistas, com síndrome de Asperger e com retardo mental costumam apresentar mais atividades rotineiras repetitivas, necessidade de simetria e colecionismo de objetos. As diferenças na área cognitiva e na área da comunicação podem ser fatores que explicam essas diferenças descritivas.

Em 2013, o DSM-V insere pela primeira vez como um critério de diagnóstico de TEA a hipo ou hiper-reatividade sensorial ou interesses sensoriais incomuns. São exemplos desse critério: aparente falta de sensibilidade à dor e temperatura, resposta aversiva a sons e texturas, fascinação visual a luzes e movimentos (APA, 2013).

Possíveis causas dos comportamentos repetitivos

Duas diferentes linhas de pesquisa têm tentado responder os motivos que fazem com que os indivíduos com autismo apresentem comportamentos repetitivos. A primeira acredita que esses comportamentos ocorrem para diminuir o *input* sensorial decorrente dos elevados níveis de alerta que os autistas apresentam (Zentall e Zentall, 1983). A segunda descreve o comportamento repetitivo como um comportamento apreendido que é mantido pelo reforço sensorial produzido pelo ato (Lovaas, Newson e Hickman, 1987). Apesar dessas linhas de pesquisa serem amplamente difundidas, ainda há divergências se elas realmente explicam de modo adequado as características essenciais desses comportamentos.

A noção que comportamentos repetitivos servem para reduzir os altos níveis de alerta dos autistas tem persistido pelos últimos 30 anos. A princípio foi proposta por Huntt e Huntt (1965, 1970), e a ideia tomou força com o apoio de outros autores (Zentall e Zentall, 1983). Acreditam na hipótese que os altos níveis crônicos de ativação do sistema reticular ascendente, com consequente alto nível de estado de alerta e exacerbação do *input* sensorial, são bloqueados pela realização dos movimentos repetitivos que servem como um mecanismo de homeostase. Situações e objetos novos aumentam o *input* sensorial e, por isso, são evitados, favorecendo uma aparente insistência na mesmice. Nessa hipótese, situações que aumentam a estimulação sensorial resultam em um incremento dos comportamentos repetitivos e, de modo inverso, a redução de estímulos e ansiedade resulta em sua diminuição.

Lovaas e cols. (1987) propõem que os comportamentos motores estereotipados são decorrentes das consequências sensoriais geradas por esses comportamentos. Algumas evidências reforçam essa hipótese. Primeira, esses comportamentos são uma óbvia fonte de estimulação perceptual, auditiva e táctil. Segunda, a utilização de fontes de estimulação alternativas tem demonstrado eficácia na redução desses comportamentos em crianças autistas e não autistas (MacLean e Baumeister, 1982).

Baron-Cohen (1989) sugere que os comportamentos repetitivos são desenvolvidos como uma estratégia que permite ao autista reduzir o alto nível de ansiedade, resultante de uma inabilidade de se atribuir e inferir estados mentais a outras pessoas. Carruthers (1996) sugere que a insistência na mesmice é decorrente de uma tentativa de controlar seu mundo por meio de rotinas e regras. Segundo essa hipótese, a quantidade de comportamentos repetitivos tende a ser mais alta quando o indivíduo está frente a pessoas novas e situações imprevisíveis. Esse dado é reforçado por relatos autobiográficos que sugerem que a adesão a rotinas é uma tentativa de introduzir algum grau de segurança e previsibilidade em suas vidas (Jolliffe e cols., 1992).

Frith e Happé (1994) propõem que muitas características do autismo, inclusive os comportamentos repetitivos, podem ser explicadas pela maneira peculiar do processamento das informações que chegam a essas crianças. O estilo cognitivo dos autistas é caracterizado por um processamento de informações que leva, preferencialmente, mais em conta os fatores focais do que os globais do ambiente. Esse fato faz com que o autista se foque em detalhes, falhando em compreender os estímulos ambientais recebidos dentro de um contexto mais amplo. Essa teoria explica, sobretudo, os comportamentos repetitivos mais complexos.

A teoria do comportamento repetitivo como um sintoma de disfunção executiva propõe que os indivíduos autistas não têm habilidade de gerenciar, planejar e controlar seus comportamentos usuais. Sem a habilidade de controlar seu comportamento, o indivíduo autista pode, invariavelmente, ser levado a repetir atos motores (Ridley, 1994).

LIDANDO COM OS COMPORTAMENTOS RÍGIDOS E OS RITUAIS OBSESSIVOS

Os atos compulsivos e os rituais obsessivos são importantes causas de problemas na dinâmica familiar e na vida social do indivíduo autista. A impossibilidade de realizar esses comportamentos, independentemente do fator restritivo, pode levar a altos níveis de ansiedade, agitação psicomotora e auto e heteroagressividade. Caso não receba um tratamento adequado, esses padrões de comportamento podem se tornar cada vez mais disruptivos.

Como estratégia de tratamento deve-se associar intervenções comportamentais, educacionais e farmacológicas, visando reduzir o estresse no ambiente familiar e escolar, implementar uma forte colaboração dos pais. Deve-se focar nos sintomas que geram prejuízos para o paciente e suas famílias.

A modificação do comportamento de modo gradual é a maneira mais efetiva de intervenção, buscando evitar que as mudanças gerem situações que interfiram nas atividades diárias da criança e de sua família.

Howlin (1998) propõe as seguintes estratégias para um bom controle dos comportamentos repetitivos e rituais obsessivos:

- Estabeleça regras claras e consistentes: onde, quando, por quanto tempo e com quem a atividade é permitida. Certifique-se que o indivíduo sabe o que é ou não permitido;
- Certifique-se que as mudanças estão sendo feitas passo a passo, garantindo o mínimo de angústia para o indivíduo. O estabelecimento de pequenos objetivos garante o sucesso a longo prazo;
- Garanta ao indivíduo um programa diário previsível, estruturado e estimulante;
- Considere possíveis mudanças ambientais reduzindo as demandas de vida desnecessárias para a criança autista. Encorajar atitudes flexíveis dos adultos ou fazer modificações simples de sua rotina diária pode ser útil em reduzir comportamentos obsessivos. Na escola, por exemplo, crianças podem ficar estressadas ao terem que participar de atividades grupais ou quando não têm o seu lugar previamente determinado na sala. Quando possível, permitir que a criança evite certas demandas sociais pode ser mais eficaz que programas comportamentais complexos;
- Ajude a criança a colaborar com as mudanças, avisando-a sobre todas as mudanças ou alterações da rotina que irão ocorrer por meio de representações visuais (calendários, desenhos, símbolos). Esse treinamento é importante para que o grau de estresse seja menor frente a situações em que a mudança é imprevisível;
- Faça uso da obsessão. Apesar de muitas vezes haver a necessidade de eliminar o ritual obsessivo, um padrão de comportamento aceitável pode ser um potente reforçador para a realização de tarefas produtivas.

Goldstein (2002) sugere que a melhora das habilidades comunicativas do indivíduo autista pode ser uma boa alternativa para redução de uma série de comportamento disruptivos, inclusive padrões repetitivos de comportamento. As dificuldades de comunicação dos autistas fazem com que eles procurem um mundo mais previsível, buscando situações conhecidas e repetindo comportamentos de modo compulsivo.

Avaliando 45 adultos e adolescentes com transtorno do espectro autista pela Escala de Obsessões e Compulsões de Yale-Brown, Russel e cols. (2013) relatam melhora dos comportamentos obsessivos e compulsivos por meio da terapia cognitivo-comportamental (TCC) e gerenciamento da ansiedade. A melhora foi maior com TCC do que com o gerenciamento da ansiedade.

Apesar de haver diferenças fenomênicas entre o transtorno obsessivo-compulsivo e os padrões repetitivos de comportamento do indivíduo com autismo infantil, a ideia de que o transtorno obsessivo-compulsivo e o autismo infantil podem dividir os mesmos problemas biológicos tem se mostrada atrativa. Esses sintomas podem ser causados por alterações no circuito cortico-estriato-tálamo-cortical (Towbin, 2003). Seguindo o modelo obsessivo-compulsivo, medicamentos inibidores da recaptação de serotonina podem ser úteis na melhoria dos sintomas. Antidepressivos, como a clomipramina, a fluoxetina, a sertralina e a fluvoxamina, têm sido os mais estudados. A princípio, devem ser administrados em baixas doses com aumentos graduais. Os efeitos colaterais associados à piora da ansiedade, alterações de sono, distúrbios cognitivos ou gastrointestinais costumam surgir no início do uso do medicamento ou no aumento das doses. O medicamento deve ser utilizado por um período longo (mais de 12 semanas) para ter sua eficácia observada (Quadro 3.1).

A clonidina e a guanfacina podem ser opções aos agentes inibidores da recaptação de serotonina, pois parecem melhorar, a curto prazo, os sintomas de inflexibilidade. Seus benefícios a longo prazo ainda devem ser mais estudados (Quadro 3.2).

A partir da hipótese de que a dopamina pode ser o neurotransmissor responsável pela presença das estereotipias motoras e dos comportamentos perseverantes, a eficácia em diminuir esses comportamentos com o uso de medicamentos antipsicóticos, como a olanzapina, a risperidona e a ziprazidona, tem sido comprovada (Potenza, 1999; Malone e cols., 2002; McDougle, Kem e Posey, 2002). Os principais efeitos colaterais desses medicamentos são a sonolência excessiva, o ganho de peso, a labilidade de humor e a exacerbação da ansiedade (Quadro 3.3).

Uma outra modalidade de tratamento promissora que tem demonstrado eficácia no tratamento dos comportamentos repetitivos é a estimulação magnética transcraniana (EMT). Utilizando a Escala de Comportamentos Repetitivos, Casanova e cols. (2014) relatam melhora dos comportamentos estereotipados e ritualísticos de modo

QUADRO 3.1. Antidepressivos

Nome genérico	Faixa terapêutica	Efeitos colaterais
Clomipramina	25-250 mg/d	Sedação, efeitos anticolinérgicos
Fluoxetina	5-90 mg/d	Insônia, sedação, efeitos gastrointestinais e de ativação, perda do apetite
Citalopram	10-60 mg/d	Sedação, sintomas gastrointestinais e de ativação
Sertralina	25-200 mg/d	Insônia, sedação, efeitos gastrointestinais e de ativação
Fluvoxamina	50-300 mg/d	Sedação, sintomas gastrointestinais e de ativação

QUADRO 3.2. Agonistas alfa-adrenérgicos

Nome genérico	Faixa terapêutica	Efeitos colaterais
Clonidina	0,1-0,3 mg/d	Sedação, hipotensão, hipertensão de rebote na retirada
Guanfacina	0,5-2 mg/d	Sedação, hipotensão e hipertensão de rebote na retirada

QUADRO 3.3. Antipsicóticos

Nome genérico	Faixa terapêutica	Efeitos colaterais
Haloperidol	0,25-10 mg/d	Efeitos anticolinérgicos, pseudoparkisonismo, acatisia, insônia, sedação
Tioridazina	10-500 mg/d	Sedação, efeitos anticolinérgicos
Risperidona	0,5-6 mg/d	Sedação, ganho de peso, hipotensão ortostática
Aripiprazol	2,5-30 mg/dia	Vômitos, ganho de peso, dor de cabeça, sedação
Olanzapina	2,5-20 mg/d	Ganho de peso, efeitos anticolinérgicos em altas doses

significativo com sessões semanais (18 sessões ao todo) de TMS de baixa frequência realizada em região pré-frontal dorsolateral.

CONCLUSÕES

Comportamentos repetitivos, interesses restritos e compulsões são padrões de comportamento comuns aos transtornos do espectro autista e são geradores de situações de estresse na dinâmica familiar e no ambiente socioeducacional desses indivíduos. O comportamento inflexível e a rigidez comportamental estão comumente no centro de situações como agressividade, agitação psicomotora, sintomas de ansiedade e angústia. Psicoterapia, uso de psicofármacos, orientação familiar e prática de atividades físicas são importantes métodos de tratamento.

Há várias questões sem resposta. A verificação das diferenças de gênero, de faixa etária e de possíveis causas na apresentação desses comportamentos em indivíduos com TEA é uma questão ainda em aberto e pouco abordada. O mesmo ocorre em relação às novas modalidades de tratamento, sua eficácia e segurança. São aspectos fundamentais para uma boa compreensão das melhores formas de se lidar com esses comportamentos na prática clínica, sendo um bom campo para futuras pesquisas na área.

Bibliografia consultada

American Psychiatric Association. Diagnostic and statistical manual of mental disorders, 5 ed. DSM-5. Washington DC: American Psychiatric Publishing, 2013.

Asbahr S, Lotufo-Neto F, Bruzzi M, Rodrigues LR, Turecki GX, Lima MA et al. Tradução brasileira da Yale-Brown Obsessive-Compulsive Scale. Programa de Distúrbio Obsessivo-compulsivo do Ambulatório de Ansiedade do Instituto de Psiquiatria da Faculdade de Medicina da Universidade de São Paulo e do Departamento de Psiquiatria e Psicologia Médica da Escola Paulista de Medicina, São Paulo, 1992.

Baron-Cohen S, Wheelwright S. "Obsessions" in children with autism or Asperger syndrome. British Journal of Psychiatry 1999; 175:484-490.

Baron-Cohen S. Do autistic children have obsessions and compulsions? British Journal of Clinical Psychology 1989; 28:193-200.

Bodfish JW, Symons FJ, Dawn EP, Lewis MH. Varieties of repetitive bahavior in autism: comparisons to mental retardation. Journal of Autism and Developmental Disorders 2000; 30(3):237-243.

Carruthers P. Autism as mind-blindness: an elaboration and partial defence. Theories of theories of mind. Cambridge: Cambridge University Press, 1996.

Casanova MF, Hensley MK, Sokhadze EM, El-Baz AS, WangY, Li X, Sears L. Effects of weekly low-frequency in TMS on autonomic measures in children with autism spectrum disorder. Frontiers in Human Neurocience 2014; 8:1-11.

Evans DW, Leckman JF, Carter A, Reznick JS, Henshaw D, King RA et al. Ritual, habit, and perfectionism: the prevalence and development of compulsive-like behaviour in normal young children. Child Development 1997; 68:58-68.

Freeman BJ, Ritvo ER. Schroth PC, Tonick I, Guthrie D, Wake L. Behavioral characteristics of high and low IQ autistic children. American Journal of Psychiatric 1981; 138:25-29.

Frith U, Happé F. Autism: beyond "theory of mind". Cognition 1994; 50:115-132.

Hutt C, Hutt SF. Effects of environmental complexity on stereotyped behavious of children. Animal Behaviour 1965; 13:1-4.

Hutt C, Hutt SF. Stereotypies and their relation to arousal: a study of autistic children. Behaviour Studies in Psychiatry. Oxford: Pergamon Press, 1970.

Jolliffe T, Lansdown R, Robinson C. Autism: a personal account. Communication 1992; 26:12-19.

Lovaas OI, Newsom C, Hickman C. Self-stimulatory behavior and perceptual development. Journal of Applied Behavior Analysis 1987; 20:45-68.

MacLean WE, Baumeister AA. Effects of vestibular stimulation and stereotyped behavior of developmentally delayed children. Journal of Abnormal Child Psychology 1982; 10:229-245.

Malone RP, Maislin G, Choudhury MS, Gifford C, Delaney MA. Risperidone treatment in children and adolescents with autism: short and long term safety and effectiveness. J Am Acad Child Adolesc Psychiatry 2002; 41(2):140-147.

McDougle CJ, Kem DL, Posey DJ. Use de Ziprasidone for maladaptive symptoms inyouths with autism. J Am Acad Child Adolesc Psychiatry 2002; 41:921-927.

McDougle CJ, Kresch LE, Goodman WK, Naylor ST, Volkmar FR, Cohen D et al. A case-controlled study of repetitive thoughts and behavior in adults with autistic disorder and obsessive-compulsive disorder. Am J Psychiatric 1995; 152(5):772-777.

McDougle CJ, Kresch LE, Posey DJ. Repetitive thoughts and behavior in pervasive developmental disorders: treatment with serotonin reuptake inhibitors. Journal of Autism and Developmental Disorders 2000; 30(5):427-435.

Moraes C. Comportamentos repetitivos, interesses restritos e obsessões em indivíduos com transtorno global do desenvolvimento. Tese de Doutorado. Faculdade de Ciências Médicas da Universidade de Campinas. Campinas, 2004.

Moraes C. Questionário de avaliação do comportamento autista (CACS-27): descrição do instrumento e apresentação de dados de validade e confiabilidade. Tese de Mestrado. Faculdade de Ciências Médicas da Universidade de Campinas. Campinas, 1999.

Organização Mundial de Saúde. Classificação de transtornos mentais e do comportamento da CID 10 – descrições clínicas e diretrizes diagnósticas. Porto Alegre: Artes Médicas, 1993.

Paula-Perz I. Differential diagnosis between obsessive compulsive disorder and restrictive and repetitive behavioural patterns activities and interests in autism spectrum disorder. Rev Psiquiatric Salud Ment 2013; 6(4):178-186.

Potenza MN, Holems JP, Kanes SJ, McDougle CJ. Olanzapine treatment of children, adolescents and adults with pervasive developmental disorders: an open-label pilot study. J Clin Phychopharmacol 1999; 19:37-44.

Rapoport JL, Swedo SE, Leonard HL. Childhood obsessive-compulsive disorder. Journal of Clinical Psychiatry 1992 53:11-16.

Ridley RM. The psychology of perseverative and stereotyped behaviour. Progress in Neurobiology 1994; 44:221-232.

Russel AJ, Jassi A, Fullana MA, Mack H, Johnston K, Heym I, Murphy DG, Matalx D. Cognitive behavior therapy for comorbid obsessive-compulsive disorder in high-functionig autism spectrum disorders: a randomized controlled trial. Depression and Anxiety 2013; 30(8):697-708.

Simiema, J. Contribuição para o estudo das estereotipias motoras na síndrome do autismo infantil. Tese de Doutorado. Faculdade de Medicina da Universidade de São Paulo. São Paulo, 1997.

Szatmari P, Bartolucci, G, Bremmer R. Asperger's syndrome and autism: comparison of early history and outcome. Development Medicine and Child Neurology 1989; 31:709-720.

Torres AR, Shavitt, RG, Miguel EC. Medos, dúvidas e manias: orientações para pessoas com transtorno obsessivo-compulsivo e seus familiares. Porto Alegre: Artmed, 2001.

Towbin KE. Strategies for pharmacologic treatment of high functioning autism and Asperger syndrome. Child Adolesc Psychiatric Clin N Am 2003; 31:23-45.

Turner M. Annotation: repetitive behaviour in autism: a review of psychological reseach. J Child Psychol Psychiat 1999; 40(6):838-849.

Turner M. Repetitive behaviour and cognitive functioning in autism. PhD Thesis. University of Cambridge. Cambridge, 1996

Turner M. Towards in executive dysfunction account of repetitive behaviour in autism. Autism as an executive disorder. Oxford: Oxford University Press, 1997.

Zentall SS, Zentall TR. Optimal stimulation: a model disordered activity and performance in normal and desviant children. Psychological Bulletin 1983; 94:446-471.

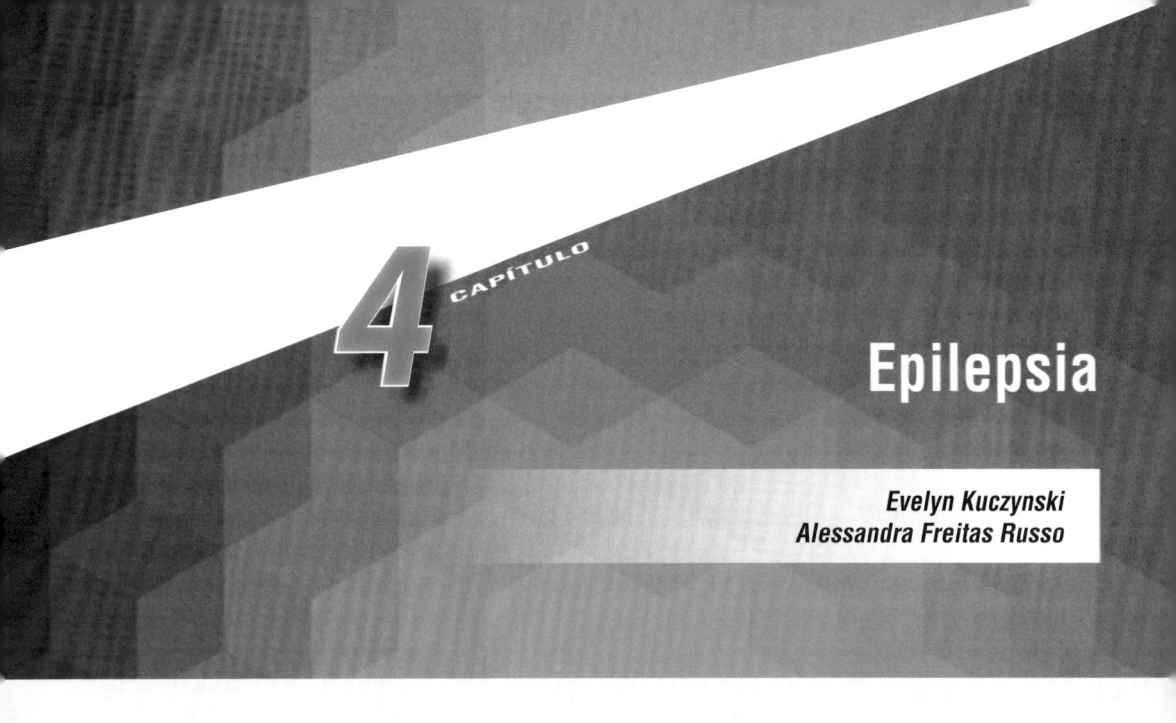

Epilepsia

Evelyn Kuczynski
Alessandra Freitas Russo

"Um homem aproximou-se de Jesus (...) e disse: Senhor, tem piedade do meu filho. Ele é epiléptico (...) mas eles não conseguiram curá-lo (...). Então, Jesus ordenou, e o demônio saiu. E na mesma hora o menino ficou curado." (Mateus 17, 14-21)

HISTÓRIA

À época de sua descrição inicial[1], o assim batizado *autismo*[2] era considerado uma reação psicológica grave, que incidia sobre crianças pequenas, supostamente em decorrência de cuidados parentais insuficientes ou inadequados (Tuchman, 2002). A detecção de casos de *epilepsia* em alguns indivíduos com *autismo* (já na década de 1960) foi um dos primeiros abalos nos alicerces dessa teoria *psicogênica* (Creak, 1963; White, 1964; Lotter, 1966). A *primeira onda* relacionando o autismo com *déficits cognitivos* (Ritvo, 1976) opõe-se frontalmente à visão anterior, influenciada pelo relato inaugural de Kanner (1943). Assim, a relação entre autismo e *retardo mental*[3] foi se revestindo gradativamente de uma maior importância, criando uma

---

[1] Quando o psiquiatra Leo Kanner compila os dados de onze casos semelhantes entre si e por ele avaliados e publica "Autistic Disturbances of Affective Contact" (Nerv Child 2:217-250, 1943). *Autismo* fora o termo criado pelo psiquiatra suíço Eugene Bleuler, em 1912, para caracterizar um dos sintomas fundamentais da *esquizofrenia* (antes denominada *dementia praecox*), com o sentido de um ensimesmamento para obter uma "fuga" (da realidade).

[2] O termo *autismo*, no presente capítulo, será utilizado com o intuito de representar de modo amplo o *espectro autista*, nomenclatura presente no DSM-V. Contudo, com fins de nomenclatura oficial, não podemos desconsiderar o termo *transtornos invasivos do desenvolvimento*, conforme presente na CID-10 (base da uniformização diagnóstica em território nacional).

[3] Apesar das associações especializadas no Brasil já haverem paulatinamente se homogeneizado na utilização do termo *deficiência intelectual*, a classificação médica vigente em território nacional até o presente momento (CID-10) utiliza o termo *retardo mental*, que seguimos respeitando neste capítulo.

situação ímpar (Assumpção Jr., 2012). Nas palavras de Gillberg (1990), renomado autor na área,

"(...) é altamente improvável que existam casos de autismo não orgânico (...)

(...) o autismo é uma disfunção orgânica – e não um problema dos pais – isso não é matéria para discussão. O novo modo de ver o autismo é biológico.(...)."

Os critérios de diagnósticos estabelecidos pela quinta (e mais atual) edição do Manual Diagnóstico e Estatístico dos Transtornos Mentais da Associação Psiquiátrica Americana (APA, 2014) para os agora denominados *transtornos do espectro do autismo* (TEA) destacam o comprometimento persistente na comunicação e interação social em vários contextos, manifestando déficits quanto à reciprocidade social, comunicação não verbal e relações interpessoais. Também encontramos presente um padrão repetitivo de comportamentos, interesses e atividades (Viscidi, 2014).

Achados mais recentes apontam para a identificação de sintomas característicos dos TEA em torno do primeiro ano de vida. Uma vez que os ambientes pré-natal e pós-natal precoce são compartilhados por indivíduos gêmeos, surgiu a hipótese de que pelo menos parte dos fatores ambientais impactantes na gênese dos TEA exerce seus efeitos durante esse período crítico da vida. Podemos considerar fatores de risco não genéticos (ambientais) a idade paterna, o baixo peso ao nascer, gestações múltiplas (gêmeos, trigêmeos etc.) e infecções maternas durante a gravidez. Estudos futuros que busquem elucidar tais fatores e seu papel (potencializando ou inibindo genes de susceptibilidade) certamente promoverão avanços na nossa compreensão dos TEA (Stoltenberg, 2010).

Em se considerando o espectro autista uma síndrome comportamental definida e com supostas (e, hoje, mais do que prováveis) etiologias orgânicas, surgem possibilidades de uma constelação etiológica complexa envolvida nos quadros em questão (Assumpção Jr., 2012; White, 1964; Schain, 1960; Rimland, 1968), bem como a constatação de um padrão de aumento na detecção de sinais e sintomas relacionados com a epilepsia após a puberdade (Deykin, 1979).

A associação entre o autismo e as síndromes epilépticas é mais do que meramente casual ou aleatória. A frequência de epilepsia é maior entre os menores de 5 anos de idade e em adolescentes. O risco de epilepsia nessa população varia, com taxas de até 70% entre os antes chamados transtornos desintegrativos[4] (ao DSM-IV e CID-10[5]). Quanto à associação reversa (a prevalência de autismo entre portadores de epilepsia), não há dados suficientes e seriam necessários mais estudos nessa área de interesse (Canitano, 2007). Contudo, o fato é que mesmo as estimativas mais conservadoras estabelecem que as prevalências de quadros de epilepsia nos TEA é 1 a 2% mais alta que a da população em geral, caracterizando os TEA como um fator de risco para epilepsia (Spence, 2009).

---

[4]Também conhecido pelo epônimo síndrome (ou demência) de Heller, trata-se de um transtorno do atualmente denominado *espectro autista*, que é, normalmente, diagnosticado na infância ou na adolescência. Após o período inicial de desenvolvimento e de aprendizado (que pode chegar a 2, ou 3 anos de duração), a criança inicia uma curva descendente, em que tudo que foi aprendido até então começa a ser perdido, e ela passa a ter maior dificuldade para aprender coisas novas, até que em algum momento essa dificuldade atinge o nível da incapacidade total (associado ao surgimento de sintomatologia autística).

[5]Classificação Internacional de Doenças da Organização Mundial de Saúde em sua 10ª edição.

Mais recentemente, as pesquisas sobre esse tema se beneficiaram de critérios de diagnóstico mais bem estruturados e universais para os TEA, e de uma nova classificação internacional das epilepsias, o que propiciou uma melhor identificação e estudo da epilepsia nos subgrupos do espectro autista (Tuchman, 2002), tema sobre o qual nos debruçaremos neste capítulo.

EPILEPSIA

A definição mais recente de epilepsia (Fisher, 2014) a caracteriza como uma doença cerebral definida por qualquer das seguintes condições:

■ Pelo menos duas crises epilépticas não provocadas (ou reflexas), ocorrendo com pelo menos 24 horas de intervalo entre elas;

■ Uma crise não provocada (ou reflexa), associada a uma probabilidade de crises posteriores semelhante ao risco de recorrência geral (mais de 60%), depois de duas crises não provocadas ocorrendo nos dez anos seguintes;

■ Síndrome epiléptica diagnosticada (p. ex., síndrome de West[6]). A epilepsia é considerada como resolvida em indivíduos que têm uma síndrome epiléptica idade-dependente, mas que já ultrapassaram a idade esperada, ou naqueles indivíduos que estão livres de crises por pelo menos dez anos (e sem uso de drogas antiepilépticas pelos últimos cinco anos).

Boa parte das epilepsias infantis é consequência de defeitos genéticos, ativados por gatilhos (endógenos ou exógenos) quando da crise (Aicardi, 1994). Outra parte dos casos se deve à presença de manifestações patológicas cerebrais, agudas ou crônicas, focais ou generalizadas, assim como erros inatos do metabolismo. Contudo, ainda há uma parte dos casos cuja causa é desconhecida. No Quadro 4.1, podemos ter uma visão geral de todas as formas de epilepsia distribuídas por idade de início (segundo a classificação mais atual da ILAE[7]).

A epilepsia é um dos transtornos neurológicos mais graves e conhecidos no mundo, afetando 3% da população, em algum momento da vida (Kwan, 2004). Segundo dados da Organização Mundial de Saúde (OMS), é a segunda causa mais frequente de procura por atendimento nos centros neuropsiquiátricos (depois da depressão). A incidência e a prevalência elevadas fazem com que a epilepsia seja considerada pela OMS[8] uma questão de saúde pública, com índice de mortalidade semelhante ao da AIDS, no Reino Unido (Kuczynski, 2009).

ESPECTRO AUTISTA E EPILEPSIA

A epilepsia e os TEA são condições que costumam ocorrer na infância (Davies, 2003). Sua frequente comorbidade traz importantes implicações clínicas, como os objetivos do tratamento e o manejo das crises epilépticas, que devem ser ponderadas

---

[6]Forma de epilepsia que se inicia na infância (conhecida como *espasmos infantis*). É caracterizada pela tríade: espasmos infantis, hipsarritmia e retardo mental. Perfaz 2% das epilepsias infantis e 25% das epilepsias cujos sintomas se iniciam ainda no primeiro ano de vida.
[7]International League Against Epilepsy.
[8]Organização Mundial de Saúde.

QUADRO 4.1. Síndromes eletroclínicas e outras epilepsias[1] (adaptado)

Síndromes eletroclínicas (segundo a idade de início[a])
Período neonatal (até 28 dias de vida) Epilepsia neonatal familiar benigna (BFNE) Encefalopatia mioclônica precoce (EME) Síndrome de Ohtahara
Lactentes (até 18 meses de vida) Epilepsia da infância com crises focais migratórias Síndrome de West Epilepsia mioclônica da infância (MEI) Epilepsia infantil benigna Epilepsia infantil familiar benigna Síndrome de Dravet Encefalopatia mioclônica em distúrbios não progressivos
Infância Crises febris *plus* (FS+) (pode começar na infância) Síndrome de Panayiotopoulos Epilepsia com crises mioclônico-clônicas (previamente astáticas) Epilepsia benigna com espículas centrotemporais (BECTS) Epilepsia do lobo frontal noturna autossômica-dominante (ADNFLE) Epilepsia occipital da infância de início tardio (tipo Gastaut) Epilepsia com ausências mioclônicas Síndrome de Lennox-Gastaut Encefalopatia epiléptica com espícula-onda contínua durante o sono (CSWS)[b] Síndrome de Landau-Kleffner (LKS) Epilepsia ausência da infância (CAE)
Adolescência – Adultícia Epilepsia ausência juvenil (JAE) Epilepsia mioclônica juvenil (JME) Epilepsia com crises tonicoclônicas generalizadas isoladas Epilepsias mioclônicas progressivas (PME) Epilepsia com manifestações auditivas autossômicas dominantes (ADEAF) Outras epilepsias familiares do lobo temporal
Pouca relação idade-específica Epilepsia focal familiar com focos variáveis (infância à adultícia) Epilepsias reflexas
Constelações diversas Epilepsia do lobo temporal mesial com esclerose hipocampal (MTLE com HS) Síndrome de Rasmussen Crises gelásticas com hamartoma subtalâmico Epilepsia hemicrise-hemiplégica Epilepsias que não se enquadram em nenhuma dessas categorias diagnósticas podem ser discriminadas primeiramente com base na presença ou ausência de uma condição estrutural ou metabólica conhecida (causa presumida), com base no padrão primário de início da crise (generalizada X focal)

[1]Berg, 2010.

QUADRO 4.1. Síndromes eletroclínicas e outras epilepsias (adaptado) (continuação)

Síndromes eletroclínicas (segundo a idade de início[a])
Epilepsias atribuídas e organizadas por causas metabólico-estruturais
Malformações do desenvolvimento cortical (hemimegaloencefalia, heterotopias etc.)
Síndromes neurocutâneas (complexo da esclerose tuberosa, Sturge-Weber etc.)
Tumor
Infecção
Trauma
Angioma
Agravos perinatais
Acidente vascular cerebral etc.
Epilepsias de causa indeterminada
Condições com crises epilépticas que tradicionalmente não são diagnosticadas como uma forma de epilepsia *per se*
Crises neonatais benignas (BNS)
Crises febris (FS)

[a]Não reflete a etiologia.
[b]Também chamada de *status epilepticus* eletrográfico durante o sono de ondas lentas.

em relação ao fenótipo mais amplo dos TEA, aliada às implicações teóricas remetendo a um mecanismo desenvolvimental potencialmente comum (Brooks-Kayal, 2010).

O diagnóstico clínico da epilepsia nos TEA é prejudicado pelo fato de que ausências complexas subclínicas podem ser interpretadas como comportamentos típicos infantis (como não atender ao chamado de seu nome, ou não participar de uma atividade apresentada por outrem). Movimentos *tic-like*[9] (comuns nos TEA) podem gerar dificuldade na distinção clínica de crises epilépticas (Tuchman, 2002). O fato é que todos os tipos de epilepsia podem estar associados aos TEA (Tuchman, 1991), com uma ampla variação quanto à prevalência e os tipos de crises epilépticas, dependendo da população estudada. Há fortes evidências de que o risco de ocorrência de uma síndrome autística aumenta quando a epilepsia está associada ao retardo mental (Canitano, 2007).

Quanto à idade, há dois picos de prevalência de epilepsia nos TEA, o primeiro na infância e o segundo (talvez o mais prevalente) na adolescência (Spence, 2009; Hartley-McAndrew, 2010). Não há levantamento semelhante que identifique esse perfil em outros distúrbios do desenvolvimento (Volkmar, 1990). Em função da grande variação de faixas etárias englobadas pelos estudos, obtemos prevalências de crises epilépticas muito díspares, sendo maiores as taxas relativas a estudos que englobam adolescentes e adultos com TEA (Giovanardi-Rossi, 2000). É possível que isso seja decorrente de um efeito cumulativo (à medida que envelhecem, mais casos de TEA desenvolvem manifestações de epilepsia).

As marcantes diferenças quanto à idade de início da epilepsia nos TEA sugere que possa haver subgrupos distintos de crianças com epilepsia e TEA. Se inúmeras

---

[9]"Semelhantes a tiques". *Tiques* são contrações musculares ou vocalizações involuntárias, súbitas e repetitivas, que envolvem um determinado (e pequeno) grupo de músculos.

etiologias convergem e contribuem para a apresentação heterogênea dos TEA durante o desenvolvimento, podemos supor que crianças com TEA e epilepsia comórbidos podem apresentar um perfil psiquiátrico e comportamental peculiar, exibindo diferentes respostas às drogas antiepilépticas como consequência de sua expressão fenotípica (Robinson, 2012).

Hoje, sabemos que os TEA podem estar associados a condições genéticas e não genéticas (Fombonne, 1999; Rutter, 1994), podendo resultar de danos adquiridos pelo cérebro ainda imaturo, que pode (ou não) manifestar epilepsia concomitantemente. Epilepsia e TEA podem coexistir em condições genéticas que seguem um padrão mendeliano de herança. No complexo esclerose tuberosa[10], a localização e o número de túberes (bem como a distribuição de alterações metabólicas em tecido não tuberoso) contribuem para o fenótipo altamente variável, bem como na determinação da presença de retardo mental, epilepsia ou TEA (Smalley, 1992; Crino, 1999; Asano, 2001).

Comparado com a média de frequência de 30% entre os TEA, a prevalência de epilepsia em indivíduos sadios gira em torno de 2 a 3%, o que descarta a possibilidade de uma mera coincidência (essa relação sugere uma base comum em boa parte dos casos de TEA e epilepsia). A epilepsia e o fenótipo da síndrome de Angelman[11] estão relacionados com vários marcadores do cromossomo 15q11-13 (Gillberg, 1991; Flejter, 1996; Gurrieri, 1999; Buoni, 2000; Borgatti, 2001), região esta que é sítio frequente de duplicação e inversões nos TEA e de diversos genes com potencial relevância para a epilepsia (Borgatti, 2001; Torrisi, 2001).

O escasso número de estudos anatomopatológicos identificaram muito mais distúrbios sutis do desenvolvimento celular cerebral do que lesões destrutivas em neocórtex, cerebelo e sistema límbico (Kemper, 1993; Casanova, 2002), com migração neuronal cortical anormal em poucas amostras avaliadas (Bailey, 1998). Estudos de neuroimagem implicaram várias áreas cerebrais que não o cerebelo e o sistema límbico, sobretudo a amígdala, o lobo frontal e o *lobo temporal*, especialmente o *hipocampo*[12] (Asano, 2001; DeLong, 1997), região cerebral quase sempre envolvida na epileptogênese, além de serem os lobos temporais essenciais durante o processamento auditivo e da linguagem.

Estudos com amostras de portadores de TEA apontam que a prevalência de epilepsia nesses pacientes varia de 5 a 46% em diferentes estudos, e a variabilidade da atividade epileptiforme interictal é enorme, mesmo nos casos de TEA que, todavia, não manifestam epilepsia clínica e ativa (Spence, 2009). Contudo, é importante ressaltar que estudos cuja amostra é de TEA puramente idiopático evidenciam taxas menores de epilepsia, embora essas taxas (13-17%) sejam muito maiores que as

---

[10]Condição multissistêmica autossômica dominante (de ocorrência no mais das vezes esporádica) a partir de mutações nos genes 9 q34 e 16 p13.3, causando tumores benignos em variadas localizações do organismo, afetando órgãos vitais a partir do seu crescimento desordenado.

[11]Distúrbio genético-neurológico descrito em 1965 (pelo pediatra inglês Harry Angelman), caracteriza-se por retardo mental, déficits de linguagem, transtornos de sono, epilepsia, dispraxias motoras e sorriso constante (*happy puppet*). É um exemplo clássico do fenômeno de *imprinting genômico*, causado pela deleção ou inativação de genes críticos do cromossomo 15 de herança materna (a síndrome de Prader-Willi é sua "gêmea", causada pela deleção dos mesmos genes, na linhagem paterna).

[12]Estrutura localizada nos lobos temporais do cérebro humano. É considerada a principal sede da memória e importante componente do sistema límbico (regulador das emoções). Também está relacionado com a orientação espacial. Seu nome deriva do formato curvado apresentado em secções coronais do cérebro humano, semelhantes à criatura mitológica partilhada pela mitologia fenícia e grega, tipicamente descrita como metade cavalo, metade peixe, como um cavalo-marinho (do grego: *hippos* = cavalo, *campi* = monstro).

observadas na população geral (1-2%), sugerindo que o TEA *per se* aumentaria o risco de ocorrência da epilepsia (Kim, 2006; Spence, 2009).

A associação direta entre TEA e anormalidades eletroencefalográficas específicas não está formalmente estabelecida, bem como a prevalência dessas anormalidades. O eletroencefalograma (EEG) não é um parâmetro para o diagnóstico de TEA, e quase sempre só é solicitado quando há suspeita de epilepsia. Por outro lado, uma incidência maior de TEA é também observada em populações de epilépticos, sugerindo, assim, uma provável base neurobiológica comum (Gabis, 2005; Spence, 2009).

Vários estudos descrevem uma série de alterações eletrográficas em crianças com TEA, e embora alterações epileptiformes sejam mais comuns, alterações não específicas (como alentecimento da atividade elétrica cerebral e assimetrias) também são observadas. Anormalidades epileptiformes (tais como atividade paroxística focal, multifocal e generalizada, sobretudo ondas agudas nas regiões centrotemporais) são as alterações mais frequentes. Descargas epileptiformes sem epilepsia podem ser observadas na população em geral, ainda que com taxas muito menores do que nos TEA (Spence, 2009; Tuchman, 1991).

A alta prevalência de epilepsia e/ou anormalidades eletrográficas nos TEA pode representar um importante papel no entendimento da anormalidade neurológica desses pacientes. No entanto, ainda não há como predizer quais crianças com TEA vão desenvolver epilepsia ou anormalidades eletrográficas e de que modo a cognição, o surgimento de alterações comportamentais e outras características fenotípicas serão mais frequentes (Spence, 2009).

A tentativa de evidenciar um padrão eletrográfico específico (ou mesmo sugestivo) nesse contexto clínico pode auxiliar o diagnóstico precoce dessas condições, e até mesmo sugerir uma abordagem terapêutica medicamentosa. Entretanto, a real contribuição da epilepsia e das descargas eletrográficas interictais[13] (DEI) para a fisiopatologia dos TEA ainda não está esclarecida. A correlação entre a epilepsia e as anormalidades eletroencefalográficas (sem crises clínicas) e a cognição, o comportamento e a linguagem é pouco compreendida. Estudos prévios evidenciam uma incidência de 18 a 64% de DEI nos TEA, contra de 2,4 a 3,5% em crianças típicas, o que sugere a relevância clínica dessa associação (Valente, 2004; Kim, 2006).

As variadas porcentagens de anormalidades eletrográficas nos diferentes estudos com TEA podem ser explicadas pelos diferentes critérios usados para o diagnóstico clínico de autismo, pelas patologias associadas e por métodos distintos de obtenção e interpretação dos exames. Exames de duração prolongada têm uma probabilidade muito maior de identificar anormalidades do que estudos de rotina, ao menos em crianças com TEA e histórico de regressão (Gadia, 2004).

Um estudo de revisão de 889 pacientes com autismo sem histórico de epilepsia (Chez, 2006) encontrou DEI durante o sono em 61% dos casos. Esse estudo é importante por evidenciar que este padrão de DEI pode representar um achado comum numa condição muito heterogênea. Spence e Schneider (2009), em trabalho de revisão da literatura, encontraram algumas características associadas à maior incidência de epilepsia, tais como baixo quociente intelectual, associação a doenças neurogenéticas, regressão do desenvolvimento e sexo. Quanto ao sexo, meninas com TEA apresentam maior incidência de epilepsia que meninos, o que provavelmente se deve

---

[13]Paroxismos epileptiformes de duração limitada, sem correlação com sintomas e/ou sinais de crises epilépticas.

à maior associação de retardo mental associado ao comportamento autístico nessa população. Embora a deficiência intelectual aumente o risco de epilepsia, parece que o autismo *per se* se associa a altas taxas de epilepsia (Spence, 2009; Gadia, 2004; Tuchman, 1991).

A epilepsia é mais frequente, ainda, em pacientes com autismo que têm pior desempenho na linguagem receptiva (Tuchman, 2002; Gadia, 2004). A frequente co-morbidade de eventos epilépticos em pacientes com distúrbios do desenvolvimento pode sugerir uma base neurobiológica comum, porém essa hipótese necessita maiores investigações. Embora possa representar um epifenômeno da disfunção cerebral, a epilepsia pode acarretar problemas adicionais no desenvolvimento, na aprendizagem, no comportamento e na qualidade de vida das crianças com autismo. Uma pequena porcentagem de casos de TEA surge como comorbidade de condições neurológicas ou genéticas já bem estabelecidas, e quase sempre apresenta-se associada a epilepsia, tais como a síndrome do X-frágil, a esclerose tuberosa e a duplicação do cromosso-mo 15. Embora a epilepsia seja frequente nesses casos, tais pacientes apresentam autismo *secundário*, ou não idiopático, e acabam contaminando as estatísticas de associação dos TEA com epilepsia ou com DEI (Spence, 2009).

Binnie e Marston (1992) sugeriram que paroxismos epileptiformes (sem crises clínicas) poderiam determinar distúrbios cognitivos. Estudando pacientes com epilepsia rolândica[14], os autores observaram o que eles denominaram perda cognitiva transitória. Entretanto, não é possível afirmar que todos os pacientes com descargas epileptiformes subclínicas apresentem essa perda cognitiva e que isso afete de modo negativo o seu funcionamento psicossocial. A relação entre regressão e epilepsia no autismo permanece obscura (Canitano, 2007). Além disso, quase nada se sabe sobre a relação entre epilepsia e os aspectos clínicos do autismo: o domínio social é mais ou menos afetado pela epilepsia que a linguagem, ou os comportamentos repetitivos (Spence, 2009)?

A síndrome de Landau-Kleffner (SLK) afeta crianças previamente normais e é definida como uma síndrome epiléptica, de etiologia desconhecida, caracterizada por um quadro de afasia adquirida, anormalidades eletroencefalográficas e epilepsia (Aicardi, 1994). A SLK é, talvez, o exemplo mais clássico de regressão de uma função cognitiva previamente adquirida, em associação à ocorrência de anormalidades ele-troencefalográficas bem definidas. As alterações de comportamento presentes nessa síndrome podem mimetizar o espectro autístico visto que, em ambas, há comprome-timento da linguagem e do comportamento. A SLK é, no entanto, considerada uma síndrome epiléptica, na qual ocorre afasia adquirida (agnosia auditiva verbal) em associação a anormalidades eletroencefalográficas nas regiões parietais e temporais, predominantemente posteriores (Ribeiro, 2002; Valente, 2004).

Importante salientar que anormalidades eletrográficas encontradas ao EEG sofrem interferências do método de exame empregado. Registros durante a noite (ou com períodos de sono) e registros prolongados aumentam a chance de anormalidades ao EEG (Spence, 2009). A implicação da elevada incidência/prevalência de atividade epi-leptiforme em pacientes com regressão autística ou autismo (independentemente da

---

[14]Também denominada *epilepsia benigna da infância com pontas centrotemporais* (EBIPCT), é a forma mais frequente de epilepsia na infância, sendo classificada como de natureza focal, etiologia genética e considerada de evolução benigna. Apesar de não costumar cursar com déficit intelectual, hoje se sabe que essas crianças podem apresentar alterações cognitivas específicas.

presença de epilepsia) é controversa. Ainda não se sabe se a presença de descargas epileptiformes é um epifenômeno de um córtex funcionalmente anormal, ou se estas apresentam uma relação causa-efeito com os sintomas do quadro (Valente, 2004; Tuchman, 1994). Por outro lado, crianças com TEA podem apresentar uma ampla gama de comportamentos que mimetizam crises epilépticas, sobretudo naquelas com deficiência intelectual associada, o que dificulta ainda mais o diagnóstico de epilepsia.

Gabis e cols. (2005) estudaram retrospectivamente 56 pacientes com autismo, TID e síndrome de Asperger, e observaram uma incidência muito maior de epilepsia nos TEA, suportando a hipótese da comorbidade desses fenômenos como uma anormalidade cerebral comum. Num trabalho retrospectivo de revisão de EEG, Hartley-McAndrew e Weinstock (2010), não encontraram diferenças significativas no comportamento de pacientes com TEA com ou sem anormalidades eletrográficas. Entretanto, há piora do comportamento (sobretudo agressividade) entre os pacientes com autismo e epilepsia, quando comparados com casos de autismo sem epilepsia, mas com DEI. Esses pacientes obtiveram, ainda, menores escores nos domínios de sociabilidade e hábitos de vida na Escala de Comportamento Adaptativo de Vineland. Não houve diferença quanto à escala CARS[15] entre os grupos.

Kim e cols. (2006) realizaram um estudo de videoeletroencefalograma (V-EEG) em que 59% dos pacientes apresentavam DEI (focais, multifocais e generalizadas). Nessa amostra, eles não encontraram um predomínio das espículas centrotemporais. Todos os eventos registrados nas crianças com descrição de crises epilépticas eram de origem não epiléptica, mesmo naquelas com DEI. Sansa e cols. (2011) estudaram retrospectivamente um grupo de pacientes com epilepsia farmacorresistente e autismo idiopático (excluindo a síndrome de Asperger) e observaram que a gravidade da epilepsia teve relação com o início mais precoce das crises e a resposta à cirurgia e à estimulação vagal foi mais modesta nesse grupo, apesar da pequena amostra. Os autores concluem ainda que a contribuição da epilepsia para o declínio cognitivo e comportamental desses pacientes é incerta.

CONCLUSÕES

As novas gerações de pesquisadores não mais questionam a grande associação entre os TEA e a epilepsia (Aicardi, 1994). Valente e Valério (2004) postulam que estabelecer uma relação causa-efeito para a epilepsia e os TEA é tentador, não apenas pelo almejado papel numa suposta elucidação da etiologia e fisiopatologia de uma doença tão heterogênea e complexa (e tão pouco compreendida até o momento...), bem como pela implicação terapêutica e prognóstica. Entretanto, até hoje, não há evidência de que o tratamento clínico ou cirúrgico modifique o prognóstico da regressão com características autísticas ou dos TEA.

A questão da causalidade permanece em aberto... Há uma relação causal entre as DEI e o fenótipo heterogêneo dos TEA? Ou as DEI são um epifenômeno do processo neurobiológico causador do comportamento autístico? Responder a essas questões é crucial, tanto para seu real entendimento, quanto para o tratamento dessa condição (Spence, 2009).

---

[15]Childhood Autism Rating Scale.

A maioria dos estudos de epilepsia e DEI associadas aos TEA são retrospectivos e com EEG realizado na prática clínica, com disparidades metodológicas e de registro eletrográficos que podem afetar as conclusões encontradas. Estudos específicos com essa população são necessários para elucidar o real papel da epilepsia e das DEI nos TEA.

AGRADECIMENTOS

À Profa. Dra. Maria Sigride Thomé-Souza, pelos esclarecimentos (quanto à atualização na classificação e definição de epilepsia) e apoio na elaboração deste capítulo.

Bibliografia consultada

Aicardi J. Epilepsy in children. 2nd ed. New York: Raven Press 1994; 384-385.

American Psychiatric Association. DSM-5: manual diagnóstico e estatístico de transtornos mentais. Nascimento MIC (trad.). Porto Alegre: Artmed, 2014.

Asano E, Chugani DC, Muzik O et al. Autism in tuberous sclerosis complex is related to both cortical and subcortical dysfunction. Neurology 2001; 57:1269-1277.

Assumpção Jr. FB. Transtornos abrangentes do desenvolvimento. In: Assumpção Jr. FB, Kuczynski E (org.). Tratado de psiquiatria da infância e adolescência. 2ª ed. São Paulo: Atheneu 2012; 275-298.

Bailey A, Luthert P, Dean A et al. A clinicopathological study of autism. Brain 1998; 121:889-905.

Berg AT, Berkovic SF, Brodie MJ et al. Revised terminology and concepts for organization of seizures and epilepsies: report of the ILAE Commission on Classification and Terminology, 2005-2009. Epilepsia 2010; 51(4):676-685.

Bíblia Sagrada. Mateus 17, 14-21. Edição Pastoral, Edições Paulinas, 1990.

Binnie CD, Marston D. Cognitive correlates of interictal discharges. Epilepsia 1992; 33(Suppl 6):S11-S17.

Borgatti R, Piccinelli P, Passoni D et al. Relationship between clinical and genetic features in "inverted duplicated chromosome 15" patients. Pediatr Neurol 2001; 24:111-116.

Brooks-Kayal A. Epilepsy and autism spectrum disorders: are there common developmental mechanisms? Brain and Development 2010; 31:731-738.

Buoni S, Sorrentino L, Farnetani MA et al. The syndrome of inv dup (15): clinical, electroencephalographic, and imaging findings. J Child Neurol 2000; 15:380-385.

Canitano R. Epilepsy in autism spectrum disorders. Eur Child Adolesc Psychiatry 2007; 16:61-66.

Casanova MF, Buxhoeveden DP, Switala AE, Roy E. Minicolumnar pathology in autism. Neurology 2002; 58:428-432.

Chez MG, Chang M, Krasne V et al. Frequency of epileptiform EEG abnormalities in a sequential screening of autistic patients with no known clinical epilepsy from 1996 to 2005. Epilepsy Behav 2006; 8(1):267-271.

Creak ME. Childhood psychosis. Br J Psychiatry 1963; 109:84-89.

Crino PB, Henske EP. New developments in the neurobiology of the tuberous sclerosis complex. Neurology 1999; 53:1384-1390.

Davies S, Heyman I, Goodman R. A population survey of mental health problems in children with epilepsy. Developmental Medicine and Child Neurology 2003; 45:292-295.

DeLong GR, Heinz ER. The clinical syndrome of early-life bilateral hippocampal sclerosis. Ann Neurol 1997; 42:11-17.

Deykin EY, MacMahon B. The incidence of seizures among children with autistic symptoms. Am J Psychiatry 1979; 136:1310-1312.

Fisher RS, Acevedo C, Arzimanoglou A, Bogacz A, Cross JH, Elger CE, Engel Jr J, Forsgren L, French JA, Glynn M, Hesdorffer DC, Lee BI, Mathern GW, Moshe SL, Perucca E, Scheffer IE, Tomson T, Watanabe M, Wiebe S. ILAE official report: a practical clinical definition of epilepsy. Epilepsia 2014; 55(4):475-482.

Flejter WL, Bennett-Baker PE, Ghaziuddin M et al. Cytogenetic and molecular analysis of inv dup(15) chromosomes observed in two patients with autistic disorder and mental retardation (1996). Am J Med Genet 1996; 61:182-187.

Fombonne E. The epidemiology of autism: a review. Psychol Med 1999; 29:769-786.

Gabis L, Pomeroy J, Andriola MR. Autism and epilepsy: cause, consequence, comorbidity, or coincidence? Epilepsy & Behavior 2005; 7:652-656.

Gadia C, Tuchman R, Rotta N. Autismo e doenças invasivas do desenvolvimento. J Pediatr 2004; 80(2 Supl):S83-S94.

Gillberg C, Steffenburg S, Wahlstrom J et al. Autism associated with marker chromosome. J Am Acad Child Adolesc Psychiatry 1991; 30:489-494.

Gillberg C. Autism and pervasive developmental disorders. J Child Psychol Psychiat 1990; 31(1):99-119.

Giovanardi-Rossi P, Posar A, Parmeggiani A. Epilepsy in adolescents and young adults with autistic disorder. Brain Dev 2000; 22:102-106.

Gurrieri F, Battaglia A, Torrisi L et al. Pervasive developmental disorder and epilepsy due to maternally derived duplication of 15q11-q13. Neurology 1999; 52:1694-1697.

Hartley-McAndrew M, Weinstock A. Autism spectrum disorder: correlation between aberrant behaviors, EEG abnormalities and seizures. Neurol Int 2010; 2(1):e10.

Kanner L. Autistic disturbances of affective contact. Nerv Child 1943; 2:217-250.

Kemper TL, Bauman ML. The contribution of neuropathologic studies to the understanding of autism. Neurol Clin 1993; 11:175-187.

Kim HL, Donnelly JH, Tournay AE, Book TM, Filipek P. Absence of seizures despite high prevalence of epileptiform EEG abnormalities in children with autism monitored in a tertiary care center. Epilepsia 2006; 47(2):394-398.

Kuczynski E, Thomé-Souza S, Valente KD. Qualidade de vida nas epilepsias da infância. In: Assumpção Júnior FB, Kuczynski E (org.). Qualidade de vida na infância e na adolescência: orientações para pediatras e profissionais da saúde mental. Porto Alegre: Artmed 2009; 189-206.

Kwan P, Sander JW. The natural history of epilepsy: an epidemiological view. J Neurol Neurosurg Psychiatry 2004; 75:1376-1381.

Lotter V. Epidemiology of autistic conditions in young children. Soc Psychiatry 1966; 1:124-137.

Ribeiro KM, Assumpção Jr. FB, Valente KD. Landau-Kleffner and autistic regression: the importance of differential diagnosis. Arq Neuropsiquiatr 2002; 60(3-B):835-839.

Rimland B. On the objective diagnosis of infantile autism. Acta Paedopsychiatr 1968; 35:146-161.

Ritvo ER, Ornitz EM. Autism: diagnosis, current research and management. New York: Spectrum, 1976.

Robinson SJ. Childhood epilepsy and autism spectrum disorders: psychiatric problems, phenotypic expression, and anticonvulsants. Neuropsychol Rev 2012; 22:271-279.

Rutter M, Bailey A, Bolton P, Le Couteur A. Autism and known medical conditions: myth and substance. J Child Psychol Psychiatry 1994; 35:311-322.

Sansa G, Carlson C, Doyle W, Weiner HL, Bluvstein J, Barr W, Devinsky O. Medically refractory epilepsy in autism. Epilepsia 2011; 52(6):1071-1075.

Schain R, Yannet H. Infantile autism. J Pediatr 1960; 57:560-567.

Smalley SL, Tanguay PE, Smith M, Gutierrez G. Autism and tuberous sclerosis. J Autism Dev Disord 1992; 22:339-355.

Spence SJ, Schneider MT. The role of epilepsy and epileptiform EEGs in autism spectrum disorders. Pediatr Res 2009; 65:599-606.

Stoltenberg C, Schjølberg S, Bresnahan M, Hornig M, Hirtz D, Dahl C, Lie KK, Reichborn-Kjennerud T, Schreuder P, Alsaker E, Øyen AS, Magnus P, Surén P, Susser E, Lipkin WI, ABC Study Group. The autism birth cohort: a paradigm for gene-environment-timing research. Mol Psychiatry 2010; 15(7):676-680.

Torrisi L, Sangiorgi E, Russo L, Gurrieri F. Rearrangements of chromosome 15 in epilepsy. Am J Med Genet 2001; 106:125-128.

Tuchman R, Rapin I. Epilepsy in autism. Lancet Neurol 2002; 1:352-358.

Tuchman RF, Rapin I, Shinnar S. Autistic and dysphasic children, II: epilepsy. Pediatrics 1991; 88:1219-1225.

Valente KDR, Valério RMF. Transtorno invasivo do desenvolvimento e epilepsia. J Epilepsy Clin Neurophysiol 2004; 10(4 Suppl 2):41-46.

Viscidi EW, Johnson AL, Spence SJ et al.The association between epilepsy and autism symptoms and maladaptive behaviors in children with autism spectrum disorder. Autism 2014; 18(8): 996-1006.

Volkmar FR, Nelson DS. Seizure disorders in autism. J Am Acad Child Adolesc Psychiatry 1990; 29: 127-129.

White PT, DeMyer W, DeMyer M. EEG abnormalities in early childhood schizophrenia: a double-blind study of psychiatrically disturbed and normal children during promazine sedation. Am J Psychiatry 1964; 120:950-958.

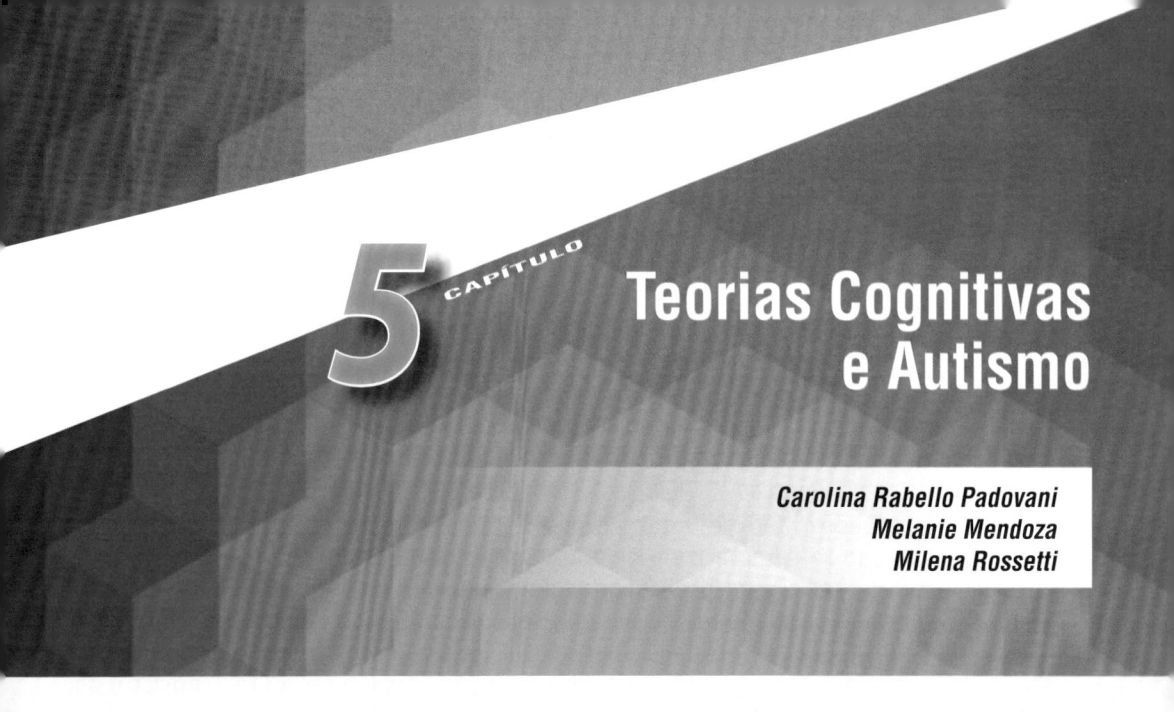

5 CAPÍTULO
Teorias Cognitivas e Autismo

Carolina Rabello Padovani
Melanie Mendoza
Milena Rossetti

INTRODUÇÃO

A psicologia cognitiva preocupa-se com os processos internos envolvidos em extrair sentido do ambiente e decidir que ação deve ser apropriada. Esses processos incluem atenção, percepção, aprendizagem, memória, linguagem, resolução de problemas, raciocínio e pensamento.

Tentar agrupar a gama de alterações comportamentais em indivíduos com transtornos do espectro do autismo (TEA), para encontrar uma teoria cognitiva que possa reduzir as dezenas, ou mesmo centenas, de manifestações comportamentais dos transtornos do espectro do autismo a um ou dois processos mentais subjacentes, tem sido a proposta de diferentes grupos de pesquisa.

Atualmente, acredita-se que seja no nível cognitivo em que é feita a mediação entre os processos neurobiológicos e comportamentais (Baron-Cohen, 2009) e, por isso, seria possível o agrupamento de padrões de conduta em sistemas cerebrais de processamento de informação.

A TEORIA DA MENTE (TM)

Muito abordadas pelas teorias afetivas, as descrições sobre os déficits na capacidade de entrar em sintonia afetiva encontradas em indivíduos com TEA passaram a ser paralelamente explicadas por falhas na capacidade de *metarrepresentação*, escopo para o conceito de existência de uma teoria da mente.

A TM refere-se à capacidade para atribuir estados mentais a outras pessoas e predizer o comportamento das mesmas em função dessas atribuições (Premack, 1978).

Alguns teóricos (Harris; Wellman, 1994) propõem que uma teoria da mente *operante* se refletiria na capacidade da criança em atribuir a si própria ou a outrem estados mentais, como desejos, crenças e intenções, habilidade que estaria presente ao redor dos 3 anos de idade. Nessa época, a criança estaria apta a distinguir estados mentais de físicos, bem como aparência e faz de conta de realidade.

Em um primeiro momento, a criança emitiria comentários sobre seus próprios estados mentais para depois fazer inferências acerca dos estados mentais de outras pessoas, o que a levaria, por fim, à possibilidade de predizer o comportamento delas. Entende-se, assim, que existam diferentes estágios ao longo do desenvolvimento da capacidade de *representação*.

Durante o primeiro ano de vida ocorre o estabelecimento de representações de *nível primário*, que se caracterizam pela apreensão do mundo circundante de forma sensorial, isto é, com a percepção apenas do objeto ou referente presente (Perner, 1991). Esse período corresponde ao estágio sensoriomotor de Piaget (1966) e ao de representação primária perceptual de Leslie (1987). Para este último, nessa etapa há uma relação direta e transparente com o mundo, na qual representar constitui-se numa descrição literal da situação resultante da percepção (modelo presente).

No segundo ano de vida, a criança evolui para um estágio no qual passa a diferenciar o real do faz de conta, não necessitando mais da presença do objeto para representá-lo. Esse estágio corresponderia ao início da capacidade simbólica para Piaget (1966), estágio de representação secundária para Perner e da metarrepresentação para Leslie (1987).

A metarrepresentação se tornaria "opaca", isto é, estaria desvinculada da realidade e transformada, por meio da manipulação da própria percepção, segundo Leslie. Em outras palavras, a representação de uma percepção não seria mais uma representação do mundo de uma maneira direta (transparente), mas sim *representações das representações* (origem do conceito de metarrepresentação). Leslie (1987) denominou essa suspensão das relações de referência com o mundo *decouple*.

Ao compartilhar as construções de situações imaginárias e compreender o faz de conta nos outros, estabelece-se um modo fundamental de apreender o estado mental dos outros – rudimentos para a estruturação de uma teoria da mente.

Há uma distinção entre o conceito de metarrepresentação de Leslie e Perner. Para este último, a metarrepresentação implica um processo mais avançado que a representação da representação: ela necessitaria da compreensão do próprio ato representacional (Perner, 1991). O desenvolvimento de uma teoria da mente envolveria não apenas uma representação interna a respeito das coisas, mas a capacidade de refletir sobre essas representações (Dennett, 1978).

Pioneiros na investigação experimental da compreensão da criança acerca das crenças do outros, Wimmer e Perner (1983) administraram um teste com base na encenação de uma história com bonecos, na qual um personagem mantinha uma crença diferente (*crença falsa*) da criança avaliada. Passavam no teste as crianças que demonstravam capacidade para predizer o comportamento do boneco de acordo com a crença (falsa) do personagem.

Baron-Cohen e cols. (1985) realizaram uma adaptação desse experimento, criando o *teste de Sally-Anne* para investigar em crianças com TEA o possível comprometimento na habilidade de usar o contexto social para compreender o que outras pessoas pensam e acreditam.

Para os autores, um dos aspectos fundamentais da teoria da mente é a compreensão do papel da crença na determinação de uma ação. Em outras palavras, aquilo que a pessoa *acredita* pode ser mais relevante no desencadeamento de um comportamento do que quaisquer *circunstâncias reais*. Basicamente, a consideração de falsas crenças seria tão importante na determinação de um comportamento quanto as reais.

Na tarefa proposta, uma boneca (Sally) coloca o seu brinquedo numa caixa e sai da sala. Enquanto isso, outra boneca (Anne) tira o brinquedo da caixa em que Sally o havia colocado e deposita-o em outra caixa. Pergunta-se à criança em qual das caixas Sally provavelmente vai procurar o brinquedo quando retornar à sala.

As crianças com TEA, ao contrário das crianças com desenvolvimento normal e com deficiência mental, demonstraram dificuldades em perceber que Sally não tinha nenhuma informação a respeito da mudança de caixa e tenderam a responder que Sally procuraria o brinquedo na caixa em que Anne o havia colocado. Assim, essas crianças demonstraram dificuldades em compreender o que Sally pensava e em predizer o seu comportamento com base no seu pensamento.

O teste foi reaplicado subsequentemente (Prior, 1990) e foi detectado que, exceto para as crianças com níveis mais altos de funcionamento global, e para aquelas com síndrome de Asperger, os resultados eram os mesmos.

Isso levou à conclusão de que crianças com autismo apresentam um atraso ou desvio no desenvolvimento da capacidade de desenvolver uma teoria da mente (Baron-Cohen, 2009). Esse comprometimento acarretaria déficits no comportamento social como um todo e na linguagem.

A análise dos achados sugere que os déficits de linguagem seriam uma consequência da incapacidade dessas crianças em se comunicarem com outras pessoas a respeito de estados mentais. E, ainda, que os distúrbios no comportamento social refletiriam a dificuldade em dar um sentido ao que as pessoas pensam e ao modo como se comportam.

Baron-Cohen (1995), expandindo os modelos de Wellman e Leslie, propôs outro modelo para explicar o desenvolvimento do sistema representacional, denominado sistema de leitura da mente (*mindreading*).

Adotando uma perspectiva evolucionista, esse modelo sustenta que a função desse sistema seria estabelecer ligações entre as propriedades do mundo, por meio de quatro mecanismos básicos e interatuantes:

- Detector de intencionalidade (ID);
- Detector de direcionamento do olhar (EDD);
- Mecanismo de atenção compartilhada (SAM);
- Mecanismo de teoria da mente (ToM).

Os dois primeiros permitem que a criança construa imagens sobre pessoas e aja segundo uma intenção, estabelecendo representações entre o agente da ação e o objeto referente dessa ação (representação diádica), sem haver, contudo, a compreensão de que ambos estão compartilhando uma mesma intenção (representação triádica). Este último processo só se viabiliza por meio do recebimento de informações sobre o estado perceptual do agente (fornecidas pelo ID e EDD), as quais são associadas graças ao mecanismo de atenção compartilhada.

O autor enfatiza o papel sensorial no mecanismo de atenção compartilhada, em especial a importância do olhar na interpretação de ações ambíguas no que se refere a estados mentais, o qual é um dos fundamentos da teoria da mente (ToM).

A atenção compartilhada habilitaria a criança a interpretar o comportamento não apenas em termos volitivos e perceptuais, mas também em termos epistêmicos (pensamento, conhecimento, crença etc.) e sua relação com a ação, utilizando-se do referencial de opacidade ou *decouple*, descrito por Leslie (1987).

Essa teoria afirma que os mecanismos de ID e EDD estariam relativamente intactos nas crianças com TEA, enquanto os dispositivos SAM e ToM estariam deficitários. Ou seja, aqueles comportamentos sociais que não envolvem metarrepresentação, como, por exemplo, os afiliativos (abraçar, beijar) e instrumentais (busca de assistência), podem apresentar-se relativamente sem comprometimento, o que não ocorreria com aqueles envolvendo a atribuição de estados mentais a outrem.

EMPATIA-SISTEMATIZAÇÃO

Um segundo modelo, decorrente da teoria MB, mas que tenta superar as limitações desta, propõe que dois traços, duas habilidades envolvidas na compreensão de causalidades – empatia e sistematização – estão presentes em toda a população e explicam não apenas a diferença nos graus de autismo, mas também a variação em desempenho, dependendo da natureza da tarefa, na população normal (Baron-Cohen e Belmonte, 2005).

A teoria ES utiliza uma das características marcantes dos TEA, os interesses restritos, que em muitos casos tornam-se "ilhas de habilidades":

"De maneira sucinta, essa teoria afirma que indivíduos com autismo mantêm intactas, ou mesmo superiores, habilidades de sistematização, mas apresentam deficiências em empatia." (Wheelwright, 2011)

De acordo com esse modelo, a sistematização é definida como "um impulso de compreender e construir um sistema", este sendo definido "como tudo o que possa ser governado por regras que especificam a relação entre dado de entrada-operação-resultado" (Baron-Cohen, 2003). Segundo Wheelwright e Baron-Cohen (2011), em relação aos TEA, o modelo ES explica as falhas em empatia, repousando seu modelo em parte na teoria MB e em parte na teoria afetiva de Hobson (1986), uma vez que esta preconiza a resposta emocional adequada em relação ao outro, por isso os autores a consideram mais abrangente do que a ToM.

O modelo ES explica, inclusive, algumas diferenças cognitivas encontradas entre os sexos. Mulheres alcançaram melhor desempenho em tarefas que exigem empatia, tais como reconhecimento de emoções, enquanto homens seriam mais sistematizadores, com mais habilidades em tarefas visuomotoras e raciocínio espacial (Voyer, 1995; Baron-Cohen, 2002; Connellan, 2000).

Conforme a perspectiva da psicologia evolucionista, a diferença de desempenho nas habilidades reflete a seleção ocasionada pela necessidade de divisão das tarefas na história evolutiva humana, com fêmeas cuidando predominantemente da prole e machos caçando (Baron-Cohen, 2003). Nos TEA, por sua vez, haveria uma diferença de grau em relação à média da população do sexo masculino, sendo esse modelo também chamado de cérebro "extremamente masculino" (*extreme male brain*) (Baron-Cohen, 2002).

Entre as evidências que sustentam este modelo teórico, estão:

- Aos 12 meses meninas mantém mais contato visual que meninos (Wheelwright, 2011);
- Crianças com TEA mantêm menos contato visual do que meninos normais (Wheelwright, 2011);
- Nos testes de *faux pas*[1], meninas acertam com mais precocidade os itens do que os meninos, e estes com mais precocidade que crianças com autismo (Baron-Cohen, 1999).

No que se refere à sistematização, nem sempre a mesma tendência se mantém e pessoas com TEA atingem os mesmos escores que a população masculina em geral (Baron-Cohen, 2009). Nesse sentido, um estudo de 2001 encontrou um melhor desempenho de crianças com TEA no Teste de Física Intuitiva (*folk physics*) (Baron-Cohen, 2001).

No Brasil, dois estudos da Universidade de São Paulo, desenvolvidos no Laboratório Distúrbios do Desenvolvimento do Instituto de Psicologia, avaliaram essas duas habilidades. Pozzi verificou o desempenho de autistas de alto funcionamento no Teste de Física Intuitiva (sistematização) e na Bateria de Provas de Raciocínio – BPR-5 comparado com o grupo-controle. O desempenho entre os participantes do grupo-controle foi superior e modificou-se com o incremento da idade, o que refletiu não apenas o desenvolvimento cognitivo das crianças, como também sua experiência diária e aprendizado escolar, sendo uma evidência pouco favorável a esse modelo teórico e sobretudo ao uso do teste em território nacional como medida discriminante que pudesse auxiliar no diagnóstico de crianças autistas, uma vez que era esperado melhor desempenho para os autistas, no qual se esperava maior nível de sistematização (Pozzi, 2013).

Antes, Mendoza investigou a versão infantil do Teste de Ler a Mente nos Olhos (Reading the Mind in the Eyes Test, Baron-Cohen e cols.) a habilidade de empatia e encontrou resultados semelhantes, não conferindo validade de critério discriminante que justificaria a adoção do mesmo em avaliações diagnósticas (Mendoza, 2012).

TEORIAS NEUROPSICOLÓGICAS

Os estudos atuais a respeito do déficit cognitivo em autismo inspiraram-se no trabalho pioneiro de Hermelin e O'Connor (1970), que foram os primeiros a testarem, cientificamente, como as crianças com TEA processavam a informação sensorial na resolução de testes de habilidades de memória e motoras.

A conclusão era que essas crianças mostravam déficits cognitivos específicos, tais como problemas na percepção de ordem e significado, os quais não poderiam ser explicados por deficiência mental; dificuldades em usar *input* sensorial interno para fazer discriminações na ausência de *feedback* de respostas motoras; e tendência a armazenar a informação visual, utilizando um código visual, enquanto as crianças com desenvolvimento normal usavam códigos verbais e/ou auditivos.

---

[1]Testes de *faux pas* buscam medir a capacidade do indivíduo em perceber e julgar corretamente gafes sociais.

Função executiva

Acredita-se que a capacidade de planejamento e desenvolvimento de estratégias para atingir metas está ligada ao funcionamento dos lobos cerebrais frontais (Duncan, 1986). Essa habilidade envolve flexibilidade de comportamento, integração de detalhes isolados num todo coerente e o manejo de múltiplas fontes de informação, coordenados com o uso de conhecimento adquirido (Kelly, 1996).

A hipótese de comprometimento da função executiva como déficit subjacente ao autismo surgiu em função da semelhança entre o comportamento de indivíduos com disfunção cortical pré-frontal e aqueles com autismo: inflexibilidade, perseveração, primazia do detalhe e dificuldade de inibição de respostas. Essas características foram subsequentemente comprovadas pelos resultados do desempenho de indivíduos com autismo em testes destinados a medir funções executivas, como o Wisconsin Card Sorting Test (Heaton, 1981).

Hughes e Russel (1993) verificaram que o grupo de crianças autistas, comparado com os grupos-controle, apresentou um déficit maior na capacidade de planejamento para atingir uma meta.

O experimento propunha que a criança deveria aprender a obter bolinhas de gude de dentro de uma caixa, utilizando-se uma entre duas diferentes estratégias. As crianças com autismo falharam em aprender amaneira correta para obter esse fim, demonstrando maior insistência na estratégia incorreta.

Do mesmo modo, McEvoy e cols. (1993) demonstraram que o grupo de crianças pré-escolares com autismo, comparado com os grupos-controle, apresentou a mesma tendência de perseveração na estratégia incorreta em uma tarefa de reversão espacial. Além disso, a *performance* nessa tarefa correlacionou-se com a habilidade no comportamento de atenção compartilhada, isto é, a capacidade de dirigir a atenção do parceiro para um objeto ou evento de interesse, de modo espontâneo. Isso sugere que tal habilidade pode estar relacionada com a maturação dos lobos frontais e que ambas as habilidades desenvolvem-se no mesmo período, isto é, no segundo semestre de vida do bebê.

Preocupados em fornecer uma descrição mais detalhada acerca das disfunções executivas implicadas no autismo, Ozonoff e cols. (1994), utilizaram-se do paradigma do processamento da informação em um estudo comparando grupos de crianças e adolescentes com autismo, com síndrome de La Tourette e com desenvolvimento típico.

Os achados foram que o grupo de autistas obteve um desempenho comparável ao grupo-controle em tarefas que exigiam processamento global/local (atenção ao detalhe ou ao todo) e inibição de respostas a estímulos neutros.

Em contrapartida, o desempenho desse grupo nas tarefas que requeriam flexibilidade cognitiva (mudança de foco de atenção de um padrão de estímulo para outro) apresentou-se muito mais comprometido do que os outros dois grupos, reforçando a noção de disfunção executiva na síndrome do autismo.

Coerência central

Diferenças no sistema de processamento da informação em crianças com autismo é a base de outra teoria em autismo (Frith, 1989). A falta da tendência natural em juntar partes de informações para formar um "todo" provido de significado (coerência central) é uma das características mais marcantes no autismo. O interessante dessa teoria é que ela busca explicar não apenas os déficits, mas as habilidades, que podem estar não somente preservadas, mas se mostrarem superiores em indivíduos com autismo, estas últimas recebendo menor atenção na literatura.

A tendência em ver partes, em vez de uma figura inteira, e em preferir uma sequência randômica, em vez de uma provida de significado (contexto), pode explicar a *performance* superior de crianças com autismo:

- Nas escalas de Weshler que envolvem reunião e classificação de imagens por séries, em especial no subteste de Cubos (Happé, 1994);
- Nas tarefas de localização de figuras ocultas (Shah, 1993);
- Nas tarefas de memorização de uma série de palavras sem sentido em vez daquelas com significado, comparadas com os grupos-controle (Hermelin, 1970).

É evidente que há semelhanças entre essa teoria e a de disfunção executiva. Porém, a teoria da coerência central prediz comprometimento apenas naquelas funções executivas que estão associadas à integração de um estímulo dentro de um contexto.

TEORIAS DE PROCESSAMENTO DA INFORMAÇÃO

Particularmente surpreendentes foram as respostas dessas crianças aos estímulos auditivos. A intensa resposta fisiológica a sons contrastava com a passividade geralmente demonstrada por essas crianças em situações envolvendo tais estímulos. Resultados semelhantes foram descritos em outros estudos e teorias a respeito dos déficits perceptivos em crianças com autismo, os quais, apesar de adotarem diferentes terminologias e interpretações, descreveram o mesmo fenômeno: a resposta atípica de crianças autistas a estímulos sociais e não sociais. Alguns exemplos desses conceitos são: hiper-seletividade sensorial, otimização da estimulação sensorial, *input* sensorial e modulação da atenção.

CONCLUSÕES

Sobre a teoria da mente aplicada ao estudo do autismo, Bailey e cols. (1996) ressaltam que as pesquisas nessa área possibilitaram um grande impulso no conhecimento dos mecanismos cognitivos envolvidos nessa síndrome, cujos resultados têm se mostrado suficientemente robustos nas replicações. Entretanto, eles chamam a atenção para os problemas que ainda persistem, tais como:

- Explicações a respeito da pequena porcentagem de crianças autistas que "passa" nos testes da teoria da mente, mas que a despeito disso apresenta déficits sociais na sua vida cotidiana;
- A relação entre teoria da mente e comportamentos estereotipados ou ainda, "ilhas" de habilidades.

Conforme Pozzi explica, a teoria da empatia-sistematização mostra-se interessante na medida em que explica muitas dessas manifestações, também explicadas, porém, pelas teorias clássicas. No intuito de melhor avaliar sistematização em indivíduos com TEA, sugerem-se novos testes, com propriedades psicométricas mais precisas e que permitam a replicação dos resultados (Pozzi, 2013).

A respeito do papel do déficit na função executiva na origem do autismo, o estabelecimento de uma relação causal é controverso, e uma relação recíproca entre ambos não pode ser descartada (McEvoy, 1993).

Além disso, contra a corroboração da noção de que o déficit na função executiva seria primário no autismo, estão os estudos demonstrando que problemas nessa área não são específicos dessa patologia, sendo também encontrados em outros transtornos, tais como nos de déficit de atenção e hiperatividade – TDAH (Chelune, 1986).

Sobre a teoria da coerência central, pode-se dizer que diversas questões precisam ser examinadas, tais como:

- A sobreposição com a teoria da função executiva, considerando-se que ambas apontam a existência de um déficit na capacidade de integrar partes em um todo, como central à síndrome (Kelly, 1996);
- A investigação de crianças situadas em diferentes pontos do espectro autista e daquelas com outras patologias, por meio de estudos comparativos.

Além do mais, essa teoria não explica, de maneira direta, como o déficit de coerência central se relaciona com as dificuldades no comportamento social.

Por outro lado, as teorias de processamento da informação desempenham um papel fundamental em termos de intervenção, uma vez que o conhecimento a respeito dos modos particulares com que crianças com autismo apreendem o mundo circundante tem revertido em estratégias de ação, por exemplo, na prática psicopedagógica com essas crianças.

Bibliografia consultada

Bailey A, Philips W, Rutter M. Autism: towards an integration of clinical, genetic, neuropsychological, and neurobiological perspectives. Journal of Child Psychology and Psychiatry 1996; 37:89-126.

Baron-Cohen S, Leslie AM, Frith U. Does the autistic child have a 'theory of mind'? Cognition 1985; 21:37-46.

Baron-Cohen S, O'Riordan MO, Stone V, Jones R, Plaisted K. A new test of social sensitivity: detection of faux pas in normal children and children with Asperger syndrome. Jounal of Autism and Development Disorders 1999; 29:407-418.

Baron-Cohen S, Wheelwright S, Spong A, Scahill V, Lawson J. Are intuitive physics and intuitive psychology independent? A test with children with Asperger syndrome. Journal of Development and Learning Disorders 2001; 5:47-58.

Baron-Cohen S. The extreme male brain theory of autism. Trends in Cognitive Sciences 2002; 6(6): 248-254.

Baron-Cohen S. A diferença essencial. São Paulo: Objetiva, 2003.

Baron-Cohen S. Autism: the empathizing-systemizing (E-S) theory. Annals of the New York Academy of Sciences, 1156 2009; 68-80. doi:10.1111/j.1749-6632.2009.04467.x.

Baron-Cohen S. Mindblindness. Cambridge, MA: MIT, 1995.

Chelune G, Ferguson N, Koon R, Dickey TO. Frontal lobe disinhibition in attention deficit disorder. Child Psychiatry and Human Development 1986; 16:221-234.

Connellan J, Baron-Cohen S, Wheelwright S, Batki A, Ahluwalia J. Sex differences in human neonatal social perception. Infant Behavior and Development 2000; 23:113-118.

Dennett D. Belief about beliefs. Behavioural and Brain Sciences 1978; 4:568-569.

Duncan J. Disorganization of behavior after frontal lobe damage. Cognitive Neuropsychology 1986; 3:271-290.

Frith U. Autism: explaining the enigma. Oxford: Blackwell, 1989.

Happé FGE. Autism: an introduction to psychological theory. London: UCL, 1994.

Harris P. Children and emotion: the development of psychological understanding. Oxford: Blackwell, 1994.

Heaton RK. Wisconsin card sorting test manual. Odessa, FL: Psychological Assessment Resources, 1981.

Hermelin B, O'Connor N. Psychological experiments with autistic children. New York: Pergamon, 1970.

Hobson P. The autistic child's appraisal of expressions of emotion: a further study. Journal of Child Psychology and Psychiatry 1986; 27:671-680.

Hughes C, Russell J. Autistic children's difficulty with disengagement from an object: its implications for theories of autism. Developmental Psychology 1993; 29:498-510.

Kelly TP, Borrill HS, Maddell DL. Development and assessment of executive function in children. Child Psychology and Psychiatry Review 1996; 1:46-51.

Leslie AM. Pretence and representations: the origins of "theory of mind". Psychological Review 1987; 94:412-426.

McEvoy RE, Rogers SJ, Pennington BF. Executive function and social communication deficits in young autistic children. Journal of Child Psychology and Psychiatry 1993; 34:563-578.

Mendoza M. Versão infantil do Teste de Ler a Mente nos Olhos (Reading the Mind in the Eyes Test): um estudo de validade. Dissertação de Mestrado. Instituto de Psicologia. Universidade de São Paulo, 2012.

Ozonoff S, Pennington BF, Rogers S. Executive function deficits in highfunctioning autistic individuals. Relation to the theory of mind. Journal of Child Psychology and Psychiatry 1991; 32:1081-1105.

Ozonoff S, Strayer DL, McMahon W, Filloux F. Executive function abilities in autism and Tourette syndrome: an information processing approach. Journal of Child Psychology and Psychiatry 1994; 35:1015-1032.

Perner J. Understanding the representational mind. Cambridge, MA: MIT, 1991.

Piaget J. O nascimento da inteligência na criança. Rio de Janeiro: Zahar, 1966.

Pozzi CM. Física intuitiva: avaliação de desempenho em autistas de alto funcionamento. Tese de Doutorado, Instituto de Psicologia, Universidade de São Paulo. São Paulo, 2013.

Premack D, Wooddruff G. Does the chimpanzes have a theory of mind? Behavioral and Brain Science 1978; 1:515-526.

Prior MR, Dahlstrom B, Squires TL. Autistic children's knowledge of thinking and feeling states in other people. Journal of Child Psychology & Psychiatry 1990; 31:587-602.

Shah A, Frith U. An islet of ability in autistic children: a research note. Journal of Child Psychology and Psychiatry 1993; 24:613-620.

Voyer D, Voyer S, Bryden MP. Magnitude of sex differences in special abilities: a meta-analysis and consideration of critical variables. Psychological Bulletin 1995; 117(2):50-270.

Wellman HM. Early understanding of the mind: the normal case. In: S. Baron-Cohen S, Tager-Flusberg H, Cohen D. (orgs.). Understanding other minds. Great Britain: Oxford 1994; 10-40.

Wheelwright S, Baron-Cohen S. Systemizing and empathizing. In: Fein DA (ed.). The neuropsychology of autism. Nova York: Oxford University Press 2011; 317-337.

Wimmer H, Perner J. Beliefs about beliefs: representation and constraining function of wrong beliefs in young children's understanding of deception. Cognition 1983; 13:103-128.

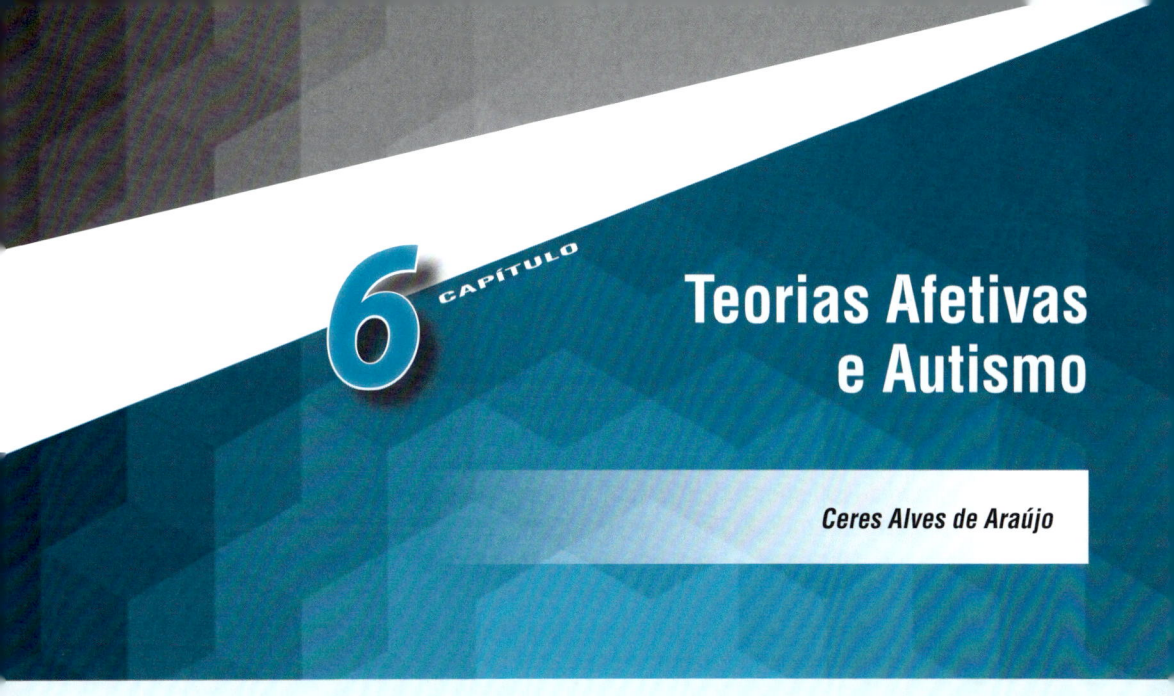

6 CAPÍTULO

Teorias Afetivas e Autismo

Ceres Alves de Araújo

Ceres Alves de Araújo

INTRODUÇÃO

Com a publicação do livro de Edward Ritvo: "Autism. Diagnosis, Current Research and Management", em 1976, e do livro de Michael Rutter e Eric Schopler: "Autism. A Reappraisal of Concepts and Treatment", em 1978, a concepção do autismo como uma síndrome comportamental de um quadro orgânico passou a ser difundida pelo mundo. Em consequência, iniciou-se uma mudança na abordagem do autismo, até então classificado como psicose infantil.

A compreensão do autismo como tendo uma etiologia psicodinâmica, tão difundida pela Psicanálise nas décadas anteriores, não poderia ser mais aceita.

O estudo de Wing e Gould (1979) com 35 mil crianças deixou claro que as características encontradas nos quadros do autismo formavam uma tríade, implicando a noção de prejuízo:

- Grave prejuízo social;
- Graves dificuldades na comunicação, tanto verbal como não verbal;
- Ausência de atividade imaginativa, incluindo o brincar de faz de conta, substituída pelos movimentos repetitivos.

A partir desse estudo, tentou-se explicar que características subjacentes a esses três aspectos poderiam ter uma relação comum e qual seria o fator que os uniria.

Distintos estudos, com base em abordagens teóricas diferentes, buscaram descobrir o déficit primário no autismo. Na década de 1980, surgiu a proposição de uma teoria cognitiva para se compreender o déficit primário. As pesquisas iniciais de Frith (1984) e de Baron-Cohen e cols. (1985) demonstraram que as crianças com autismo, mesmo as com a inteligência preservada, são incapazes de atribuir estados intencionais aos outros na idade em que isso é esperado. Elas têm um comprometimento na aquisição e desenvolvimento de uma "teoria da mente". A capacidade para metarrepresentações (representações sobre os estados mentais alheios) está alterada, o que causa prejuízo no desenvolvimento dos papéis sociais e na representação simbólica.

Sob o ponto de vista do funcionamento mental, afirmou-se a teoria cognitiva, nos anos que se seguiram, ganhando complexidade. O comprometimento da capacidade para metarrepresentações dificulta a compreensão dos próprios estados mentais, assim como a compreensão dos estados mentais dos outros, prejudicando a compreensão e a expressão afetiva. As terapias cognitivo-comportamentais se desenvolveram muito a partir dessa época, buscando, via condicionamento e cognição, ajudar os pacientes a adquirir condutas sociais adequadas e a conseguir uma regulação afetiva.

A década de 1990 trouxe novos questionamentos. Começou a se discutir se o déficit primário no autismo não seria um déficit afetivo em vez de um déficit cognitivo. Os trabalhos de Hobson (1990), pioneiros nesse sentido, mostraram que as inabilidades de cognição e de linguagem das crianças com autismo poderiam refletir um déficit que tem uma relação íntima com o desenvolvimento afetivo social. Tais trabalhos deram impulso às teorias afetivas contemporâneas.

O século XXI trouxe novos conhecimentos advindos dos domínios da neurofisiologia, da neuropsicologia que, aliados às perspectivas psicológicas, permitiram a integração do conhecimento do desenvolvimento humano e da psicopatologia aos paradigmas psicodinâmicos.

Cozolino (2014) considerou que no cérebro da pessoa com autismo, a desregulação dos processamentos sensorial, motor, cognitivo e afetivo sugere a presença de prejuízos em múltiplos sistemas neurais corticais e subcorticais. Muitas áreas do chamado cérebro social estão anormais no autismo. Para esse autor, os sintomas, as capacidades específicas e as incapacidades nos quadros dos transtornos do espectro do autismo enfatizam a modularidade funcional das redes neurais e mostram como alterações genéticas podem comprometer os sistemas do cérebro. O autismo pode demonstrar, pela contraparte, a extensão na qual o relacionamento social depende de redes neurais intactas.

A compreensão pelas teorias psicodinâmicas a respeito dos pacientes com os transtornos do espectro do autismo sofreu e vem sofrendo grandes mudanças até os dias atuais. Admitindo-se que nenhuma disciplina isoladamente pode fornecer explicações completas a respeito dessa patologia, a busca de conhecimento em áreas interdisciplinares vem desmontando construções teóricas antigas, levando a abandonar técnicas terapêuticas tradicionais e permitindo a possibilidade de novas hipóteses a respeito dos fenômenos encontrados nos quadros do transtorno do espectro do autismo e de novas formas de propostas terapêuticas.

Este capítulo procura descrever algumas teorias afetivas sobre o autismo, consideradas mais atuais e propagadas no nosso meio profissional, partindo-se de Peter Hobson por ser ele uma referência de suporte teórico às abordagens sobre as relações objetais precoces. O capítulo pretende delinear algumas linhas psicodinâmicas e propor uma hipótese na compreensão dos transtornos do espectro do autismo em uma perspectiva da psicologia junguiana.

É interessante observar que essas diferentes linhas teóricas são mais complementares que antagônicas. Abordam a patologia a partir de ângulos diferentes e, muitas vezes, apenas a diferença de terminologia é percebida.

A TEORIA DE HOBSON

Hobson (1989) criticou a atuação de autores da psicanálise e da psicologia analítica, implicados no estudo do autismo, os quais inferiram seus conceitos a partir das intervenções terapêuticas que realizavam com crianças com autismo, utilizando o tradicional método psicoterapêutico, desconsiderando as condições peculiares da vida psíquica dessas crianças. Começou a formular, ainda na década de 1980, os fundamentos das teorias afetivas atuais sobre o autismo. Suas conceituações o aproximaram muito de uma perspectiva psicanalítica de relações objetais e foi ele quem buscou pesquisar as bases, que ele acreditava que eram inatamente determinadas de tais relações.

Nas suas formulações iniciais, ele considerou que:

- As crianças com autismo apresentam falhas constitucionais nos componentes de ação e reação necessários para o desenvolvimento das relações objetais, que envolvem afeto com as outras pessoas;
- Falta às crianças com autismo a coordenação da experiências e do comportamento sensoriomotor e afetivo, característico da vida normal intrapessoal, assim, como da interpessoal;
- Nessa patologia há déficits no reconhecimento das outras pessoas como portadoras de sentimentos, pensamentos, intenções e desejos próprios;
- Existem déficits na capacidade de abstrair, sentir e pensar simbolicamente.

Nos seus trabalhos posteriores, Hobson (2004) postulou que as relações interpessoais são o "berço" do pensamento. Apresentou a ideia de que para o desenvolvimento da vida mental existe algo mais básico que a linguagem – o engajamento social com o outro – mais primitivo e com poder inigualável como potencial formativo, que, justamente, inicia o ser humano na linguagem. Tal engajamento social se desenvolve em pequenos passos, mas repentinamente dá surgimento aos processos de pensamento, os quais revolucionam a vida mental. A ligação que pode reunir a mente de uma pessoa com a mente de alguém – sobretudo ligações emocionais – são as verdadeiras ligações que iniciam o ser humano no pensamento.

As bases do pensamento encontram-se no ponto no qual os primatas ancestrais começaram a entrar em contato emocional, um com o outro, do mesmo modo que os bebês entram em contato com seus cuidadores.

As pessoas com autismo são seres humanos para os quais o mútuo engajamento com alguém mais é parcial ou ausente. A falta de conexão emocional da criança com autismo é devastadora por si, mas também traz implicações sobre a capacidade de pensar da criança. As raízes do pensamento estão no que ocorre em virtude da experiência individual de uma pessoa com alguém mais. As raízes do autismo podem vir a ser encontradas no que deixa de acontecer entre as pessoas.

Hobson (2004) voltou a insistir na proposição de que os modos de engajamento pessoal vêm antes do pensamento. As crianças com autismo não têm o contato intersubjetivo com outra pessoa e isso causa o impedimento para a vida imaginativa. Elas não conseguem imaginar a si mesmas presentes nas mentes dos outros. "Elas não parecem se experimentar nos corações e nas mentes dos outros" (Hobson, 2004, p. 89).

Se a maior motivação para aprender linguagem é afetar a mente dos outros, talvez não seja surpreendente que muitas crianças com autismo jamais falem. Se alguém deseja sentir-se com alguém mais para registrar que se está conectado psicologicamente, e se tal conexão é uma parte necessária da compreensão do que existe para ser partilhado e para ser comunicado, então, a falha do contato intersubjetivo pode prejudicar toda a função do significado da linguagem, exceto talvez em algum modo incipiente relacionado com o conseguir algo de alguém. Muitas vezes, se observa diálogo nas crianças com autismo, mas falha a flexibilidade da troca interpessoal e falha o ajustamento mútuo.

Para o autor, o pensamento surge mediante os movimentos na orientação mental. Movimentos na orientação mental são de um tipo especial, pois ocorrem por intermédio da resposta da criança a outra pessoa. São movimentos que começam antes do pensamento. Eles permitem que uma criança de 1 ano de idade capte a natureza da perspectiva da mente, no sentido de que diferentes pessoas podem considerar de modo diferente os objetos e os eventos. Tais movimentos na orientação mental permitem que a criança compreenda como os significados de uma pessoa podem ser ancorados em símbolos. Pessoas com mentes têm suas próprias experiências subjetivas e elas podem dar significado às coisas. Esses significados estão ancorados em símbolos.

Alguém pode usar símbolos apenas se possui o tipo de vida emocional que o conecta com o mundo e com os outros. As crianças com autismo têm a falta de algo essencial para o funcionamento humano. Algo essencial para o funcionamento simbólico criativo. Elas ficam aquém do padrão que leva ao uso dos símbolos de modo criativo.

Hobson (2004) não considerou preciso o termo "teoria da mente" aplicado à crescente compreensão, por parte da criança da vida mental das pessoas. A teoria da mente sugere que uma criança teoriza sobre a natureza dos sentimentos, desejos, crenças e intenções. Não é teorizando que a criança começa a compreender os aspectos da vida mental. Questões interessantes e críticas podem ser formuladas sobre o tipo de conhecimentos que é adquirido nos primeiros tempos de vida. Como a criança percebe que uma pessoa é um tipo de coisa que tem uma mente? Como ela começa a perceber que uma mente é composta de pensamentos, desejos, sentimentos etc. e que pensamentos, sentimentos etc. são diferentes dos objetos que se pode pegar?

A segurança dos relacionamentos de apego influencia a capacidade posterior da criança de se engajar com outra pessoa em um nível mental. A capacidade da criança pensar sobre pensamento depende do modo como seus cuidadores se relacionaram com ela. Em interação, a criança se torna capaz de compreender e de ser sensível à vida mental das outras pessoas. Pensar não é uma ocupação individual, segundo o autor. Mesmo quando alguém o faz por si mesmo, existe algo dando conhecimento que os próprios pensamentos pertencem a si mesmo e não aos demais. Essa consciência de si mesmo e de sua própria mente, assim como de outros e de outras mentes, tem sua raiz nas relações primárias com os outros.

A mente em crescimento não é frágil. Os bebês têm resiliência e efetivamente conseguem descobrir modos de compensar desvantagens potenciais e conseguir o que necessitam das pessoas ao redor deles. Entretanto, nos transtornos do espectro do autismo, a profunda falta de engajamento social impede o desenvolvimento do pensamento criativo. No autismo, não há a presença do sistema criança-em-relação-com-outro.

Assim, Hobson (2004) adotou a teoria da intersubjetividade, localizando o déficit característico do autismo entre o indivíduo afetado e os outros. Quando a criança não experimenta as formas de engajamento social típicas dos seres humanos, tanto a consciência de si mesma, como o pensamento ficam gravemente afetados. Não se trata de ausência de consciência de si mesmo ou de incapacidade para pensar, mas trata-se de modos muito peculiares de pensar e pensar-se. Muitas das pessoas com autismo e com a inteligência preservada pensam de modo altamente sofisticado e têm um conceito de si mesmas, mas de uma maneira peculiar.

Nos casos de transtorno do espectro do autismo, é observado um pensamento que não é fundamentado nas perspectivas partilhadas sobre o mundo e observa-se também uma espécie de estreitamento da noção de si mesmo, a qual não tem raízes em formas de autoavaliação provenientes do engajamento às atitudes dos outros. Tem-se um mundo desunido, solitário e empobrecido que contrasta muito com o mundo dos que não têm essa patologia, o qual é construído no inter-relacionamento e na intersubjetividade, em que as qualidades e as perspectivas a respeito de si mesmo e do outro são mútua e constantemente influenciadas.

Hobson (2010), em estudos posteriores, reafirmou a vantagem de colocar o foco no desenvolvimento da consciência de si e do outro, ao caracterizar a psicopatologia do autismo. Considera que o estudo das limitações desse inter-relacionamento é fundamental para a compreensão da patogênese do autismo.

A PERSPECTIVA INTERSUBJETIVA

Usando o conceito de campo intersubjetivo de Stolorow e Atwood (1992), Roser e Buchholtz (1996), na linha da psicanálise, consideraram que no centro do desenvolvimento normal está a criação de um sistema mutuamente regulador entre a criança e seu cuidador, o qual dá à criança a experiência consistente de ser cuidada e de ser reativa a alguém. Tal sistema é a base para o estabelecimento de uma noção de si-mesmo-com-o-outro. Essa experiência reguladora se inicia em uma rica rede de condutas que se repetem e que são estabelecidas, justamente por se repetirem, entre o cuidador e a criança. Segundo Stern (1985), a partir dessa rede de constâncias surge a representação emergente de si e do outro e a aquisição da noção da representação nuclear de si mesmo.

O poder transformador de uma relação é definido como seu poder de favorecer o desenvolvimento da representação de si, mediante a integração de informações do ambiente, progressivamente mais complexas e diversas, e a garantia de formas de relacionamento mútuos e abertos com os outros.

Para Roser e Buchholz (1996), a criança com autismo não desenvolve esse poder transformador na relação com seus cuidadores. A representação de si se organiza ao redor das experiências de regulação que não foram vividas como sintonizadas com estados afetivos. A experiência resultante de não ligação, fundamentada na falta de sintonia, leva ao isolamento dessas experiências e à falta do poder transformador das mesmas. A criança não adquire a noção do eu-em-relação.

Nessa perspectiva, é aceita a hipótese de que a criança nasceu com uma série de prejuízos na sua dotação biológica, o que a torna, em graus variados, difícil de ser entendida e atendida sob a perspectiva emocional. Para compreender emocionalmente e para tratar a criança com autismo, como ser psicológico, parte-se do ponto de vista da natureza da matriz intersubjetiva criada entre a criança e seus cuidadores, considerada como o fator mais importante para o desenvolvimento da estrutura psíquica.

O tratamento é focado na interação entre os mundos subjetivos do observador e do observado, que são organizados de modos diferentes. O campo subjetivo é o foco da observação. No tratamento da criança com autismo, o que se torna mais saliente é a extensão na qual as representações de si e do outro se baseiam na falta da experiência de um laço transformador e o consequente foco da criança em mecanismos protetores, que levarão à exclusão de experiências novas de si e do outro. No campo intersubjetivo do paciente e do terapeuta, o que se observa como transferência é a primeira experiência de um laço não nutridor. Com base nessa compreensão, a tarefa se torna a criação de um novo laço entre o paciente e o terapeuta, fundamentado na experiência de reatividade e de sintonia mútuas.

A PSICANÁLISE KLEINIANA

Em relação à mudança nos estudos sobre o autismo, na linha da psicanálise kleiniana, pode-se citar Anne Alvarez e Sue Reid, do Tavistock Autism Workshop. Alvarez e Reid (1999) tiveram o propósito de estudar crianças e jovens com autismo, dando ênfase aos modos pelos quais cada personalidade individual e única pode interagir com a sintomatologia do autismo, pois consideraram que cada pessoa com autismo é muito diferente e que há uma intrincação densa entre os sintomas e a motivação da criança, do adolescente e do adulto afetados por essa patologia.

As autoras admitiram que falta às pessoas com autismo o sentido de um mundo, onde existem pessoas com mentes, que podem tanto ser interessantes como estar interessadas nelas. Esse sentido é essencial para o desenvolvimento da mente humana, na qual podem ocorrer pensamentos, experiências podem ser lembradas, associações estabelecidas e a vida da imaginação, desenvolvida. As pessoas com autismo não têm vidas internas ricas, nas quais experiências e fantasias possam ser engramadas e evocadas para ajudarem as interações vividas com os outros, e novos pensamentos podem ser estimulados por novas experiências. Entretanto, acredita-se que, ainda que seja pouco acessível, poucas vezes o mundo interno é ausente por completo nessas pessoas.

Alvarez e Reid (1999) concordaram com a visão de Hobson (1990) de que o autismo é um distúrbio da intersubjetividade e formularam especificamente tal distúrbio como um prejuízo da noção da emocionalidade normal com base na curiosidade sobre as relações interpessoais e no desejo delas. Propõem como campo de trabalho terapêutico o relacionamento entre paciente e terapeuta, pois admitem ser o prejuízo social o sintoma central no autismo.

O tratamento psicanalítico envolve três fatores mais importantes: a regularidade e a consistência do *setting*, o uso da transferência e o uso da contratransferência. Com a abordagem psicanalítica se pretende descobrir a singularidade de cada criança, mas no caso da criança com autismo tal descoberta requer adaptações na maneira usual do tratamento. A diferença técnica maior é a quantidade de atividade necessária por parte do terapeuta em relação à criança. O terapeuta precisa ser ao mesmo tempo interessante e interessado e tem o papel muito mais ativo que quando lida com crianças que não tem autismo. O esforço de vontade envolvido no manter a atenção às crianças com autismo permite ao terapeuta empatizar com a dificuldade dos pais que convivem com elas. São admitidas a possibilidade e a vantagem da abordagem da criança na presença dos pais.

Do ponto de vista do tratamento, a tendência é que o psicanalista seja também considerado um "objeto de desenvolvimento" para a criança, em contraposição ao papel tradicional e exclusivo de revelador ou integrador de cisões, por meio das interpretações.

Fonseca e Bussab (2004), buscando uma associação entre as perspectivas psicanalítica e etológica, tentaram justapor a análise etológica, que esclarece a estrutura relacional subjacente, com a análise das atividades pré-simbólicas, que informa sobre a experiência emocional e sobre fantasias prevalentes em cada sequência de padrão relacional. Partiram da crença que na associação entre as duas áreas se encontra a possibilidade de combinar métodos e os conceitos de funcionalidade para aprofundar a compreensão psicanalítica sobre o desenvolvimento e seus transtornos. Assim, um conhecimento mais amplo sobre as origens, o caráter e a função do comportamento de evitação e de afastamento das crianças com autismo pode propiciar maior eficácia no atendimento dessas crianças.

Fonseca e Bussab (2003) já discutiam a dificuldade no uso do pronome pessoal pelas crianças com autismo, tentando estabelecer uma ligação entre essa falta e o déficit do desenvolvimento não apenas da noção de si mesmo e da noção do outro, mas também da constituição de um espaço mental e da tridimensionalidade. Partiram do postulado que existe uma estrutura interacional precoce, que contém as representações pré-simbólicas de si mesmo, do objeto e da relação entre eles. Acreditaram que tal estrutura é constituída, em grande parte, mediante as trocas face a face, que são internalizadas em bloco, permitindo a representação mental tridimensional da díade criança-cuidador e, então, a experiência adequada dos espaços interno e externo, a qual permitirá, mais tarde, a capacidade de empregar a primeira pessoa. O recém-nascido, diante de sua mãe, se dá conta que existe não somente um espaço entre eles, mas também uma relação que permite que diferentes posições sejam consideradas, tanto um "eu" partindo de um, como um "eu" partindo do outro. Quaisquer que sejam os fatores que prejudicam essas trocas precoces face a face, as estruturas interacionais serão perturbadas, com prejuízo consequente da noção de espaço interno, da tridimensionalidade e da reversão necessária para o uso adequado do pronome pessoal.

Barros (2011), ao discutir a abordagem terapêutica psicanalítica da síndrome autística, explicou que duas tarefas correlatas se entrelaçam no atendimento à criança com autismo. A primeira seria a identificação da constelação de conceitos pertinentes à síndrome autística: formas de expressão da ansiedade de aniquilamento e as defesas mais frequentes decorrentes. A segunda tarefa seria a busca de estratégias técnicas para alcançar esses estados limítrofes à desmentalização.

Para a autora, déficits, prejuízos ou características de personalidade do paciente com autismo participam da persistência da configuração autística e se somaram à participação das insuficiências do objeto materno que sustentava, com exclusividade, a gênese da síndrome autística. Assim, se justifica, na psicanálise, o estudo da emergência do *Self* dentro de uma visão relacional, como a psicologia do desenvolvimento, a etologia e as neurociências.

A VISÃO LACANIANA

Berlink (1999) definiu autismo como um estado primitivo, onto e filogeneticamente; o limite entre o natural e o humano. É um estado contemporâneo à constituição do aparelho psíquico, pois esse é autístico no tempo da sua constituição filogenética, o que leva o autor a acreditar ser o autismo o paradigma do aparelho psíquico, na medida em que é a organização narcísica do vazio. É um aparelho cujo princípio de funcionamento seria o narcisismo, entendido como um movimento libidinal em que a energia é retirada do objeto e se volta para o corpo no qual foi originada.

Ao considerar a peculiar relação com a dor e a doença que raramente se manifestam no corpo da pessoa com autismo, o autor descreveu o terror como afeto característico dessa condição. Terror que não é antecedido por dor, depressão ou angústia. Para Berlink (1999), a pregnância à natureza, articulada à primitividade, dá testemunho da existência de um estado, no qual o psiquismo está se formando. Não se observa dor ou depressão ou angústia ou doenças incidindo no corpo, mas existe o afeto mais primitivo – o terror – diante da catástrofe, em que nenhum recurso defensivo ainda tem lugar.

Para esse autor, o autismo é uma doença, na qual o ser humano parece não ser capaz de ultrapassar a natureza em direção à cultura. Seria uma manifestação cultural da natureza anterior à catástrofe, um mundo silencioso, sem palavra, sem ruído, equilibrado com movimentos repetitivos e padronizados, representando a regularidade lá existente. A ecolalia, característica do autismo, é o sinal da existência da ressonância própria de uma organização do vazio, onde o som das palavras não encontra *Eros*, mas *Eco*, pois *Eros* só existe no âmbito do humano.

Assim, para Berlink (1999), no autismo não existe *Eros*, o poder próprio do homem para estabelecer relações, apenas se observa o autoerotismo. A pulsão não se entrelaça com os objetos, constituindo representações mentais. No autismo, não há a pulsão de vida nem a pulsão de morte, criações da função materna, que produzem poder no corpo. A pessoa com autismo tem genitora, mas não tem a função materna, ele é filho natural. Há a ausência da mãe, do objeto de desejo. A libido enfrenta a impossibilidade de se estabelecer como poder, como pulsão realizando ligações com os objetos. O interlocutor não se estabelece.

Segundo Kupfer (1999), para a psicanálise de inspiração lacaniana, no autismo não há como supor a existência de um sujeito prévio, já que o sujeito é efeito da operação significante, efeito da instalação da linguagem. O sujeito se faz na e pela linguagem, mas ao mesmo tempo precisa contar com algo da ordem de uma estrutura subjetiva que o guie "para dentro" da estrutura da linguagem. O "Outro" materno supõe o que não está e antecipa a função-sujeito como modo de fazê-la funcionar antes de estar instalada.

A autora enfatizou a hipótese lacaniana de que nas crianças com autismo, as marcas, as inscrições originárias não se alçaram à condição de significantes com pleno poder de linguagem. O autista está fora da linguagem e o que poderia ser marca de linguagem deixou de sê-lo. O tratamento proposto, nessa linha, consiste na busca dos restos das marcas que não se "significantizaram" para, a partir delas, buscar reintroduzir a operação significante. Isso se faz na prática supondo um sujeito e tentando refazer com a mãe uma simbolização baseada na posição fantasmática dela a respeito do que na criança é um mero automatismo, com o objetivo de se conseguir algum tipo de inscrição.

Segundo Kupfer (2004), é a manutenção de um esquema corporal independente, bem como o "devir viscoso" que surge quando o outro introduz a sua libido. Justamente por não estar marcado pelos desfiladeiros do significante – e isso não significa que não tenha havido um dia um "Outro" da linguagem, só significa que esse, em sua inteireza, não está – o esquema corporal tem a fixidez do que não pode ser substituído, flexibilizado, colocado para deslocar-se. E, quando o pulsional não se enlaça ao significante, degrada-se, não chega a se tornar pulsão e encontra apenas o caminho da viscosidade, da aderência ao objeto, da doença da libido.

Em relação à escolarização da criança com autismo, Kupfer (2004) ressaltou que não se propõe prover a ela condições de aprendizagem semelhantes às demais crianças. A proposta é que elas se beneficiem de outras coisas oferecidas pela escola: os laços sociais que ali se estabelecem, as possibilidades de oferta de outras posições. O terapêutico está nessa circulação e nessa relação com outros, está naquilo que vão obter nessa circulação por esses objetos de conhecimento.

UMA PERSPECTIVA DA PSICOLOGIA JUNGUIANA

Uma agenesia da estruturação matriarcal da consciência

No autismo, o desenvolvimento psicológico ocorre em condições atípicas. O trajeto do crescimento e as aquisições não acontecem na sequência esperada. As pessoas com autismo não seguem os trajetos típicos da estruturação da consciência. Tem um modo diferente de estruturação da mente. Parecem estar privadas do processo de individuação. Araujo (2000) postulou a existência de uma agenesia da estruturação matriarcal da consciência.

No desenvolvimento do bebê com transtorno do espectro do autismo, observa-se uma alteração no padrão humano básico. Com a reatividade alterada desde o início da vida, diferentemente dos demais recém-nascidos, o bebê com autismo não tem a tendência de reagir aos outros seres humanos, proposta por Bowlby (1989) e reafirmada e amplificada pelas formulações de Stern (1997).

Do ponto de vista da psicologia junguiana, acredita-se que a organização do desenvolvimento é arquetípica, isto é, o desenvolvimento se processa sob a ordenação do *Self*, arquétipo central como princípio de totalidade. O conceito contemporâneo de arquétipo, descrito por Knox (2003), equaciona os arquétipos com esquemas de imagens, modelos espaciais que são formados precocemente no desenvolvimento mental e armazenam informações essenciais sobre as relações espaciais dos objetos do mundo ao nosso redor.

É importante considerar que os arquétipos não são estruturas genéticas inatas, mas são matrizes herdadas enquanto espécie. Existem mecanismos genéticos de orientação específica, podendo o gene ser entendido como um catalisador. O arquétipo deve ser compreendido como uma estrutura emergente, derivada do desenvolvimento auto-organizado do cérebro. As primeiras estruturas psíquicas, esquemas de imagens, oferecem um modelo atual para os arquétipos, no sentido que elas organizam a experiência, enquanto, elas próprias, permanecem sem conteúdo e aquém do domínio da consciência. O esquema de imagem parece corresponder ao próprio arquétipo e a imagem arquetípica pode ser equacionada com as extensões metafóricas inumeráveis, que derivam dos esquemas de imagem. Os arquétipos são *gestalts* que funcionam como base para a elaboração de padrões no mundo simbólico.

Diferentes trajetos de desenvolvimento podem ser traçados em função da interação dos mecanismos genéticos de orientação específica com a circunstancialidade envolvente de cada ser humano. As primeiras estruturas psíquicas, os arquétipos, irão organizar a experiência do ser humano no mundo.

Ao longo do processo de individuação, observa-se a regência de diferentes arquétipos: o arquétipo de Grande Mãe, o arquétipo do Pai, o arquétipo da *Anima-Animus* e o arquétipo da Sabedoria. A integração de todos os arquétipos entre si, ordenados pelo arquétipo do *Self*, o princípio da totalidade, propicia o processo de individuação.

Galiás (2005) relaciona o arquétipo da Grande Mãe à primeira forma de amor vivenciada, ao amor de mãe; o arquétipo do Pai, ao amor de pai; o arquétipo da *Anima-Animus*, ao amor de alteridade, e o arquétipo da Sabedoria, ao amor espiritual. Considera-se que a integração de todos os arquétipos entre si e as possibilidades de vivenciar as diferentes formas amorosas na relação consigo mesmo, com os outros e com o mundo parecem estar muito alteradas nas pessoas com os transtornos do espectro do autismo, o que constitui um impedimento importante ao processo de individuação.

Araujo (2000) considerou que, além de suas condições tão peculiares, por viverem sob os determinantes de uma cultura, em que não são compreendidas da maneira adequada, as pessoas portadoras dos quadros do autismo têm um processo de desenvolvimento psicológico bastante difícil e penoso. É provável que apenas uma minoria das pessoas com esse transtorno do neurodesenvolvimento, a que possui a inteligência preservada, possa chegar a um processo de individuação, com a possibilidade de descobrir a própria forma de ser e talvez o sentido de sua existência.

Um processo de individuação peculiar

Quanto aos dinamismos matriarcais, acredita-se que há uma hipotrofia, senão mesmo uma atrofia do papel "Filho da Mãe", descrito por Galiás (1988), na estruturação da consciência, o que impede a filiação plena à maternagem humana. Os dinamismos matriarcais – carinho, cuidado, aconchego e continência – não se mostram eficazes. O amor de mãe, primeira forma de amor que deveria ser vivenciada, não consegue ser compreendido e nem correspondido. As experiências emocionais de estar em ligação com o outro não são representadas. O impedimento para o funcionamento dos dinamismos matriarcais faz com que a trajetória do desenvolvimento da criança com autismo seja muito peculiar.

No desenvolvimento típico, o esquema de imagem de continente caracteriza a constelação do arquétipo materno. O componente inato pode ser tão simples como um mecanismo para focar a atenção em específicos padrões perceptivos. Tais padrões podem ser armazenados em uma forma esquemática simples, a qual, então, permite que todos os padrões semelhantes sejam reconhecidos. Assim, podem ser justificados a atenção e o reconhecimento do bebê para o padrão básico da face humana, desde os primeiros dias de vida. Os bebês não possuem um modelo da face humana armazenado em seus genes, mas eles têm instrução genética para prestar atenção particular a qualquer padrão tipo face que apareça em seu campo visual. Não se postula que exista inata representação de faces. As estruturas inatas não contêm conteúdos simbólicos, mas são apenas simples sequências de respostas a estímulos, processadas em um nível subcortical, que assegura que a atenção do bebê vá para os aspectos-chave no seu ambiente que são essenciais para seu desenvolvimento psicofísico.

A experiência da criança de sua mãe como continente físico e psicológico é uma extensão metafórica desse esquema de imagem ou arquétipo. A *gestalt* de continente é simples, mas pode dar surgimento a uma riqueza de significados na medida em que é expressa na abrangência da intimidade física e na compreensão e contensão pela mãe das necessidades e emoções de seu bebê. É assim que, sob a regência do arquétipo da Grande Mãe, surge a primeira forma de amor vivenciada: o amor de mãe, que é um amor que precisa ser correspondido.

No trajeto do desenvolvimento do bebê com autismo, não se observa a vivência e a representação da relação com o cuidador. Os dinamismos matriarcais – cuidado, carinho, aconchego e continência – estão alterados, do mesmo modo como não existe a vivência e a representação da separação. Parece não se criar o espaço da falta, o espaço da separação e, em consequência, o espaço da fantasia. O bebê e a criança com autismo podem aprender a necessitar do outro, mas não desenvolvem a noção de pertencer a um outro. Não se cria, segundo as maneiras usuais, a relação eu-outro, para que, em decorrência, possa se criar a relação eu-mundo. Em geral, são crianças amadas, mas o amor de mãe não consegue ser correspondido.

Essas crianças apresentam déficit nos processos afetivos-sociais básicos desde idade muito precoce. Carecem das habilidades cognitivas sociais necessárias a uma teoria da mente. Hoje, acredita-se que a impossibilidade para adquirir uma teoria da mente possa ser resultante de um déficit na capacitação básica para interação.

Baron-Cohen, Leslie e Frith (1985), estudiosos da "teoria da mente", interpretaram os déficits da capacidade para atenção conjunta como evidência da inabilidade para ler outras mentes. Porém, ao se aceitar o problema afetivo-social como primário, poder-se-ia interpretar a falha da criança no dividir suas experiências com o outro significativo, como um déficit motivacional, como propõem Volkmar e cols. (1997).

Se o déficit motivacional para a interação está presente desde o início da vida, vai existir prejuízo importante para a aquisição da intersubjetividade, determinando uma série de alterações ao longo do processo do desenvolvimento, incluindo prejuízos na interação afetiva, na sociabilidade e na cognição.

O bebê, nessa condição atípica, tem uma percepção anormal e, por consequência, uma reação anormal aos "significados" das expressões emocionais das pessoas. Há alteração na comunicação não verbal, na coordenação interpessoal corporal e mental. Existem, em decorrência, prejuízos na noção de crença, no estabelecimento da distinção entre aparência e realidade e na compreensão da orientação subjetiva em relação às pessoas, objetos e situações, como mostrou Hobson (1990).

O bebê no espectro do autismo pode não buscar o conforto físico de seus pais e/ou pode apresentar reações tônicas de desprazer ao ser colocado no colo ou ao ser acariciado. Uma postura rígida, alterações no tônus, neutralidade das expressões faciais são queixas frequentes dos pais. O bebê pode parecer mais calmo quando deixado sozinho. Quando algumas crianças com autismo apresentam apego a alguns objetos, esses apegos são na sua maioria estranhos. Os objetos de apego são duros, pontudos, ou a classe dos objetos é mais importante que a escolha específica. Os clássicos objetos transacionais parecem ser trocados pelos objetos autísticos.

Do mesmo modo que a face humana pode ser de pouco interesse para esse bebê, ele também pode demonstrar pouco interesse pelos sons da voz humana, o que faz com que se acredite, com frequência, na possibilidade de surdez. A falta de motivação para a interação e de atratividade ao estímulo social, presente desde o nascimento, pode resultar em uma falha para iniciar e integrar os padrões básicos interpessoais, que, se acredita, serem as fundações para o desenvolvimento da comunicação.

A grande maioria dessas crianças não tem troca pelo olhar, não fixa, não mantém o olhar no outro. Stone (1997) mostrou que análises de vídeos dessas crianças, em suas famílias, revelam o contato de olhos muito limitado por parte da criança e, para compensar, um elevado nível de energia da mãe para sustentar a interação.

Ao contrário das crianças ditas normais ou mesmo das crianças que nascem com outras deficiências, a criança no espectro do autismo parece viver em um mundo diferente. Mãe e criança estão em mundos separados, sem a possibilidade da comunicação desejável, pois por mais que tente, por mais capaz de continência que seja, a mãe não consegue entender e atender de modo adequado às necessidades do filho. Não há condição de estabelecer o código padrão para a comunicação. A relação de maternagem não se constela nos padrões próprios da espécie humana.

Os comportamentos de ausência ou desvio do olhar, associados a outras alterações das trocas não verbais precoces, prejudicam a emergência da intersubjetividade, isto é, da construção de uma experiência emocional compartilhada entre a criança e quem cumpre maternagem. Sabe-se que tal construção é condição básica para o desenvolvimento das funções mentais.

A falha no emergir da subjetividade é derivada também da falta de aquisição da atenção conjunta, que é uma habilidade pré-verbal da comunicação, a qual permite que a criança divida com outra pessoa a experiência de um terceiro objeto ou de um evento. A falha no adquirir da atenção conjunta pode ser considerada um dos maiores e mais persistentes problemas no desenvolvimento da criança com autismo. As representações triádicas não se formam, os gestos da criança permanecem como protoimperativos, não surgem os gestos protodeclarativos, os que pedem a atenção da outra pessoa para compartilhar as coisas do mundo.

Os distúrbios da comunicação, as reações sensoriais atípicas, as estereotipias comportamentais mantêm a criança isolada do mundo dos outros. No ser humano típico, emoções e estados fisiológicos levam a desejos. Crenças e desejos estão relacionados de modo intrínseco no padrão da ação humana. A percepção e a integração dos estímulos levam a crenças sobre o outro, sobre as situações. Crenças e desejos se combinam e determinam a ação que leva à reação de certeza ou surpresa, caso a crença se confirme ou não e leva ao prazer e à alegria ou ao desprazer e à tristeza pela satisfação ou não do desejo. Todo esse processo está alterado no ser humano com autismo.

No bebê com autismo, já se observa a falta do desejo pelo outro, a falta do desejo do desejo do outro, o que acarreta o impedimento para a aquisição da percepção de si e do outro. O desejo pelo outro não ocorre pela ausência do espaço da falta. Não se cria o espaço da falta entre um eu e um outro, para que se sinta a falta do outro, para que se entristeça pela falta do outro e em função da falta se deseje o outro.

A ausência do desejo pelo outro impossibilita a emergência da fantasia, da fantasia em relação a esse outro, que conduziria à capacidade cognitiva para atribuir sentimentos, intenções ao outro, para atribuir significado às interações humanas.

As pessoas com autismo parecem seres fora da possibilidade de seguir o padrão humano na sua totalidade. Poder-se-ia falar de uma sobrevivência psicológica em condições atípicas. O eu se estrutura em termos de outras codificações, isolado, privado das vivências relacionais primordiais. A não representação das experiências eu-outro, das experiências matriarcais, impede a vivência de separação e de falta. Há, nessa fase, praticamente a agenesia da possibilidade de desejar. A subjetividade que vai se desenvolver no bebê na condição desse espectro parece ser alterada, diferente em demasia do padrão comum, o que dificulta o entendimento e o atendimento de suas necessidades.

Esse bebê vive o processo de maturação biológica, relativo às suas necessidades de sobrevivência. Mostra comportamentos de apego, mas o apego parece ser apenas por segurança e não por filiação. Ao contrário dos demais bebês, para ele, o apego não conduz às vivências afetivas, não leva ao fortalecimento da capacidade de amar. Não é possível para esse bebê, a continência, a proteção, o apaziguamento matriarcal. É provável que assim possa ser justificado o não apego a objetos transacionais, macios, fofos e sua substituição pelos objetos autísticos, duros, pontudos.

A impossibilidade da constelação do arquétipo matriarcal coloca em risco a própria sobrevivência da criança. Ela não consegue ser atendida por não poder ser compreendida nas suas necessidades. A vivência de uma angústia, que não pode ser nomeada, gera desespero, difícil de ser aplacado por uma mãe que se vê sem meios para atender e que também se angustia. A busca do isolamento, muitas vezes acompanhada da movimentação estereotipada, não funcional, parece ser o meio que essa criança encontra, sozinha, para lidar com sua própria crise de angústia. Mas, ao contrário das demais crianças, essa não vive ansiedade pela separação, pela sensação do abandono. Ela vive o medo, a angústia pela incompreensão e a insatisfação pelo não atendimento às suas necessidades básicas, o que gera as crises de desorganização.

É a mãe pessoal que, muitas vezes, se sente abandonada e, com frequência, tende a projetar sua ferida matriarcal sobre o filho. A maioria das pessoas, aliás, repete essa atuação e, em função da projeção do dinamismo matriarcal ferido, forma-se uma sombra que, colocada sobre a pessoa com esse transtorno, a faz ser vista com pena, como "anormal" ou como "coitadinha", nomeações que sempre a desprestigiam como pessoa. Isso pode dificultar a compreensão desse modo tão diferente de ser e inviabilizar a possibilidade da sua individuação, ainda que peculiar. O filho precisa ser visto do jeito que ele é e não de maneira idealizada.

Com o crescimento, as crianças com transtorno do espectro do autismo, privadas da função da função afetiva, característica da dinâmica matriarcal, na impossibilidade da estruturação matriarcal da consciência, podem adquirir uma estruturação da consciência via dinamismo patriarcal. Os dinamismos patriarcais são os dinamismos da lei, da ordem, das normas e do código. Ao arquétipo do Pai relaciona-se o amor de pai, que é uma forma de amor que também dirige o desenvolvimento e é uma forma de amor que pode ser compreendida e correspondida pela pessoa com autismo.

O funcionamento das pessoas com autismo, que têm a inteligência preservada, é o funcionamento de um outro tipo de mente, que se desenvolve sob um padrão diferente, o que faz com que esse indivíduo, durante sua vida inteira, também necessite de estimulação diferente. Ele precisa ser entendido na sua peculiaridade, para que possa ser atendido no que necessita. As pessoas com autismo parecem ficar subordinadas às funções da informação, da coerência e da lógica. Ser compreendido, ser aceito, ser recebido é ser gostado. A confiabilidade no outro surge pela experiência relacional que acontece ao longo do tempo e leva à percepção da reciprocidade. Cultiva-se a tradição, a previsibilidade, a ética e a honestidade.

Assim, pode nascer uma intersubjetividade baseada na correspondência, na comunicabilidade inteligente, na honra, na história do relacionamento e na confiança. No desenvolvimento padrão, as trocas afetivas é que favorecem as trocas cognitivas, mas de maneira oposta, as pessoas com autismo desenvolvem as trocas afetivas a partir da possibilidade das trocas cognitivas com os outros.

Se, para os indivíduos ditos normais, durante toda a vida, mas sobretudo na infância, a aflição e a ansiedade surgem da vivência de sensações de abandono, para as pessoas nessa condição, a aflição e a ansiedade não surgem frente a sensações de abandono, mas surgem frente a constatação da desordem, do imprevisível, do não computável, determinando crises que podem ser denominadas crises de desorganização, difíceis de serem controladas.

Com o aprimoramento das funções lógicas, racionais, da primazia do uso do pensamento, sob a dominância patriarcal, a criança com autismo ganha uma possibilidade melhor de adquirir conhecimento sobre o mundo das pessoas, ainda que o mundo das coisas, o mundo objetivo, do conhecimento, do processamento do estímulo cognitivo lhe seja, sem dúvida, muito mais motivador. Evoluindo na competência de estabelecer relações de causa-efeito, o mundo pode passar a ser mais previsível e, portanto, menos assustador.

A constelação do arquétipo do Pai tende a ordenar o mundo da criança. Ela busca claramente rotinas, situações que ela possa decodificar, pois a possibilidade de antecipar o que irá ocorrer lhe dará maior controle sobre a angústia. A literalidade tende a dominar seu pensamento e a determinar sua ação. Muitas crianças mostram evidência de prodigiosa memória. Com a função integradora da mente comprometida, sem a função da coerência central, os eventos são engramados segundo padrões atípicos, desprovidos também da qualidade emocional do momento, o que facilita a evocação praticamente ponto por ponto. Daí, a memória prodigiosa muitas vezes.

Nos casos nos quais a inteligência está preservada, a criança costuma se alfabetizar com relativa facilidade. Ela pode se sentir atraída, precocemente, para letras e números. Algumas crianças aprendem a ler sozinhas, aos 2, 3 anos, sem qualquer aprendizado formal, apesar do atraso e ou alteração do desenvolvimento da linguagem e do desenvolvimento perceptomotor. A alfabetização costuma trazer considerável alívio para os pais, pois além de significar melhor comunicação com o mundo, tende a abrir uma possibilidade nova para a criança, que, progressivamente, via leitura, adquire novos interesses, ainda que, quase sempre, com características obsessivas ou estereotipadas.

Surge uma época de um pouco mais de estabilidade. Os pais pessoais, humanizadores do arquétipo do Pai, têm a possibilidade de ajudar a ordenar, a organizar o conhecimento das relações entre o mundo externo e o mundo interno da criança. O desenvolvimento crescente das representações mentais auxilia a adaptação. Porém, é uma adaptação parcial. O outro, no relacionamento, só é considerado na medida em que atende aos interesses específicos da criança.

Quanto à conduta social, observa-se também a atipia. Inserida no grupo da escola, podendo participar das atividades grupais, a criança com autismo inclina-se a permanecer em uma posição marginal ao grupo de referência e, por suas peculiaridades, na maioria das vezes mal compreendidas pelos demais, pode se tornar vítima de *bullying*.

O desempenho acadêmico pode ser exitoso. Os testes de desempenho intelectual mostram aumento consistente nos quocientes ao longo da vida. Os testes, no início da vida adulta, mostram-se melhores, quando comparados com os realizados na infância e adolescência. O armazenamento de informações, favorecido nas faculdades, quando dirigido aos interesses específicos pode ser muito motivador e até atraente, ainda que sofrido sempre, dadas às dificuldades de trabalho em equipe, às dificuldades de precisar ceder frente a atividades fora dos interesses específicos e às dificuldades de regular as emoções nas relações com os demais. Alguns conseguem seguir o aprendizado padrão, mas a maioria ainda necessita do auxílio das leis de inclusão e prosseguem como alunos especiais. Não raro, os jovens cursam uma faculdade após a outra ou se dedicam a cursos de pós-graduação, uma vez que a inserção no mercado de trabalho é dificílima. Mesmo com as cotas de inclusão, previstas pela Lei, nas empresas para trabalhadores com deficiências, as pessoas com autismo raramente se beneficiam dessas cotas. Elas são entrevistadas, têm suas habilidades e seus currículos reconhecidos, mas são percebidas como seres pouco autônomos, que necessitariam de acompanhamento de perto, de serem guiadas e o mundo do trabalho dos tempos hipermodernos, mais antropofágico que nunca, não tem espaço e tempo para o adulto pouco autônomo (Araujo, 2011).

Sob a égide do arquétipo do Pai, as relações cuidadores-criança são relações, mas são relações assimétricas. Constituem-se os papéis parentais e o papel filho – "filho do Pai" e tem-se o amor de pai. O amor de pai é um amor que pode ser correspondido, sendo ele um forte propulsor para o desenvolvimento, na vida adulta. Entretanto, observa-se um uso abusivo do papel de filho, muitas vezes ao longo da vida inteira, o que retira toda a possibilidade de autonomia da pessoa. O papel filho do Pai tende a perpetuar-se, comprometendo as relações de trabalho e comprometendo também as relações sociais e amorosas.

Mais tarde, no trajeto do seu desenvolvimento, sob a constelação do arquétipo da *Anima-Animus*, que é o arquétipo da "ágape", da comunhão, o ser humano típico, ganha a possibilidade da relação simétrica. Adquire os papéis relacionados com a amizade, a fraternidade e a conjugalidade. Vivencia uma forma de amor que implica amar o outro como a si mesmo, sendo os dinamismos da alteridade: a troca, a dialética, o fascínio e a paixão.

Os indivíduos no espectro do autismo nasceram diferentes e vão desenvolver uma identidade diferente, talvez a identidade daquele a quem falta algo, possivelmente uma estruturação sob a constelação do arquétipo do Inválido, no sentido que Guggenbulh-Craig (1983) considera ao discorrer sobre os limites da cura.

Não se sabe se a alteridade seria possibilitada às pessoas com autismo. Observa-se a grande dificuldade de se colocar no lugar do outro, para que possa sentir o outro como se estivesse dentro de sua própria pele ou como se o outro estivesse dentro de si. Na vida adulta, a teoria da mente já se mostra adquirida e muito desenvolvida em seu componente cognitivo, pois há o esforço do preenchimento do que não se sabe pelo elaborado raciocínio lógico dedutivo dessas pessoas. Mas, falta a capacidade natural da empatia, que é a sintonização espontânea e natural com as ideias e sentimentos do outro, via linguagem dos olhos, entonação da voz, sutilezas de mímica corporal. Não ocorre o sentir a atmosfera emocional que se instala no contato com o outro e não ocorre o administrar, com sensibilidade, uma interação que não machuque e nem ofenda os sentimentos alheios. É possível que o componente afetivo da empatia, que é a resposta apropriada ao sentimento do outro, compreendendo as reações de compaixão e misericórdia, não possa ser adquirido. Ao contrário, o que se observa é a permanência de um abusivo papel de filho, impedindo o altruísmo, a amizade, a fraternidade e a conjugalidade.

Pessoas com autismo se casam e constituem família. A literatura tem mostrado pesquisas a respeito de casais, em que um ou os dois têm essa condição. Aston (2003) trabalha como conselheira e pesquisadora no campo dos relacionamentos de casais com síndrome de Asperger. Suas pesquisas mostram que a comunicação é o problema maior, mesmo quando os dois parceiros têm autismo. Todas as mulheres em relacionamento com homens com autismo, tenham elas ou não o distúrbio, dizem que elas não são ouvidas ou levadas em conta. Uma das razões das dificuldades do relacionamento parece estar na dificuldade em ler os sinais não verbais da comunicação. A expressão de sentimentos é muito difícil, a falta de empatia do parceiro com autismo pode fazê-lo parecer insensível e descuidado com o outro. A negação ou o desconhecimento do diagnóstico pode ser catastrófico ao casal, mas a consciência das peculiaridades do parceiro que tem um transtorno do espectro do autismo pode ser um facilitador para a vida do par, pois o parceiro poderá colocar suas expectativas em relação ao outro de modo mais realista. Quando um dos parceiros tem autismo, a relação será sempre assimétrica.

Ainda no trajeto do desenvolvimento, sob a égide do arquétipo da sabedoria, o ser humano típico, encaminhado em seu processo de individuação poderia viver *Caritas*, o amor espiritual. Essa é uma forma de amor que implica no amor ao todo, no amor aos outros maior que a si mesmo. É tal forma de amor que pode conduzir a busca do sentido da própria existência. É um ideal sempre buscado, jamais atingido, segundo a psicologia junguiana. Funciona como um indicador de caminho.

A totalidade psíquica, representada pelo arquétipo do *Self*, que pode ser figurado como a imagem de Deus, contém opostos e aponta para uma meta ainda não atingida, de superação de conflitos, de integração. As questões transcendentais do ser humano são primariamente experimentais e subjetivas por completo.

Nas pessoas com o transtorno do espectro do autismo. encontramos a percepção de Deus pela lógica e pelo intelecto. É possível observar o apego às instituições religiosas, mas as relações que se estabelecem ligam-se mais às regras, muitas vezes seguidas de forma rígida e estereotipada, que às relações constituídas. A noção do sentido da própria existência parece não ser formulada, pela mente pragmática e pouco flexível da pessoas com essa condição. Assim, existe a possibilidade do processo religioso, mas ele parece ser sempre peculiar. Grandim (1997), ao relatar sua experiência pessoal de uma pessoa com autismo, fala em Deus como a força última, fundação e mistério, como é evidente nas teorias cosmológicas de Física Quântica.

A PSICOTERAPIA

Na criança com autismo, com inteligência preservada, o eu pode se estruturar e se diferenciar, mas em bases muito diferentes do padrão arquetípico humano. Pela agenesia da estruturação matriarcal da consciência ou hipotrofia dos dinamismos matriarcais, compensatoriamente pode ocorrer uma precoce e hipertrófica estruturação patriarcal da consciência. O eu parcialmente se diferencia do *Self* e se estrutura em função do arquétipo do Pai. O arquétipo do Pai é codificável. Pela sua humanização, há a possibilidade do apaziguamento, da continência, da proteção e do suporte.

O eu que se estrutura em função da ativação desse arquétipo é um eu parcial e atípico. O dinamismo patriarcal, que é o da ordem, da lógica, do planejamento, da previsibilidade, da inteligibilidade confere "suporte ao eu", caso contrário esse eu, provavelmente, voltaria ao abandono primordial da inviabilidade do ser.

As funções estruturantes para a expansão da consciência e diferenciação do eu vão entrar em funcionamento via dominância patriarcal. Assim, é provável que uma elaboração simbólica possa ocorrer via arquétipo do Pai. A elaboração simbólica via *Eros* com características matriarcais não acontece, mas, de modo parcial, pode-se verificar a elaboração simbólica acontecendo via *Logos*.

Mais cedo que para as demais crianças, o pensamento e o conhecimento lógico podem ser adquiridos e quando o são, auxiliam de modo marcante a adaptação. O pensamento mágico, de ordem matriarcal, não pôde ser desenvolvido e nem mesmo adquirido, mas o pensamento de ordem patriarcal surge e tem primordialmente a função de compensar a alteração da função sensação, a qual determinou defasagem importante no aprendizado percetivo-motor, impedindo a aquisição da noção do esquema corporal e distorcendo a imagem de si mesmo.

Como se monta um quebra-cabeças, pela lógica da relação de suas partes, a criança na segunda infância e o adolescente podem adquirir uma noção de seu corpo, parte por parte e, assim, representarem internamente a imagem de si mesmos, base para a sua identidade.

Na impossibilidade da estruturação matriarcal da consciência, de modo substitutivo, pode ocorrer uma estruturação da consciência via dinamismo patriarcal. O papel Filho do Pai pode vir a ficar hipertrófico para vicariar a hipotrofia do papel Filho da Mãe. O funcionamento do portador do transtorno global do desenvolvimento, que tem a inteligência preservada, é o funcionamento de uma outra forma de mente, que se desenvolve sob um padrão diferente, o que faz com que esse indivíduo necessite, desde o início da vida, de uma estimulação também diferente.

Após uma primeira infância caótica, em que a desorientação permeia os contatos da criança com seu ambiente e vice-versa; após uma segunda infância, na qual a aquisição das operações lógicas do pensamento auxilia a adaptação, o indivíduo com funcionamento autista e inteligente chega à adolescência, quando de fato ele se percebe muito diferente dos demais e, muitas vezes, se deprime, pois essa consciência acarreta um novo tipo de sofrimento.

A adolescência e o início da vida adulta caracterizam-se por uma luta titânica, uma luta pelo direito à existência. Serve muito bem a imagem dos titãs, a segunda geração divina, seres primordiais, tão intensos na sua expressividade, mas desprovidos ainda de caracteres humanos. Alvarenga (1999) mostra que as figuras titânicas podem ser consideradas, simbolicamente, como representantes de todas as estruturas da consciência, porque é desse mundo primordial que nasce um sistema organizado, no qual as coisas têm corpo e forma. Porém, do ponto de vista da mitologia, a especificidade só é possível na terceira geração divina, na qual Pai e Mãe estruturam o corpo e o Herói estrutura o psiquismo. Porém, a luta dos titãs é uma luta pela sobrevivência, muito diferente e anterior à luta do herói, que é a luta dirigida pelo direito de ser ímpar.

As pessoas com autismo e que têm a inteligência preservada a partir da adolescência tendem a empreender uma luta para se tornarem iguais aos seres considerados neuro-típicos. Essa é a luta titânica. Necessidade de luta reforçada e potencializada pela sociedade e cultura. Quanto mais semelhantes eles se tornarem, quanto mais seguirem os moldes padronizados de conduta, mais poderão ser aceitos ou pelo menos tolerados – é o que eles pensam a princípio.

Na vida adulta das pessoas esse espectro, pode surgir a percepção de uma diferença irreversível em relação aos outros seres humanos. O espaço construído para a subjetividade continua sendo pequeno e a intersubjetividade possível costuma ser alicerçada na lógica, na correspondência, na comunicação inteligente, na confiança, na fé, na reciprocidade, na estabilidade das relações. A função do relacionamento fica subordinada ao dinamismo patriarcal.

É possível que se possa observar uma fase de automatização das conquistas na segunda metade da vida. Mas, o que poderá continuar a humanizar o arquétipo do Pai? Poderá a função transcendente operar para conseguir garantir um processo de individuação em moldes tão peculiares? É provável que haja a necessidade não só de uma luta titânica, mas de uma luta heroica, a luta dirigida pelo direito de ser ímpar. A ajuda a essa luta deve ser o objetivo da psicoterapia às pessoas com quadros de autismo. Porém, esse objetivo precisa já ser colocado desde o início do atendimento às crianças mais jovens e na orientação a seus pais. A ajuda à adaptação ao mundo dos chamados neuro-típicos é necessária à sobrevivência neste mundo, mas ganhar a consciência do direito de funcionar como diferente é também necessário.

Hoje, o indivíduo com autismo tem uma sobrecarga. Ele carrega as dificuldades e limitações trazidas por suas próprias condições e ainda carrega o estigma de uma outra anormalidade que não possui. Os autistas, com o passar do tempo, aprendem a descobrir pelo olhar dos outros que são diferentes, estranhos e até que são não viáveis como humanos.

A cultura tende a projetar nos portadores de autismo sua infelicidade ao vê-los e eles passam a serem lamentados e discriminados. Não compreendendo a função de estruturação da organização patriarcal, a cultura projeta o matriarcal ferido nessas pessoas, projeta a ferida matriarcal em quem não têm imagens matriarcais e, por isso, elas não têm a possibilidade de possuir fixações matriarcais.

Desde o início de suas vidas, a pessoa com autismo deve ser entendida e atendida na necessidade da ativação precoce do arquétipo do Pai e deve ter o respaldo de que ela é diferente. Não se trata de negar a "anormalidade" dessa pessoa, pois isso seria uma defesa que impossibilitaria a ajuda a ela. Trata-se sim de reconhecer essa "anormalidade" como agenesia da estruturação matriarcal e não como o matriarcal ferido.

Tal agenesia precisa ser elaborada onde ela realmente ocorre. Caso ela seja trabalhada, querendo melhorar o dinamismo matriarcal, a pessoa com autismo adquire sim uma anormalidade, além da alteração com a qual nasceu.

As pessoas ditas normais, ao sentirem que o indivíduo com funcionamento autista é desprovido do dinamismo matriarcal, esforçam-se por cuidá-lo e melhorá-lo. Este pode ser o erro fundamental no tratamento desse indivíduo, pois cria e reforça o sentimento da inviabilidade. O indivíduo com autismo não quer e não precisa do dinamismo matriarcal, porque ele simplesmente não tem o que fazer com ele. Pena, colo, aconchego, carinho, lágrimas, mimos, superproteção emocional e dedicação afetiva esmerada, tão necessárias à enfermagem do arquétipo matriarcal ferido, aqui são dispensáveis. Além de inúteis, fazem esse indivíduo experimentar fracasso e culpa, pois ele é incapaz de, nesses termos, corresponder à ajuda recebida.

O bebê, a criança, o adolescente e o adulto com autismo podem e devem receber carinho, aconchego, desde que se tenha consciência de que não é isso que eles de fato mais necessitam. O que eles necessitam, e muito, é de compreensão e ajuda para organizarem seu mundo e aprenderem a viver nele. Não tendo a capacidade de estruturar consciência pelo arquétipo matriarcal, se apoiam totalmente na capacidade estruturante e organizadora do arquétipo do Pai.

> *Eu sei que você e eu*
> *nunca fomos iguais*
> *E eu costumava olhar para as estrelas à noite*
> *E queria saber de qual delas eu vim*
> *Porque eu pareço ser parte de um outro mundo*
> *Eu nunca saberei do que ele é feito*
> *A não ser que você me construa uma ponte*
> *Construa-me uma ponte*
> *Construa-me um ponte de amor.*
> (McKean, 28 anos, escritor, portador de TEA)

UMA ILUSTRAÇÃO

Um menino com hipótese diagnóstica de síndrome de Asperger foi atendido dos 6 anos aos 9 anos de idade em psicoterapia. Seu interesse específico, na época do início do tratamento, era os dinossauros. Nas sessões, os dinossauros constituíam os temas e os símbolos considerados pela terapeuta. Tais símbolos forma amplificados, considerando-se a abordagem junguiana. Buscou-se uma elaboração dos símbolos via *logos*, sendo a linguagem lógica acessível ao paciente, utilizada para a compreensão dos temas, abrindo interesse conjunto para assuntos correlatos e permitindo até a possibilidade de brincar juntos. A postura da terapeuta foi sempre ativa, procurando decodificar os conteúdos que se apresentavam.

Na escola normal que frequentava, ele aprendeu a ler soletrando os nomes dos dinossauros e os identificando. Escrever o próprio nome foi aprendido mais tarde. Leitura e *videogames* se tornaram depois suas atividades favoritas. Aos 9 anos, após o que pode ser considerada uma boa evolução, pois ele tinha adquirido a possibilidade de viver à sua maneira no mundo dos outros, ele foi capaz de "criar" um personagem, desenhá-lo e inventar uma história em quadrinhos, que, na realidade, era uma colagem de histórias que ele conhecia muito, semelhante a trechos do *videogame* "Mario Bros".

Era uma vez uma bolinha com um chifre na cabeça. O nome dele era Kumi. Um dia, o Kumi estava passeando quando apareceu um monstro. Mas, o Kumi fugiu para um buraco. O Kumi esperou sete horas para sair do buraco e quando saiu já era noite. O Kumi acabou dormindo embaixo de uma árvore. No dia seguinte, ele foi para a cidade e comprou várias coisas. No meio de suas coisas, tinha um bilhete dizendo: "Vá até à praça!" Ele foi e encontrou um menino. O Kumi perguntou para o menino: "O que aconteceu?" O menino respondeu: "Eu perdi a minha mãe." "Já sei, garoto, fale com a polícia, ela te ajudará". O menino foi falar com a polícia e o Kumi voltou para a floresta. Chegando na floresta, o Kumi resolveu nadar de tão quente que estava. Quando esfriou, o Kumi foi almoçar. Logo depois de comer, ele encontrou um cano e entrou. O Kumi acabou caindo em um labirinto e ele tinha que encontrar a chave. Mas, ele não conseguia encontrar a chave e apareceu um monstro de fogo. O Kumi estava com tanto medo que fugiu até a chave. Ele abriu a porta do lado e voltou para a floresta. Chegando lá, ele foi dormir. No próximo dia, o Kumi foi viajar para Saturno. E ele viu coisas novas como os ácidos, ETs etc. Depois de ver tantas coisas novas, ele voltou para casa. O Kumi, depois de tantos anos, encontrou uma família e viveu feliz para sempre.

A história é uma colagem, mas é também uma construção. Tem elementos próprios às crianças de 9 anos, talvez até mais próprias de crianças um pouco mais jovens e tem características peculiares, comuns em crianças com transtorno do espectro do autismo. Pode ser interpretada de várias maneiras, desde a expressão verbal até a expressão simbólica. Tais símbolos aludem à atipia do processo de individuação: o Kumi, uma bolinha com chifre na cabeça, sem corpo; o Kumi, sem mãe, como ser natural, que volta muitas vezes à floresta; o isolamento do Kumi nas suas peripécias heroicas; a viagem a Saturno – planeta que é símbolo do arquétipo do Pai – e só depois a aquisição da família. A linguagem simbólica foi de difícil acesso a essa criança, mas ele pode viver sua história a seu modo, chegando a permitir que ela fosse compartilhada e re-significada.

Bibliografia consultada

Alvarenga MZ. Psicologia analítica e mitologia grega. São Paulo: Junguiana, 1999.

Alvarez A, Reid S. Autism and personality. Findings from the Tavistock Autismo Workshop. London: Routledge, 1999.

Araujo CA, Assumpção Jr. FB, Perissinoto J, Schwartzamn JS. Autismo infantil. In: Saiz Laureiro ME. Psicopatologia psicodinamica simbolico-arquetipica. Una perspectiva junguiana de integración en psicopatologia y clínica analítica. Vol. 2. Montevideo: Prensa Medica Latinoamericana, 2009.

Araujo CA. O processo de individuação no autismo. São Paulo: Memnon Edições Científicas, 2000.

Araujo CA. Psicologia e os transtornos do espectro do autismo. Cap. 12. In: Schwartzman JS, Araujo CA. Transtornos do espectro do autismo. São Paulo: Memnon Edições Científicas, 2011.

Aston M. Aspergers in love. London: Jessica Kingsley Publishers, 2003.

Baron-Cohen S, Leslie AM, Frith U. Does the autistic child have a "theory of mind"? Cognition 1985; 21:37-46.

Barros IG. Autismo e psicanálise no Brasil. Cap. 2. In: Schwartzman JS, Araujo CA. Transtornos do espectro do autismo. São Paulo: Memnon Edições Científicas, 2011.

Berlinck MT. Autismo, paradigma do aparelho psíquico. Estilos da Clínica IV: 1999; 7:30-42.

Bowby J. Uma base segura. Aplicações clínicas da teoria do apego. Porto Alegre: Artes Médicas, 1989.

Byington CAB. Pedagogia simbólica. A construção amorosa do conhecimento do ser. Rio de Janeiro: Editora Rosa dos Ventos, 1996.

Cozolino L. The Neuroscience of human relationship. Attachment and developing social brain. Nova York: Norton, 2014.

Fonseca VR, Bussab VS. A contribuição da perspectiva etológica para a psicanálise dos transtornos autísticos. Trabalho apresentado na mesa-redonda: the contribuition of interdisciplinary work to the psychoanalysis of children with pervasive developmental disorders – 43º Congresso da IPA. Nova Orleans, 2004.

Fonseca VR, Bussab VS. Le manqué du pronom personnel et de l'espace mental dans les troubles autistiques. Trabalho apresentado na Sociedade Brasileira de Psicanálise, 2003.

Frith U. A new perspective in research on autism. In: Arapi (ed.). Contribuitions à la recherché scientifique sur autisme: aspects cognitifs. Paris: Association pour la Recherche sur l'Autisme e les Psychoses Infantiles, 1984.

Galiás I. Do amor na saúde à saúde do amor. Junguiana 2005; 23:107-118.

Gálias I. Reflexões sobre o triângulo edípico. Junguiana 1988; 6:149-165.

Grandin T. A personal perspective on autism. In: Cohen DJ, Volkmar FR. Handbook of autism and pervasive. New York: John Wiley & Sons, Inc., 1997.

Guggenbuhl-Craig A. O arquétipo do inválido e os limites da cura. Junguiana 1983; 1:97-106.

Hobson RP. Beyong cognition: a theory of autism. In: Dawson G (ed.). Autism: nature, diagnosis and treatment. New York: Guilford, 1989.

Hobson RP. Explaning autism. Ten reasons to focus on the development self. Autism 2010 sep; 14(5): 391-407.

Hobson RP. On psychoanalytic approaches to autism. American Journal of Orthopsychiaty 1990; 60(3):324-336.

Hobson RP. The cradle of thought. New York: Oxford University Press, 2004.

Jung CG. Psychologische interpretation von kinder tracumen. Zurich: Eidgenossische Technische Hochule, 1938.

Jung CG. Tipos psicológicos. 4ª edição. Rio de Janeiro: Zahar Editores, 1981.

Knox J. Archetype, attachment and analysis. Junguian psychology and the emergent mind. London: Routledge, 2003.

Kupfer MC. Autismo: uma estrutura decidida? Uma contribuição dos estudos sobre bebês para a clínica do autismo. In: Coloquio do lepsi IP/FE-USP, 5, 2004, São Paulo. Proceedings online... Available from: <http://www.proceedings.scielo.br/scielo.php?script=sci_arttext&pid=MSC0000000032004000100005&lng=en&nrm=abn>. Acessado em 20 de novembro de 2014.

Kupfer MC. Psicose e autismo na infância: problemas diagnósticos. Estilos da Clínica IV 1999; 7:96-107.

Ritvo ER, Ornitz EM. Autism: diagnosis, current research and management. New York: Spectrum, 1976.

Roser K, Buchholz ES. Autism from a intersubjective perspective. Psychoanalytical Review 1996 June; 83(3).

Rutter M, Schopler E. Autism. A reappraisal of concepts and treatment. New York: Plenum Press, 1978.

Solié P. Du biologique a l'imaginal. In: Science and Conscience. Paris: Stock, 1980.

Stern DN. A Constelação da maternidade. Porto Alegre: Artes Médicas, 1997.

Stern DN. The interpersonal world of the infant. New York: Basic Books, 1985.

Stolorow R, Brandchaft B, Atwood G. Psychanalytic treatment: an intersubjective approach. Hillsdale, NJ: Analytic Press, 1987.

Stone WL. Autism in Infancy and early childhood. In: Cohen DJ, Volkmar FR. Handbook of autism and pervasive developmental disorders. 2nd ed. New York: John Wiley & Sons, Inc., 1997.

Volkmar FR, Carter A, Groosman J, Klin A. Social development in autism. In: Cohen DJ, Volkmar FR. Handbook of autism and pervasive. New York: John Wiley & Sons, Inc., 1997.

Wing L, Gould J. Severe impairment of social interation and associated abnormalities in children: epidemiology and a classification. J. Autism Develop 1979; 9:11-30.

CAPÍTULO 7

Autismo e Linguagem Infantil

Aline Citino Armonia

INTRODUÇÃO

O conceito de autismo mudou muito desde a sua primeira descrição, feita em 1943 por Kanner. Entre as décadas de 1950 e 1960, foi chamado de esquizofrenia infantil; já na década de 1980, de autismo infantil e, atualmente, é utilizada a denominação transtornos do espectro do autismo. No entanto, sempre pontuou-se as alterações de linguagem como ponto central dos quadros (Bishop, 1989, Perissinoto, 2003a e 2003b), sendo as alterações pragmáticas as principais dentro do espectro.

Pelo fato de as dificuldades de comunicação e linguagem serem consideradas componentes centrais desses quadros, sua caracterização torna-se importante para a determinação de procedimentos terapêuticos e para diagnóstico diferencial (Fernandes, 2009). Há uma grande complexidade no que se refere aos estudos da linguagem em relação ao autismo. Verifica-se uma pluralidade de pontos de vista sobre o autismo e também diferentes maneiras de se considerar a linguagem (Pastorello, 2009).

Este capítulo não tem a pretensão de esgotar todas as discussões a respeito da linguagem no autismo, mas sim caracterizar o quadro, ponderando algumas referências da literatura mundial a respeito do tema. Em relação à terminologia, embora conste na Classificação Internacional de Doenças – CID-10 (OMS, 1993) ainda em vigor com a categoria transtornos globais do desenvolvimento, será utilizada a nomenclatura transtornos do espectro do autismo (TEA), sendo consideradas as pesquisas mundiais a respeito do assunto e seguindo a nomenclatura proposta do Manual Diagnóstico e Estatístico de Transtornos Mentais – DSM-V (Associação Americana de Psiquiatria, 2014).

Os quadros que compõem os TEA são complexos e apresentam manifestações variadas, com alterações irregulares no desenvolvimento e que variam ao longo da vida, influenciados por habilidades cognitivas e oportunidades de intervenção

(Perissinoto, 2011). O comprometimento das áreas social, de comunicação e de interesses tem interligação entre linguagem e habilidades cognitivas e sociais, e as características de linguagem variam de acordo com o desenvolvimento e a situação, nas quais a limitação persistente na comunicação reflete a correlação existente entre falhas de interação cognitivas, sociais e de linguagem (Perissinoto, 2003b).

Podemos entender a linguagem como uma instituição social incorporada simbolicamente (Tomasello, 2003), que é produzida e interpretada graças a um conjunto de convenções e conhecimentos partilhados que sustentam as atividades verbais e também as atividades sociais (Marquesi, 2005).

A linguagem marca o início do desenvolvimento cognitivo e social. Já ao nascimento, o bebê está sintonizado e à disposição para a comunicação, e reage aos sons da fala do mesmo modo que procura a fonte sonora, acompanhando-a com o olhar (Perissinoto, 2003b). A presença da linguagem oral é considerada um importante fator preditor de habilidades sociais e funções adaptativas futuras, o que enfatiza seu valor prognóstico (Volkmar, 2003).

Assim, o reconhecimento da interligação entre habilidades sociais e habilidades comunicativas, realizado pela quinta versão do Manual Diagnóstico e Estatístico de Transtornos Mentais – DSM-V (Associação Americana de Psiquiatria, 2014), oficializa o que é observado na prática clínica e configura um dos pontos positivos dessa nova versão. Com base nessa interligação entre habilidades sociais e comunicativas, torna-se importante a compreensão da comunicação social.

As habilidades de comunicação social incluem uma série de comportamentos verbais e não verbais utilizados na interação social recíproca, que dependem diretamente da capacidade de atenção compartilhada e da capacidade de uso de símbolos. Entende-se aqui a capacidade de atenção compartilhada como aquela que se orienta para o engajamento na interação social recíproca com diferentes parceiros de comunicação em diferentes contextos sociais, como o compartilhamento de atenção, emoção e intenções. Por sua vez, a capacidade de uso de símbolos se refere à compreensão de significados compartilhados e de comunicação não verbal, como gestos, expressão facial e vocalizações, além da habilidade para o uso de objetos de maneira funcional e a brincadeira imaginativa (Wetherby, 2007).

A comunicação social está inserida em nosso cotidiano, desde em situações informais até nas mais formais. Saber como se comunicar em determinados ambientes e com diferentes pessoas parece intrínseco à nossa natureza. No entanto, nos TEA observamos dificuldades acentuadas nessa habilidade, e quando esta se apresenta alterada ocorre uma série de problemas de adaptação à sociedade.

Assim, temos na atenção compartilhada um importante parâmetro para avaliação, diagnóstico e intervenção nos TEA. Essa habilidade tem sido considerada um importante marcador para a identificação precoce dos TEA e para o desenvolvimento social e da linguagem (Perissinoto, 2003a), e envolve a capacidade de direcionar a atenção do outro com a intenção de dividir uma situação. Em seu desenvolvimento típico, é observada desde o final do primeiro ano de vida (Carpenter, 1998).

Os comportamentos de atenção compartilhada podem ocorrer por iniciativa da criança ou em resposta à ação do adulto. Nos TEA, é comum encontrarmos esse comportamento em resposta adulto, isto por causa das dificuldades no uso e na compreensão da intenção comunicativa (Warreyn, 2007).

Na análise da atenção compartilhada em indivíduos com TEA em interação com suas mães e com uma fonoaudióloga, não foram encontradas diferenças significativas do ponto de vista estatístico entre as situações. Acredita-se como hipótese provável o fato de que ambas, mães e fonoaudióloga, serem influenciadas pelo comportamento espontâneo das crianças e por procurarem aproveitar as situações de compartilhamento de atenção no intuito de estabelecer uma sincronia e corresponder às expectativas delas (Menezes, 2008).

Os déficits na comunicação social também têm sido relacionados com as deficiências cognitivas na aquisição da teoria da mente, uma vez que para a comunicação eficiente faz-se necessária a compreensão de que a linguagem representa um meio para o compartilhamento de informações, crenças e sentimentos com outras pessoas (Tager-Flusberg, 1993).

Considera-se teoria da mente o entendimento que as crianças elaboram durante os primeiros anos de vida a respeito das emoções, intenções e crenças das pessoas com as quais interagem em seu cotidiano, isto é, refere-se à habilidade de compreender os estados mentais das pessoas e de compreender o que as pessoas sabem, dizem ou acreditam. A inabilidade de indivíduos com TEA em lidar com as pessoas e com as situações ocorre pela falha nessa habilidade. Tal compreensão dos estados mentais é essencial para o desenvolvimento da representação simbólica, que, por sua vez, é responsável pelas capacidades de criatividade e originalidade (Baron-Cohen, 1990).

A compreensão a respeito do que as outras pessoas pensam e que se desenvolve durante os primeiros anos de vida é essencial para a adaptação social da criança. O desenvolvimento dessa habilidade parece estar relacionado com o desenvolvimento da linguagem e vem sendo estudado em diferentes culturas e idiomas (Maluf, 2011).

No que se refere aos aspectos formais da linguagem, observa-se que alguns indivíduos apresentam fala estruturada, mas com dificuldades na competência comunicativa, representadas na inabilidade para iniciar e manter um diálogo (Perissinoto, 2003b). A linguagem dessas crianças apresenta evidências de diferença em pelo menos três aspectos com relação à normalidade: as habilidades articulatórias parecem ser mais desenvolvidas que as outras, a expressão verbal parece ser mais avançada que a compreensão, e a compreensão de vocabulário é superior à de gramática (Jarrold, 1997).

Os estudos a respeito do vocabulário de crianças com TEA têm apresentado resultados divergentes por causa das grandes variações nas características desses quadros (Fernandes, 2009). Essa população apresenta como característica uma inabilidade na estruturação e na interpretação de narrativas, e as características de linguagem variam de acordo com a fase do desenvolvimento e com a situação (Perissinoto, 2003b).

Enquanto alguns indivíduos apresentam ausência de fala, outros a iniciam posteriormente ao observado no desenvolvimento típico. Para aqueles indivíduos que chegam a desenvolvê-la, as maiores dificuldades residem no aspecto pragmático e na estruturação de narrativa (Perissinoto, 2003a).

Uma das características mais relatadas pela literatura e pela prática clínica no que se refere às alterações de linguagem de indivíduos TEA é a presença da ecolalia. Entende-se por ecolalia a repetição da fala do outro, fenômeno que representa característica marcada da criança autista e que pode ser imediata ou tardia, total ou parcial. A ecolalia é tida como um discurso que não agrega informações, e pode ser entendida como indício de desenvolvimento de linguagem, além de se configurar como uma estratégia de aprendizagem do jogo verbal (Perissinoto, 2003b).

Os indivíduos com TEA também demonstram dificuldades no uso eficaz do discurso para a interação social, ao passo que as habilidades de teoria da mente e do discurso contingente estão simultaneamente interligadas, o que indica a interação entre cognição social e comunicação social (Hale, 2005).

Tendo em vista que as habilidades de teoria da mente e do discurso contingente estão interligadas, faz-se necessário observar a questão da contingência. Fala contingente se refere a um enunciado que ocorre logo após o enunciado do outro, mantendo o tópico sem ser uma simples imitação, e que está inserida no uso do discurso. Crianças do espectro do autismo não adicionam novas informações ao discurso, não expandem e não introduzem novos tópicos relacionados, o que sugere uma relação direta entre os déficits nas habilidades discursivas e os déficits no desenvolvimento da teoria da mente (Tager-Flusberg, 1991).

No cotidiano, em situações de interação social recíproca, para sermos interlocutores ativos devemos assumir diferentes papéis. Um diálogo é composto de iniciativas de comunicação e de interação, mas também necessita de respostas para sua manutenção e expansão. Nos TEA, observamos maior presença de iniciativas do que de respostas (Miilher, Armonia, 2013), o que sinaliza o quão pouco responsivas são essas crianças. Além de ocuparem mais o espaço comunicativo por iniciativas do que por respostas, essas iniciativas são prioritariamente expressas por funções comunicativas que não envolvem a interação social (Miilher, Armonia, 2013).

No entanto, em um estudo com crianças e adolescentes com TEA em diferentes situações de interação e com diferentes interlocutores (familiar e fonoaudiólogo) foram encontrados dados que demonstraram que as respostas, apesar de serem pouco utilizadas, foram expressas por funções comunicativas que envolviam alguma interação social (Armonia, 2013).

O já pontuado entendimento da interligação entre as habilidades comunicativas e as habilidades sociais revela que a investigação dos aspectos funcionais da linguagem é de extrema importância para a avaliação dessa população. Como a funcionalidade da linguagem tem sido apontada (Bishop, 1989) como questão fundamental para a compreensão e intervenção desses casos, faz-se referência ao uso da linguagem com base na teoria pragmática. Tomando como base os pressupostos das teorias linguísticas, define-se a pragmática como o estudo do uso de estruturas linguísticas, incluindo a relação entre linguagem e contexto (Bates, 1976).

A pragmática, com efeito, envolve o conhecimento da estrutura da língua e das normas que governam um comportamento social em um contexto, o conhecimento de mundo compartilhado com os demais e a habilidade para compreender a linguagem e o comportamento social dos outros (Wittek, 2005).

No âmbito de análise dos aspectos pragmáticos, encontramos que crianças e adolescentes com TEA utilizam mais funções que não envolvem a interação social (Armonia, 2011 e 2013; Bates, 1976; Wittek, 2005).

AVALIAÇÃO DE LINGUAGEM NOS TRANSTORNOS DO ESPECTRO DO AUTISMO

De acordo com a literatura apresentada, as alterações de linguagem configuram aspectos centrais nos quadros dos TEA. Assim, a avaliação da linguagem é fundamental para auxiliar no diagnóstico multidisciplinar e para orientar o processo terapêutico.

No início do processo de avaliação, por meio da anamnese (entrevista que irá resgatar o histórico do indivíduo) são relatados pelos pais sinais de alterações no processo de desenvolvimento da linguagem antes mesmo do período de expectativa da fala. Já no início desse processo fica claro para o profissional as alterações da comunicação verbal e não verbal tanto em sua expressão como em sua recepção, com sinais pré-linguísticos que vão além da quantidade de palavras produzidas, o que demonstra falhas nas funções da linguagem (Perissinoto, 2003b).

Assim, tendo em vista os aspectos formais da linguagem, a possibilidade e a utilidade dessas análises representam um desafio para o fonoaudiólogo, podendo ser úteis à análise das relações entre as habilidades formais e o uso funcional (Fernandes, 2009).

Na avaliação dos aspectos formais da linguagem sugere-se, quando possível, a utilização de instrumentos de avaliação disponíveis comercialmente, sempre tendo como base parâmetros de normalidade para a aquisição e para o desenvolvimento da linguagem.

Para análise do uso funcional da linguagem, pontua-se a avaliação da pragmática, ou seja, avaliar o que é realizado com a utilização de certas formas linguísticas. Nessa avaliação, emprega-se a análise dos atos da fala para se estabelecer um perfil do uso das funções comunicativas em termos de variedade, e para indicar como esses atos são utilizados em determinados contextos (Adams, 2002). O ato de fala é considerado a unidade básica da comunicação linguística que foi proposta e empregada como uma teoria (teoria dos atos da fala), cuja orientação ocorre pela consideração a partir de seu uso (Austin, 1990).

Com base nesse referencial teórico (Tomasello, 2003; Marquesi, 2005; Volkmar, 2003; Wetherby, 2007), é importante ressaltar que temos na avaliação fonoaudiológica um instrumento tradicionalmente sedimentado envolvendo os atos, os meios e as funções comunicativas – Prova de Pragmática do ABFW (Fernandes, 2004). Por essa proposta de avaliação do aspecto pragmático da linguagem, traçamos o perfil funcional da comunicação desses indivíduos, sendo levantado o número de atos comunicativos expressos por minuto, o espaço comunicativo ocupado e as funções comunicativas utilizadas (Fernandes, 2004).

Na tentativa de ampliar essa proposta de avaliação do aspecto pragmático, foi realizado um estudo (Armonia, 2013) com crianças e adolescentes diagnosticados com TEA, para os quais foram considerados os seus atos de iniciativas e dos adultos (familiar e fonoaudiólogo) envolvidos nas situações de interação. Também foram analisadas as respostas expressas por cada integrante das díades com o objetivo de verificar o perfil funcional de comunicação em expressão de iniciativa e de resposta.

Essa análise dos atos comunicativos de respostas e da caracterização do perfil comunicativo de adultos, no caso familiar e fonoaudiólogo, possibilita também a observação da responsividade das crianças e dos adolescentes com TEA, bem como da interferência qualitativa e quantitativa de um adulto no perfil comunicativo desses sujeitos (Armonia, 2013).

Esses dados permitem pontuar o quanto o indivíduo assume ou não uma postura de interlocutor ativo na interação social recíproca, uma vez que para se comunicar de maneira eficaz não basta apenas ter repertório semântico e lexical vasto e estrutura morfossintática adequada.

Após o levantamento de todas essas informações, é possível a elaboração de um diagnóstico fonoaudiológico que irá compor um quadro diagnóstico multidisciplinar e que irá também fornecer informações para a organização de um planejamento terapêutico e para a definição de prioridades.

TERAPIA DE LINGUAGEM NOS TRANSTORNOS DO ESPECTRO DO AUTISMO

Há uma grande variedade de propostas terapêuticas que podem contribuir para o desenvolvimento e para a melhoria da qualidade de vida dos pacientes com TEA e de suas famílias.

A American Speech-Language-Hearing Association (ASHA, 2006) propõe em suas diretrizes gerais para o tratamento de indivíduos com TEA ao longo da vida que a ênfase do fonoaudiólogo se baseie em priorizar o desenvolvimento da competência sociocomunicativa, fundamentando suas práticas em evidências e em abordagens com suporte empírico para, assim, atender às necessidades específicas para cada indivíduo com TEA e suas famílias.

A partir de uma visão ampla do campo fonoaudiológico, indica-se que esse profissional deve avaliar e ter como objetivos os seguintes parâmetros: iniciativa de comunicação espontânea com diferentes parceiros e em diferentes contextos sociais; compreensão da comunicação verbal e não verbal na vida social e acadêmica; comunicação para funções sociais recíprocas com vistas a promover o desenvolvimento de amizades e redes sociais; comunicação verbal e não verbal; e, por fim, suporte de comunicação alternativa/suplementar quando esta se fizer necessária (ASHA, 2006).

O fonoaudiólogo é fundamental para o atendimento dessa população por se caracterizar como um profissional capacitado para intervir nas diferentes alterações da linguagem. Assim, ele representa um importante suporte ao atendimento nos diferentes níveis e fases do desenvolvimento da vida dos pacientes, com implicações decisivas em sua qualidade de vida e também de suas famílias (Armonia, 2013; Bates, 1976; Wittek, 2005; Armonia, 2011).

Para os TEA, os principais objetivos da intervenção fonoaudiológica direta devem contemplar a ampliação de habilidades de atenção compartilhada, a reciprocidade social, a regulação do comportamento e das emoções, bem como a linguagem e as habilidades cognitivas relacionadas. Esses objetivos podem ser alcançados por meio de estratégias mediadoras da linguagem verbal e não verbal, que envolvem atividades lúdicas exploratórias e simbólicas, jogos, desenhos, leitura de figuras e textos (Perissinoto, 2011).

Com relação à comunicação social, as capacidades mais importantes que devem ser diretamente abordadas são: eficiência na interação recíproca e conversação, capacidade de realizar interações sociocomunicativas com variedade de interlocutores de maneira satisfatória do ponto de vista emocional e habilidade de se comunicar com funções de comunicação mais sociais. O objetivo primordial em trabalhar esse domínio é ajudar o paciente a se tornar um participante cada vez mais competente, confiante e ativo nas atividades sociais (Prizant, 2006).

A consideração do contexto ambiental e interacional é também de extrema importância para a intervenção nos TEA a partir de uma perspectiva pragmática. A tarefa do terapeuta é conduzir o paciente gradativamente ao seu papel de interlocutor, favorecendo a intenção comunicativa, o uso da linguagem em diferentes situações, o respeito às trocas de turnos e a manutenção de tópicos na conversação, tudo isso tendo em vista proporcionar a maior simetria possível entre os interlocutores (Misquiatti, 2013).

Por outro lado, a criação de ambientes físicos preestabelecidos ou o uso de materiais específicos não devem ser considerados elementos imprescindíveis à terapia de linguagem. Independentemente do ambiente físico e da proposta terapêutica, o destaque deve recair no terapeuta de linguagem, dado o seu papel de interlocutor ideal e mediador do processo terapêutico (Armonia, 2011). Enfatiza-se que o contexto interacional pode ter, muitas vezes, maior influência que o contexto ambiental (Misquiatti, 2013).

A relação terapeuta-paciente é fundamental para o estabelecimento do contato visual, da atenção compartilhada, da imitação e do jogo compartilhado. É importante que se dê ênfase nessa relação, bem como na interação, visto que o fonoaudiólogo assume uma postura mais simétrica em relação ao paciente (Armonia, 2011). O uso de contextos de atenção compartilhada e de jogo compartilhado durante a terapia de linguagem também amplia as experiências de eficácia comunicativa (Misquiatti, 2011).

Na intervenção terapêutica fonoaudiológica, o jogo configura um importante instrumento terapêutico. A brincadeira compartilhada tem a função de intermediar a relação dialógica entre o paciente e o terapeuta. Por meio dessa brincadeira, a criança poderá construir a linguagem, primeiramente observando a exploração lúdica espontânea e, depois, por meio do incentivo e modelo de outras maneiras de brincar e de compartilhar atenção e situações (Tamanaha, 2009).

A presença do interlocutor ativo modifica o perfil comunicativo de crianças com TEA. Isso foi observado em um estudo (Armonia, 2013), no qual a participação do adulto familiar ou fonoaudiólogo em uma situação de brincadeira semidirigida – na qual o adulto pode interferir na brincadeira da criança – melhorou em termos quantitativos e qualitativos o perfil comunicativo das crianças e adolescentes TEA envolvidos, quando comparado com uma situação de brincadeira livre, na qual o adulto não poderia interferir.

Observa-se que o interlocutor desempenha papel fundamental na construção da linguagem social da criança e do adolescente com TEA, o que faz dos membros da família parceiros fundamentais na terapia de linguagem. As alterações na linguagem verbal e não verbal desses quadros têm grande impacto, fazendo com que os familiares realizem ajustes em sua própria linguagem, interação e ambiente na tentativa de assegurar trocas comunicativas mais bem-sucedidas (Perissinoto, 2011).

No processo de intervenção terapêutica, a comunicação entre a família e o profissional fonoaudiólogo representa o primeiro passo para a eficácia do processo de evolução da criança ou adolescente. O fonoaudiólogo deve buscar um trabalho colaborativo, além de respeitar as áreas de conhecimento específico e fornecer suporte aos parceiros de comunicação com vistas à estruturação de um ambiente favorável (Perissinoto, 2011).

De modo geral, a intervenção terapêutica fonoaudiológica é realizada de maneira direta ou indireta. A intervenção direta é caracterizada pelo atendimento direcionado para as habilidades e inabilidades de cada criança como uma maneira de adequação social do comportamento comunicativo. Esse tipo de intervenção é o planejamento e a execução de estratégias planejadas e executadas pelo fonoaudiólogo (Perissinoto, 2013).

Já para o delineamento da intervenção terapêutica fonoaudiológica indireta, deve ser considerada a participação e o engajamento da família. Aos pais devem ser fornecidas informações precisas sobre o desenvolvimento do paciente. Recomenda-se acolher suas dúvidas e convidá-los a participar como agentes do processo, encorajando-os a exporem suas dúvidas e a criarem estratégias para a resolução de problemas rotineiros (Perissinoto, 2013).

A intervenção fonoaudiológica indireta, realizada por meio de orientações, é de extrema importância para a evolução do caso. A validação dos ganhos sociais da linguagem verbal e não verbal ocorre fora das sessões de intervenção direta. É justamente nas atividades rotineiras com a família e em atividades funcionais que a criança e o adolescente com TEA ampliam os ganhos da iniciação de comunicação espontânea apresentados pelo fonoaudiólogo na sessão de terapia de linguagem (Perissinoto, 2011).

Com o objetivo de proporcionar oportunidades comunicativas mais eficientes, destaca-se ainda a importância da consideração do ambiente escolar como outro contexto, no qual a criança e o adolescente com TEA podem ter a oportunidade de generalizar e ampliar o repertório de habilidades comunicativas e sociais abordado nas condutas terapêuticas em linguagem e comunicação (Brito, 2013).

A assessoria à escola dos indivíduos com TEA configura importante parte do processo de intervenção terapêutica. A atuação interdisciplinar e colaborativa para que esse local também seja favorável ao desenvolvimento das habilidades comunicativas e sociais é imprescindível. A atuação do fonoaudiólogo no cenário escolar pode ser exercida por meio de uma grande variedade de ações, com o objetivo de proporcionar ambientes educacionais mais adequados às necessidades dos pacientes (Brito, 2013).

Muitos indivíduos com TEA não chegam a falar. No entanto, essa ausência de comunicação verbal difere da apresentada pelo deficiente auditivo, que mantém boa interação social recíproca e que lida bem com recursos gestuais. Do mesmo modo, também difere das crianças com transtornos de comunicação expressiva, pois estas são capazes de utilizar recursos não verbais de maneira eficiente (Perissinoto, 2003b).

Já os estudos na área de comunição alternativa e/ou suplementar começaram a ser desenvolvidos somente a partir da década de 1970. Trata-se de todas os tipos de comunicação que possam complementar, suplementar e/ou substituir a fala. Dirige-se a cobrir as necessidades de recepção, compreensão e expressão da linguagem, possibilitando aumentar a interação comunicativa entre os indivíduos não falantes e fornecer a eles condições de desenvolver comunicação social e funcional (Von Tetzchner, 1996).

Assim, a comunicação alternativa e/ou suplementar possibilita ao indivíduo a inserção na linguagem e a comunicação de diferentes modos, como conversar, expressar suas necessidades, vontade e desejos, além de ajudar em sua independência e permitir o acesso à escrita e ao currículo escolar.

Nesse âmbito, para os TEA, um dos programas mais utilizados é o Picture Exchange Communication System – PECS, construído especificamente para autistas. Esse sistema incentiva a expressão de necessidades e desejos, e não apenas a substituição da fala (Tamanaha, 2009).

O PECS configura um sistema fundamentado na troca de figuras, composto de imagens e fotografias que são selecionadas de acordo com a capacidade e com o repertório de cada indivíduo. A implementação é realizada com cuidado em seis etapas, e envolve diferentes interlocutores e contextos para a garantia da comunicação funcional.

A prática clínica revela que o uso do PECS melhora a compreensão verbal, por agregar pistas visuais e contextuais à informação verbal. Em alguns casos, observa-se também o aumento de produções verbais (Tamanaha, 2009).

CONCLUSÕES

De acordo com o que se buscou apresentar neste capítulo, a literatura a respeito da comunicação e da linguagem nos TEA é bastante ampla e diversificada.

Sinais de alterações da comunicação social são observados em indivíduos com esses quadros antes mesmo do início da fala. Assim, a atuação do fonoaudiólogo vai desde a triagem e detecção precoce de casos de risco para TEA até o trabalho com os familiares e o desenvolvimento de pesquisas, passando pelo diagnóstico fonoaudiológico e pela intervenção terapêutica (ASHA, 2006).

As propostas aqui descritas sugerem que o contexto interacional e a postura comunicativa apresentados pelo terapeuta de linguagem são fundamentais para promover o desenvolvimento de habilidades sociocognitivas e comunicativas de pacientes com TEA.

O objetivo do trabalho do fonoaudiólogo, não obstante a abordagem utilizada ou os recursos e programas necessários para cada caso, deve se pautar na perspectiva de tornar o indivíduo com TEA um interlocutor o mais ativo possível em diferentes contextos e com diferentes parceiros de comunicação, e que assuma diferentes papéis em uma interação social recíproca.

Destaca-se, também, a importância do envolvimento da família no processo de intervenção, tendo em vista o objetivo de ampliar e sistematizar a aquisição e o desenvolvimento de habilidades comunicativas e habilidades sociais para outros contextos além da sala de terapia e com diferentes parceiros de comunicação.

Por fim, cabe ressaltar a importância de se iniciar o mais precoce possível a intervenção fonoaudiológica, do que decorre as melhores perspectivas e resultados para o paciente e sua família.

Bibliografia consultada

Adams C. Practitioner review: the assessment of language pragmatics. Journal of Child Psychology and Psychiatry 2002; 43:973-872.

American Speech Language Hearing Association (ASHA). Guidelines of speech-language pathologists in diagnosis, assessment and treatment of autism spectrum disorders across the life span, 2006. Disponível em: http://www.asha.org/members.

Armonia AC, Misquiatti ARN. Caracterização do perfil comunicativo de crianças com distúrbios do espectro autístico com diferentes interlocutores. Rev CEFAC 2011; 13(5):831-837.

Armonia AC. A correlação entre o perfil comunicativo e as inabilidades de adaptação de sujeitos com transtornos globais do desenvolvimento [dissertação]. São Paulo: Universidade Federal de São Paulo, 2013.

Associação Americana de Psiquiatria. Manual diagnóstico e estatístico de transtornos mentais – DSM 5. Porto Alegre: Artmed, 2014.

Austin JL. Quando dizer é fazer – palavras e ação. Tradução de Danilo Marcondes de Souza Filho do original em inglês "How to do things words" (1962). Porto Alegre: Artes Médicas, 1990.

Baron-Cohen S. Autismo: uma alteração cognitiva específica de "cegueira mental". Revista Portuguesa de Pedagogia 1990; 24:407-430.

Bates E. Pragmatics and sociolinguistics in child language. Language deficiency in children: selected reading. Baltimore, MD: University Park Press 1976; 411-463.

Bishop DVM. Autism, Asperger's syndrome and semantic-pragmatic disorder: where are the boundaries? Br J Dis Communic 1989; 24:107-121.

Brito MC. Propostas de intervenção em ambiente escolar e transtornos do espectro do autismo: contribuições da fonoaudiologia. In: Brito MC, Misquiatti ARN (org.). Transtornos do espectro do autismo e fonoaudiologia: atualização multiprofissional em saúde e educação. Curitiba: Editora CRV 2013; 189-208.

Carpenter M, Nagell K, Tomasello M. Social cognition, joint attention, and communicative competence from 9 to 15 months of age. Monogr Res Child Dev 1998; 63(4):1-143.

Fernandes FDM. Diagnóstico e terapia de linguagem com crianças com transtornos do espectro autístico. In: Fernandes FDM, Mendes BCA, Navas ALPGP (org.). Tratado de fonoaudiologia. 2ª ed. São Paulo: Roca 2009; 362-372.

Fernandes FDM. Pragmática. In: Andrade CRF et al. ABFW: teste de linguagem infantil nas áreas de fonologia, vocabulário, fluência e pragmática. Barueri: Pró-Fono 2004; 83-97.

Hale CM, Tager-Flusberg H. Social communication in children with autism: the relationship between theory of mind and discourse development. Autism 2005; 9:157-178.

Jarrold C, Boucher J, Russell J. Language profiles in children with autism: theoretical and methodological implications. Autism 1997; 1:57-76.

Maluf MR, Gallo-Penna EC, Santos MJ. Atribuição de estados mentais e compreensão conversacional: estudo com pré-escolares. Paidéia 2011; 21(48):41-50.

Marquesi SC, Cabral ALT. Uma proposta de análise dos dados. In: Melo LE (org.). Compreensão e produção na criança. São Paulo: Associação Editorial Humanitas 2005; 3:43-113.

Menezes CGL, Perissinoto J. Habilidade de atenção compartilhada em sujeitos com transtornos do espectro autístico. Pró-Fono Rev Atual Científica 2008; 20(4):273-278.

Miilher LP, Fernandes FDM. Considerando a responsividade: uma proposta de análise pragmática no espectro do autismo. CODAS 2013; 25:70-75.

Misquiatti ARN, Fernandes FDM. Terapia de linguagem no espectro autístico: a interferência do ambiente terapêutico. Rev Soc Bras Fonoaudiol 2011; 16(2):204-209.

Misquiatti ARN. A estruturação de ambientes de terapia fonoaudiológica. In: Brito MC, Misquiatti ARN (org.). Transtornos do espectro do autismo e fonoaudiologia: atualização multiprofissional em saúde e educação. Curitiba: Editora CRV 2013; 127-139.

OMS (Organização Mundial da Saúde). Classificação de transtornos mentais e de comportamento da CID-10: descrições clínicas e diretrizes diagnósticas. Porto Alegre: Artes Médicas, 1993.

Pastorello LM. Perspectivas do estudo da linguagem no autismo. In: Assumpção Júnior FB; Kuczynski E (org.). Autismo infantil. São Paulo: Atheneu 2009; 131-145.

Perissinoto J, Tamanaha AC, Isotani SM. Evidência científica de terapia fonoaudiológica nos distúrbios do espectro do autismo. In: Pró-Fono (org.). Terapia fonoaudiológica baseada em evidências, 1ª ed. Barueri: Pró-Fono 2013; 1:261-282.

Perissinoto J. Condutas terapêuticas em linguagem e comunicação. In: Schwartzman JS, Araújo CA (org.). Transtornos do espectro do autismo. São Paulo: Memnon 2011; 238-243.

Perissinoto J. Linguagem da criança com autismo. In: Perissinoto J, Marchesan IQ, Zorzi JL. Conhecimentos essenciais para atender bem as crianças com autismo. São José dos Campos: Pulso 2003b; 39-44.

Perissinoto J. Linguagem e comunicação nos transtornos do espectro do autismo. In: Schwartzman JS, Araújo CA (org.). Transtornos do espectro do autismo. São Paulo: Memnon 2011; 202-8.

Perissinoto J. Processo da evolução da criança com autismo. In: J. Perissinoto J, Marchesan IQ, Zorzi JL. Conhecimentos essenciais para atender bem as crianças com autismo. São José dos Campos: Pulso 2003a; 23-7.

Prizant BM, Wetherby AM, Rubin E, Laurent AC, Rydell PJ. The SCERTS model: a comprehensive educational approach for children with autism spectrum disorders. Baltimore: Paul H. Brooks Publishing Co., 2006.

Tager-Flusberg H, Anderson M. The development of contingente discourse ability in autistic children. Journal of Child Psychology and Psychiatry 1991; 32(7):1123-1134.

Tager-Flusberg H. What language reveals about the understanding of minds in children with autism. In: Cohen H, Tager-Flusberg H, Cohen DJ. Undestanding other minds. Perspectives from autism. Oxford: University Press, 1993.

Tamanaha AC, Rolim DB, Perissinoto J. Linguagem e programa de comunicação PECS. In: Mercadante MT, Rosário MC (org.). Autismo e cérebro social. São Paulo: Segmento Farma 2009; 97-100.

Tomasello M. Origens culturais da aquisição do conhecimento humano. Tradução de Claudia Berliner do original em inglês "The Cultural Origins of Human Cognition. São Paulo: Martins Fontes, 2003.

Volkmar FR, Paul D. Autism. Lancet 2003; 362:1133-1141.

Von Tetzchner S, Jensen MH. Augmentative and alternative communication. European perspective. London, UK: Whurr Publishers, 1996.

Warreyn P, Roeyers H, Van Wetswinkel U, De Groote I. Temporal coordination of joint attention behavior in preschoolers with autism spectrum disorder. J Autism Dev Disord 2007; 37:501-512.

Wetherby AM, Walt N, Morgan L, Shumway S. Social communication profiles of children with autism spectrum disorders late in the second year of life. J. Autism Dev Disord 2007; 37:960-975.

Wittek A, Tomasello M. Young children's sensitivity to listener knowledgeand perceptual context in choosing referring expressions. Appl Psycholinguist 2005; 26:541-558.

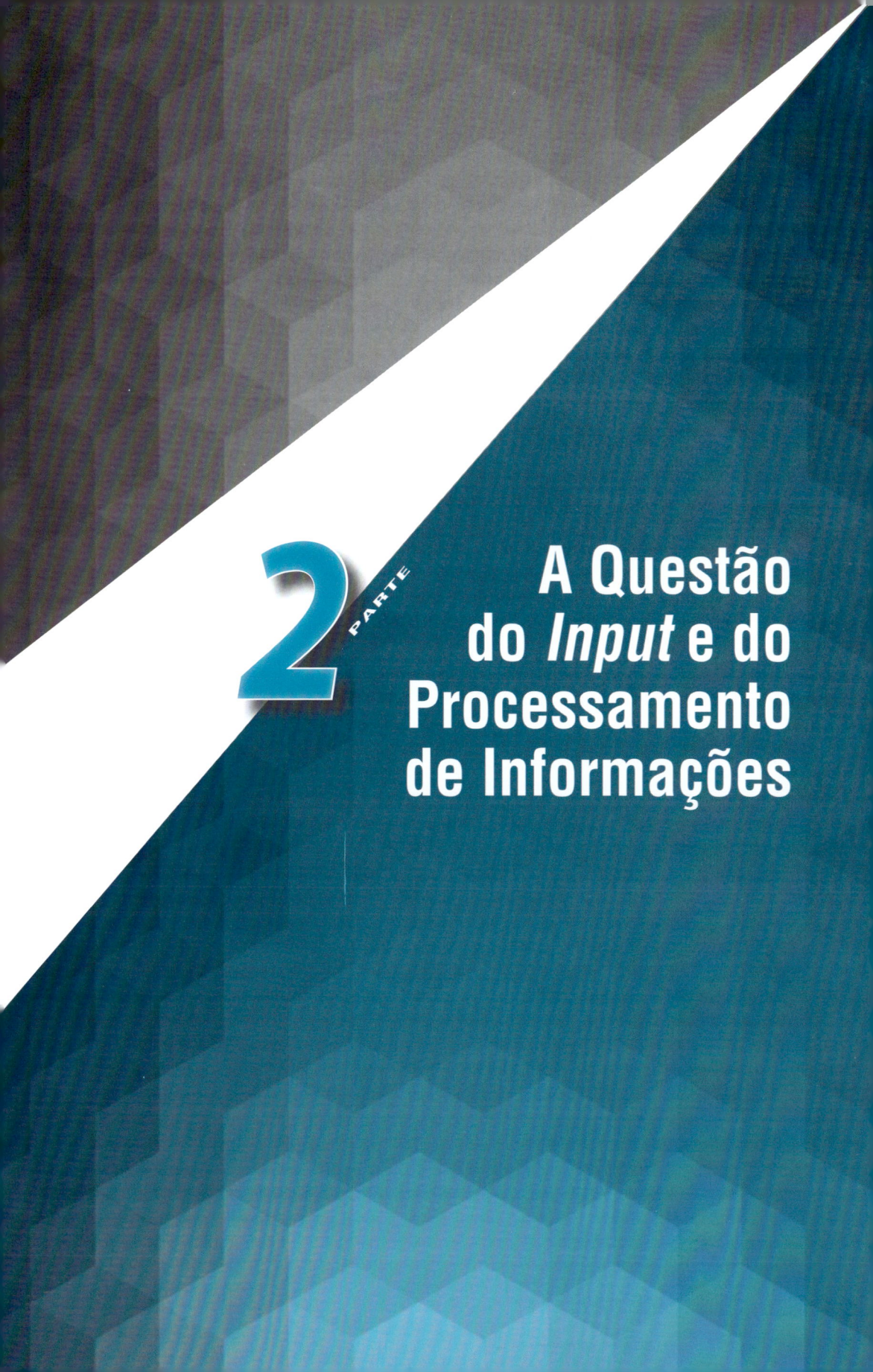

PARTE 2

A Questão do *Input* e do Processamento de Informações

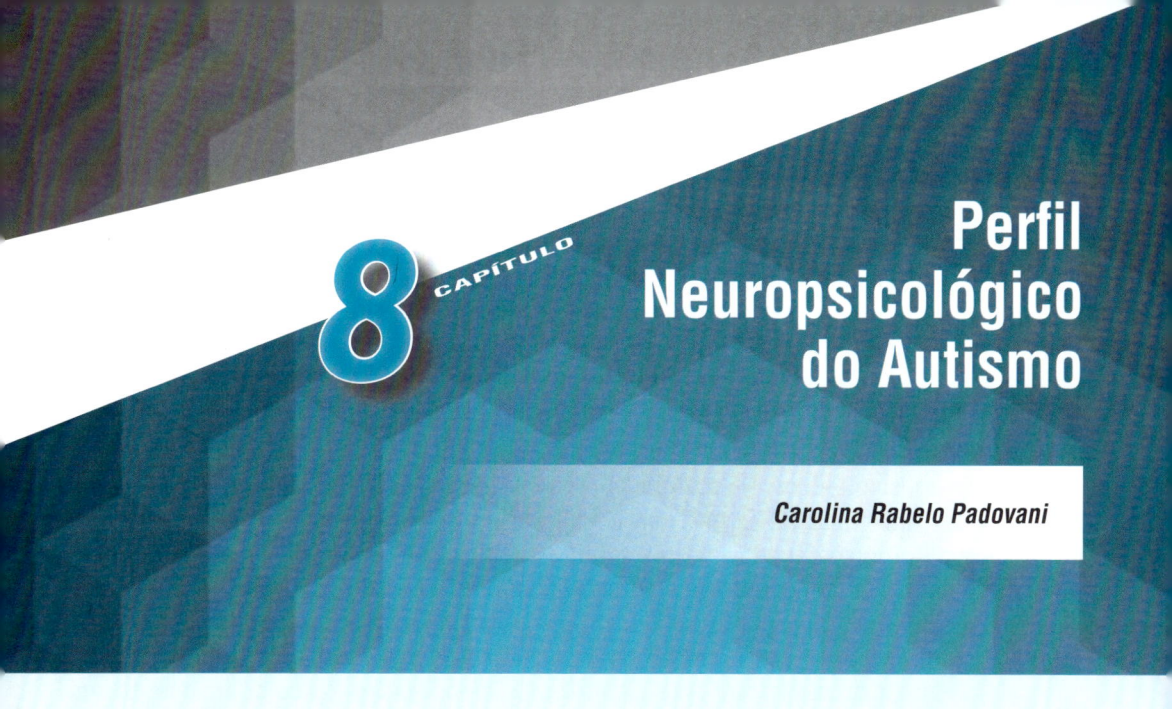

Perfil Neuropsicológico do Autismo

CAPÍTULO 8

Carolina Rabelo Padovani

NEUROPSICOLOGIA

A Neuropsicologia é uma área que visa estudar e examinar as relações entre comportamento e cérebro. Historicamente, surgiu na busca por estabelecer correlações entre achados neuroanatômicos (lesões cerebrais evidentes) e falhas cognitivas identificadas.

Seu progresso modificou os métodos e cada vez mais a Neuropsicologia tem investigado a dimensão das disfunções por meio de seu conhecimento da organização das diferentes habilidades cognitivas.

Ramo das Neurociências, a Neuropsicologia é campo de exercício profissional recente em nosso país. Efetivamente reconhecida como especialidade pelo Conselho Federal de Psicologia em 2004, a Neuropsicologia está remodelando sua prática em razão das crescentes demandas para revelar alterações sutis que escapam aos exames de neuroimagem. Além disso, evidencia seu espaço na mensuração do nível e da qualidade do funcionamento cognitivo, ampliando informações a partir de sua metodologia e análise dos achados.

No contexto clínico, a Neuropsicologia tem sido de importante auxílio na refutação ou confirmação das hipóteses diagnósticas aventadas e das possíveis comorbidades. Suas vantagens residem nas características de seu próprio processo avaliativo, fundamentado pelo uso de instrumentos psicométricos e do conhecimento acerca dos parâmetros que diferem o normal do patológico.

TESTAGEM E NORMATIZAÇÃO

A testagem[1] neuropsicológica baseia-se na administração de testes[2] que irão avaliar diferentes funções cognitivas, como inteligência, memória, atenção, linguagem, entre outras funções, tanto as consideradas basicamente "cognitivas" quanto "afetivas".

Os testes, como define Urbina (2007), são ferramentas para auxiliar na obtenção de inferências a respeito de indivíduos ou grupos. Não que existam testes essencialmente neuropsicológicos. Na realidade, o padrão de análise é que é neuropsicológico.

Essa vertente de análise leva em consideração os conceitos de desenvolvimento normal e patológico em seus efeitos sobre a cognição ou, de modo mais específico, o papel de cada sistema cerebral na complexidade da atividade mental.

Quase invariavelmente, os testes foram instrumentos criados para discriminar o funcionamento em diferentes tipos de alterações. É por essa razão que são utilizados testes psicométricos[3] que permitem a mensuração do comportamento em comparação com o que *fazem* "em média" os indivíduos de uma dada população de referência (pareados conforme faixa etária, escolaridade e sexo – quando houver discrepância). Assim, vale destacar que o padrão de normalidade, no caso clínico, é *estatístico*.

LAUDO NEUROPSICOLÓGICO

Em virtude da ampliação do conhecimento por parte de diferentes profissionais da área de Saúde Mental acerca da prática de avaliação neuropsicológica – suas indicações e finalidades – hoje, nossos laudos têm sido redigidos de modo mais sucinto que à maneira de Luria[4].

Produtos finais de um processo de testagem, os laudos (ou relatórios) contêm o histórico do paciente (queixa, história pregressa, dados de gestação e desenvolvimento, escolarização, socialização, antecedentes, exames anteriores, medicações em uso), a listagem dos instrumentos utilizados, as descrições do desempenho do sujeito em relação à amostra de padronização em termos de *percentis*[5] e classificações.

Nas "considerações finais", os achados são compactuados por meio do agrupamento de déficits que podem relevar indícios de uma patologia. Alguns laudos

---

[1]Alguns autores diferem "avaliação" de "testagem" ou mesmo chegam a discordar do termo. Aqui, usamos "testagem" para nos referirmos à administração de testes de maneira geral.

[2]Os testes psicológicos são fundamentados em método científico de observação. Um teste configura-se como um procedimento sistemático para obtenção de amostras de comportamento tendo como referência determinados parâmetros. Os testes são considerados padronizados, uma vez que primam pela uniformidade de administração, avaliação e interpretação dos resultados. Os testes são produtos comercializados e alguns são de uso restrito ao profissional de psicologia.

[3]Testes são descritos como psicométricos quando permitem a formatação das respostas em medidas informadas por meio de números.

[4]Alexander Luria é considerado o pai da Neuropsicologia.

[5]Os escores de percentil são números dispostos em uma escala de 100, de tal modo que suas posições indicam o percentual de indivíduos de uma amostra que se enquadram em um determinado nível de desempenho ou abaixo dele. Por exemplo, o escore de posto percentil 60 indica um nível de desempenho igual ou superior ao de 60% das pessoas do grupo de referência.

poderão restringir-se a alocar os achados associados a uma determinada área ou sistema funcional (por exemplo, uma alteração no lobo pré-frontal ou uma disfunção executiva[6]).

PERFIL NEUROPSICOLÓGICO

Vindo na esteira do conceito de fenótipo comportamental[7], a ideia de perfil neuropsicológico é buscar a identificação de déficits cognitivos pouco observados nos exames de neuroimagem e que, devidamente agrupados, permitem a geração de um "mapa" do funcionamento cognitivo global do sujeito – suas facilidades e suas dificuldades – de maneira a inseri-lo na nosografia[8] atualmente adotada.

Ao mapear o funcionamento cognitivo desenlaçada de uma procura por lesões neuroanatômicas evidentes, a avaliação neuropsicológica auxilia na discriminação dos recursos que o indivíduo dispõe contrapostas às demandas da vida prática (seja no meio social, escolar ou profissional) para ampliar a compreensão de seus déficits adaptativos, independentemente das possíveis etiologias estruturais nem sempre passíveis de identificação.

Tudo isso é ainda mais interessante nos quadros psicopatológicos. Especificamente no caso dos transtornos do espectro autista (TEA), em que não temos nenhum marcador biológico que efetue com segurança o diagnóstico, continuamos pautando nosso exame na clínica, a partir da análise dos comportamentos, das descrições de pais e/ou cuidadores e do exame objetivo.

Neuropsicologicamente falando, estamos trabalhando com uma população cujas estruturas, no geral, estão íntegras do ponto de vista anatômico, porém são verificadas falhas fundamentais no rendimento adaptativo eficiente.

A vantagem da busca pelo perfil neuropsicológico é discriminar observações e interpretações de comportamento. O que aos pais pode soar como uma característica de "personalidade forte" pode ser a *interpretação* de uma inflexibilidade cognitiva e um sinal importante no esquadrinhamento de um perfil neuropsicológico compatível com TEA.

PERFIL NEUROPSICOLÓGICO DO AUTISMO

Fundamentalmente, o que baliza a escolha de instrumentos que irão compor uma bateria de avaliação neuropsicológica são as *hipóteses diagnósticas*.

Quando aventamos a possibilidade de um quadro de TEA, automaticamente os parâmetros de avaliação são definidos pelos critérios nosográficos e refinados pelos achados descritos na literatura.

---

[6]Apesar do termo "disfunção executiva" vir no encalço de uma tentativa recente de construção de um referencial *neuropsicopatológico*, acreditamos que seja importante basearmos nossa interpretação de dados por meio dos critérios diagnósticos atualmente adotados a fim de termos uma linguagem comum com outros profissionais de áreas correlacionadas e, ainda, mantermos padrões universais que permitam a comparação de achados.

[7]Em 1976, Nyahn foi o primeiro a utilizar o termo "fenótipo comportamental" ao descrever o padrão de conduta encontrado em pacientes com a síndrome de Lesch-Nyhan. A partir da década de 1990, recuperou-se esse conceito.

[8]A nosografia é a descrição, classificação ou caracterização das doenças.

Por sua natureza, os transtornos do neurodesenvolvimento são considerados um conjunto específico de alterações em mecanismos cerebrais de sociabilidade básicos e precoces, ocasionando uma interrupção dos processos normais de desenvolvimento social, cognitivo e de comunicação. Suas manifestações são heterogêneas, diferindo em grau de acometimento, sendo este, inclusive, determinado pela variabilidade de fatores etiológicos (Klin, 2006). Essencialmente, essa é a ideia que abarca o conceito de *espectro*.

EFICIÊNCIA INTELECTUAL

Uma parcela significativa dos pacientes com TEA possui retardo mental[9] de grau variado. Estima-se que cerca de 60 a 75% dos indivíduos com TEA funcionam na faixa de retardo mental (Barbaresi, 2005).

O retardo mental é uma incapacidade intelectual caracterizada por importantes limitações no funcionamento cotidiano que se apresentam cedo na vida (antes dos 18 anos de idade). As pontuações de QI (quociente de inteligência[10]) ainda são a melhor forma de representar o desempenho do funcionamento intelectual quando obtidos por meio de instrumentos apropriados. O critério é de dois desvios-padrão abaixo da média de um grupo correspondente de pessoas (AAMR, 2006), o que significa dizer um QI inferior a 70 (Tabela 8.1).

Nesse sentido, o exame da *eficiência intelectual* deve ser prioritário. Na Tabela 8.2, dispomos uma sugestão de instrumentos para avaliação da inteligência[11].

A Escala de Maturidade Mental Colúmbia proporciona uma estimativa da capacidade de raciocínio geral de crianças com idade entre 3 anos e 6 meses e 9 anos e 11 meses. É constituída por 92 itens de classificação pictóricos e figurativos organizados em uma série de oito níveis segmentados conforme idade cronológica. Em cada item, a criança é solicitada a apontar qual figura é diferente ou que não se relaciona com as demais. Apesar de não ser um dado fornecido pela escala, é possível efetuar o

[9]Aqui adotamos a nomenclatura da CID-10 (OMS).
[10]O quociente de inteligência foi proposto por um psicólogo alemão chamado William Stern (1911). O QI é calculado por meio da divisão da idade mental (na primeira versão, obtido pela escala Binet-Simon) pela idade cronológica, cujo resultado é multiplicado por 100.
[11]Existem diversas concepções de *inteligência* e de como ela deve ser medida. Alguns autores defendem a ideia de um fator geral (fator g), outros apostam no conceito de múltiplas inteligências e, ainda, encontramos modelos teóricos que mesclam diferentes vertentes.

TABELA 8.1. *Exame da eficiência intelectual*

RETARDO MENTAL	QUOCIENTE INTELECTUAL (QI)	% DE TOTAL DE INDIVÍDUOS COM RM (%)
Leve	50 a 69	85
Moderado	35 a 49	10
Grave	20 a 34	3 a 4
Profundo	Abaixo de 20	1 a 2

TABELA 8.2. *Sugestão de instrumentos para avaliação da inteligência*

FUNÇÃO	ASPECTOS OBSERVADOS NOS TEA	INSTRUMENTOS DE AVALIAÇÃO SUGERIDOS
Inteligência	60-75% dos indivíduos têm algum grau de retardo mental	Escala de Maturidade Mental Colúmbia, Escalas Wechsler de Avaliação da Inteligência, Escalas Vineland de Comportamento Adaptativo

cálculo do QI por meio da idade mental aferida (índice de maturidade) dividida pela idade cronológica e posteriormente multiplicando o resultado por 100.

A conveniência da Escala Colúmbia é seu alcance na idade pré-escolar. Por outro lado, o exame prioriza aspectos não verbais da inteligência e, assim, não disponibiliza informações sobre o desenvolvimento verbal da criança.

A partir dos 6 anos de idade do examinando o clínico passa a dispor de instrumentos padronizados para nossa população que avaliam tanto os aspectos verbais quanto não verbais da inteligência. Consideradas como importantes recursos psicométricos, as Escalas Wechsler de Avaliação da Inteligência configuram-se como conjuntos de tarefas que envolvem diferentes capacidades (Cunha, 2000). Essas escalas desempenham um papel central na neuropsicologia quando se trata de avaliar a inteligência e outras funções cognitivas e, muitas vezes, são consideradas "padrão ouro".

A variabilidade do grau de acometimento cognitivo dos sintomas faz com que nem todos os indivíduos com TEA estejam aptos a responder a Escala Colúmbia ou tampouco os subtestes das Escalas Wechsler. Nesse caso, uma alternativa – além de um instrumento complementar à avaliação da eficácia intelectual[12] – é a administração das Escalas Vineland de Comportamento Adaptativo.

O constructo "comportamento adaptativo" refere-se a *performance* de atividades diárias requeridas para a eficiência social e pessoal. O conceito é relativo à idade, em um crescente de complexidade (em que subjaz a ideia de desenvolvimento), é definido pelas expectativas e padrões de outras pessoas (nível de adequação é julgado por quem convive com o indivíduo) e, por fim, é definido pela *performance* típica, não pela capacidade ou provável potencial (Sparrow, 1984).

Principais vantagens das Escalas Vineland:

■ Não são de uso restrito do profissional de psicologia. No entanto, apenas um profissional treinado é capaz de fazer sua aplicação e interpretação;

■ Contemplam ampla faixa etária: do nascimento à vida adulta;

■ Historicamente aplicadas em indivíduos com desvantagens;

■ Não requerem aplicação direta ao indivíduo, mas exigem um respondente que seja familiar aos comportamentos do indivíduo;

■ Medem comportamento adaptativo em quatro domínios: comunicação, atividades de vida diária, socialização e habilidades motoras;

---

[12]Conforme a CID-10, o retardo mental caracteriza-se essencialmente por um comprometimento, durante o período de desenvolvimento, das faculdades que determinam o nível global de inteligência, isto é, das funções cognitivas, de linguagem, da motricidade e do comportamento social. No que se refere ao exame neuropsicológico, efetuamos a avaliação do funcionamento intelectual e do comportamento adaptativo, pois utilizamos para critérios diagnósticos a aferição de QI < 70 e a presença de déficits adaptativos como parâmetros.

- Apresentam relação significativa com nível de inteligência;
- Utilizam média 100 e desvio-padrão 15: dados estatísticos familiares a outros instrumentos de avaliação.

Ao avaliarmos a inteligência e o funcionamento adaptativo, podemos, inclusive, ter informações que auxiliam na escolha dos próximos instrumentos a serem utilizados. Uma medição do QI possibilita ao clínico ter uma dimensão do funcionamento global do paciente e, depois, conhecer o funcionamento de cada área de maneira mais específica. Como empiricamente observamos em especial nos TEA, *inteligência não é tudo*, afinal, outros déficits podem estar presentes.

TRÍADE DE ALTERAÇÕES FUNCIONAIS

Atualmente, descreve-se uma tríade de alterações funcionais característicos nos TEA: alterações nas funções executivas e nas capacidades de coerência central e teoria da mente.

Funções executivas

Termo mais compacto para agrupar um conjunto complexo de processos, as definições das *funções executivas* variam segundo diferentes autores. A maior parte dos pesquisadores acredita que as funções executivas são parte de um sistema que atua na capacidade de supervisionar toda a hierarquia de processamento cerebral e abrange habilidades necessárias para efetuar comportamentos dirigidos e com propósito (Strauss, 2006).

Correntemente relacionadas com os lobos frontais, o funcionamento entrelaçado dessas funções ainda gera divergências entre pesquisadores. Há indícios de que redes mais amplas de informação também estariam no escopo tanto de seu funcionamento quanto de suas alterações (Hamdan, 2009).

Apesar de não ser uma relação muito estudada na literatura, verifica-se papel significativo dos lobos frontais no comportamento afetivo e emocional, associados ao desenvolvimento pessoal, ao juízo social e à autoconsciência, uma vez que as diferentes habilidades cognitivas vinculadas às funções executivas estão implicadas na emissão de condutas adaptadas.

A natureza multidimensional dessas funções pode ser verificada por meio dos diferentes domínios cognitivos tradicionalmente vinculados ao funcionamento executivo:

- *Processos atencionais*: a atenção é a função mais facilmente alterada por diferentes fatores, como cansaço, irritabilidade, ansiedade, sonolência, uso de substâncias psicoativas e álcool, entre outros. Por isso, qualquer avaliação de seu desempenho deve ser feita de maneira cautelosa. Em geral, essa função é segmentada em atenção sustentada (ou concentrada) e alternada (ou dividida). A avaliação da capacidade de atenção compartilhada (habilidade de compartilhar foco atencional) tem sido levada em consideração no exame neuropsicológico dos TEA em virtude dos déficits descritos na literatura. É entendida como possível condição precursora da capacidade de desenvolver uma "teoria da mente" (Bosa, 2001);

- *Flexibilidade executiva:* é examinada por meio de tarefas fundamentadas na alternância entre categorias cognitivas;
- *Planejamento:* compreende a habilidade de traçar mentalmente um modo de executar uma tarefa para alcançar um objetivo proposto;
- *Categorização*: habilidade de eleger elemento comum a estímulos diferentes. Diz respeito à generalização e à abstração;
- *Inibição comportamental*: capacidade de suprimir uma resposta habitual em favor de uma resposta menos familiar;
- *Fluência verbal*: habilidade de emitir uma série de comportamento dentro de uma estrutura de regras predeterminadas;
- *Memória operacional*: capacidade de manipulação mental de informações. A memória operacional (ou memória de trabalho) é um sistema de memória responsável pelo arquivamento temporário da informação e serve para que as operações mentais sejam realizadas nesse período.

A hipótese de comprometimento das funções executivas como déficit subjacente ao perfil neuropsicológico dos TEA surgiu em função da semelhança entre o comportamento de indivíduos com disfunção cortical pré-frontal e aqueles com autismo (Stuss, 2000): inflexibilidade mental, perseveração, primazia do detalhe e dificuldade de inibição de respostas. O Quadro 8.1 lista as principais alterações no funcionamento executivo encontradas nos indivíduos com TEA. Nem todas as alterações estarão presentes, pois dependem também do nível global de funcionamento do examinando.

QUADRO 8.1. Principais alterações no funcionamento executivo

Principais funções executivas	Aspectos observados nos TEA	Instrumentos de avaliação sugeridos
Processos atencionais	Déficits em atenção compartilhada. Outros déficits atencionais podem estar alterados em razão da qualidade do funcionamento intelectual	TMT, Dígitos, observação clínica (hora lúdica)
Flexibilidade executiva	Inflexibilidade cognitiva com tendência a comportamento perseverativo	WCST (percentual de respostas perseverativas), TMT (parte B)
Planejamento	Falha no estabelecimento de estratégias para alcançar um objetivo	WCST, Torre de Hanói, Torre de Londres, Cubos, Figuras Complexas de Rey
Categorização	Dificuldade de categorização, abstração e generalização	Semelhanças, WCST, Escala Colúmbia
Inibição comportamental	Dificuldade na inibição de respostas	Stroop, WCST (fracasso em manter o contexto)
Fluência verbal	Dificuldade de fluência e categorização	FAS, Animais
Memória operacional	Déficits em memória de trabalho	Dígitos indireto, sequência de números e letras

No Quadro 8.2, apresentamos uma breve descrição dos instrumentos de avaliação sugeridos.

Teoria da coerência central

A coerência central diz respeito à capacidade de processar informações de modo a integrar diversos pontos e detalhes em um processamento global e coerente.

A falha nessa tendência natural de juntar partes de informações para formar um "todo" provido de significado (coerência central) é uma das características descritas nos TEA.

Na literatura, encontramos achados que sugerem que os TEA apresentam um distúrbio em relação ao processamento de informações, sendo este focado em detalhes (Hill, 2003).

QUADRO 8.2. Descrição dos instrumentos de avaliação sugeridos

Instrumentos de avaliação	Descrição
Cubos	Subteste de execução das Escalas Wechsler. Recruta a capacidade de análise e transposição de informações bidimensionais apresentadas para o plano tridimensional por meio do uso de cubos bicolores (vermelho e branco)
Dígitos	Subteste verbal das Escalas Wechsler. O sujeito deve repetir números apresentados oralmente pelo examinador. Permite a obtenção do *span* de Dígitos que representa a capacidade de estocagem de informações do examinando
Dígitos indireto	Subteste verbal das Escalas Wechsler. O sujeito deve repetir números apresentados oralmente em ordem inversa (de trás para frente). Permite a obtenção do *span* de Dígitos indireto que representa a capacidade de manipulação mental de informações do sujeito
FAS, Animais	São dois testes para o exame da fluência verbal nominal (fonológica) e categórica (semântica). A tarefa dirigida ao sujeito no FAS é emitir palavras que sejam iniciadas com as letras F, A e S, durante um minuto, com exceção de substantivos próprios e derivados. Na fluência categórica, o sujeito deve fornecer verbalmente o maior número de nomes de animais durante um minuto
Figuras Complexas de Rey	Investiga funções de visuoconstrução gráficas, envolvendo síntese e construção a partir da cópia de uma figura complexa
Hora lúdica[13]	Observação das atitudes da criança no brincar: se busca o examinador, se interage de maneira adequada, se tem interesse pela atividade do outro

---

[13]Apesar de não ser um instrumento psicométrico, a hora lúdica auxilia no exame dos comportamentos da criança durante o brincar e da habilidade de compartilhamento atencional. Atualmente, não contamos com testes padronizados para esse fim.

QUADRO 8.2. Descrição dos instrumentos de avaliação sugeridos (continuação)

Instrumentos de avaliação	Descrição
Semelhanças	Subteste verbal das Escalas Wechsler. O sujeito deve encontrar um aspecto comum entre elementos diferentes
Sequência de números e letras	Subteste da Escala Wechsler (versão para adultos). O examinando deve ordenar números e letras apresentados randomicamente pelo examinador
Stroop	É baseado na apresentação de nomes de cores que estão impressas em cor diferente do que está escrito. Demanda-se que o sujeito diga o nome da cor impressa e iniba o comportamento de leitura (considerada como resposta habitual em sujeitos leitores)
Teste Wisconsin de Classificação de Cartas (WCST)	Considerado complexo por aferir dimensões cognitivas múltiplas, o WCST fornece informações sobre a capacidade de abstração de um princípio de categorização, a manutenção desse princípio e abstração de novos princípios conforme a variação das contingências ambientais (*feedback* do examinador). Quando o sujeito não consegue flexibilizar, ou seja, mudar seu comportamento, sua conduta é considerada perseverativa. A "perseveração" representa um dos sinais típicos de comprometimento pré-frontal (Duncan, 1986)
Torre de Hanói	Composto por uma base de madeira com três pinos dispostos na vertical. Na primeira etapa, o sujeito deve movimentar três argolas de tamanhos diferentes (apresentadas na posição inicial de uma torre), uma por uma, do primeiro pino até o último, remontando a configuração inicial. Na segunda etapa, utiliza quatro argolas. O desempenho é avaliado por meio da média do tempo de execução e número de movimentos efetuados nas cinco tentativas de cada etapa
Torre de Londres	Envolve a transposição de três esferas de cores diferentes (vermelha, azul e verde) a partir de uma posição fixa, de largada, para 12 posições-alvo. As esferas são manipuladas, uma a uma, por três hastes verticais de comprimentos diferentes afixadas a uma base de madeira, de modo que a mais curta sustenta apenas uma esfera e a mais longa até três esferas. O sujeito deve reproduzir as configurações-alvo com um número mínimo de ações (Souza, 2001)
Trail Making Test (TMT)	Aplicado em duas etapas. Na primeira, o indivíduo é instruído a ligar números em ordem crescente, o mais rápido que puder (atenção sustentada). Na etapa seguinte, deve alterar entre números em sequência crescente com letras em ordem alfabética, o mais rápido possível (atenção alternada). Ambas as tarefas permitem inferências sobre a velocidade de processamento do examinando

Tal falha tem implicação nas habilidades sociais, pois a expressão facial é um meio de comunicação não verbal e sua análise adequada permite estabelecer relações acerca de estados e atributos mentais. Estudo sobre o reconhecimento facial em indivíduos com TEA observou prejuízo mais acentuado na percepção da expressão da alegria e sobretudo na surpresa (Assumpção Jr., 1999).

O Quadro 8.3 lista as principais alterações encontradas nos indivíduos com TEA.

No Quadro 8.4, há uma breve descrição dos instrumentos de avaliação sugeridos.

Teoria da mente

A teoria da mente (ou metacognição) implica a capacidade para atribuir estados mentais a outras pessoas e predizer o comportamento das mesmas em função dessas atribuições (Baron-Cohen, 1985).

É descrito falha nesse sistema em indivíduos com TEA, comprometimento que acarretaria déficits no comportamento social como um todo e no desenvolvimento da linguagem.

QUADRO 8.3. Principais alterações encontradas nos indivíduos com TEA

Funções	Aspectos observados nos TEA	Sugestão de instrumentos de avaliação
Visuopercepção	Rastreio randômico em detrimento do estabelecimento de um significado	Completar figuras
Visuoespacialidade	Dificuldades em visuoconstrução e planejamento visuoespacial gráfico	Cubos, Figuras Complexas de Rey, Armar objetos

QUADRO 8.4. Descrição dos instrumentos de avaliação sugeridos

Instrumentos de avaliação	Descrição
Armar objetos	Subteste de execução das Escalas Wechsler. Semelhante a um quebra-cabeça, o examinando deve unir as partes a fim de montar uma figura (todo)
Completar figuras	Subteste de execução das Escalas Wechsler. Demanda rastreio de material pictórico, por meio do estabelecimento de relações parte-todo, em tarefa que implica a identificação de partes ausentes nas figuras disponibilizadas
Cubos	Subteste de execução das Escalas Wechsler. Recruta a capacidade de análise e transposição de informações bidimensionais para o plano tridimensional por meio do uso de cubos bicolores (vermelho e branco)
Teste Psicomotor de Bender	Implica a cópia de figuras dispostas em 9 cartões

No Quadro 8.5, apresentamos as principais alterações observadas e, no Quadro 8.6, uma sugestão de instrumentos de avaliação.

ESCALAS DE RASTREIO

As escalas de rastreio permitem o agrupamento das condutas a fim de estabelecer um diagnóstico de maior confiabilidade. Podem estar organizadas em forma de questionários, lista de sintomas ou inventários.

QUADRO 8.5. Principais alterações observadas nos indivíduos com TEA

Funções	Aspectos observados nos TEA	Sugestão de instrumentos de avaliação
Teoria da mente	Dificuldade em se colocar no lugar do outro e em inferir estados emocionais	Teste de Sally e Anne, testes projetivos como Rorschach e TAT
Socialização	Déficits em habilidades sociais e de comunicação	Vineland (domínio socialização e comunicação), Escala de Reação de Retração na Criança

QUADRO 8.6. Sugestão de instrumentos de avaliação

Instrumentos de avaliação	Descrição
Escala de Reação de Retração na Criança	Avaliação da Retração precoce. Apoia-se em características normais de interação e regulação[14]
Teste de Rorschach	Oferece informações sobre a estrutura e a dinâmica da personalidade. Estudo com população TEA apontou adaptação pobre, déficit no estabelecimento de relações, dificuldades em lidar com demandas sociais, baixa ressonância afetiva e bizarrice de respostas (Araújo, 2011)
Teste de Sally e Anne	Conta-se uma história para a criança com uso de bonecos: "Sally e Anne estão brincando juntas. Sally tem uma bola de gude que coloca em uma cesta antes de sair da sala. Enquanto Sally está fora, Anne move a bola para uma caixa. Quando Sally retorna, onde ela deve procurar a bola de gude?"
Teste de Apercepção Temática (TAT)	Apresentação de figuras em que o sujeito é demando a criar histórias

---

[14]Esta escala enconta-se em pesquisa pelo Laboratório Projeto Distúrbios do Desenvolvimento do Instituto de Psicologia da Universidade de São Paulo. Dados preliminares sugerem sensibilidade da escala para discriminar alterações de sociabilidade em crianças de 0 a 4 anos.

São administradas para a avaliação de aspectos específicos do comportamento ou para acompanhar a evolução de determinados quadros. Poucas escalas diagnósticas encontram-se publicadas no Brasil, sendo a maioria utilizada em pesquisas.

No Quadro 8.7, apresentamos as principais escalas cuja escolha deve ficar a critério clínico.

QUADRO 8.7. Principais escalas de rasteio

Escalas de rastreio	Descrição
Autism Behavior Checklist (ABC)	Pré-validada com o nome de Inventário de Comportamentos Autísticos (ICA). Contém 57 comportamentos atípicos
Autism Diagnostic Observation Schedule-Generic (ADOS-G)	Programa de Observação Diagnóstica do Autismo – Versão Genérica. Avaliação semiestruturada da interação social, da comunicação, do brincar e do uso imaginativo de materiais para indivíduos com suspeita de TEA
Childhood Autism Rating Scale (CARS)	Oferece a possibilidade de discriminar graus de apresentação dos sintomas
Escala de Traços Autísticos (ATA)	Composta por 23 subescalas, cada uma das quais divididas em diferentes itens. Atualmente, utiliza-se o ponto de corte 23 (Assumpção Jr., 2008) que auxilia na discriminação entre TEA e retardo mental sem TEA[15]
Entrevista Diagnóstica para o Autismo Revisada (ADI-R)	Entrevista semiestruturada para indivíduos a partir dos 5 anos de idade até o início da fase adulta e com idade mental a parir dos 18 meses de idade
Modified Checklist for Autism in Toddlers (M-CHAT)	Escala de rastreamento que pode ser utilizada em todas as crianças durante visitas pediátricas, com objetivo de identificar traços de autismo em crianças de idade precoce
Perfil Psicoeducacional Revisado (PEPR)	Instrumento de medida da idade de desenvolvimento de crianças com autismo e com transtornos correlatos da comunicação
Social Comunication Questionnaire (SCQ)	Questionário de Rastreio de Autismo. Seleção de 40 perguntas respondidas pelos pais e/ou cuidadores de crianças a partir de 4 anos

---

[15]Muitos sintomas como comportamento perseverativo, dificuldade em formar estratégias, funcionamento adaptativo aquém do esperado, entre outros, podem implicar dúvidas quanto à existência de retardo mental comórbido ao TEA ou puramente um quadro de retardo mental. Por isso, sugere-se a aplicação da ATA, cujo ponto de corte 23 mostrou-se mais preciso para rastrear sintomas autísticos [17]. Outro ponto importante é que estereotipias são frequentes em crianças de tenra idade, ao passo que é difícil a exploração da sociabilidade; assim, outras áreas, como alimentação ou sono, devem ser observadas (Assumpção Jr., 2014).

ACHADOS COMPLEMENTARES

Outras alterações podem estar presentes e, por isso, devem ser averiguadas:

- *Linguagem:* no contexto de uma avaliação neuropsicológica, o exame da linguagem implica a investigação de seus componentes cognitivos e linguísticos. O domínio cognitivo refere-se, basicamente, à maneira como são processados os estímulos do ambiente (*inputs* sensoriais) e sua associação a conhecimentos prévios. O domínio linguístico contempla os aspectos fonológicos, sintáticos, semânticos, pragmáticos, bem como o conteúdo lexical e discursivo (Quadro 8.8);
- *Habilidades específicas:* pouco se sabe sobre os mecanismos neurais precoces na leitura. Em geral, pais e/ou cuidadores costumam perceber a *hiperlexia* como um sinal de superdotação. Sujeitos com hiperlexia nem sempre têm desempenho adequado nas demais habilidades acadêmicas, como escrita e cálculo. Infelizmente, não contamos com instrumentos de avaliação destinados ao exame desse achado.

BATERIAS NEUROPSICOLÓGICAS

Antes de estruturarmos uma bateria de avaliação neuropsicológica precisamos aventar uma *hipótese diagnóstica* com base na queixa, no histórico e no exame clínico (Quadro 8.9).

O primeiro contato com o paciente fornece informações que nos auxiliam na escolha dos instrumentos para avaliação (Quadro 8.10).

QUADRO 8.8. Instrumentos sugeridos para exames de linguagem

Instrumentos sugeridos	Descrição
Avaliação da Compreensão Leitora	Coletânea de textos expositivos cujo objetivo é auxiliar na avaliação da compreensão leitora. Os textos são separados por série (ano) escolar
Consciência Fonológica: Instrumento de Avaliação Sequencial (CONFIAS)	Investiga as capacidades fonológicas. É composto por tarefas de síntese, segmentação, identificação, produção, exclusão e transposição silábica e fonêmica
Provas de Avaliação dos Processos de Leitura (PROLEC)	Provas que objetivam avaliar a capacidade de leitura das crianças, obter informações sobre as estratégias e quais mecanismos não estão funcionando de modo adequado
Vocabulário	Subteste das Escalas Wechsler. O examinando deve dizer o significado das palavras
Compreensão	Subteste das Escalas Wechsler. É uma prova de julgamento social e exame do desenvolvimento da linguagem. São apresentadas situações para que o sujeito diga o que deve fazer de acordo com as demandas sociais

QUADRO 8.9. Baterias neuropsicológicas

Etapa 1	
Queixa descrita	Em geral, pacientes[16] que nos direcionam à suspeita de TEA são trazidos para avaliação em virtude da falta de interesse por seus pares, comportamento ritualístico, pobre contato visual, alterações de conduta e dificuldades escolares
Etapa 2	
Coleta de dados de histórico	Verificamos a história do paciente em comparação com as expectativas para cada faixa etária em termos de desenvolvimento neuropsicomotor, escolarização, padrão de socialização e comportamentos. Podemos solicitar informações de fontes subsidiárias (relatório escolar, laudo de profissionais que o acompanham, exames complementares)
Etapa 3	
Exame psíquico	Pesquisa-se a atitude do paciente (fisionomia, cuidados e vestimenta, reação ao exame), consciência, atenção, memória, sensopercepção, pensamento, inteligência, linguagem, orientação no tempo e no espaço, afetividade, humor, vontade e pragmatismo

CONCLUSÕES

A proposta deste capítulo foi apresentar as principais alterações cognitivas encontradas nos TEA por meio do delineamento de um perfil neuropsicológico específico e, por isso, discriminativo.

Comprometimentos na esfera intelectual, no funcionamento executivo, nas habilidades sociais, de atenção compartilhada, de coerência central e de teoria da mente têm apresentação variável em termos de gravidade e extensão, mas estão no cerne dos prejuízos adaptativos dessa população.

Basicamente, o perfil de alterações pode ser visto na Figura 8.1.

Valiosa fonte de informações, a avaliação neuropsicológica é cada vez mais utilizada e solicitada por diferentes profissionais.

É importante ressaltar que o uso de testes refere-se a um meio para tomada de decisões a respeito de um indivíduo e, assim, a interpretação de seus resultados deve ser realizada com cautela.

A escolha de materiais é fundamental para a realização da avaliação neuropsicológica. Nessa ocasião, listamos os principais testes que, em nossa prática, têm nos ajudado a examinar o funcionamento cognitivo desses pacientes.

Por fim, ressaltamos que a avaliação neuropsicológica é apenas uma parte da ramificação multidisciplinar exigida no estudo e na pesquisa dos TEA. A pluralidade

---

[16]Pacientes de diferentes idades podem ser encaminhados à avaliação. Sobretudo os indivíduos com TEA que exibem bom padrão cognitivo (inteligência normal) costumam passar despercebidos até o momento em que as exigências de habilidades sociais tornam-se maiores.

QUADRO 8.10. Informações para auxiliar na escolha dos instrumentos para avaliação

Etapa 4	
Primeiros dados	Idade, escolaridade e lateralidade (quando definida)
Etapa 5	
Examinando o funcionamento cognitivo	O instrumento a ser utilizado deve levar em consideração se o paciente tem condições de responder às tarefas Sugerimos a aplicação das Escalas Vineland e de uma escala de rastreio de sintomas autísticos em todos os casos
Etapa 6	
Caso se identifique retardo mental, verificar se isso, por si só, justifica a sintomatologia	Outras funções cognitivas podem ser examinadas a fim de investigar padrão neuropsicológico. O tempo hábil para exame irá restringir ou ampliar a bateria
Etapa 7	
Análise dos resultados	Escores rebaixados em determinado instrumento nem sempre representam uma alteração em uma função específica. Na verdade, efetuamos uma divisão meramente didática dessas funções, pois elas operam em conjunto. Por isso, sugere-se o uso de diferentes recursos psicométricos para comparação de resultados As escalas de rastreio não obtêm o diagnóstico, mas auxiliam na listagem dos sintomas e sua delimitação em termos dos critérios correntemente adotados
Planejamento terapêutico	A análise dos achados da avaliação permite ao clínico verificar o prognóstico e esquadrinhar as possibilidades de intervenção

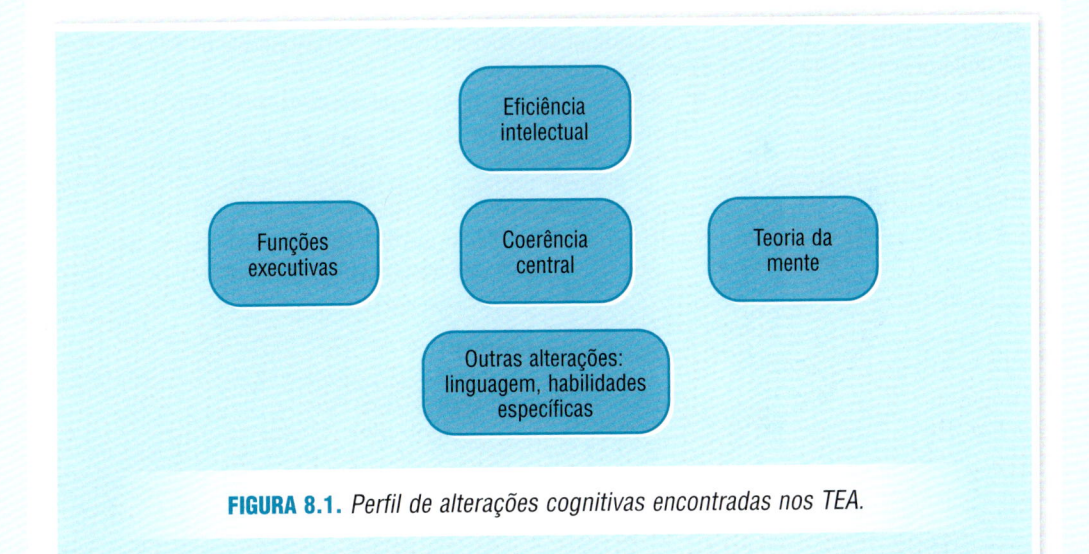

FIGURA 8.1. *Perfil de alterações cognitivas encontradas nos TEA.*

de manifestações comportamentais requer o trabalho conjunto de diferentes profissionais tanto durante sua avaliação e seu diagnóstico quanto na ocasião do estabelecimento e execução de suas propostas terapêuticas.

Bibliografia consultada

American Association on Mental Retardation (AAMR). Retardo mental: definição, classificação e sistemas de apoio. 10 ed. Porto Alegre: Artmed, 2006.

Araújo CA, Nascimento RSGF, Assumpção Jr. FB. Autismo e psicodiagnóstico de Rorschach. Psico 2011; 42(4):431-441.

Assumpção Jr. FB (org.). Psiquiatria da infância e da adolescência: casos clínicos. Porto Alegre: Artmed, 2014.

Assumpção Jr. FB, Gonçalves JDM, Cuccolichio S, Amorim LCD, Rego F, Gomes C, Falcão M. Escala de Avaliação de Traços Autísticos (ATA): um estudo de validade. Med Reabil 2008; 27(2):41-44.

Assumpção Jr. FB, Sprovieri MH, Kuczynski E, Farinha V. Reconhecimento facial e autismo. Arq Neuro-Psiquiatr 1999; 57(4):944-949.

Barbaresi WJ, Katusic SK, Colligan RC, Weaver AL, Jacobsen SJ. The incidence of autism in Olmsted County, Minnesota, 1976-1997: results from a population-based study. Arch Pediatr Adolesc Med 2005; 159(1)37-44.

Baron-Cohen S, Leslie AM, Frith U. Does the autistic child have a theory of mind? Cognition 1985; 21:37-46.

Bosa CA. As relações entre autismo, comportamento social e função executiva. Psicologia: reflexão e crítica 2001; 14(2):281-287.

Cunha JA. Psicodiagnóstico – V. 5 ed. revisada e ampliada. Porto Alegre: Artmed, 2000.

Duncan J. Disorganization of behavior after frontal lobe damage. Cognitive Neuropsychology 1986; 3:271-290.

Hamdan AC, Pereira APA. Avaliação neuropsicológica das funções executivas: considerações metodológicas. Psicologia: reflexão e crítica 2009; 22(3):386-393.

Hill EL, Frith U. Understanding autismo: insights from mind and brain. The Royal Society 2003; 281-289.

Klin A. Autismo e síndrome de Asperger: uma visão geral. Rev Bras Psiquiatr 2006; 28(supl I):53-11.

Souza RO, Ignácio FA, Cunha FCR, Oliveira DLG, Moll J. Contribuição à neuropsicologia do comportamento executivo: Torre de Londres e Teste de Wisconsin em indivíduos normais. Arq Neuropsiquiatr 2001; 59(3-A):526-531.

Sparrow SS, Balla DA, Cicchetti DV. A revision of the Vineland Social Maturity Scale by Edgar A. Doll. Minnesota: American Guidance Service Circle Pines, 1984.

Strauss E, Sherman EMS, Spreen O. A compendium of neuropsychological testes. 3 ed. Oxford University Press, 2006.

Stuss DT, Levine B, Alexander MP, Hong J, Palumbo C, Hamer L et al. Wisconsin Card Sorting Test performance in patients with focal frontal and posterior brain damage: effects of lesion location and test structure on separable cognitive processes. Neuropsychologia 2000; 38:388-402.

Urbina S. Fundamentos da testagem psicológica. Reimpressão. Porto Alegre: Artmed, 2007.

Reconhecimento Facial e Prosopagnosia

Francisco Baptista Assumpção Júnior
Evelyn Kuczynski

(...) Quando "O Homem que Confundiu sua Mulher com um Chapéu" foi publicado em 1985, um renomado neurologista acadêmico fez uma resenha muito gratificante do livro. Os casos eram fascinantes, escreveu, mas tinha uma ressalva: achava que eu estava fingindo ao apresentar pacientes como se da primeira vez que eu os vira não tivesse nenhuma ideia preconcebida, nenhum conhecimento prévio da doença que apresentava.(...) Mas eu não sou um neurologista acadêmico, e a verdade é que a maioria dos médicos praticantes, afora sua abrangente educação em medicina, tem poucos conhecimentos em profundidade sobre muitas doenças, especialmente aquelas consideradas raras, para as quais não compensa alocar muito tempo de ensino na faculdade.(...) Assim, tipicamente meus relatos de caso começam com um encontro, uma carta, uma batida à porta – é a descrição que o paciente faz do que ele está sentindo que estimula a exploração mais completa.(...) (Sacks, 2010)

INTRODUÇÃO

A área da *neurociência social* vem florescendo nos últimos anos. Ao vasculhar a literatura pertinente, é relativamente fácil localizar revisões úteis sobre as bases cerebrais da cognição social, ampla ou especificamente definida (Happé, 2014). Nesse contexto, considera-se hoje que (do ponto de vista de funcionamento mental) indivíduos com transtornos do espectro do autismo (TEA) apresentam comprometimento na capacidade de metarrepresentação (MR), ainda que hipóteses afetivas tenham permeado sua interpretação em outras décadas. Assim, a ausência dessa característica cognitiva específica dificultaria a compreensão dos próprios estados mentais, bem como o dos outros (Povinelli, 1995), uma vez que seria ela que permitiria atribuir estados mentais (tais como crenças ou desejos) a outrem durante as interações sociais (Baltaxe, 1976).

Trabalho conduzido pelo Geneva Center for Autism de Toronto (Canadá) revelou diferenças perceptuais em portadores de TEA (Walker, 1994). Em torno de 81% dos avaliados relatavam diferenças quanto à percepção visual (87%, à auditiva; 77%, à tátil; 56%, à olfativa, e 30%, à gustativa). Esses dados trazem à tona importantes evidências de que percepções sensoriais distorcidas podem desempenhar um papel vital nos casos de TEA. Isso porque eles perceberiam seu próprio mundo (e o mundo circundante) de maneiras diferentes daquelas apresentadas pelo restante da população. Assim, a partir do nascimento, sua percepção *peculiar* (diferente do restante da população) faria com que esses indivíduos não tivessem condições de se inteirar dessas diferenças e, portanto, nem serem capazes de corrigi-las (Morris, 1999).

Assim, diversas são as formas e as estratégias de expressão e percepção das diferentes emoções humanas, todas elas fundamentais para a comunicação não explícita, básica para os relacionamentos interpessoais de cunho afetivo. Dentre elas, a expressão facial é um meio comunicacional dos mais importantes, que permite a percepção de informações vitais que caracterizam estados e atributos mentais (Davies, 1994). Podemos, então, pensar em primeiro lugar na questão da *percepção* propriamente dita, uma vez que ela corresponde à maneira pela qual o organismo coleta, interpreta e compreende as informações que apreende, por meio dos órgãos sensoriais (no caso deste capítulo, a visão), do mundo exterior.

No entender de Barbeau, para compreender por completo o processamento facial, parece fundamental identificar as estruturas cerebrais envolvidas e a dinâmica do potencial (Barbeau, 2008). O processamento facial tem sido um notável objeto de estudo em muitos ramos da Ciência a partir da utilização de diversos instrumentos de pesquisa, como a ERP[1] e a análise de imagens de ressonância magnética funcional (RNMf). O alto nível de resolução especial da RNMf proporcionou a pesquisadores circunscrever regiões cerebrais envolvidas no processamento da face, com base num sistema neural que requer a atividade coordenada de redes neurais que incluem o sulco temporal superior, o giro frontal inferior, a amígdala, a ínsula, o sistema límbico, o pulvinar[2], o giro fusiforme e o giro occipital inferior (Campatelli, 2013).

Assim, a partir de um estímulo externo, obtemos uma *impressão sensorial*, pela sensibilização de células da retina, sendo esse registro levado (via nervo óptico) até o cérebro, onde ocorre uma *sensação*, que depois passa a ser interpretada e compreendida, gerando a *percepção* desse estímulo. Assim, podemos dizer que, diante de um determinado estímulo visual (p. ex., uma face humana), temos a ativação de estruturas especializadas, denominadas *cones* e *bastonetes* (presentes na retina) e uma sensação, já em nível de sistema nervoso central, correspondendo à disposição de elementos geométricos (com coloração determinada), que são interpretados enquanto uma determinada face e compreendidos enquanto uma determinada face, a expressar sentimentos que me fazem perceber aquilo que ela sente ou pensa, de modo que eu possa reagir (ou interagir) de maneira adequada. Assim sendo, serão esses os elementos que entrarão em jogo na percepção das expressões faciais no

---

[1] Avaliação dos potenciais evocados relacionados a eventos: testes neurofisiológicos do sistema nervoso que avaliam funcionalmente os feixes do sistema nervoso central (SNC) e do sistema nervoso periférico (SNP). Os potenciais evocados com um estímulo visual possibilitam o registro das respostas aos estímulos sensoriais captados na superfície do crânio, obtendo-se, assim, a atividade neuronal pela estimulação visual. Por convenção, os potenciais evocados são obtidos por meio de um estímulo relacionado com o processamento cognitivo, e são chamados de potenciais evento-relacionados (ERP).

[2] Núcleo talâmico associado à atenção visual e ao comportamento oculomotor.

indivíduo com TEA, de maneira a que ele, ao olhar para o outro, *perceba* (pela visão de totalidade dos traços de sua expressão) os significados implícitos desta.

O desenvolvimento perceptual faz-se de acordo com a idade, sendo decorrente da interação com o ambiente, uma vez que a criança adquire informações de seu ambiente ao checar a validade dessas informações. Assim, ele depende tanto da maturação neurológica como dos processos de aprendizado, este último surgindo (de forma ativa) a partir de experiências, memórias e processos cognitivos. À medida que se desenvolvem, esses processos perceptuais vão dando sentido ao mundo circunjacente e, assim, distorções sensoriais darão lugar a um *mundo distorcido*, que se refletirá no modo como esse indivíduo interagirá com ele, seja por condutas, seja por processos linguísticos.

Assim, podemos dizer que existem diferenças entre o mundo real e o mundo por nós percebido (o mundo apreendido a partir de nossas imagens mentais), pois os estímulos percebidos são processados mentalmente, selecionando aspectos específicos que são influenciados por nossas experiências anteriores, responsáveis pela construção de nosso *mundo próprio*. Assim, a interpretação daquilo que nos atinge (e estimula) pelos órgãos sensoriais é baseada nas informações que temos estocadas a partir dos processos mnêmicos decorrentes de nossas experiências prévias, bem como de nossa imaginação, ou seja, a interpretação dos dados de realidade é feita a partir do nosso passado (representado pela memória) e do nosso futuro, representado por nossa imaginação, de maneira tal que a junção dos dois aspectos influencia a leitura dos dados presentes.

Rostos são primordiais para a vida social dos humanos. Eles fornecem informação valiosa sobre a identidade, a expressão, o olhar, a saúde e a idade de um determinado indivíduo. Modelos mais modernos de processamento de face reconhecem estruturas neurais altamente interconectadas entre diferentes áreas cerebrais temporais, occipitais e frontais, com várias alças de retroalimentação (Grüter, 2008).

A percepção facial é um estímulo visual complexo, com uma geometria tridimensional, associada a aspectos específicos e variações inumeráveis de cor, textura e luminosidade, com propriedades muito dinâmicas e mutáveis de maneira que, a pequenos intervalos, alteram de maneira profunda suas características, revelando estados afetivos bastante complexos. Assim, ela expressa inúmeros e complexos estados de ânimo, que vão corresponder a comportamentos determinados e que são decodificados dentro da própria escala zoológica (até mesmo por primatas, como chipanzés e gorilas). Assim, uma face com tensão muscular extensa, olhos abertos, sobrancelhas para baixo, boca e lábios cerrados precedem e acompanham condutas de ataque (Cole, 1999). Essa face (como tantas outras) pode ser interpretada de forma estereotipada, bem como correlacionada com uma ação determinada. Assim, essas posturas faciais passam a ser de fundamental importância na comunicação interpessoal, uma vez que permitem o conhecimento e a interpretação das atitudes, com a consequente previsibilidade dos atos. Esse conhecimento seria adquirido gradualmente com o desenvolvimento da criança desde muito cedo a partir de sua interação com a mãe (e seus próprios estados mentais).

Estudos mais recentes (eletrofisiológicos, neuropsicológicos e imagenológicos) demonstraram a existência de uma via subcortical rápida (de baixa frequência espacial) de detecção facial que modula as respostas de certas áreas corticais a faces e outros estímulos sociais (Fig. 9.1). Esses achados lançam luz sobre publicações

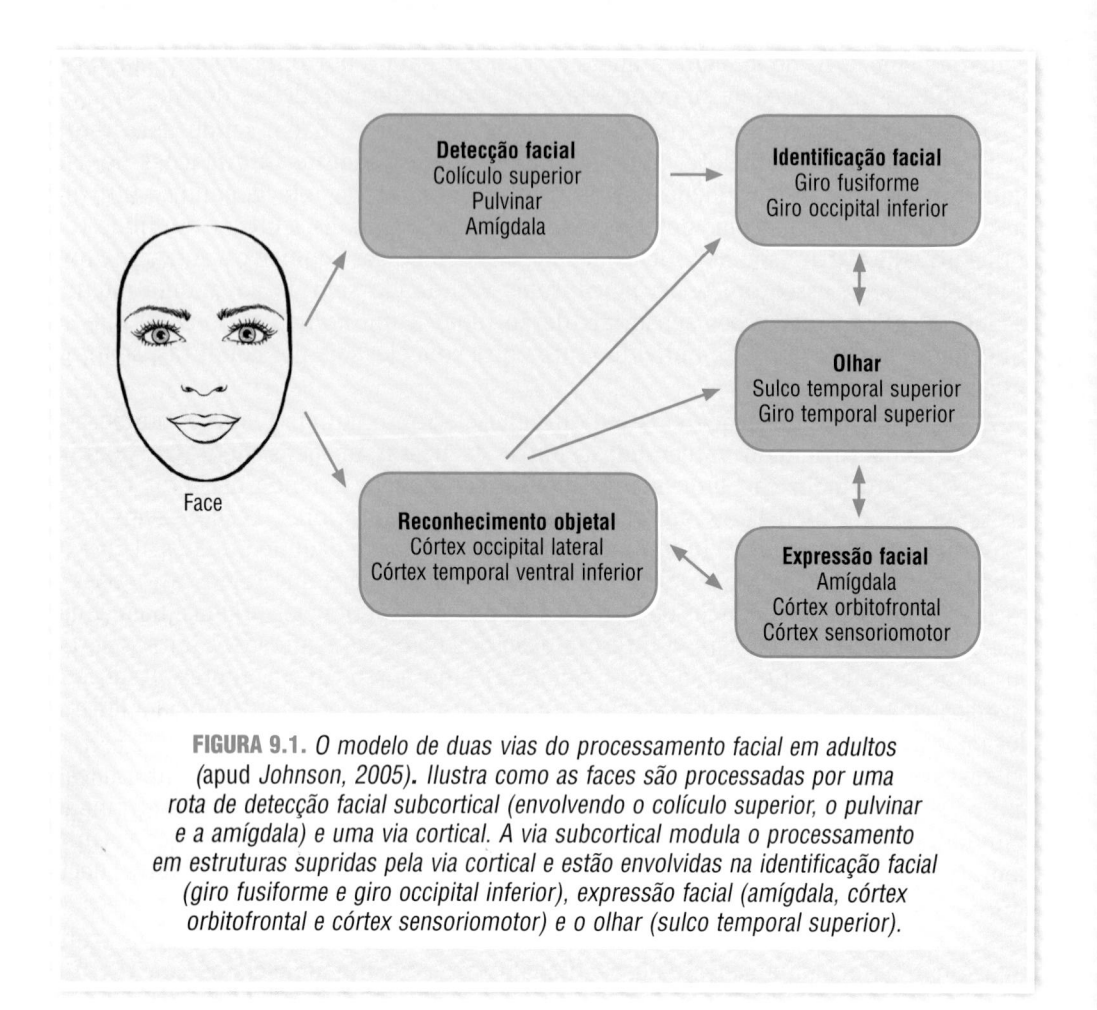

FIGURA 9.1. *O modelo de duas vias do processamento facial em adultos (apud Johnson, 2005). Ilustra como as faces são processadas por uma rota de detecção facial subcortical (envolvendo o colículo superior, o pulvinar e a amígdala) e uma via cortical. A via subcortical modula o processamento em estruturas supridas pela via cortical e estão envolvidas na identificação facial (giro fusiforme e giro occipital inferior), expressão facial (amígdala, córtex orbitofrontal e córtex sensoriomotor) e o olhar (sulco temporal superior).*

anteriores que tratavam das habilidades de detecção facial de neonatos e sobre a hipótese de que as preferências visuais desses neonatos eram geradas por uma via subcortical. Linhas de pesquisa convergentes indicam que a rota subcortical facial fornece um alicerce desenvolvimental para o que virá a ser no adulto a rede do cérebro social cortical, e a base cujos distúrbios possivelmente devem contribuir para com determinados transtornos do desenvolvimento (Johnson, 2005).

Quando trabalhamos com a teoria sobre os indivíduos que são diagnosticados com TEA, é extensa a produção acadêmica sobre o comprometimento na capacidade de MR que apresentam, partindo do princípio de que a ausência dessa característica cognitiva específica dificulta a compreensão dos próprios estados mentais, bem como o dos outros (Povinelli, 1995). Uma vez que seria a MR que permitiria as interações sociais que envolvem a atribuição de estados mentais a outras pessoas (Baltaxe, 1976), podemos aventar a hipótese de que a identificação desses estados mentais pelas expressões faciais é realizada, não apenas enquanto identificação classificatória e generalizada, mas também particularizada.

Uma região específica na face lateral do giro fusiforme se mostra mais envolvida com rostos humanos que qualquer outra categoria de imagem. Conhecida como a *área da face fusiforme* (AFF), intriga pesquisadores que se debruçam sobre a origem e extensão de tal especialização. De especial relevância para os TEA foram os achados demonstrando a hipoatividade da AFF para faces nesse transtorno. Estudos de ressonância magnética funcional em adultos jovens e sadios evidenciam que a AFF está ativada em uma tarefa de atribuição social que envolve a percepção de interações semelhantes às humanas entre três formas geométricas simples. Também houve significativo recrutamento da amígdala, do polo temporal, do córtex pré-frontal medial (e do frontal inferolateral) e do sulco temporal superior. Especula-se se informações semânticas abstratas associadas a faces estariam codificadas no giro fusiforme. Chega-se, inclusive, a aventar, por essa perspectiva, se a hipoativação da AFF poderia ser interpretada como o reflexo de um mecanismo cognitivo de cunho social essencial nos TEA subjacente a esses transtornos (Schultz, 2003).

Assim, a identificação de objetos genéricos é mais simples que a de indivíduos específicos, ou seja, a habilidade de classificar é mais simples que a de identificar, sendo a primeira condição básica para o surgimento da segunda. Entretanto, mesmo se constatando a presença da primeira, nem sempre observaremos o surgimento da segunda, o que nos permite compreender, ao menos em parte, algumas das dificuldades observadas nos TEA, uma vez que, ao identificarmos uma expressão facial, não o fazemos apenas pela identificação genérica de seus elementos, mas sobretudo a partir de uma identificação particularizada, na qual se mesclam aspectos já vivenciados e outros inferidos, que permitem a compreensão do estado mental da pessoa observada.

Problemas de reconhecimento facial e do olhar nos TEA vem há décadas sendo descritos, embora haja discordâncias a respeito, com alguns autores considerando que, no que tange às emoções básicas, poderiam não haver diferenças significativas (Baron-Cohen, 1991).

PROSOPAGNOSIA

Alguns indivíduos que se enquadram no espectro que é o tema de interesse deste livro são reconhecidos como portadores de uma condição denominada *prosopagnosia*, que pode ser descrita como uma dificuldade no reconhecimento facial (Bogdashina, 2003; Pietz, 2003), sugerindo-se mesmo que seja um sintoma capital nos quadros autísticos, com alguns autores (Keenan, 2003) afirmando que a presença de prosopagnosia em portadores de síndrome de Asperger é semelhante àquela apresentada por indivíduos com comprometimento do hemisfério direito. Em função dessas considerações e tendo em vista nosso trabalho anterior (Assumpção Jr., 1999), no qual demonstramos a dificuldade dessa população em perceber os diferentes estados emocionais (representados pela expressão facial), é que pensamos que a percepção dos elementos constitutivos da imagem facial pode estar comprometida nessas pessoas.

Enquanto a prosopagnosia de tipo adquirido é muito rara, a congênita (sem anormalidades cerebrais mais explícitas) é relativamente frequente. Nesses quadros, déficits no processamento facial são evidentes já no início da infância, enquanto outras funções sensoriais e intelectuais estão preservadas, com anormalidades cerebrais macroscópicas discretas ou até mesmo ausentes. Mais recentemente, um tipo de prosopagnosia congênita de tipo hereditário foi identificado. A segregação é compatível com um padrão autossômico dominante simples, sugerindo uma mutação pontual como a causa do defeito. Os primeiros estudos indicaram uma prevalência bem alta da forma hereditária (2,5%). Essa condição é caracterizada por uma grande homogeneidade de sintomas clínicos, incluindo déficits na assimilação e reconhecimento de faces, enquanto outras informações faciais (expressão, olhar) são processadas normalmente. São sintomas obrigatórios: a incerteza subjetiva do reconhecimento facial duradoura e irritante; estratégias de reconhecimento tempo-ineficientes; e eventos (de reconhecimento facial) falso-positivos e falso-negativos. O reconhecimento facial é uma tarefa complexa e altamente integrada, empregando grandes porções do cérebro. Um prejuízo comum e único da percepção facial como o tipo hereditário de prosopagnosia abre um grande campo de oportunidades para aprimorar nosso conhecimento sobre o processamento facial e suas bases genéticas (Grüeter, 2008).

Considerando que muitos indivíduos com TEA conseguem perceber algumas categorias específicas de reconhecimento facial, embora não consigam identificar de modo adequado os estados mentais mais sutis (Baron-Cohen, 1991), imaginamos que pessoas com TEA tenham menos capacidade de discriminar uma imagem facial que lhe seja apresentada, independentemente de sua expressão afetiva, do que pessoas sem patologia psiquiátrica, sendo essa dificuldade não decorrente do comprometimento da inteligência geral. Isso porque o reconhecimento das categorias que constituem a expressão facial nos levaria a crer que a criança com TEA, embora reconheça os elementos que compõem uma expressão facial, não tem condições de percebê-los da maneira correta a partir das variações que as posições no espaço e as variações de luminosidade provocam na percepção, dificultando, ao juntar os elementos constitutivos, a interpretação de um significado específico para a face observada.

Ao submetermos um grupo de 30 indivíduos portadores de autismo, diagnosticados a partir dos critérios do DSM-IV (APA, 1995), com contato interpessoal presente (de modo a permitir a compreensão das questões propostas), ao Teste de Benton (Benton, 1994), para identificação de rostos (em sua versão para a língua hispânica), tivemos resultados que podem ser considerados interessantes (Assumpção Jr., no prelo).

Essa prova é composta por três partes. A primeira consiste em discriminar figuras idênticas que constituem os modelos, tomadas em apresentação frontal, sendo três faces de homens e três de mulheres, cada uma delas a se discriminar de seis outras figuras (do mesmo sexo do modelo e com a mesma apresentação). Assim, há um total de seis respostas.

Uma segunda parte consiste na discriminação de fotografias, também em apresentação frontal, porém com respostas apresentadas em ângulo, em número de quatro faces de homens e quatro de mulheres para um total de 24 respostas (uma vez que cada face apresentada comporta três respostas corretas de seis opções apresentadas).

Por fim, a terceira série consiste na discriminação de figuras com apresentação frontal, mas em diferentes condições de iluminação da imagem, com o mesmo esquema imediatamente anterior (três respostas para cada face apresentada), compreendendo quatro faces de homens e quatro de mulheres, num total de 24 respostas.

Optamos pela chamada versão longa, com um total de 54 respostas, cada uma recebendo um ponto. Se a resposta correta dependesse apenas do acaso, privilegiaria 25 respostas corretas, e o teste apresenta sensibilidade inclusive para crianças a partir de 6 anos, com os estudos citados pelo próprio autor do teste para pacientes psiquiátricos (esquizofrenia) não apresentando alterações quando confrontados com os resultados obtidos por população sem patologia psiquiátrica.

Assim, ao verificarmos os resultados, que obviamente foram comparados com os de indivíduos normais (pareados quanto a idade, sexo e escolaridade), observamos que a população com TEA apresentou significativo prejuízo em relação aos controles sadios.

Esses dados não podem ser considerados de maneira absoluta, uma vez que outros estudos (Keenan, 1975) são contraditórios, ora mostrando que o reconhecimento de faces conhecidas não se mostra alterado, ora mostrando alterações mais significativas no reconhecimento facial do que de outras formas, associando tais prejuízos à memória de curto prazo e à dificuldade com arranjos espaciais complexos e abstratos. Consideram, porém, que esses indivíduos (portadores de autismo de alto funcionamento[3]) percebem faces de maneira diferente do restante da população, fato também por nós sugerido no trabalho citado.

Quando consideramos as apresentações em angulação e com alterações de luminosidade, essas diferenças se confirmam e se acentuam, embora não nos mostrem dados suficientes que permitam afirmar que as maiores dificuldades se encontrem a partir da pior percepção de determinados dados (como, por exemplo, decorrentes do "apagamento" consequente às mudanças de luminosidade que impediriam a percepção de todos os elementos componentes da face apresentada), como citado por Saumier (2001), ao estudar criança afetada por encefalite viral. Entretanto, a tendência observada é da dificuldade ser maior quando da mudança de angulação entre as faces apresentadas, mais do que ao se alterar a luminosidade das mesmas, levando à percepção de que apenas alguns detalhes parecem ser reconhecidos pelo grupo estudado.

Não pudemos, também, observar o proposto por Barton (2003), quando refere que as mudanças espaciais (no caso, detectadas pelas alterações de luminosidade) são percebidas com mais rapidez e de maneira mais eficaz, assim como algumas distorções grandes, em comparação com pequenas distorções (que são observadas com as discretas mudanças de angulação do teste). Isso porque, em nosso caso, as mudanças de angulação mostraram dificuldades para serem percebidas, dificultando o reconhecimento facial. Da mesmo modo, não pudemos ter, a exemplo do prosopagnósico por ele estudado, a observação de que, mesmo percebendo as mudanças espaciais ocorridas nas figuras, essas não eram integradas por nossos pacientes.

Pietz e cols. (2003) apresentam o caso de uma criança de 4 anos e 11 meses, submetida ao item de reconhecimento de faces do Kauffman-Assessment Battery for Children (K-ABC), que não apresentava respostas consideradas satisfatórias para a idade, sugerindo que pessoas com autismo têm déficits em interpretar socialmente sentimentos das outras pessoas e também sugerindo que podem ter problemas no reconhecimento correto da face dos outros, aventando a hipótese de que esses déficits no reconhecimento facial seriam decorrentes das dificuldades de processamento visuoespacial envolvendo áreas atencionais e de linguagem. Então, tais características poderiam ser pensadas como nucleares na dificuldade de relacionamento social dessa população.

---

[3]"Termo informal aplicado a pessoas autistas que são consideradas como tendo "alto grau de funcionamento" em relação a outras pessoas autistas, por uma ou mais medidas paramétricas (frequentemente QI > 70). Não há consenso quanto à definição. Não é reconhecido como um diagnóstico distinto pelas classificações diagnósticas mais atuais.

Podemos considerar que o problema básico nessa população, o déficit na interação social, pode estar ligado à percepção alterada da face do outro e das expressões por ela manifestas, conforme citado em trabalho anterior (Assumpção Jr., 1999). Contudo, é importante esclarecer que mecanismos de cognição social podem se estabelecer normalmente no contexto de prejuízos de processamento facial ao longo do desenvolvimento (Duchaine, 2009).

Alguns estudos referentes à capacidade para processar faces nas pessoas com TEA parecem demonstrar a utilização anormal de estratégias de processamento quando as faces são apresentadas de cabeça para baixo (Bogdashina, 2003). Parece também que, pelas dificuldades, essas pessoas não adquirem um repertório de identificação de emoções, de modo que fica mais difícil compreender os estados emocionais do outro que, gradativamente, vão se tornando mais complexos.

Déficits no reconhecimento facial vêm sendo implicados no transtorno de interação social mais conhecido: o autismo. Ao revisar estudos comportamentais, não se encontra evidência suficiente para caracterizar uma diferença *qualitativa* no processamento facial daqueles com e sem autismo. Marcadores de reconhecimento da identidade facial típicos, como o efeito de inversão da face, parecem estar presentes em pessoas com autismo. No entanto, *quantitativamente* (quão bem a identidade facial é lembrada ou discriminada), indivíduos com autismo apresentam pior desempenho que os demais sadios. Esse prejuízo fica mais evidente em tarefas de memória de faces e percepção facial, no qual surge um intervalo entre a amostra e o teste, do que em provas sem demandas de memória – alguns dados sugerem que esse déficit é específico para faces (Weigelt, 2012).

Poderíamos pensar também que, aquilo que chamamos de "anestesia emocional" (ou o déficit na expressão emocional observada nessa população) poderia ser a confluência de uma série de déficits perceptuais, observados de maneira isolada nesse grupo, tais como insensibilidade à dor, alterações na construção de tempo (Zukauskas, 2009), alterações na percepção de gosto e odores, de modo tal que a construção de si mesmo e do mundo circunjacente estaria alterada em função desses déficits perceptuais, ainda hoje em estudo.

Uma teoria cognitiva de compreensão do autismo supõe que a capacidade para MR esteja comprometida nessa síndrome. Assim, a habilidade para mentalizar ou utilizar MR (teoria da mente) não se manifesta desde o nascimento nem se adquire pela aprendizagem, mas se desenvolve de acordo com o crescimento da criança. Tal fato reforça nossos achados, fazendo-nos supor que a capacidade de decodificar as expressões faciais dependa de aspectos específicos de seu desenvolvimento, e não de seu desenvolvimento cognitivo global. Vários estudos reforçam essa ideia (Peteers, 1977), destacando que essa população não tem habilidade inata para o reconhecimento facial observada em crianças normais ou mesmo que sejam capazes de reproduzi-las, ainda que pelo aprendizado.

RECONHECIMENTO FACIAL

A percepção da expressão facial no autismo é tema de extrema importância, uma vez que ela é um meio comunicacional importante, que permite a percepção de informações vitais que caracterizam esses estados e atributos mentais (Davies, 1994). Isso porque as emoções são caracterizadas por um aparecimento precoce e por sua expressão universal, inclusive pelas expressões faciais. Assim, uma emoção prazerosa ou desprazerosa é determinada pelos estímulos internos e externos percebidos pela criança e, a partir dessas percepções, gradativamente, a criança constrói um banco de memória com as representações perceptuais de suas diferentes emoções e como, uma vez expressas, seus pais respondem a elas.

Assim, esse mundo de representações emocionais é construído e desenvolvido em função da mobilização da energia mental proporcionada pela experiência geradora de emoções, dos mecanismos de autorregulação e do estágio de adaptação social que permitirá a utilização dessas emoções para a comunicação.

Considerando-se que muitas crianças com TEA conseguem perceber algumas categorias específicas de reconhecimento, embora não consigam identificar de modo adequado os estados mentais mais sutis (Baron-Cohen, 1991), estruturamos um trabalho no qual estabelecemos como objetivo a hipótese de que crianças com TEA teriam menos capacidade de discriminar estados mentais pelas expressões faciais do que crianças sem patologia psiquiátrica, não se devendo essa dificuldade a um simples comprometimento da inteligência geral, uma vez que o reconhecimento das categorias que constituem a expressão facial seria a base, que nos levaria a crer que a criança com TEA, embora reconheça os elementos que compõem uma dada expressão facial, não tenha condições de, ao juntá-los, atribuir a esta um significado específico.

Para essa verificação, selecionamos figuras que expressassem emoções humanas básicas, expressões essas retiradas de um jogo denominado Brincando com as Expressões (da Toyster), destinado a crianças acima de 8 anos de idade (Assumpção Jr., 1999).

Esse jogo foi escolhido porque apresentava uma grande sequência de figuras que mostravam expressões faciais diferentes. Ao serem apresentadas a adultos normais, escolhidos de maneira aleatória, apenas quatro delas foram capazes de produzir concordância de respostas. Por isso, só essas quatro expressões (a saber: alegria, tristeza, raiva e surpresa) foram utilizadas no decorrer do projeto.

Observando-se um nível de concordância elevado nos adultos aos quais foram apresentadas, mostramos as mesmas a crianças com inteligência normal provenientes de Escola Estadual de 1º Grau e a crianças portadoras de TEA, sendo o grupo de crianças normais escolhido de modo aleatório, mas pareados com o grupo com autismo a partir de idade e sexo, caracterizando um período de desenvolvimento em nível de operações concretas, com condições de identificar as expressões faciais apresentadas.

Os autistas tiveram seu diagnóstico confirmado a partir dos critérios de diagnóstico do então DSM-IV (APA, 1995) e apresentavam um contato interpessoal tal que permitia a compreensão das questões propostas. Os índices de acertos dos diferentes grupos foram comparados entre si. Esse grupo de crianças com TEA era composto basicamente por indivíduos com pequeno comprometimento intelectual e idade média mais avançada, o que nos permitiria pensar já terem condições de identificar de modo correto o modelo apresentado, uma vez que, pelo seu nível de comprometimento intelectual (QI maior que 60), estariam também em período de operações concretas.

Parece-nos, pela observação de nossos resultados, que a percepção das expressões faciais estrutura-se de maneira diferente em cada uma delas, fato este passível de observação na última expressão (de surpresa), na qual a amostra de acertos observados nas crianças normais era igual a das crianças autistas e diferente do ponto de vista estatístico da dos adultos normais, levando-nos a supor que esse processo de reconhecimento se instale gradativamente para diferentes expressões. Isso também pode ser verificado quando comparamos o índice de acertos entre as diferentes expressões pelas crianças autistas, que mostram diferenças significativas sob o aspecto estatístico quanto os acertos frente às expressões "alegria", "tristeza", "zanga" ou "surpresa", observando-se prejuízo mais acentuado na percepção da expressão da alegria e, sobretudo, de surpresa. Assim, parece-nos que o reconhecimento dessas expressões deva se produzir de maneira progressiva em relação ao desenvolvimento da criança e à maior complexidade da expressão apresentada. A literatura sobre a linguagem de crianças normais mostra uma competência pragmática precoce, uma vez que, ao redor de 2 anos de idade, elas já podem adaptar a mensagem àquilo que a pessoa que escuta sabe ou não, e responder de maneira adequada às reações ou respostas daquele que ouve (Furrow, 1984; Mueller, 1977). Para isso, a compreensão de algumas expressões faciais básicas faz-se necessário.

Assim, os déficits na compreensão e na decodificação das manifestações emocionais do outro, estudados nesses trabalhos a partir da não identificação das expressões faciais, podem contribuir para o entendimento da dificuldade empática quase sempre descrita nos portadores de autismo (Attwood, 1998).

Entretanto, é importante percebemos que, além das dificuldades no reconhecimento facial, é provável que alterações em outros aspectos não verbais também estejam presentes e, embora não possam ser considerados como característicos do quadro, uma vez que podem ocorrer em algumas outras condições associadas ao retardo mental, podem ser vistas como a base do processo comunicativo e relacional falho (Trevarthen, 1997).

CONCLUSÕES

Em um diálogo, aquele que fala deve se colocar sempre a partir do ponto de vista daquele que escuta. O autista não é capaz de fazer isso. Mostra falta de empatia ou de habilidade para apreender o estado mental daquele que o escuta, não conseguindo um discurso comunicativo. Não obstante, o primeiro estudo que avaliou especificamente as habilidades pragmáticas do falar no autismo foi o de Baltaxe (1976). Nele, foram comparados os discursos de adolescentes autistas com os de crianças normais do estudo de Keenan e Klein (1976), descobrindo-se que crianças autistas apresentam falhas frequentes na troca de papéis entre o que escuta e o que fala, e notando-se também que existe uma alteração dos princípios sociais da conversação, da educação e da cortesia. Assim, apesar de não terem qualquer intenção de ser rudes, parecem não compreender as regras sociais que governam uma conversação aceitável. Esses pacientes também não utilizam gestos com finalidade comunicativa. Assim, embora crianças autistas possam ter linguagem desenvolvida e utilizá-la intencionalmente (da maneira como a utilizam com os objetos), isso não significa que se comuniquem de acordo com o conceito de comunicação, ou seja, de modo que ao falar, quem fala afeta as intenções e crenças daquele que escuta. Utilizam a linguagem instrumental, embora não de maneira comunicativa.

É importante notar que o comportamento pragmático não se restringe apenas à linguagem verbal. O uso de gestos com finalidade comunicativa também parece estar comprometido nessas crianças (Bartak, 1975; Curcio, 1978; Ohta, 1987), do mesmo modo que a compreensão e produção de expressões faciais comunicativas. Esse dado é visualizado em nossos trabalhos quando notamos diferenças, significativas do ponto de vista estatístico, entre o grupo de crianças autistas e o de crianças normais, em que pese o fato de as crianças autistas terem maior idade cronológica e nível intelectual compatível com deficiência mental leve (Assumpção Jr., 1999).

Crianças com atraso de linguagem (Room, 1981) e com síndrome de Down (Coggins, 1983) mostram atividade de linguagem com finalidade comunicativa, bem como adolescentes portadores de retardo mental (Bedrosian, 1978; Longhurst, 1974; Price-Williams, 1979). Nas crianças e adolescentes portadores de autismo, essa finalidade comunicativa parece estar prejudicada em todos os seus níveis, independentemente do retardo mental associado.

Uma teoria cognitiva de compreensão do autismo supõe que a capacidade para MR esteja comprometida nessa síndrome. Assim, a habilidade para *mentalizar*, ou utilizar MR (teoria da mente), não se manifestaria desde o nascimento (nem se adquiriria pela aprendizagem), mas se desenvolveria de acordo com o crescimento da criança. Tal fato reforça nossos achados, fazendo-nos supor que a capacidade de decodificar as expressões faciais dependa de aspectos específicos de seu desenvolvimento, e não de seu desenvolvimento cognitivo global. Vários estudos reforçam essas ideias (Peteers, 1977), destacando que essa população não tem a mesma habilidade inata para o reconhecimento facial observada em crianças normais ou mesmo que sejam capazes de reproduzi-las, mesmo pelo aprendizado, com uma dificuldade maior, sobretudo na observação dos olhos, o que deu origem à *hipótese da evitação dos olhos*, uma suposta resposta adaptativa para evitar uma região emocionalmente carregada que eliciaria uma reação visceral imediata de desconforto e medo (Tanaka, 2013). Essa última afirmação não corresponde ao encontrado por nós nos trabalhos citados, uma vez que a maior dificuldade observada foi no reconhecimento da expressão da figura surpresa, na qual a alteração mais significativa era o desenho da boca (Assumpção Jr., 1999). Dois outros estudos (Rumsey, 1992), que avaliaram emoções pela expressão facial, encontraram comprometimento em amostra de pacientes com TEA, no reconhecimento da expressão facial por fotografias, embora esse déficit não fosse independente do comprometimento linguístico.

A teoria da mente caracterizaria, assim, um aspecto particular da inteligência, que permitiria a compreensão dos próprios estados mentais, bem como o dos outros, podendo ser o resultado de mudanças evolutivas em nível de córtex pré-frontal (Povinelli, 1995) ou temporal (Baron-Cohen, 1995).

Ainda que muitos estudos descrevam a prosopagnosia nos TEA, Weigelt (2013) entende que ainda há duas questões fundamentais não solucionadas:

1. O déficit é "processo-específico" para memória facial em particular, ou também se estende à discriminação perceptual de faces?
2. O déficit é "domínio-específico" para faces, ou é mais genericamente perceptível para outros estímulos sociais (ou mesmo não sociais)?

As respostas a essas questões são importantes tanto para entender a natureza do autismo e de sua etiologia desenvolvimental quanto para a compreensão da arquitetura funcional do processamento facial no cérebro típico. Weigelt (2013) provou que crianças com TEA (em comparação com crianças típicas pareadas por idade e quociente intelectual) apresentam prejuízo quanto à memória facial, mas não quanto à percepção facial, o que comprova ser processo-específico. Do mesmo modo, a pesquisa não encontrou déficit para percepção ou memória de lugares ou carros, reiterando a ideia de um prejuízo domínio-específico. Contudo, além disso, esse trabalho identificou déficits tanto quanto à percepção como quanto à memória de corpos, sugerindo que o domínio relevante de déficit possa ser mais social do que especificamente facial.

Todos os dados (compilados até o momento) fornecem uma caracterização mais precisa do fenótipo cognitivo do autismo e pode indicar uma dissociação funcional entre a memória facial e a percepção facial (Weigelt, 2013), rumo ao surgimento de uma neurociência da cognição social atípica durante o desenvolvimento (Happé, 2014).

Bibliografia consultada

American Psychiatric Association (APA). Diagnostic and statistical manual of mental disorders, 4th ed. (DSM IV). Washington, DC, 1995.

Assumpção Jr. FB, Sprovieri MH, Kuczynski E, Farinha V. Reconhecimento facial e autismo. Arq Neuropsiquiatr 1999; 57(4):944-949.

Attwood T. Asperger's syndrome. London: Jessica Kingsley 1998; 55-56.

Baltaxe C. Pragmatic deficits and the language of autistic adolescents. J Pediat Psychology 1976; 2:176-180.

Barbeau EJ, Taylor MJ, Regis J, Marquis P, Chauvel P, Liégeois-Chauvel C. Spatio temporal dynamics of face recognition. Cerebral Cortex 2008; 18(5):997-1009.

Baron-Cohen S. The development of a theory of mind in autism: deviance and delay? Psychiatric Clinics of North America 1991; 14(1):33-51.

Baron-Cohen S. Mindblindness. Cambridge: MIT Press 1995; 90-91.

Bartak L, Rutter M, Cox A. A comparative study of infantile autism and specific development receptive language disorder. I. The children. Br J Psychiatry 1975; 126:127-145.

Barton JJ, Cherkasova M. Face imagery and its relation to perception and covert recognition in prosopagnosia. Neurology 2003; 61(2):220-225.

Bedrosian J. Communicative performance of mentally retarded adults in four conversational settings. J Speech Hear Research 1978; 21:79-95.

Benton AL, Sivan AB, Hamsher K, Varney NR, Spreen O. Contributions to neuropsychological assessment. New York: Oxford University Press, 1994.

Bogdashina O. Sensory perceptual issues in autism and Asperger syndrome. London: Jessica Kingsley, 2003.

Campatelli G, Federico RR, Apicella F, Sicca F, Muratori F. Face processing in children with ASD: Literature review. Research in Autism. Spectrum Disorders 2013; 7:444-454.

Coggins TE, Carpenter RL, Owgins ND. Examining early interpersonal demands. J Autism Development Disorders 1983; 11:201-217.

Cole J. About face. Cambridge, MA: The MIT Press, 1999.

Curcio F. Sensorimotor functioning and communication in autistic children. J Autism and Childhood Schizophrenia 1978; 8:281-292.

Davies S, Bishop D, Manstead ASR, Tantan D. Face perception in children with autism and Asperger's syndrome. J Child Psychol Psychiat 1994; 35(6):1033-1057.

Duchaine B, Murray H, Turner M, White S, Garrido L. Normal social cognition in developmental prosopagnosia. Cognitive Neuropsychology 2009; 26(7):620-634.

Furrow D. Social and private speech of years. Child Development 1984; 55:355-362.

Grüter T, Grüter M, Carbon CC. Neural and genetic foundations of face recognition and prosopagnosia. Journal of Neuropsychology 2008; 2:79-97.

Happé F, Frith U. Annual Research Review: towards a developmental neuroscience of atypical social cognition. J Child Psychol Psychiatry 2014; 55(6):553-577.

Johnson NH. Subcortical face processing. Nature Rev Neuroscience 2005; 6(10):766-774.

Keenan JP, Wheeler MA, Ewers M. The neural correlates of self-awareness and self-recognition. In: Kircher T, David A (eds.). The self in neuroscience and psychiatry. Cambridge, UK: Cambridge University Press 2003; 166-179.

Keenan EO, Klein E. Coherency in children's discourse. J Psycholinguistic Research 1975; 4(4):365-380.

Longhurst TM. Communication in retarded adolescents and intelligence level. American J Mental Deficiency 1974; 78:607-618.

Morris JS, Ohman A, Dolan RJ. A subcortical pathway to the right amygdala mediating "unseen" fear. Proceedings of the National Academy of Sciences, USA 1999; 96:1680-1685.

Mueller C, Bleier M, Krakov J, Hegldus K, Carnoyer P. The developmental of peak verbal interaction among 2-year-old boys. Child Development 1977; 48:284-287.

Ohta M. Cognitive disorders of infantile autism. A study employing the WISC, spatial relationship conceptualization and gestual imitations. J Aut Dev Disorders 1987; 17:45-52.

Peteers T. Autism. London: Whurr 1977; 119-21.

Pietz J, Ebinger F, Rating D. Prosopagnosia in a preschool child with Asperger syndrome. Dev Med Child Neurol 2003; 45(1):55-57.

Povinelli DJ, Preuss TM. Theory of mind: evolutionary history of a cognitive specialization. Cortex 1995; 18(9):418-424.

Price-Williams D, Sabsay S. Communicative competence among severely retarded persons. Semiotica 1979; 26:35-63.

Room A, Bliss S. A comparison of verbal communication skills of language impaired and normal speaking children. Brit J Communicative Disorders 1981; 14:133-140.

Rumsey JM. Neuropsychological studies of high-level autism. In: Schopler E, Mesibov GB. High functioning individuals with autism. New York: Plenum 1992; 41-64.

Sacks O. O olhar da mente (Trad. LT Motta). São Paulo: Companhia das Letras, 2010.

Saumier D, Arguin M, Lassonde M. Prosopagnosia: a case study involving problems in processing configural information. Brain and Cognition 2001; 46:255-316.

Schultz RT, Grelotti DJ, Klin A, Kleinman J, Van der Gaag C, Marois R, Skudlarski P. The role of the fusiform face area in social cognition: implications for the pathobiology of autism. Phil Trans R Soc Lond B 2003; 358:415-427.

Tanaka JW, Sung S. The "eye avoidance" hypothesis of autism face processing. J Autism Dev Disord 2013; 5(4):1-15.

Trevarthen C, Aitken K, Papondi D, Robarts J. Children with Autism. London: Jessica Kingsley 1997; p. 34.

Walker N, Cantello J (eds.) You don't have words to describe what i experience. Geneva Centre for Autism, http://www.autism.net/1994.

Weigelt S, Koldewyn K, Kanwisher N. Face identity recognition in autism spectrum disorders: a review of behavioral studies. Neuroscience and Biobehavioral Reviews 2012; 36:1060-1084.

Weigelt S, Koldewyn K, Kanwisher N. Face recognition deficits in autism spectrum disorders are both domain specific and process specific. PLoS ONE;8(9):e74541. doi:10.1371/journal.pone.0074541, 2013.

Zukauskas PR, Silton N, Assumpção Jr. FB. Temporality and Asperger's syndrome. Journal of Phenomenological Psychology 2009; 40:85-106.

Percepção Olfativa e Autismo Infantil

Francisco Baptista Assumpção Júnior
Samantha Adamo

"A percepção de odores adiciona uma qualidade de vida que é difícil expressar. Os odores são parte da vida diária, dos prazeres do perfume, a satisfação da torrada e do café, aos avisos do gambá e do fogo..." (Suskind, 1985, p. 263)

INTRODUÇÃO

A função olfativa

A função olfativa, embora de extrema importância em muitas espécies animais, é pouco valorizada e estudada na espécie humana em decorrência de as funções visuais e auditivas serem mais importantes em nossa estrutura de vida civilizada. Entretanto, o homem é capaz de distinguir diferentes odores, embora essa sua capacidade seja pequena quando comparada com outras espécies animais. Em outras espécies, o aprendizado olfatório neonatal parece de fundamental importância quando se considera a sobrevivência dos filhotes, uma vez que representa um papel importante na orientação de sua progenitora (Johanson e cols., 1984) e, consequentemente, do alcance de suas glândulas mamárias e, portanto, de sua alimentação (Peddersen e cols., 1982), bem como outros tipos de comportamento (Brunjes e cols., 1979), sendo esse aprendizado um tipo de condicionamento clássico que se desenvolve quando um estímulo condicionado (odor) é pareado com um estímulo incondicionado.

Da mesmo modo, parece haver um consenso de que os feromônios têm propriedades importantes para a memória de reconhecimento social em alguns mamíferos, sendo secretados por glândulas localizadas em diferentes locais do corpo; em roedores, sobretudo na região anogenital, sendo também sugerida a sua presença na urina. Nessas espécies, tais substâncias e, em consequência, o seu reconhecimento, parecem facilitar a identificação de indivíduos, bem como a formação de pares, o reconhecimento de familiares e o estabelecimento de hierarquias de dominância.

O sentido do olfato depende do epitélio olfativo, que contém receptores neurais, e células especializadas, que projetam cílios responsáveis pela detecção de diferentes odores, embora os mecanismos de ativação desses cílios seja pouco conhecido.

Os odores percebidos com mais facilidade são, em primeiro lugar, o de substâncias altamente voláteis e, depois, o de substâncias solúveis em gordura. Isso porque os cílios olfativos são expansões da membrana celular da célula olfativa e todas as membranas celulares são formadas, em sua maior parte, por substâncias gordurosas (Douglas, 1999).

O estudo de células olfativas isoladas tem sido difícil de ser realizado e, assim, não há certeza de quais estímulos excitam os diferentes tipos celulares.

A adaptação olfativa, proveniente do próprio sistema nervoso central, é grande, sendo o cheiro percebido em um primeiro momento e, após, não é mais sentido (Guyton e Hall, 1991). Assim, a qualidade e a intensidade da percepção do cheiro dependem do estado anatômico do epitélio nasal e do sistema nervoso central e periférico (Machado, 2000) a partir da ativação dos nervos glossofaríngeo, trigêmeo e olfatório.

As porções olfativas do cérebro estão entre duas estruturas antigas, e o restante do aparato cerebral desenvolveu-se ao redor desses primórdios olfativos. Assim, algumas formações existentes na face inferior do lobo frontal são relacionadas com a olfação e, por isso, consideradas como pertencentes ao chamado rinencéfalo.

O bulbo olfativo (1º par craniano) corresponde a uma dilatação ovoide e achatada de substância cinzenta que continua com o trato olfativo (Machado, 2000), entrando no cérebro na junção anterior, situada entre o mesencéfalo e o cérebro dividindo-se em duas vias. A área olfativa medial, localizada na porção mediobasal do cérebro, anterior ao hipotálamo, é responsável por funções olfatórias primitivas, relacionando-se, inclusive, com os processos de salivação (Guyton e Hall, 1991). Herz (1992) sugere que o hipocampo exerce um papel importante na relação entre memórias de odores, estudadas na verificação das qualidades de aprendizado relacionadas com o olfato e os processos de memória dos mamíferos. Isso porque o hipocampo também desempenha um papel importante nos processos mnésicos, com evidências neuroanatômicas que permitem a compreensão das memórias evocadas a partir de odores, sendo relacionadas com os processos emocionais, uma vez que projeções da sinapse lateral olfativa e o complexo amigdaloide relacionam-se com esses processos emocionais (Herz, 1992). Assim, a memória desencadeada por um odor tem uma distinção emocional, sendo produto de lembranças, processadas a partir do hemisfério direito.

Assim, os odores são memorizados a partir do processo de aprendizado, sendo fatores importantes na seleção alimentar e em processos e experiências emocionais (Herz, 1998; Dodd, Castellucci, 1991) que terão extrema importância nos relacionamentos pessoais e sociais. Podemos dizer, portanto, que existe um aprendizado de odores relacionado diretamente com as experiências individuais, podendo eles, inclusive, alterar estados afetivos e relacionar-se com o comportamento social e sexual. É esse aprendizado de odores que permite que se estabeleça um perfil descritivo dos cheiros e uma memória de curto prazo a ele referente (Royet, Paugam-Moisy, Rouby, Zighed, Nicolayannis, Amghar, Sicard, 1996).

Assim, há dados importantes a partir dos quais podemos dizer que as memórias evocadas pelos odores são distintas de outras evocações devido a sua potência emocional (Herz, 1998).

Durante a vida, embora a criança tenha capacidade similar a do jovem no reconhecimento de odores, o conhecimento dos mais comuns proporciona mais facilidade na aquisição de conhecimento dos novos cheiros (Cain, Stevens, Nickou, Giles, Garcia-Medina, 1995). A identificação dos odores aumenta gradativamente com a idade da criança, atingindo um platô por voltas dos oito anos (Richman, Wallace, Sheehe, 1995) e mais tarde há um declínio em virtude da idade, não sendo a habilidade na sua diferenciação diretamente ligada à intensidade dos mesmos (Tuorila, Niskanen, Maunuksela, 2001).

Ao avaliarmos a percepção olfativa, estamos, portanto, verificando a identificação de odores, sua discriminação e a memorização dos mesmos após um aprendizado tendo-se que considerar que essa capacidade vincula-se diretamente a questão alimentar, uma vez que a avaliação sensorial dos alimentos é uma característica primária do homem, existindo desde a infância, de modo mais ou menos consciente, fazendo com que ele aceite ou rejeite os alimentos, de acordo com a sensação que experimenta ao observá-los e/ou ingeri-los (Campos, 1994). Isso porque o sabor é sobretudo uma resposta integrada às sensações do gosto e do aroma.

Assim, a acuidade olfativa varia de pessoa para pessoa, implicando a qualidade sensorial dos alimentos, uma vez que essa não é uma característica própria, mas sim, o resultado da interação entre o próprio alimento e o homem, sendo procedente tanto dos estímulos derivados do próprio alimento como também das condições fisiológicas e sociológicas dos indivíduos que o avaliam, no contexto ambiental em que se localizam o indivíduo e o próprio produto. Envolvem características do alimento e características do indivíduo associadas à idade, sexo, educação. Assim, é afetada por múltiplas doenças relacionadas com diferentes áreas do sistema nervoso central (p. ex., anosmia enquanto alterações em nervo olfativo, alucinações olfativas ocorrendo em quadros epilépticos [Dodd, Castellucci, 1991]).

"O olfato é afetivo, porque frente a um cheiro qualquer, sempre nos posicionamos 'que cheiro horrível ou que cheiro maravilhoso desse perfume'". (Suskind, 1985)

Olfação e autismo

Hoje, consideramos, conforme já dito, que o autismo é uma síndrome comportamental caracterizada por um transtorno no desenvolvimento. Esse transtorno no desenvolvimento, a nosso ver, provocaria, entre outras características, uma deficiência no processamento de toda informação sensorial recebida, o que faria com que a pessoa afetada reagisse de modo diverso daquele que costuma ocorrer em indivíduos sem essas características. Tal característica faria com que se facilitasse sua "ausência" do ambiente circunjacente, em função das suas reações a determinados estímulos externos, interpretados de maneira bastante diversa.

"(...) as pessoas indicam que certas partes do sistema nervoso central podem não se desenvolver de maneira adequada. Por alguma razão desconhecida, os muitos milhões de neurônios que crescem no cérebro em desenvolvimento estabelecem algumas relações

erradas. Estudos no cérebro de pessoas mortas que eram portadoras de dislexia, um distúr-bio que pode ter ligação com o autismo, indicam que alguns neurônios podem ter crescido na direção errada. Estudos de tomografia computadorizada e pet scanning *indicam que certas áreas do cérebro podem apresentar atividade acima do normal. Mas o fato é que os sintomas, sejam qual a forma de autismo desenvolvido, permanecem os mesmos (...) esses sintomas parecem surgir nos primeiros meses de vida. O bebê não responde da mesma forma que os demais. Não é surdo, pois reage aos sons, mas suas reações a outros estí-mulos sensoriais são inconsistentes. O perfume de uma rosa recém-colhida no jardim pode provocar um ataque na criança ou fazê-la recolher-se ao toque alheio, ausência de fala com significado, comportamentos repetitivos, acessos de raiva, sensibilidade a barulhos altos e incomuns e falta de contato emocional com as pessoas (...)".* (Grandin, 1999)

Suas respostas aos estímulos sensoriais são imprevisíveis, podendo se observar hiper ou hiporreatividade.

Em relação à percepção visual, podemos observar desde a não reatividade com indiferença e não reconhecimento, até a fascinação e o medo diante de determinados objetos ou luzes.

Do mesmo modo, em relação aos estímulos sonoros, encontramos desde a total falta de responsividade, independentemente da intensidade do estímulo, até a sen-sibilidade exagerada.

As demais percepções sensoriais, como o tato, olfato e paladar, embora possamos também observar respostas excessivas ou atenuadas, têm poucos estudos a respeito. Contudo, Schopler (1965) descreve uma maior preferência pelo tato, olfato e paladar (percepções proximais) em detrimento de audição ou visão (percepções distais).

"(...) quando eu era criança, lembro que minha mãe dizia sempre: T., está me ou-vindo? Olhe para mim. Às vezes, eu tentava, mas não conseguia. Os olhos esquivos, tão característicos de muitas crianças autistas, eram outro sintoma de meu problema (...)". (Grandin, 1999)

Bartra (2014) ao considerar os indivíduos autistas, a partir de sua teoria refe-rente ao que denomina exocérebro, formula a hipótese que esses indivíduos devem ter desenvolvido mais determinadas funções cerebrais como uma compensação por algumas disfunções que comprometeriam sua própria adaptação e sobrevivência. Assim, fala que os circuitos neuronais correspondentes à linguagem estariam fecha-dos e completos, não buscando conexões com sistemas marcadores exteriores. Isso justificaria a eventual hipertrofia visual, acústica, olfativa ou gustativa em função do prejuízo nas funções linguísticas e sociais.

Considerando-se que muitas doenças psiquiátricas apresentam disfunções cogniti-vas passíveis de alterar a estocagem e a interpretação dos estímulos, alguns trabalhos foram estruturados objetivando verificar alterações na função olfativa. Assim, testes de olfato foram realizados em indivíduos com síndrome de Down visando não só o reco-nhecimento, mas também a avaliação de uma memória olfativa de curto prazo (Warner, Peabody, Flattery, Tinklenberg, 1986), observando-se alterações nessa percepção (Hemdal, Corwin, Oster, 1993), embora alguns autores (Hemdal, Corwin, Oster, 1993) refiram que essas alterações são dependentes da idade dos afetados, que apresentam, então, dificuldades características de doença "Alzheimer-*like*" associada à síndrome.

Do mesmo modo, pacientes com esquizofrenia mostraram queda no reconheci-mento olfativo quando comparados com um grupo-controle, mesmo levando-se em consideração a disfunção cognitiva, bem como as dificuldades de atenção envolvidas (Dotty, Frye, Agrawal, 1989), embora essas alterações pareçam não ter relação com déficits na sociabilidade (Malaspina, Coleman, 2003) e sim com o comprometimento de funções executivas (Saoud, Hueber, Mandran, Dalery, d'Amat, 1998) e o tempo de duração da doença (Moberg, Doty, Turetsky, Arnold, Mahr, Gur, Bilker, Gur, 1997).

Também transtornos obsessivo-compulsivos, quando comparados com um grupo-controle, apresentaram déficit em respostas olfativas (Bernet, Maruff e cols., 1999), embora seus erros tenham sido menores que aqueles apresentados por pacientes com esquizofrenia ou doença de Alzheimer.

Pensando-se na possibilidade de melhor estudar essa função em algumas doenças psiquiátricas na infância que apresentam alterações cognitivas e dificuldades no estabelecimento de significados, é que partimos da ideia de, como primeiro passo, neste trabalho padronizar, em amostra infantojuvenil brasileira, um instrumento, já construído (The Smell Identification Test) apresentando validade e confiabilidade reconhecidas (Dotty, Bromley, Stern, 1995) para que, uma vez adaptado ao nosso meio, possa servir de parâmetro para outras avaliações, uma vez que não possuímos em nosso meio instrumento que apresente fácil aplicabilidade e possibilidades de avaliação significativas.

Posteriormente, o mesmo teste foi aplicado à população autista visando verificar se o reconhecimento olfativo dessa população era similar ao da população anteriormente estudada.

METODOLOGIA

A princípio, foram avaliados 125 adolescentes de ambos os sexos, com idades entre 11 e 17 anos e 11 meses, provenientes de escola de 1º e 2º graus da cidade de São Paulo, frequentando entre a 5ª série e o 3º colegial.

Nenhum deles apresentava doença psiquiátrica nem otorrinolaringológica e nenhum era fumante.

Essa população foi submetida ao The Smell Identification Test, de Doty, Marcus e Lee (Dotty, Bromley, Stern; 1995) embora esse instrumento (em sua forma original) utilize adesivos com os odores, o que consideramos impraticável em nosso meio, razão pela qual preferimos o uso de soluções. Entretanto, ele foi escolhido pela facilidade de aplicação e de adaptação, bem como pelo fato de ter sido testado, originalmente, em mais de 4.000 indivíduos, encontrando-se nível de confiabilidade acima de 0,90.

Após o pedido de autorização de uso, obedeceu-se às normas padronizadas, não havendo a necessidade de tradução e retrotradução, uma vez que não havia instruções a serem compreendidas pela população, a quem se pedia só o reconhecimento do odor apresentado.

Essa população foi submetida a 12 estímulos olfativos, a princípio fornecidos sem nenhuma sugestão quanto à sua identificação, observando se os adolescentes os identificavam, nomeando-os acertadamente.

Depois, foram fornecidas quatro alternativas para cada estímulo, visando verificar se os odores eram identificados e associados a uma das respostas, padronizando-se as mesmas em função de conhecimento do estímulo.

Por fim, os mesmos estímulos foram apresentados à mesma população, 25 dias após, sem alternativas de identificação, visando avaliar a memória olfativa de longo prazo.

Os 12 estímulos escolhidos (canela, terebentina, limão, café, chocolate, rosa, óleo de pinho, menta, abacaxi, gasolina, sabonete e alho) foram preparados por farmácia de manipulação.

Alguns dos odores foram substituídos em função de serem pouco identificáveis em nosso meio (tíner) ou de difícil obtenção de maneira padronizada (cebola, banana e fumaça), fatos observados a partir de estudo-piloto prévio realizado em dez crianças, sendo então substituídos (banana, tíner, cebola e fumaça por café, óleo de pinho, menta e alho).

Todos os sujeitos deram seu consentimento para aplicação, bem como seus pais e a escola envolvida.

Para análise comparativa, criamos escala numérica correspondente a soma dos acertos para cada pessoa. Essa escala numérica variou de 0 (nenhum acerto) a 12 (acerta todos).

Calculou-se, a seguir, a média e o desvio-padrão com a utilização do teste t para diferenças significativas entre resultados e análise de variância (ANOVA).

O teste de ANOVA (Análise de Variância) foi indicado por se quer comparar três ou mais grupos de informações com nível de mensuração numérica, amostras independentes e/ou repetidas, desejando-se saber se, em médias, os grupos são diferentes. Pode-se testar mais de um efeito com um único modelo. Nesse caso, temos os efeitos de idade e momento da apresentação.

O momento é considerado como medida repetida e a idade independente (Maxwell, Satake, 1997).

O nível de significância utilizado foi de 5%.

Posteriormente, foram avaliadas 30 crianças de ambos os sexos, diagnosticadas como portadoras de transtorno abrangente de desenvolvimento – autismo – conforme os critérios do DSM-IV-TR (APA, 2000), com idades entre 11 e 17 anos também e com nível intelectual acima de 50 ao WISC, para que pudessem compreender e responder às questões propostas pelo teste de olfação descrito antes.

RESULTADOS

De acordo com os procedimentos adotados, os resultados encontrados para a população normal podem ser vistos nas Tabelas 10.1 e 10.2.

TABELA 10.1. *Médias e desvios-padrão por momento da avaliação*

	AVALIAÇÃO SEM ESTÍMULO	AVALIAÇÃO COM 4 ALTERNATIVAS	AVALIAÇÃO 25 DIAS APÓS, SEM ALTERNATIVAS
Média	3,08	10,95	8,12
Desvio-padrão	1,23	1,08	2,01
Tamanho	125	125	125

As comparações múltiplas resultaram nas hierarquias que podem ser vistas nas Tabelas 10.3 e 10.4.

Em todas as idades o comportamento foi de aumento significativo no número de acertos entre o momento sem estímulo e com estímulo (em que o acerto é quase total) e queda significativa entre os momentos com estímulo e depois de 25 dias sem estímulo. Entretanto, o nível de acerto nesse último momento fica acima do obtido inicialmente sem estímulo (Tabelas 10.1 e 10.3).

Considerando cada momento e comparando-se as idades, temos que, tanto sem estímulo como com estímulo para identificação, o nível de acerto é constante ao longo das idades, sendo discretamente maior na idade de 17 anos. No momento de aplicação do teste após 25 dias, temos pequena queda em 15 e 16 anos, porém a idade de 17 anos também é aquela com maior número de acertos (Tabelas 10.1 a 10.3). Tais achados são similares aos observados na literatura que refere o estabelecimento de um platô de reconhecimento ao redor dos oito anos de idade (Richman, Wallace, Sheehe, 1995) e invariabilidade significativa no padrão de reconhecimento após essa idade (De Wijk, Cain, 1994; Richman, Post, Sheehe, Wright, 1992).

Considerando-se a diferença de percepção entre os odores avaliados, alguns deles, como café, gasolina e alho (80% ou mais de acerto) já são bastante identificados logo no primeiro exame sem estímulo, todos os demais com menores índices e o odor de café sendo aquele com maior índice de acertos (100%) (Tabela 10.4).

Tais fatos talvez possam ser compreendidos a partir do conhecimento anterior daquela informação, à semelhança do proposto por Richman (Richman, Wallace, Sheehe, 1995) quando constrói teste para avaliação olfativa em crianças com apenas cinco cheiros diferentes, todos amplamente conhecidos por elas.

Entretanto, a avaliação após 25 dias mostrou a influência do aprendizado, uma vez que em nenhum dos odores, o índice de acerto ficou abaixo do inicial (sem estímulo identificatório) (Tabelas 10.1 a 10.3).

TABELA 10.2. *Análise de variância (ANOVA) entre os diferentes momentos de avaliação*

EFEITO	F	SIGNIFICÂNCIA DE F	RESULTADO
Momentos	913,370	< 0,0001*	Diferentes

TABELA 10.3. *Hierarquia entre resultados por momentos de aplicação do teste*

ESTATÍSTICA	SEM ESTÍMULO	COM ESTÍMULO	DEPOIS (SEM ESTÍMULO)	RESULTADO
Média	3,08	10,95	8,12	
Desvio-padrão	1,23	1,08	2,01	Sem estim. < Com estím. > Depois
Tamanho	125	125	125	

TABELA 10.4. *Resultados por tipo de odor. Análise qualitativa*

		CANELA		TEREBEN-TINA		LIMÃO		CAFÉ		CHOCOLATE		ROSA		ÓLEO DE PINHO		MENTA		ABACAXI		GASOLINA		SABONETE		ALHO	
		N	%	N	%	N	%	N	%	N	%	N	%	N	%	N	%	N	%	N	%	N	%	N	%
Sem estímulo	Ausente	127	91,4	138	99,3	105	75,5	21	15,1	104	74,8	136	97,8	132	95,0	89	64,0	116	83,5	25	18,0	94	67,6	28	20,1
	Presente	12	8,6	1	0,7	34	24,5	118	84,9	35	25,2	3	2,2	7	5,0	50	36,0	23	16,5	114	82,0	45	32,4	111	79,9
Total	Total	139	100,0	139	100,0	139	100,0	139	100,0	139	100,0	139	100,0	139	100,0	139	100,0	139	100,0	139	100,0	139	100,0	139	100,0

		CANELA		TEREBEN-TINA		LIMÃO		CAFÉ		CHOCOLATE		ROSA		ÓLEO DE PINHO		MENTA		ABACAXI		GASOLINA		SABONETE		ALHO	
		N	%	N	%	N	%	N	%	N	%	N	%	N	%	N	%	N	%	N	%	N	%	N	%
Com estímulo	Ausente	55	39,6	25	18,0	11	7,9	0	0,0	7	5,0	34	24,5	1	0,7	2	1,4	6	4,3	2	1,4	5	3,6	5	3,6
	Presente	84	60,4	114	82,0	128	92,1	139	100,0	132	95,0	105	75,5	138	99,3	137	98,6	133	95,7	137	98,6	134	96,4	134	96,4
Total	Total	139	100,0	139	100,0	139	100,0	139	100,0	139	100,0	139	100,0	139	100,0	139	100,0	139	100,0	139	100,0	139	100,0	139	100,0

		CANELA		TEREBEN-TINA		LIMÃO		CAFÉ		CHOCOLATE		ROSA		ÓLEO DE PINHO		MENTA		ABACAXI		GASOLINA		SABONETE		ALHO	
		N	%	N	%	N	%	N	%	N	%	N	%	N	%	N	%	N	%	N	%	N	%	N	%
Depois sem estímulo	Ausente	69	55,2	77	61,6	28	22,4	11	8,8	47	37,6	83	66,4	77	61,6	38	30,4	21	16,8	4	3,2	28	22,4	2	1,6
	Presente	56	44,8	48	38,4	97	77,6	114	91,2	78	62,4	42	33,6	48	38,4	87	69,6	104	83,2	121	96,8	97	77,6	123	98,4
Total	Total	125	100,0	125	100,0	125	100,0	125	100,0	125	100,0	125	100,0	125	100,0	125	100,0	125	100,0	125	100,0	125	100,0	125	100,0

Esses resultados mostraram-se nitidamente diferentes dos observados na população autista, com o grupo-controle obtendo respostas muito melhores nas três modalidades do teste (sem estímulo, com estímulo e após 25 dias).

Entretanto, embora os portadores de autismo reconhecessem alguns cheiros, observou-se dificuldade na sua nomeação, fato compatível com suas dificuldades semânticas.

Seu desempenho melhorava a partir do fornecimento de alternativas, da mesma maneira que na população normal, desempenho esse que permaneceu estável 25 dias após, de modo similar ao observado após a primeira nomeação com estímulos, mostrando memorização do nome ensinado porém não o associando, obrigatoriamente, ao cheiro em questão, o que sugere uma dificuldade no reconhecimento e estocagem do mesmo, bem como ao pareamento da informação olfativa com seu aspecto semântico.

DISCUSSÃO

A olfação é de extrema importância na identificação de situações diversas (como situações poluentes ou de perigo), relacionando-se com a afetividade (Spinella, 2002) e com as funções executivas (Saoud, Hueber, Mandran, Dalery, 1998) e cognitivas (Jehl, Murphy, 1998).

Holley (1999) observa que percepção, atenção, memória, aprendizado, imaginação mental, linguagem e categorização, todas elas áreas tradicionais da cognição, estão representadas nos processos complexos ligados a um estímulo de natureza olfatória.

Entretanto, poucos são os estudos a ela referentes, sobretudo no tocante à interface com questões psiquiátricas decorrentes de aprendizado e de significação dos estímulos. Considerando-se a questão da aprendizagem, tem-se que pensar que ela desempenha papel importante na moldagem da percepção e na resposta a odores, fatos observados tanto a partir da abordagem etológica como em diversas culturas, comparando-se respostas de sujeitos submetidos a odores presumivelmente conhecidos, conforme Hudson e Distel (1999), constatando-se diferenças significativas de intensidade, familiaridade e agradabilidade, com uma correlação positiva entre a intensidade observada a partir de odores e a familiaridade e o prazer decorrente, o que sugere que a intensidade depende não apenas da concentração do estímulo, mas também de fatores relacionados com o aprendizado.

No caso do grupo estudado (transtornos do espectro autístico), observa-se uma mudança de resposta relacionada com o aprendizado, embora com menos influência desse que a observada no grupo sem alteração de desenvolvimento, o que permite pensar que a experiência na moldagem da percepção odorífera (alterada na população estudada) é de fundamental importância. Se pensarmos ainda que, enquanto alteração com início muito precoce, o autismo possibilita a apreensão e, em consequência, o processamento dos *inputs* sensoriais de maneira diversa daquela observada em crianças normais, isso nos permite considerar que seu mundo pessoal será caracterizado de modo bastante diverso daquele verificado pelos demais.

Para a execução de possíveis projetos nessa área, instrumentos devem ser padronizados, uma vez que poucos são os existentes em nosso meio.

O Smell Identification Test, em que pese sua eficácia já demonstrada em diferentes trabalhos (Dotty, Frye, Agrawal, 1989; Doty, Marcus, Lee, 1996; Doty, Shaman,

Dann, 1984; Doty, Newhouse, Azzalina, 1985), é de difícil utilização em nosso meio, devendo ser tentada sua adaptação.

Optamos por utilizá-lo com essa finalidade visando facilitar sua utilização em nosso ambiente, conforme já foi especificado aqui.

Os resultados aqui obtidos não mostraram variações significativas relativas a idade, sendo passível de utilização a partir da idade proposta de 11 anos, uma vez que não observamos alterações até os 17 anos, a não ser um discreto aumento no reconhecimento dos estímulos apresentados pela população com essa idade, sem significância estatística.

Esse era um fato esperado, uma vez que o processo de nomeação dos odores apresentados, a exemplo de outras formas perceptivas, depende não apenas da propriedade do mesmo, mas também das relações existentes entre o estímulo e a resposta, bem como da utilização das palavras adequadas, dependentes diretamente de seu uso e familiaridade. Isso porque o reconhecimento de odores parece estar diretamente ligado ao perfil semântico do indivíduo avaliado (Royet, Paugam-Moisy, Rouby, Zighed, Nicolayannis, Amghar, Sicard, 1996).

Assim, embora, nesse momento, o teste não nos pareça permitir a avaliação do reconhecimento dos estímulos olfativos (seus escores numa primeira aplicação sem alternativas facilitadoras foram bastante baixos – 3,08 +/– 1,23), nos pareceu capaz de permitir avaliar a discriminação de estímulos diferentes, pois sua apresentação, associada a alternativas, mostrou diferenças significativas apontando que os indivíduos estudados eram capazes de reconhecer os diferentes odores apresentados (10,95 +/– 1,08) em sua totalidade, mesmo que, num primeiro momento, não soubessem nomeá-los. Assim, sua utilização em portadores de autismo mostrou algumas características dessa população.

Também foi útil na avaliação da memória olfativa (memória de longo prazo), uma vez que 25 dias após a primeira avaliação, ao serem apresentados aos mesmos odores sem as alternativas para identificação, os testados eram capazes de reconhecer (8,12 +/– 2,01) os estímulos, mostrando o aprendizado e a memorização permanente. Assim, do mesmo modo que estímulos visuais ou auditivos, a memorização parece depender da familiaridade do contato com o estímulo e do aprendizado do mesmo (Cycowicz, Friedman, Rothstein, Snodgrass, 1997), fato esse observado com prejuízo na população autista.

Assim, podemos dizer que, a exemplo de Larsson (1998), embora nem todos os dados por nós obtidos reforcem suas afirmações:

- A memória para odores comuns não é resistente ao esquecimento (conforme pudemos verificar com os resultados obtidos 25 dias após a primeira aplicação e, sobretudo, na população autista);
- O conhecimento semântico específico, decorrente do nível de familiaridade é diretamente relacionado com o reconhecimento dos odores (conforme observamos entre a primeira aplicação e a última, e também bastante marcada na população autista, na qual verificamos a dificuldade de associação entre os dois aspectos);
- Quando a nomeação dos odores é controlada, as diferenças no seu reconhecimento desaparecem entre as diferentes faixas etárias (conforme pudemos observar em nosso estudo), embora notem-se diferenças significativas entre a população-controle e a população autista.

Considerando-se que o reconhecimento de odores é básico para a sobrevivência em animais, tem-se questionado se há formas de memória de odores, pensando-se que para a memória verbal, leva-se em conta a sua importância na familiarização para o reconhecimento consciente e inconsciente, nomeando-se um odor com a tarefa de reconhecimento, para que se estime a relação entre a profundidade do processamento e a retenção da informação olfatória. Sugere-se a existência de dois tipos separáveis de memória de odor, dependendo se sua nomeação foi correta ou incorreta, e essas duas formas de memória ficaram representadas de maneira diferente, de acordo com a idade, segundo Lehner (1999 *apud* Triska, 2003). Essa relação do sentido do olfato com a memória também possibilitou a relação entre memória semântica, memória implícita, e a chamada "memória autobiográfica" e sua relação com os processos olfatórios, sempre ligados a informação olfativa adquirida. Foi observada uma forte conexão com o processo olfatório em relação à memória autobiográfica, que confirmou dados de que os odores trazem poderosas lembranças da experiência autobiográficas, e que os estímulos olfatórios podem ativar essas memórias com mais eficácia do que outras modalidades sensoriais (Chu e Downes, 2000), reforçando mais algumas dificuldades relativas à população estudada. Observou-se também que a memória olfatória foi melhorada em sujeitos que associavam nomes aos odores durante o aprendizado e que a latência no reconhecimento foi maior para odores que implicavam resposta positiva do que odores distratores com resposta negativa sendo o reconhecimento e a identificação, sensíveis a rótulos com conteúdo semântico associados aos odores. Assim, a memória olfativa foi influenciada adversamente pelo tempo, mas de modo menos pronunciado quando os nomes apresentavam conteúdo semântico rico. Esse fato também foi observado em nosso estudo considerando-se que indivíduos que apresentam quadros autísticos têm prejuízos semânticos.

Assim, embora não acreditemos ter ainda em mãos um teste que permita avaliar maior ou menor acuidade olfativa, impossibilitando o estabelecimento de um ponto de corte, temos um estudo que permitiu comparar, posteriormente, amostras diferentes de indivíduos nessa faixa etária, com quadro psiquiátrico específico em nível sensorial.

O fato de populações diferentes terem sido estudadas por outros autores, de maneira similar (Doty, 1995; Frye, Schwartz, Doty, 1990), sugere-nos que possamos utilizar a mesma escala para compararmos resultados e estabelecermos, gradualmente, os níveis de normalidade e anormalidade em crianças e adolescentes em nosso meio. Assim, próximos estudos devem ser estruturados, sobretudo com outros grupos de crianças que tenham transtornos de desenvolvimento que afetem seu desempenho cognitivo, uma vez que esses resultados são ainda preliminares, devendo se constituir em estudo posterior mais detalhado.

Bibliografia consultada

Brunjes PC, Alberts JR. Olfactory stimulation induces filial huddling preferences in pups. Journal of Comparative and Physiological Psychology 1979; 93(3):548-555.

Cain WS, Stevens JC, Nickou CM, Giles A, Garcia-Medina MR. Life-span development of odor identification, learning, and olfactory sensitivity. Perception 1995; 24(12):1457-1472.

Campos CMT, Benedet HD. Aceitabilidade de bombons (sabor passa ao rum) – recheios adicionados de proteína de soja. Boletim SBCTA 1994; 28(2):113-119.

Chu S, Downes JJ. Odour-evoked autobiographic memories: psychological investigation of proustian phenomena. Oxford: Chemical Senses 2000; 25:111-116. Resumo.

Cycowicz YM, Friedman D, Rothstein M, Snodgrass JG. Picture naming by young children: norms for name, agreement, familiarity and visual complexity. J Exp Child Psych 1997; 65(2):171-237.

De Wijk RA, Cain WS. Odor identification by name and by edibility: life-span development and safety. Hum Factors 1994; 36(1):182-187.

Dodd J, Castellucci VF. Smell and taste: the chemical senses. In: Kandel ER, Schwartza JH, Jessel TM. Principles of neural science; New Jersey: Prentice-Hall International Inc. 1991; 512-529.

Dotty RL, Frye RE, Agrawal U. Internal consistency reliability of the fractionated and whole University of Pennsylvania Smell Identification Test. Perception & Psychophysics 1989; 45(4):381-384.

Dotty RL, Bromley SM, Stern MB. Olfactory testing as an aid in the diagnosis of Parkinson's disease: Development of optimal discrimination criteria. Neurodegeneration 1995; 4:93-97.

Doty RL, Marcus A, Lee WW. Development of the 12-item Cross-Cultural Smell Identification Test (CC-SIT). Laryngoscope 1996; 106:353-356.

Doty RL, Shaman P, Dann M. Development of the University of Pennsylvania Smell Identification Test: A standardized microencapsulated test of olfactory function. Physiology & Behaviour 1984; 32:489-502.

Doty RL, Newhouse MG, Azzalina JD. Internal consistency and short-term test-retest reliability of the University of Pennsylvania Smell Identification Test. Chemical Senses 1985; 10(3):297-300.

Doty RL. The Smell Identification Test. Administration manual. New Jersey: Sensonics 1995; p. 17.

Frye RE; Schwartz BS, Doty RL. Dose-related effects of cigarette smoking on olfactory function. JAMA 1990; 263(9):1233-1236.

Guyton & Hall. Tratado de fisiologia médica. 9ª ed. Ed. Afiliada 1991; 614-617.

Hemdal P, Corwin J, Oster H. Olfactory identification deficit's in Down's syndrome and idiopathic mental retardation. Neuropsychology 1993; 31(9):977-984.

Herz R. Are odors the best cues to memory. Olfaction and taste XII. An International Symposium. Annals of the New York Academy of Sciences 1998; 855:670-674.

Holley A. Cognition in the art of perfumes. In: European Symposium on Olfaction and Cognition, 1999, Lion. Lion: Annals of European Symposium on Olfaction and Cognition, 1999.

Jehl C, Royet JP, Holly A. Role of verbal encoding in short and long-term odor recognitions. Indiana: Perception Psychophysics 1997 jan; 59(1):100-110.

Jehl C, Murphy C. Developmental effects on odor learning and memory in children. Ann NY Acad Sci 1998; 855:632-634.

Johanson IB, Polefrone JM, Hall WG. Appetitive conditioning in neonatal rats: conditioned injective responding to stimuli paired with oral infusions of milk. Developmental Psychobiology 1984; 17:357-381.

Larsson M, Backman L. Semantic Mediation of age-related deficits in episodic recognition of common odors. Olfaction and taste XII. An International Symposium. Anal of the New York Academy of Sciences 1998; 855:675-680.

Lehner JP, Walla P, Laska MD, Eckele L. Different forms of human odor memory: a developmental study. Neuroscience Newsletter, Washington 1999 sept; 272(1):17-20. In: Triska LNS. Prazer e bem-estar no ambiente de trabalho: a importância do olfato na ergonomia. Dissertação apresentada ao Programa de Pós-graduação em Engenharia de Produção da Universidade Federal de Santa Catarina para obtenção do título de Mestre em Engenharia de Produção, 2003

Machado A. Neuroanatomia funcional. Rio de Janeiro: Atheneu, 2000.

Malaspina D, Coleman E. Olfaction and social drive in schizophrenia. Arch Gene Psychiatry 2003; 60(6):578-584.

Maxwell DL, Satake E. Research and statistical methods in communication disorders. Baltimore: Williams & Wilkins, 1997.

McKeown DA, Doty RL, Perl DP, Frye RE, Simms I, Mester A. Olfactory function in young adolescents with Down's syndrome. J Neurol Neurosurg Psychiatry 1996; 61(4):412-414.

Moberg PJ, Doty RL, Turetsky BI, Arnold SE, Mahr RN, Gur RC, Bilker W, Gur RE. Olfactory identification deficits in schizophrenia: correlation with duration of illness. Am J Psychiatry 1997; 154(7):1016-1018.

Moura PJ, Xavier GF. Memória de reconhecimento social em ratos. Psicol. USP, vol. 21, nº 2, São Paulo: Apr./June 2010; http://www.revistadelauniversidad.unam.mx/0204/pdfs/la_conciencia.pdf; acessado em 18/07/2014.

Pedersen PE, Williams CL. Blass activation and odor conditioning of suckling behavior in 3-day-old albino rats. Journal of Experimental Psychology: Animal Behavior Processes 1982; 8(4):329-341.

Richman RA, Wallace K, Sheehe PR. Assessment of an abbreviated odorant identification task for children: a rapid screening device for schools and clinics. Acta Paediatr 1995; 84(4):434-437.

Richman RA, Post EM, Sheehe PR, Wright HN. Olfactory performance during childhood. I. Development of an odorant identification test for children. J Pediatr 1992; 121(6):908-911.

Royet JP, Paugam-Moisy H, Rouby C, Zighed D, Nicolayannis N, Amghar S, Sicard G. Is short-term odour recognition predictable from odour profile? Chem Senses 1996; 21(5):553-566.

Saoud M, Hueber T, Mandran H, Dalery J, d'Amat T. Olfactory identification deficiency and WCST performance men with schizophrenia. Psychiatry Res 1998; 81(2):251-257.

Spinella M. A relationship between smell identification and empathy. Int J Neurosci 2002; 112(6):605-612.

Tuorila H, Niskanen N, Maunuksela E. Perception and pleasantness of a food with varying odor and flavor among the elderly and young. J Nutr Health Aging 2001; 5(4):266-268.

Warner MD, Peabody CA, Flattery JJ, Tinklenberg JR. Olfactory deficits and Alzheimer's disease. Biol Psychiat 1986; 21:116-118.

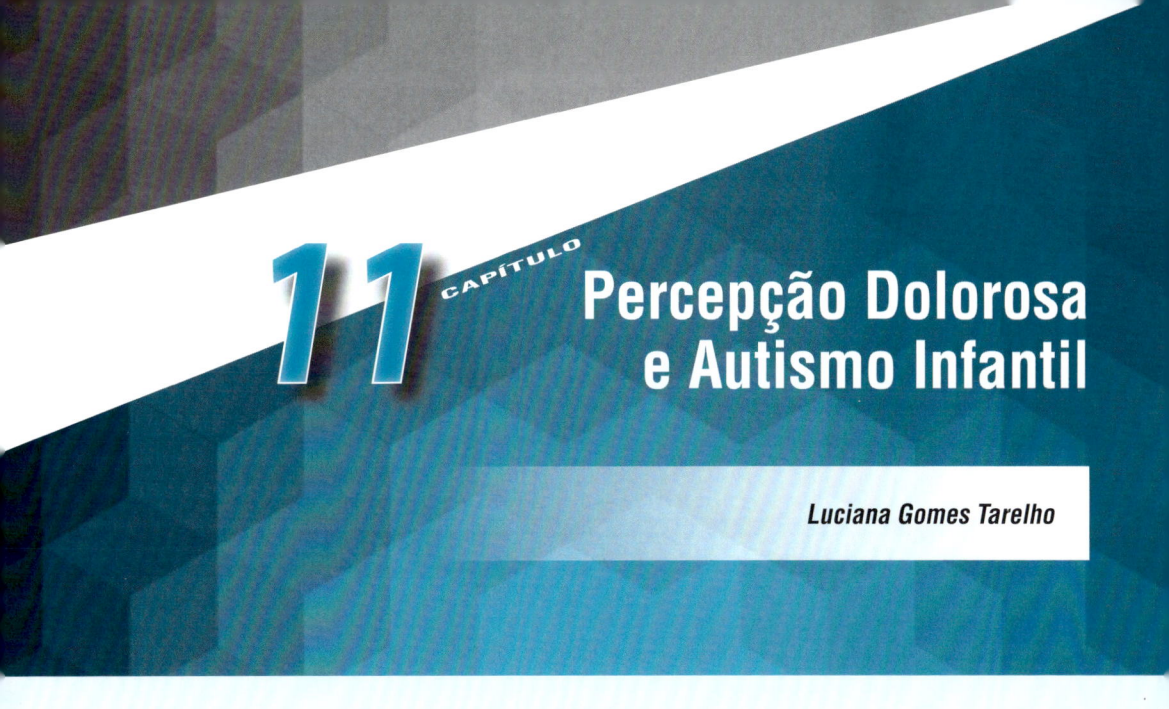

CAPÍTULO 11

Percepção Dolorosa e Autismo Infantil

Luciana Gomes Tarelho

INTRODUÇÃO

A dor é definida como uma experiência sensorial e emocional desagradável associada ou descrita em termos de lesões teciduais (Merskey, 1979). Sua percepção depende de interações neuronais complexas que envolvem sistemas excitatórios e supressores, modulados por vários fatores situacionais e emocionais (Teixeira, 2001).

A interpretação da dor envolve aspectos sensitivos, cognitivos, comportamentais e culturais e sofre influência de fatores socioeconômicos, pensamentos, dinâmicas familiares, estratégias de enfrentamento e compensações (Teixeira e Pimenta, 2001). É uma experiência individual e subjetiva que pode ser inferida, mas não é diretamente mensurável (Pimenta, 1995), ou seja, é difícil quantificá-la e avaliar sua expressão.

A avaliação da percepção dolorosa no autismo, particularmente, traz questionamentos intrigantes, pois nesses indivíduos o característico comprometimento da comunicação confunde ainda mais a interpretação dos resultados: não se sabe se haveria uma diminuição da reatividade à dor nessa população ou se o modo de percebê-la e expressá-la é que seria diferente.

A dor é composta não somente pela dimensão sensorial, mas também pela afetiva. Múltiplos fatores contribuem para a sensação de desprazer experimentada durante sua ocorrência. Algumas qualidades sensoriais da dor (intensidade, duração, palavras empregadas para descrever o tipo de dor, como "picada" e "queimação") evocam as percepções dolorosas como intrusiva, invasiva ao corpo e à consciência. O contexto em que aparece, geralmente ameaçador (em doenças ou em trauma físicos), desperta o desejo de terminar, reduzir ou evitar sua ocorrência. Parte da dimensão afetiva da dor é construída no momento em que ocorre, em função de sentimentos de medo e desconforto, e outra parte depende do que se denomina afeto secundário da dor, que inclui sentimentos gerados através da capacidade de prever as implicações da dor, ou seja, da previsão do sofrimento (Price, 2000).

O nível cognitivo também influencia na expressão da dor. A partir dos 3 meses de idade um bebê já apresenta respostas à dor manifestadas por tristeza e raiva, aos 18 meses começa a localizá-la, aos 24 meses é capaz de descrevê-la e aos 3 anos passa a atribuir causas externas a ela. Após os 3 anos de idade a criança percebe a intensidade da dor, descreve aspectos emocionais relacionados a ela e após os 5 anos não somente discrimina níveis de intensidade diferentes, mas também utiliza técnicas de enfrentamento cognitivas (McGrath e McPine, 1993 *apud* Tengan, 2000).

ANATOMIA E FISIOLOGIA DA DOR

O primeiro passo na sequência de eventos que originam o fenômeno sensitivo-doloroso, conforme Teixeira (2001), é a transformação dos estímulos ambientais em potenciais de ação que são transferidos ao sistema nervoso central (SNC) pelas fibras periféricas. Os nociceptores podem ser ativados por estímulos mecânicos, térmicos e químicos. São representados pelas terminações nervosas livres presentes nas fibras amielínicas C e mielínicas A-δ. Os nociceptores tipo C evocam sensação de "queimação" e os relacionados às fibras A-δ evocam sensação de "picada". Os nociceptores que veiculam informações pelas vias A-δ podem ser dos tipos 1 ou 2. Os do tipo 1 apresentam limiar elevado para os estímulos térmicos, aumento progressivo da atividade com o aumento da temperatura, latência prolongada à estimulação térmica, são sensíveis aos estímulos mecânicos, veiculam informação pelas fibras A-δ e β, são sensibilizados pelos estímulos térmicos e localizam-se na pele glabra e com pelos. Os do tipo 2 apresentam baixo limiar ao estímulo térmico, adaptam-se à estimulação térmica intensa, apresentam pico de frequência precoce, geralmente são mecanoinsensíveis, veiculam informações pelas fibras A-δ, não se sensibilizam pelos estímulos térmicos e localizam-se na pele com pelos. Na polpa dentária há fibras mielínicas do tipo A-δ, que veiculam dor rapidamente, e fibras amielínicas C, além de numerosos vasos (Siqueira, 2001).

Os estímulos inicialmente alteram a atividade das membranas dos receptores e, desse modo, deflagram potenciais de geração. Quando os estímulos são mecânicos, a corrente de geração é devida a fluxo iônico em canais ativados pelo estiramento, com participação importante do sódio (Na$^+$). O mecanismo da transdução térmica não é bem conhecido, e parece envolver proteínas de membrana ou moléculas efetoras intracelulares. Os receptores químicos reagem diante de toxinas vegetais ou animais e detectam mediadores intrínsecos à inflamação (Teixeira, 2001).

Quase todos os nociceptores são ativados pela estimulação mecânica (inclui-se neste caso o estímulo elétrico). Os que são relacionados às fibras C respondem às estimulações mecânica, térmica e química, e os relacionados às fibras A-δ reagem às estimulações mecânica e térmica. Os receptores nociceptivos são ativados por substâncias algogênicas, liberadas no ambiente tecidual, o que causa hiperalgesia e vasodilatação, instalando-se o processo inflamatório. Como resultado direto e indireto das interações químicas, podem ocorrer alterações secundárias nas propriedades mecânicas que perpetuam o processo degenerativo (Teixeira, 2001). Na polpa dentária, a inflamação pode variar de uma simples hiperemia a um processo inflamatório avançado. A evolução da inflamação pulpar é responsável pela apresentação clínica da dor que varia de discreta a intensa, de contínua a intermitente, que é descrita como pontada, agulhada ou latejamento, podendo ser difusa ou localizada (Siqueira, 2001). O dente é inervado por grande número de fibras A e C e sua integridade determina a resposta ao estímulo, bem como a condução dos impulsos. Todas as formas de estímulo pulpar são percebidas como dor (Trowbridge, 1996).

MECANISMOS DE MODULAÇÃO DA DOR

Há mecanismos neurais que modulam a transmissão da dor e modificam a reação emocional a ela. Interações interneuronais complexas nas lâminas do corno posterior da medula, principalmente na substância gelatinosa, ou no núcleo trigeminal, constituem a base da modulação da dor por fibras aferentes (Teixeira, 2001).

Com relação à dor orofacial (oriunda da cavidade oral, ou seja, mucosa, dentes, maxilares, músculos mastigatórios e articulações temporomandibulares), alguns aspectos são relevantes: os dentes, a mandíbula, com sua articulação bilateral, e os músculos mastigatórios têm atividade coordenada pelas estruturas nervosas sensitivas e motoras trigeminais centrais e periféricas, além de estruturas nervosas cervicais responsáveis pela atividade mandibular e reações reflexas desse segmento (Siqueira, 2001).

Quanto aos mecanismos centrais de modulação da dor, sabe-se que a substância cinzenta periaquedutal é a de maior relevância. Ela emite fibras eferentes para o tálamo, rafe mediana e sistema límbico e, ao ser ativada, provoca elevação do limiar de excitabilidade. A analgesia induzida pela morfina pode ser explicada por meio da ativação dessa região. Em 1973, Pert e Snyder (*apud* Teixeira, 2001) demonstraram a existência de receptores opioides no cérebro nas seguintes regiões: amígdala, hipotálamo, núcleo caudado, substância cinzenta periaquedutal mesencefálica, tálamo e substância gelatinosa do corno posterior da substância cinzenta da medula espinhal (CPME). Na dor aguda o tronco cerebral (sobretudo a substância cinzenta periaquedutal) tem papel importante, pois, independentemente do córtex, é responsável pela resposta autonômica, comportamentos de luta e fuga e também pela analgesia. Se há manutenção do estímulo, ocorre acomodação da resposta autonômica, porém a dor subjetiva aumenta (Petrovic, 2004). A estimulação elétrica ou injeção de morfina na substância cinzenta periaquedutal produz analgesia devido à ativação de tratos rostrocaudais inibitórios. Em 1975, Hughes e cols. (*apud* Teixeira, 2001) identificaram as encefalinas (peptídeos de ação morfínica) nessas mesmas regiões. A partir daí, outros peptídeos com ação morfínica foram identificados no estriado, mesencéfalo, ponte, bulbo e medula espinhal. Entre eles, destacam-se a β-endorfina, derivada da pró-opiomelanocortina (POMC), que possui papel importante na modulação da sensibilidade à dor.

Quanto às estruturas envolvidas na dimensão afetiva da dor, é de fundamental importância o córtex do cíngulo anterior, que recebe informações de múltiplas vias e está associado à sensação de desprazer e ao afeto secundário, através de suas conexões com o córtex pré-frontal, envolvido, por sua vez, na reflexão e ruminação sobre as implicações da persistência da dor (Price, 2000). Pesquisas atuais têm apontado a ínsula (estrutura pertencente ao sistema límbico e ao sistema gustativo) como uma região particularmente envolvida na percepção cognitiva e afetiva (Gasquoine, 2014).

Alterações em seu tamanho e atividade são encontradas em indivíduos portadores de transtornos mentais, incluindo autistas, e também em pacientes com dor crônica, o que pode indicar sua participação na dimensão cognitiva e afetiva da dor simultaneamente.

DOR E AUTISMO – REVISÃO DA LITERATURA

Wing (1988), durante a descrição do *continuum* autístico, já observava uma resposta à dor diminuída, principalmente nos autistas com maior comprometimento cognitivo. Por meio da observação clínica, há indicações de que haveria uma diminuição da reatividade ou até mesmo analgesia (ausência de reflexo nociceptivo, de proteção das zonas dolorosas e de posição antálgica). Em função dessa observação, vários artigos passaram a discutir hipóteses explicativas para essas diferenças, e a mais estudada atualmente tem sido a hipótese do aumento na atividade dos opioides, particularmente da β-endorfina.

Panksepp e Sahley (1987) formularam a hipótese do autismo ligado ao aumento de atividade opioide, e atribuíram a esse aumento não somente uma diminuição de sensibilidade à dor, mas também os comportamentos de autoinjúria, estereotipias, isolamento social, inabilidade em reconhecer emoções, choro reduzido, disfunções na atenção, labilidade afetiva e agressividade, comumente observados em autistas.

As β-endorfinas pertencem a um grupo de peptídeos opioides endógenos que têm ação analgésica central, desempenhando papel importante na modulação da dor, como já descrito. Há argumentos que corroboram a hipótese do aumento de sua atividade em autistas:

- Injeção intracerebral de β-endorfina em ratos provoca analgesia, disfunção cognitiva e redução da expressão emocional, além de problemas de aprendizagem – sintomas parecidos com os do autismo. A injeção de antagonistas de opioides (naloxone, naltrexone), por sua vez, reverte tais efeitos (Sandman e Kastin, 1981);
- Efeito terapêutico de antagonistas opioides em autistas, reduzindo a autoagressão e as estereotipias, embora tais achados não tenham sido comprovados em estudos recentes ou na observação clínica (Richardson e Zaleski, 1983; Willemsen-Swinkel, 1995a);
- Elevação de β-endorfinas no líquido cefalorraquidiano (LCR) e plasma em autistas (Ross, 1987; Tordjman, 1997; Leboyer, 1999).

Com o aprimoramento das técnicas de engenharia genética é possível obter os níveis de β-endorfinas no LCR e plasma, e, com isso, vários estudos têm se proposto a comparar os níveis deste peptídeo em autistas e no grupo-controle.

Gillberg e cols. (1985) analisaram os níveis de β-endorfina no LCR em 20 autistas, compararam com oito crianças normais e quatro crianças com psicose. Embora o número de crianças do grupo-controle fosse pequeno, impossibilitando uma análise estatística adequada, os autores encontraram em 55% dos autistas valores maiores do que o maior valor encontrado nos indivíduos do grupo-controle. Nesse estudo foram analisadas separadamente, através da cromatografia, as porções I e II da β-endorfina e encontrada correlação entre a porção II e comportamentos autodestrutivos.

Esses achados, entretanto, não se confirmaram em estudo posterior, quando então encontraram valores menores da β-endorfina em autistas (Gillberg, 1990).

Nagamitsu, em 1993, estudando os níveis de β-endorfinas no LCR em pacientes portadores de doenças neurológicas, não encontrou diferenças significantes entre autistas e o grupo-controle. Nesse estudo avaliou 19 autistas, três pacientes com transtorno de Rett, seis com convulsões e 16 com meningite asséptica e os comparou com 23 indivíduos sem doença neurológica. Um dos pontos importantes de seu estudo foi a comparação com crianças sem doença neurológica, visto que na maioria dos estudos em que o material é o LCR é difícil encontrar indivíduos sem doença que se submetam a esse procedimento invasivo, principalmente na população pediátrica. Os níveis de β-endorfinas nos indivíduos do grupo-controle foram negativamente correlacionados com a idade, e a média dos valores encontrados nesta população foi similar à do estudo de Echenne e cols., em 1991, em que, pela primeira vez, utilizou-se controles normais. Em 1997, Nagamitsu e cols. replicaram o estudo agora citado utilizando 19 autistas, três pacientes com transtorno de Rett e 23 normais, quando então ratificaram seus achados, não encontrando diferenças entre os autistas e os normais.

Sandman e cols. (1991), analisando os níveis plasmáticos de β-endorfinas e cortisol em autistas, encontraram níveis menores do primeiro quando comparados a um grupo-controle, e não encontraram diferenças significantes quanto ao último. A POMC é precursora das β-endorfinas e da adrenocorticotropina (ACTH). A discrepância entre os níveis de β-endorfinas e cortisol pode evidenciar a existência de uma disfunção no eixo hipotalâmico-adrenal e/ou uma taxa alterada na degradação de endorfinas. Sabe-se que em ratos a exposição perinatal a altos níveis de β-endorfinas produz alterações nos receptores opioides e dopaminérgicos (Sandman e Yessaian, 1986; Zadina, 1987). Contraditoriamente a esses achados, Tordjman e cols. (1997) encontraram valores significativamente maiores de endorfinas e ACTH em autistas. Outros estudos encontraram valores menores de β-endorfina plasmática em autistas (Leboyer, 1994).

Postulam-se duas hipóteses para explicar as alterações no sistema opioide nos casos de autolesão: a "hipótese da dor" e a "hipótese adicional". Na hipótese da dor, o comportamento autoagressivo não causaria dor porque haveria uma atividade opioide endógena basal elevada, e, na hipótese adicional, tal comportamento ou, mais genericamente, comportamentos estereotipados, estimulariam a produção de endorfinas, ou seja, elevariam secundariamente seus níveis (Deutsch, 1986).

Com o intuito de avaliar o papel da autoagressão nos níveis de endorfinas, Willemsen-Swinkels e cols., em 1996, estudaram 33 pacientes, dividindo-os em três subgrupos: indivíduos com comportamentos de autolesão sem autismo, autistas com comportamentos de autolesão e autistas sem tais comportamentos. Os níveis de β-endorfinas no subgrupo que apresentava comportamentos de autoagressão foram significativamente mais baixos do que os níveis encontrados nos autistas sem autolesão, achado que enfatiza a importância de diferenciar grupos que apresentam ou não tais comportamentos. Ainda com relação às condutas de autoinjúria, reatividade à dor e autismo, Tordjman e cols. (1999) avaliaram 80 autistas em diferentes situações (alternando-se os observadores), e, embora os resultados apontassem para uma aparente diminuição de reatividade à dor, eles diferiam conforme o observador, o que levou à indagação sobre um modo diferente de expressão da dor, em vez da hipoalgesia ou analgesia descrita na literatura vigente. Em 2009, o mesmo autor replicou esse estudo com 73 autistas e 115 indivíduos sem autismo observando o comportamento dos primeiros durante três situações distintas e comparando ao comportamento do grupo-controle durante o procedimento de punção venosa. Além da observação da reatividade à dor, foram realizadas medidas da frequência cardíaca e concentração de β-endorfinas nos dois grupos, e os resultados apontaram novamente para a importância do modo de expressão da dor diferente nos autistas e não para uma analgesia ou insensibilidade à dor (Tordjman, 2009).

Duerden e cols. (2012) avaliaram particularmente o comportamento de autoinjúria em indivíduos do espectro autista e pesquisaram sete fatores de risco para este comportamento. Os principais fatores preditivos de risco encontrado foram alterações no processamento sensorial.

Outro método para se pesquisar a validade da hipótese de hiperatividade opioide no autismo é por meio do estudo dos efeitos de antagonistas opioides em autistas. O naltrexone é um antagonista absorvido por via oral, com rápido início de ação, efeitos de longa duração e poucos efeitos colaterais. Há relatos de diminuição de hiperatividade e estereotipias em autistas com o seu uso; contudo, não foram encontrados benefícios no comportamento social na maioria dos estudos (Campbell, 1989). Willemsen-Swinkels e cols. (1995b) realizaram estudo duplo-cego com 23 autistas observando possíveis efeitos terapêuticos após a administração de 40 mg de naltrexone, bem como alterações nos níveis de β-endorfinas e cortisol. Não observaram efeitos positivos no comportamento social nem diminuição de estereotipias, porém houve melhora significativa da hiperatividade. Os níveis de β-endorfinas e cortisol se mantiveram após 24 horas da administração do naltrexone, não evidenciando efeito rebote, achado consistente com a hipótese de disfunção nos receptores em autistas. Outros estudos que buscaram investigar os efeitos da administração de naltrexone nos níveis plasmáticos de β-endorfinas encontraram resultados discrepantes, evidenciando a variedade de técnicas utilizadas e de seleção da amostra, fatores que impedem a comparação entre os resultados (Ernst, 1993; Leboyer, 1992; Zingarelli, 1992).

A serotonina vem sendo apontada como possível marcador genético do autismo, visto que se observa seu aumento em autistas e familiares (Anderson, 1987; Leventhal, 1990). Leboyer e cols. (1999) estudaram os níveis de serotonina em 62 autistas e 122 parentes de primeiro grau, comparando com controle, e confirmaram hiperserotoninemia tanto nos autistas quanto em seus familiares. Aventa-se a possibilidade de que o aumento da serotonina seja devido a uma alteração no processo de maturação do sistema serotoninérgico, argumento corroborado por outra observação deste estudo: o aumento da serotonina se manteve com a idade, diferentemente do grupo-controle, no qual se observou diminuiçãc nos valores.

A colecistocinina (CCK), peptídeo secretado pela mucosa intestinal, responsável pelo controle da secreção enzimática do pâncreas, tem sido estudada em doenças nas quais haja alterações no sistema dopaminérgico, visto que há indícios de que a dopamina modula no neoestriado a liberação da CCK (Meyer e Krauss, 1983). Alguns estudos com autistas têm procurado dosá-la. Brambilla e cols. (1997) avaliaram 12 autistas, 10 indivíduos com transtorno abrangente do desenvolvimento e 11 controles normais. Nesse estudo não foram encontradas diferenças nos níveis de CCK entre os três grupos, porém os próprios autores fazem crítica à metodologia empregada, pois utilizaram amostras de CCK em células mononucleares no sangue periférico e tais valores podem não refletir os encontrados no SNC.

Como é possível observar, os resultados são contraditórios com relação a alterações no SNC e neurotransmissores, não se podendo afirmar que haveria uma diminuição da reatividade à dor nessa população decorrente somente de alterações neurossensoriais.

Atualmente as pesquisas nessa área têm modificado seu foco de interesse, procurando avaliar o modo como os indivíduos do espectro do autismo expressam a dor em comparação com os indivíduos normais ao invés de restringir-se à comprovação da hipótese de insensibilidade à dor em função de alterações nos níveis de endorfinas (Rattaz, 2013; Allely, 2013).

INVESTIGAÇÃO DA PERCEPÇÃO DOLOROSA EM AUTISTAS DE ALTO FUNCIONAMENTO

Com o objetivo de avaliar se indivíduos com autismo de alto funcionamento percebem os estímulos dolorosos de maneira similar ou diferente de indivíduos sem o transtorno, foi desenvolvida uma pesquisa no Departamento de Psiquiatria da Universidade de São Paulo (USP), com a colaboração da Faculdade de Odontologia da USP, durante o período de 2002 a 2005 (Tarelho, 2005).

Casuística

Foram selecionados dois grupos com 20 sujeitos, um denominado grupo A, e o outro grupo B, ambos compostos por indivíduos do sexo masculino e com idade acima de 14 anos, por ser a idade a partir da qual se observa rizogênese completa (completa formação do ápice radicular do dente). Os indivíduos do grupo B eram usuários do Serviço de Odontologia da USP e os do grupo A eram pacientes do Serviço de Psiquiatria da Infância e Adolescência (SEPIA) da USP ou de outras instituições que prestam assistência a essa população.

Após consentimento livre e esclarecido, aprovado pela Comissão de Ética e Pesquisa em Seres Humanos, foram encaminhados para avaliação odontológica.

Grupo A

Critérios de inclusão

- Diagnóstico de autismo e síndrome de Asperger, segundo critérios do DSM-IV-TR (American Psychiatric Association, 2000). No DSM-V, lançado em 2013 pela APA, ambas as categorias diagnósticas passaram a ser classificadas como transtorno do espectro do autismo (ver Capítulo 1 para mais detalhes sobre a nova classificação e suas implicações). Tendo em vista as controvérsias na ocasião da realização dessa pesquisa com respeito à distinção entre autismo de alto funcionamento e transtorno de Asperger, bem como a dificuldade de se estabelecer uma diferenciação clínica fidedigna entre os dois quadros (há limitações no instrumento utilizado para o diagnóstico dos transtornos abrangentes do desenvolvimento neste âmbito), optou-se por não se fazer a distinção entre indivíduos com síndrome de Asperger e autistas de alto funcionamento uma vez que ambos apresentam comprometimento cognitivo similar;

- Ausência de comorbidades psiquiátricas segundo critérios do DSM-IV-TR para detecção de transtornos mentais, incluindo eixos I e II;
- Ausência de alterações de comportamento (hiperatividade, risco de auto ou heteroagressão, descontrole de impulsos) associadas ao transtorno abrangente que impossibilitassem o tratamento odontológico ou representassem risco ao profissional que o assistia;
- Presença de linguagem expressiva e receptiva;
- Capacidade de compreensão do procedimento (capacidade de explicar com as próprias palavras o procedimento a que seria submetido);
- Pressão arterial normal, ou seja, sistólica abaixo de 140 mmHg e diastólica abaixo de 90 mmHg;
- Frequência cardíaca entre 70 e 120 bat/min;
- Necessidade de limpeza dentária ou tratamento restaurador em pelo menos um dente posterior com processo cariogênico.

Foram incluídos pacientes que estivessem utilizando algum psicofármaco na ocasião do estudo, visto que, por questões éticas, não se poderia determinar a suspensão de tais medicações. Dos 20 autistas incluídos, 11 estavam sem medicação, 6 utilizavam doses baixas de antipsicóticos (tioridazina entre 25 e 50 mg ao dia, risperidona até 2 mg ao dia e haloperidol entre 1 e 5 mg ao dia), 3 utilizavam antidepressivos (fluoxetina entre 20 e 60 mg ao dia e bupropiona até 300 mg ao dia). Apenas 2 utilizavam mais de uma medicação, e uma das associações foi de haloperidol com prometazina até 25 mg ao dia e a outra associação foi de fluoxetina com fenobarbital até 100 mg ao dia.

Critérios de exclusão

- Os que estivessem em tratamento ortodôntico, visto que o teste de vitalidade pulpar (metodologia descrita a seguir, utilizada como parâmetro de sensibilidade à dor nesta pesquisa) não poderia ser feito;
- Portadores de marca-passo cardíaco, doença neurológica e diabetes.

Grupo B

Critérios de inclusão

- Ausência de doença psiquiátrica detectável, segundo critérios do DSM-IV-TR para detecção de transtornos mentais, incluindo eixos I e II;
- Pressão arterial normal, ou seja, sistólica abaixo de 140 mmHg e diastólica abaixo de 90 mmHg;
- Frequência cardíaca entre 70 e 120 bat/min;
- Necessidade de limpeza dentária ou tratamento restaurador em pelo menos um dente posterior com processo cariogênico.

Critérios de exclusão

- Os mesmos descritos para o grupo A.

Métodos

Infraestrutura

Foi utilizado consultório odontológico localizado no Departamento de Estomatologia da Faculdade de Odontologia da Universidade de São Paulo (FOUSP).

Equipamento para monitorização e registro dos parâmetros cardiovasculares

- Monitor automático de pressão sanguínea não invasivo modelo Schollar® II, (Criticare System Inc, USA), para leitura contínua das pressões arteriais sistólica, diastólica e média (pelo método oscilométrico) e frequência cardíaca (através do método fotopletismográfico), programado para registros contínuos a cada minuto;
- Impressora conectada no monitor de pressão Schollar® II;
- Estetoscópio (Diasyst®) e esfigmomanômetro (Missori®) método auscultatório para aferir a pressão sanguínea (não invasivo).

Equipamento para monitorização e registro da vitalidade pulpar (Fig. 11.1)

- *Testador pulpar digital* (*pulp tester*) com tecnologia analítica modelo 2005 (Vitality Scanner 2005, Analytic Endodontics, CA, USA) (Fig. 11.1). Este aparelho tem um cabo condutor elétrico, uma sonda pela qual o estímulo elétrico é levado ao dente e um monitor que marca a voltagem. O aparelho liga automaticamente quando a ponta da sonda entra em contato com o dente e

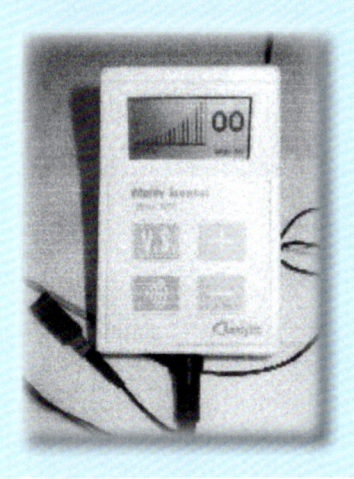

FIGURA 11.1. *Aparelho estimulador pulpar elétrico Vitality Scanner Model 2005 (extraído de Costa, 2003).*

vai gradativamente aumentando a voltagem até chegar a 80, permitindo que se estabeleça o índice a partir do qual o indivíduo percebe o estímulo doloroso;

- *Questionário Clínico:* elaborado por Costa (2003), utilizado em pesquisa sobre perfil de anestésicos apresentada à FOUSP para obtenção do título de mestre (Anexo I);
- *Escala de Faces:* com cinco possibilidades, desenvolvida por Ada Rogers e cols. (não publicada), utilizada como instrumento para avaliação de dor por Tengan (2000), que correlaciona a expressão facial (representada com cinco possibilidades variando entre face feliz e triste) à intensidade da dor (Anexo II);
- *Escala de Indicadores Comportamentais:* adaptada por Rossato e Ângelo (1999) a partir do estudo de Abu-Saad (1984), baseada na observação da vocalização, expressão facial e movimentos corporais antes, durante e depois de um procedimento doloroso (Anexo III).

Procedimento

Os sujeitos da pesquisa foram avaliados e submetidos à anamnese psiquiátrica, e foram utilizados os critérios do DSM-IV-TR para detecção de transtornos mentais. Após o consentimento livre e esclarecido, foram encaminhados para participar da pesquisa.

Ambos os grupos foram avaliados pela odontologista, que investigou a necessidade de tratamento odontológico restaurador ou apenas limpeza dentária. Nos casos em que havia necessidade de tratamento restaurador em função de um processo cariogênico, o dente contralateral hígido é que foi submetido ao teste elétrico.

Durante todo o experimento, a cada minuto foram registradas as pressões arterial sistólica (PAS), diastólica (PAD) e média (PAM) e a frequência cardíaca (FC) através do monitor automático de pressão sanguínea não invasivo, que permite a monitorização e registros automáticos e constantes dos parâmetros avaliados. Sabe-se que, mediante estímulos dolorosos, estes são parâmetros importantes a serem avaliados.

Durante os primeiros 5 minutos após a conexão do aparelho (tempo estimado para a calibração), ambos os grupos respondiam ao Questionário Clínico (Anexo I). Os valores desses primeiros minutos foram desprezados.

Após a calibração do aparelho foram registrados os valores da PAS, PAD, PAM e FC durante 10 min (5 min que precederam o estímulo do *pulp tester* e 5 min durante e após sua utilização). O teste elétrico foi aplicado por três vezes consecutivas, em dentes pré-molares hígidos (Fig. 11.2), através do testador pulpar digital, instrumento comumente utilizado em odontologia para avaliar o *status* da polpa dental (Fuss, 1986).

O teste foi aplicado de acordo com as instruções de uso do aparelho. O dente submetido ao teste elétrico foi isolado utilizando-se uma gaze e algodões a fim de manter a superfície seca, evitando que a umidade interferisse na condutividade. O monitor de vitalidade pulpar se liga automaticamente assim que se estabelece contato entre o dente e a ponta da sonda (aplicou-se flúor à ponta da sonda a fim de aumentar a condutividade do impulso elétrico). O estímulo é iniciado e vai crescendo desde a potência nula (zero – correspondente a 15 V) até a potência máxima (80 – correspondente a 350 V), indicada a fim de não causar danos aos pacientes estudados. A luz indicadora da sonda pisca quando alcançada a potência máxima e o

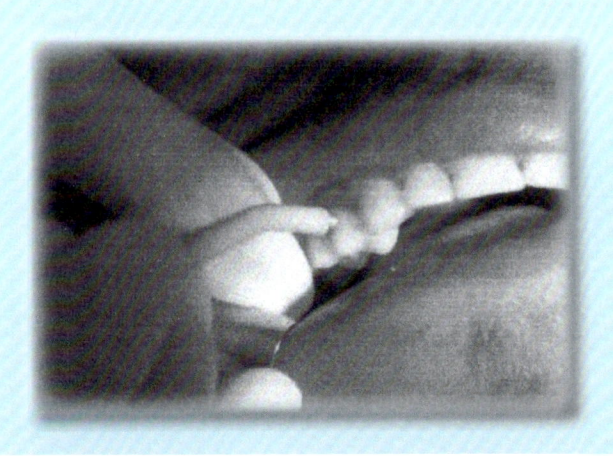

FIGURA 11.2. *Aplicação do estímulo elétrico no dente (extraída de Costa, 2003).*

aparelho interrompe a emissão do impulso automaticamente. Os indivíduos dos dois grupos foram orientados a sinalizar quando sentissem um formigamento, calor ou sensação de pressão no dente testado com o estímulo elétrico.

Aplicaram-se concomitantemente as escalas para avaliação da dor. A Escala de Indicadores Comportamentais (Anexo III) foi aplicada observando-se as respostas durante o primeiro estímulo elétrico. A Escala de Faces (Anexo II) foi aplicada após os três estímulos, solicitando-se aos participantes da pesquisa que escolhessem a face que melhor representasse o estímulo no dente. Como o intuito de utilizar a Escala de Faces foi apenas determinar a presença ou ausência de dor, e não sua intensidade, as faces 1, 2 e 3 foram agrupadas por representarem "presença de dor" e as faces 4 e 5, "ausência de dor".

Resultados

Os resultados foram comparados considerando-se as variações da FC, PAS, PAD e PAM, resposta ao teste de vitalidade pulpar (média das três medidas) e das escalas de avaliação de sensibilidade à dor.

Os grupos, ambos do sexo masculino, diferiram significativamente com respeito à idade. A média das idades do grupo A foi de 17,80 e a do grupo B foi de 20,05.

O limiar de dor, obtido através do *pulp tester* (média de três medidas), foi maior no grupo A em comparação com o do grupo B (64,42 e 44,40, respectivamente). Para melhor visualizar o resultado, ver Figura 11.3.

Na análise das respostas à Escala de Faces não se observou diferença estatística significativa entre os grupos.

Para avaliar a evolução da FC e PA em ambos os grupos, foram utilizados os valores obtidos a cada minuto, nos 5 minutos prévios à aplicação do teste elétrico

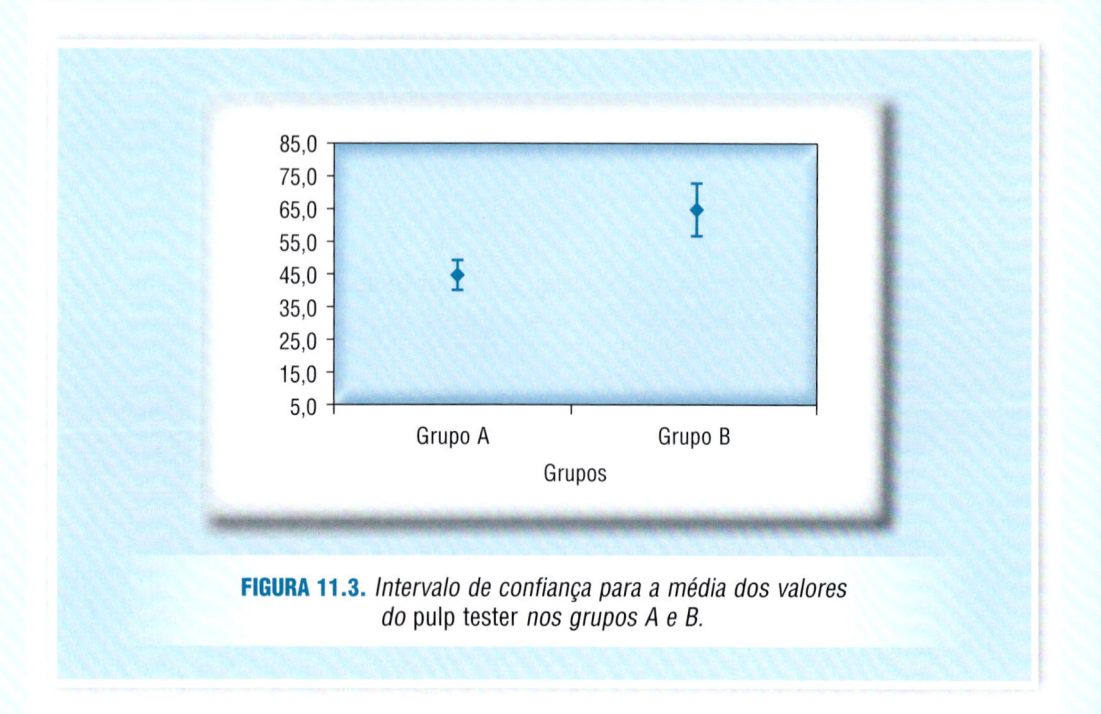

FIGURA 11.3. *Intervalo de confiança para a média dos valores do* pulp tester *nos grupos A e B.*

comparando aos 5 minutos subsequentes. Não foram observadas alterações nos parâmetros clínicos atribuíveis ao estímulo elétrico.

Quanto à Escala de Indicadores Comportamentais, as seguintes diferenças foram observadas entre os grupos:

- Presença significativa no grupo A do indicador "grito" durante o estímulo elétrico, voltando a diminuir após o estímulo;
- Presença significativa no grupo A do indicador "cerrar os olhos" durante o estímulo elétrico, voltando a diminuir depois;
- Presença significativa no grupo A do indicador "tenso" antes e durante o estímulo elétrico, passando a diminuir depois;
- Presença significativa no grupo B do indicador "franzir a testa" durante o estímulo elétrico, voltando a diminuir depois.

Discussão

Na pesquisa realizada os grupos diferiram estatisticamente quanto à idade (os autistas eram mais novos do que o grupo B), porém clinicamente esta diferença não foi significativa. Primeiramente ambos os grupos apresentavam capacidade cognitiva de compreender o procedimento, localizar e perceber o estímulo doloroso, pois esta habilidade desenvolve-se muito primariamente na criança. Além disso, os dois grupos apresentavam rizogênese completa e, para o estudo do limiar de dor através do estímulo pulpar, o estágio de maturação do dente é determinante na obtenção da resposta pulpar. Em dentes permanentes jovens, com rizogênese incompleta, há maior dificuldade na transmissão do impulso nervoso pelas fibras e terminações nervosas pulpares e a resposta ao teste elétrico é diferente dos pacientes com rizogênese completa, quando então a completa formação do ápice radicular permite a obtenção de uma resposta mais confiável aos testes de vitalidade (Trowbridge, 1980; Aun, 1992 e 1994).

O limiar de dor, utilizando-se o teste de vitalidade pulpar, foi maior nos autistas, o que poderia indicar uma menor responsividade à dor, porém na avaliação subjetiva, através da Escala de Faces, ambos os grupos obtiveram respostas semelhantes, ou seja, consideraram o mesmo grau de "desagrado" diante do estímulo. Ainda que esses achados possam indicar alterações em vias centrais de transmissão e modulação da dor, descritas na literatura, algumas ressalvas devem ser feitas. Como já descrito previamente, a dor tem uma dimensão sensorial e outra afetiva. Com relação à dimensão afetiva, especialmente ao que se denomina afeto secundário da dor (função dependente do lobo frontal), provavelmente os autistas apresentam falhas no desenvolvimento desta habilidade (ver disfunção executiva no Capítulo 5 deste livro), ou seja, não são capazes de prever o sofrimento decorrente do estímulo doloroso, o que poderia influenciar nos resultados, visto que a previsão do sofrimento poderia fazer com que o indivíduo sinalizasse mais prontamente à dor, gerando respostas "falso-positivas", enquanto o indivíduo que não a prevê esperaria mais tempo para sinalizar. Os autistas percebem o estímulo no dente, não conseguem compará-lo com outros estímulos prévios e, consequentemente, não planejam resposta de defesa. Os sujeitos do grupo B não somente comparam o estímulo com outros recebidos ao longo de sua vida, mas também "se preparam" para o estímulo (talvez o ato de "franzir a testa", presente neste grupo, possa traduzir esta resposta prévia a um estímulo sabidamente desagradável).

Há um enfoque proposto por Frith (1989), denominado teoria da coerência central, que nos pareceu útil para pensarmos alguns de nossos resultados. O termo coerência central é utilizado para fazer menção à tendência cotidiana de processar a informação recebida em um contexto em que se capta o essencial, frequentemente, às expensas da memória para os detalhes. Quando se lê ou se escuta uma história, recorda-se o essencial dela, enquanto os detalhes e a forma exata como estava escrita perdem-se rapidamente e dificilmente são lembrados na íntegra. No autismo acredita-se que haveria uma alteração no processamento da informação em vários níveis (perceptivo, visuoespacial e semântico verbal), que resultaria em um processamento centrado nos detalhes em detrimento do contexto global. Considerando-se a teoria da coerência central no contexto de nossa pesquisa, uma questão a ser entendida seria como o autista percebe o estímulo doloroso, pois se ele perceber estritamente o estímulo nociceptivo sem o contexto que o acompanha, provavelmente não considerará dor o que outro indivíduo consideraria. Complicando ainda mais a situação, não se sabe ainda se o autista perceberia melhor a dor em determinadas partes de seu corpo do que em outras.

Embora o método empregado (teste elétrico no dente) seja válido para a investigação do limiar de dor, não era possível compará-lo a outros métodos na ocasião de nossa pesquisa, pois não havia estudos clínicos sobre percepção de dor em autistas. Atualmente, vem crescendo o interesse pela maneira como os indivíduos do espectro autista expressam a dor. Há estudos clínicos com autistas (Rattaz, 2013; Allely, 2013) que procuraram observar seu comportamento durante procedimentos que causam dor (p. ex., punção venosa) concomitante ao monitoramento de parâmetros clínicos, como os realizados em nossa pesquisa, permitindo comparações entre os resultados.

Durante a monitoração dos parâmetros clínicos (PA, FC), indício da resposta autonômica ao estímulo doloroso, não houve alteração significativa atribuível ao estímulo elétrico em nenhum dos dois grupos. Embora qualquer estímulo pulpar necessariamente gere dor, como salientado por Trowbridge (1996), talvez ele não seja intenso o suficiente para provocar respostas reflexas (taquicardia reacional e hipertensão reflexa).

Quanto à avaliação da dor por meio da observação dos indicadores comportamentais, poucas diferenças significantes foram constatadas entre os grupos. Algumas dessas diferenças, entretanto, devem ser salientadas, pois possibilitam considerações interessantes. Os autistas estavam mais tensos antes e durante o estímulo em comparação com o grupo-controle, mesmo recebendo as mesmas orientações quanto ao procedimento. Sabe-se que no autismo há uma inflexibilidade à mudança de rotina, o que por si só pode ser responsável pela ansiedade maior diante da nova situação, ou seja, a ansiedade observada não necessariamente se deu em função do estímulo elétrico ou mesmo do aviso prévio deste evento. A presença de vocalizações, em especial o grito nos autistas, também traz questões intrigantes. O grito, mais utilizado primitivamente pela criança quando ela não é capaz de expressar seu desconforto de forma mais elaborada, apareceu nos autistas como resposta ante o desconforto, em detrimento da utilização da linguagem e da sinalização com as mãos (orientação fornecida antes do procedimento). O que inibe o grito ou outras atitudes "socialmente menos aceitas" no grupo B provavelmente relaciona-se com algumas habilidades que dependem da teoria da mente (Capítulo 5). A criança vivencia situações como esta, em que a notícia de um estímulo doloroso (p. ex., uma injeção) é acompanhada pelas tentativas do adulto de tranquilizá-la (p. ex., "não vai doer tanto assim", "logo vai passar"), ensinando estratégias de enfrentamento, reforçando positivamente atitudes mais adequadas (p. ex., "que legal, você nem chorou") e negativamente as mais primitivas (p. ex., "choro é coisa de criança medrosa"). Geralmente essas instruções são acompanhadas de gestos e mímicas característicos de aprovação e desaprovação do comportamento. Uma criança que não tem "teoria da mente" não é capaz de "ler a mente" desse adulto e "aprender" com essas experiências. Nesta pesquisa, talvez o grupo B não tenha apresentado respostas mais primitivas por ter aprendido em experiências prévias que "gritar" seria vergonhoso, o que provavelmente não foi preocupação dos autistas.

CONCLUSÕES

Através dos resultados desta pesquisa é possível observar que a investigação da percepção da dor em autistas é bastante complexa, não somente pelo fato de ser influenciada por fatores neurossensoriais, afetivos e culturais, mas também pela maneira peculiar com que o autista a percebe, interpreta e reage aos estímulos.

O estudo da dor nessa população, apesar das dificuldades, é de extrema relevância clínica, e, contrariamente ao que se pensava anteriormente, a "menor reatividade" à dor não parece estar ligada somente ao comprometimento cognitivo, pois também pode ser observada em autistas de alto funcionamento.

O avanço das técnicas de engenharia genética propiciou grande interesse em pesquisas ligadas à determinação de quais substâncias estariam envolvidas nessa aparente analgesia, porém o estudo da cognição e da linguagem no autista pode contribuir para o entendimento da percepção dolorosa nessa população e deve ser mais bem explorado em pesquisas futuras. Estudos neuropsicológicos que investiguem as funções executivas nos autistas, com especial interesse em estruturas responsáveis pelo "afeto secundário da dor", também podem contribuir para uma melhor compreensão do tema.

O modo como o autista percebe os estímulos dolorosos e expressa dor deve ser considerado, pois pode gerar interpretação errônea de resultados, levando à conclusões de que esses indivíduos não sentem dor, quando apenas respondem a ela de maneira diferente.

ANEXO I

Questionário Clínico

Nome:

Endereço:

Data de nascimento: Idade:

Estado civil:

Questionário:

Tratamento médico?	( ) Não	( ) Sim	Qual?
Uso de medicação?	( ) Não	( ) Sim	Qual?
Doença sistêmica?	( ) Não	( ) Sim	Qual?
Alergia?	( ) Não	( ) Sim	Qual?
Alergia a medicamentos?	( ) Não	( ) Sim	Qual?
Pressão arterial?	( ) Normal	( ) Hipertensão	( ) Hipotensão
Cardiopatia?	( ) Não	( ) Sim	Qual?
Diabetes?	( ) Não	( ) Sim	
Gravidez?	( ) Não	( ) Sim	
Quando se corta apresenta sangramento excessivo?	( ) Não	( ) Sim	
Tabagismo?	( ) Não	( ) Sim	
Cirurgia prévia?	( ) Não	( ) Sim	Qual?
Anestesia durante tratamento dentário?	( ) Não	( ) Sim	
Sentiu-se mal?	( ) Não	( ) Sim	

ANEXO II

Escala de Faces, adaptada a partir do estudo de McGrath e McPine (1993) por Tengan (2000)

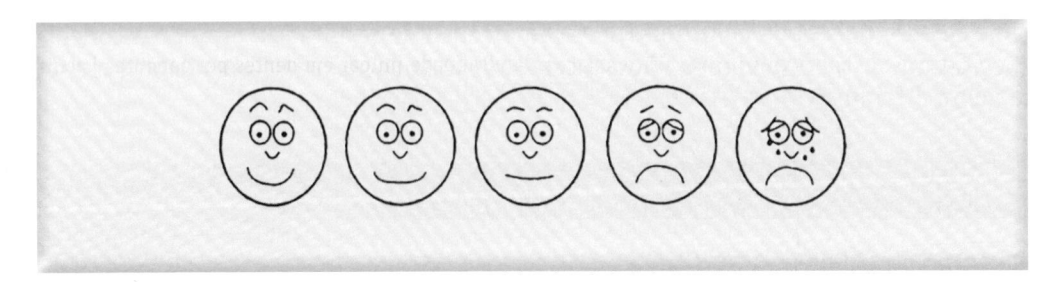

ANEXO III

Escala de Indicadores Comportamentais de Abu-Saad (1984), adaptada por Rossato e Ângelo (1999)

	PROCEDIMENTO DOLOROSO		
	ANTES	DURANTE	DEPOIS
Vocalização			
Grito			
Suspiro			
Choro			
Gemido			
Soluço			
Expressão facial			
Abrir a boca			
Cerrar os olhos			
Arregalar os olhos			
Cerrar os dentes			
Apertar os lábios			
Franzir a testa			
Movimentos corporais			
Imóvel			
Agitado			
Protegido			
Encolhido			
Tenso			

Bibliografia consultada

Allely CS. Pain sensitivity and observer perception of pain in individuals with autistic spectrum disorder. Sci World J 2013; 916178.

American Psychiatric Association. Diagnostic and statistical manual of mental disorders. 4rd ed. Text revision. Washington (DC): American Psychiatric Association, 2000.

Anderson GM et al. Whole blood serotonin in autistic and normal subjects. J Child Psychol Psychiatry 1987; 28:885-900.

Aun CE, Caldeira CL, Gavini G, Pesce HF. Avaliação da vitalidade pulpar em dentes permanentes jovens com rizogênese completa. Rev Fac Odontol FZL 1992; 4(2):95-104.

Aun CE, Caldeira CL, Gavini G, Pesce HF. Avaliação da vitalidade pulpar em dentes permanentes jovens com rizogênese incompleta. Rev Paul Odontol 1994; 16(6):9-16.

Brambilla F et al. β-endorphin and cholecystokinin 8 concentrations in peripheral blood mononuclear cell of autistic children. Neuropsychobiology 1997; 35:1-4.

Campbell M et al. Naltrexone in autistic children: an acute open and range tolerance trial. J Am Acad Child Adolesc Psychiatry 1989; 28:200-206.

Costa CG. Comparação dos períodos de latência e duração da lidocaína 2% associada à adrenalina 1:100.000 e da articaína 4% associada à adrenalina 1:200.000 e 1:100.000 na infiltração maxilar. Dissertação. São Paulo: Universidade de São Paulo, 2003.

Deutsch SI. Rationale for the administration of opiate antagonists in treating infantile autism. American J Mental Deficiency 1986; 90:631-63.

Duerden EG et al. Risk factors associated with self-injurious behaviors en children and adolescents with autism spectrum disorders. J Autism Dev Disord 2012; 42(11):2460-70.

Echenne B et al. Cerebrospinal fluid β endorphin and cortisol study in Rett syndrome. J Child Neurol 1991; 6:257-262.

Ernst M et al. Plasma beta-endorphin levels, naltrexone, and haloperidol in autistic children. Psychopharmacol Bull 1993; 29:221-227.

Frith U. Autism: explaing the enigma. Oxford: Blackwell, 1989.

Fuss Z et al. Assessment of reability of eletrical and thermal pulp testing agents. J Endodontics 1986; 12(7):301-305.

Gasquoine PG. contributions of the insula to cognition and emotion. Neuropsychol Rev 2014; jan 18 (Epub ahead of print).

Gillberg C et al. CSF beta-endorphins in childhood neuropychiatric disorders. Brain and Development 1990; 12:88-92.

Gillberg C, Terenius L, Lönnerhlm G. Endorphin activity in childhood psychosis-spinal fuid levels in 24 cases. Arch Gen Psychiatry 1985; 42:780-783.

Leboyer M et al. Brief report: a double-blind study of naltrexone in infantile autism. J Autism and Dev Disord 1992; 22:309-319.

Leboyer M et al. Whole blood serotonin and plasma beta-endorphin in autistic probands and their first-degree relatives. Biol Psychiatry 1999; 45:158-163.

Leventhal BL et al. Relationship of whole blood serotonin and plasma norepinephrine within families. J Autism and Dev Dis 1990; 20:499-511.

Merskey H, Albe-Fesard DG, Bonica JJ, Carmon A, Dubner R, Kerr FWL et al. Pain terms: a list with definitions and notes on usage. Recommended by IASP subcommittee on taxonomy. Pain 1979; 6:249-252.

Meyer DK, Krauss J. Dopamine modulates cholecystokinin release in neostriatum. Nature 1983; 301: 338-340.

Nagamitso S. CSF beta-endorphin levels in pediatric neurologic disorders. The Kurume Medical Journal 1993; 40:233-241.

Nagamitso S et al. CFF β-endorphin levels in patients with infantile autism. J Autism and Dev Dis 1997; 27:155-163.

Panksepp J, Sahley TL. Possible brain opioide involvement in disrupted social intent and language development of autism. In: Schopler E, Mesibov GB (eds.). Neurobiological issues in autism. New York: Plenum Press 1987; p. 357-372.

Pimenta CAM. Avaliação da experiência dolorosa. Rev Med São Paulo Dor 1995; 74(2):69-75.

Price D. Psychological and neural mechanisms of the affective dimension of pain. Science 2000; 288: 1769-1772.

Rattaz C et al. How do children with autism spectrum disorders express pain? A comparison with developmentally delayed and typically developing chindren. Pain 2013; 154(10):2007-13.

Richardson JS, Zaleski WA. Naloxone and self-mutilation. Biol Psychiatry 1983; 18(1):99-101.

Ross DL, Klykylo WM, Hizemann R. Reduction of elevated CSF beta-endorphin by fenfluramine in infantile autism. Pediatric Neurol 1987; 3:83-86.

Rossato LM, Ângelo M. Utilizando instrumentos para avaliação da percepção de dor em pré-escolares face a procedimento doloroso. Rev Esc Enf USP 1999; 33(3):236-249.

Sandman CA, Kastin AJ. The influence of fragments of the LPH chains on learning, memory, and attention in animals and man. Pharmacological Therapy 1981; 13:39-60.

Sandman CA, Yessaian N. Persisting subsensitivity of the striatal dopamine system after fetal exposure to β endorphin. Life Sciences 1986; 39:1755-1763.

Sandman CA et al. Brief report: plasma β endorphin and cortisol levels in autistic patientes. J Autism and Dev Dis 1991; 21(1):83-87.

Siqueira JTT. Dor orofacial. In: Teixeira MJ, Figueiró JAB. Dor: epidemiologia, fisiopatologia, avaliação, síndromes dolorosas e tratamento. São Paulo: Grupo Editorial Moreira Jr. 2001; p. 295-300.

Tarelho LG. Investigação da percepção dolorosa em pacientes com autismo de alto funcionamento. [Dissertação] São Paulo: Universidade de São Paulo, 2005.

Teixeira MJ. Anatomia e fisiologia das vias nociceptivas e supressoras da dor. In: Teixeira MJ, Figueiró JAB. Dor: epidemiologia, fisiopatologia, avaliação, síndromes dolorosas e tratamento. São Paulo: Grupo Editorial Moreira Jr. 2001; p. 14-40.

Teixeira MJ, Pimenta CAM. Avaliação do doente com dor. In: Teixeira MJ, Figueiró JAB. Dor: epidemiologia, fisiopatologia, avaliação, síndromes dolorosas e tratamento. São Paulo: Grupo Editorial Moreira Jr. 2001; p. 58-68.

Tengan SK. Dor, sintomas depressivos e ansiosos em pré adolescentes e adolescentes com artrite reumatoide juvenil. [Dissertação] São Paulo: Universidade de São Paulo, 2000.

Tordjman S et al. Plasma β endorphin, adrenocorticotropin hormone, and cortisol in autism. J Child Psychol Psychiat 1997; 38(6):705-715.

Tordjman S et al. Etude des conduits auto-agressives, de la réactivité à la doleur et de leurs interrelations chez les enfants autistes. L'encéphale 1999; 25:122-134.

Tordjman S et al. Pain reactivity and plasma beta-endorphin in children and adolescents with autistic disorder. PLoS: One 2009; 26: 4(8):e5289.

Trowbridge O. Review of dental pain – histology and physiology. J Endodontics 1986; 12(10):445-452.

Willemsen-Swinkels SHN et al. Failure of naltrexone to reduce self-injurious and autistic behavior in mentally retarded adults; double-blind placebo controlled studies. Arch Gen Psychiatry 1995a; 52:766-773.

Willemsen-Swinkels SHN et al. Placebo-controlled acute dosage naltrexone study in young autistic children. Psychiatry Res 1995b; 58:203-215.

Willemsen-Swinkels SHN et al. Plasma Beta-endorphin concentrations in people with learning disability and self-injurious and/or autistic behavior. Br J Psychiatr 1996; 168:105-109.

Wing L. The autistic continuum. In: Wing L. Aspects of autism: biological research. London: Royal College of Psychiatrists & The National Autistic Society, 1988.

Zadina JE et al. Long-term hyperalgesia induced by neonatal β endorphin and morphiceptin is blocked by neonatal Tyr-MIF-1. Brain Research 1987; 409:10-18.

Zingarelli G et al. Clinical effects of naltrexone on autistic behavior. Am J Ment Retard 1992; 97:57-63.

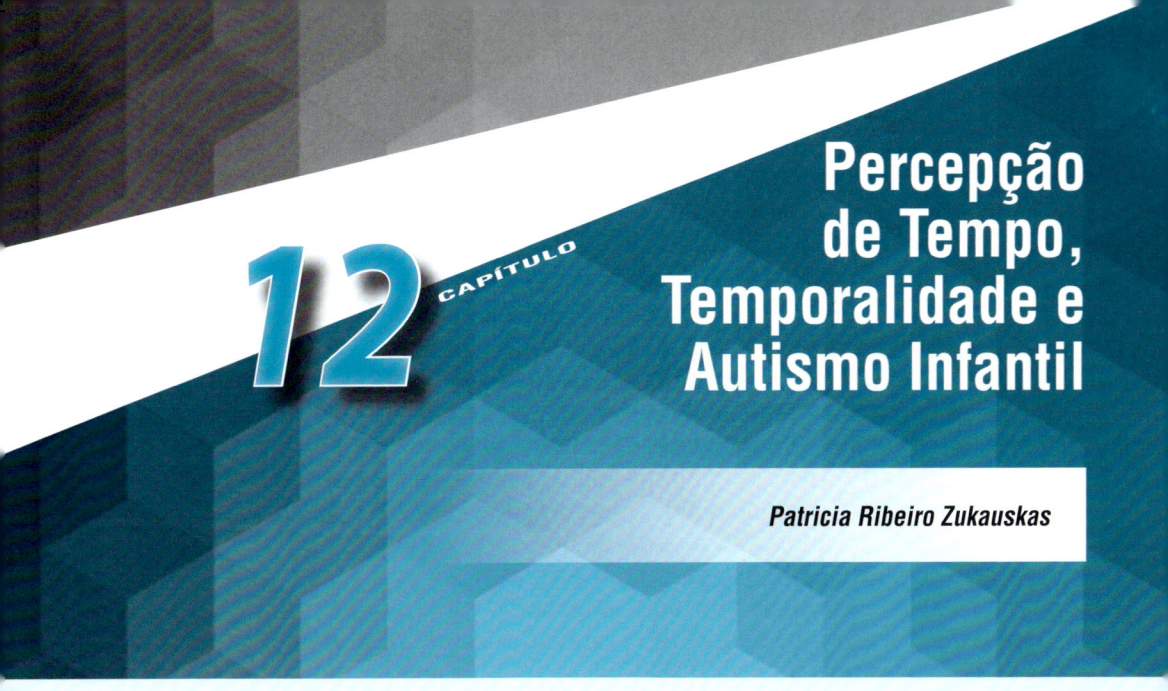

Percepção de Tempo, Temporalidade e Autismo Infantil

Patricia Ribeiro Zukauskas

Patricia Ribeiro Zukauskas

INTRODUÇÃO

O tema abordado neste capítulo corresponde essencialmente à temporalidade compreendida como condição humana e não como uma conceituação da ideia de tempo. De maneira muito resumida, o conceito de tempo pode se caracterizar como biológico, cronológico, absoluto, ou seja, a partir de possibilidades de mensuração e compreensão que permitem que o tempo, então, seja compartilhado entre os indivíduos. A própria noção de percepção de tempo abordada especificamente sob a perspectiva da subjetividade delimita a estimativa da vivência temporal de cada um. Ades (2001) propõe que o indivíduo é um *temporalizador* do que percebe e se relaciona, considerando que o afeto envolvido na situação vivenciada pode reduzir ou ampliar a sensação da marcação absoluta do tempo.

Tanto a percepção de tempo quanto os modos de conceituá-lo estão apoiados em uma ideia de relação dual na qual há o "indivíduo" – sujeito de sua experiência – e o "tempo", tomado como objeto, como algo dado, que pode ser apreendido na experiência com o ambiente.

No estudo relatado neste capítulo, ensaiou-se romper com a dicotomia "homem-tempo" e buscou-se em pensadores como Edmund Husserl e Merleau-Ponty a tentativa de compreensão do fenômeno humano em sua condição temporal.

Como método, o pensamento fenomenológico foi um caminho possível de embasamento, tomando-se a fenomenologia proposta por Husserl em 1912, considerada a base da pesquisa que tem o fenômeno humano no foco de sua investigação (Turato, 2003). Resumidamente, Husserl (1990) considera essencial que o pesquisador possa de antemão suspender qualquer pressuposição a respeito do fenômeno que se mostra, transitando ao que a tradição oferece e não a tomando como o que seria real.

TEMPORALIDADE

O filósofo francês Maurice Merleau-Ponty (1908-1961) tem como tema central de seu pensamento a inserção do homem no mundo através da relação da consciência com a natureza. Merleau-Ponty (1990a, p. 42), partindo da ideia de consciência intencional[1] proposta por Husserl, sugere a *consciência perceptiva*, ou seja, a consciência que é atrelada a um corpo (corpo vivido) em constante interação com o ambiente. Nesse corpo vivido ocorre a relação do indivíduo com o mundo, constituindo sua existência. O corpo é o campo perceptivo que assume perspectivas e o mundo é o todo percebido. Essencialmente, a condição para a percepção *merleau-pontiana* é uma percepção pré-reflexiva e a partir da qual se dá o contato com o mundo, anterior à própria condição de *eu*. A percepção é, portanto, uma experiência mundana na qual o homem (a condição humana) se instaura. O *cogito merleau-pontiano* tem sua fonte na percepção e não substitui o mundo pela significação do mundo. Portanto, o existir ocorre antes do pensar. Em sua obra, o homem é considerado em um "todo significativo" (o mundo), que deve ser fenomenologicamente descrito (1990a).

No início de sua obra, em sua tese "Fenomenologia da Percepção" (1999), Merleau-Ponty reporta-se a essas proposições e caminha no sentido da intersubjetividade, fazendo sua análise sobre o tempo nessa trajetória. Nesse trajeto, considera que o cientificismo leva tanto a uma estrutura de tempo independente de perspectivas quanto a uma estrutura de tempo subjetiva, e que o tempo deveria ser de fato considerado como uma dimensão essencial da condição humana. Neste sentido, a noção de tempo seria apenas o registro final da passagem apreendida. Desse modo, partindo do tempo em si mesmo, atinge a ideia de temporalidade como uma dimensão da existência.

Para se entender o tempo na acepção da temporalidade "merleau-pontiana" é necessário entender a experiência do indivíduo e as dimensões "passado, presente e futuro" caracterizadas pelo sentido temporal, e não somente na condição de conceito. A ideia é de que o contato com o tempo ocorre no "campo da presença", ou seja, no âmbito do indivíduo em sua relação com o mundo, no qual há o horizonte do que passou e do que está por vir. Citando Husserl, descreve uma rede de intencionalidades envolvidas por uma troca de protensões em um único movimento. A cada novo momento experienciado, o que o precedeu é modificado porque ainda está ali, presente, em mãos, e é possível alcançá-lo. O passado só pode ser passado se algo mudou, e se projeta sobre o presente. Sem esta possibilidade "intencional" seria preciso recordar o passado a cada instante para confirmar sua existência.

Merleau-Ponty (1999, p. 563-564) sugere que no horizonte temporal "ser" e "passar" podem ser considerados como sinônimos, uma vez que um acontecimento passa, mas não deixa de ser ao se tornar passado. Assim, o presente transcende o futuro e o passado. Considera a temporalidade originária a potência que, simultaneamente, permite que os acontecimentos sejam atrelados e os mantêm distanciados uns dos outros. Desse modo, o passado e o futuro existem na perspectiva criada em direção a eles, e o sentido é possível pela síntese temporal, caso contrário, encontraríamos "agoras" a todos os instantes. Desse modo, as dimensões temporais se confirmam

---

[1] Husserl (1990) retoma o conceito de intencionalidade de Franz Brentano, do qual foi discípulo, e propõe a ideia de "consciência intencional", ou seja, a consciência só "é" ao estar dirigida para algum objeto. O conhecimento, então, só pode ser definido em sua relação com a consciência.

entre si continuamente, em um único dinamismo. Os acontecimentos não são simultâneos por si mesmos, mas a partir da experiência de tempo.

Esse sentido é representado até mesmo pelo senso comum do tempo, quando o homem delimita os períodos de sua vida e lhes confere significados.

Na proposta merleau-pontiana a condição temporal ocorre pelo fato de o indivíduo estar situado em sua relação com o mundo (campo da presença), havendo tempo para o indivíduo porque ele está engajado, situado aí; havendo informação, ideia, pensamento e generalização se o indivíduo estiver num tempo e numa história. O sentido (direção) dos acontecimentos para o indivíduo e o sentido da vida só podem ser sentidos (e ter sentido) a partir da temporalidade.

Nesta perspectiva fenomenológica, a temporalidade, portanto, é considerada a condição que possibilita a dimensão e o sentido do si mesmo, do mundo e de suas vivências, estando a cargo da noção de tempo as manobras das experiências mais cotidianas.

TEMPORALIDADE E PSICOPATOLOGIA: ALGUMAS REFERÊNCIAS

No campo da Psiquiatria, Minkowski (1971) foi um dos autores que se preocuparam com a questão do tempo. Ao enfocar a descrição do fenômeno psicopatológico, não considera a fenomenologia *husserliana* em toda a sua amplitude, mas caracteriza sua pesquisa fenomenológica como eidética ao elucidar o vivido. Sua inquietação parte da concepção de homem como um ser temporal, uma vez que é consciente de sua finitude. Assim, Minkowski desenvolve um estudo bastante minucioso, no qual espaço e tempo são considerados como fundamentais na vida e cujo enfoque é dado à vivência destas duas esferas que, em sua visão, estão relacionadas com os transtornos mentais. Propõe que o conceito e a experiência de tempo são desenvolvidos no decorrer da vida, concomitantemente ao desenvolvimento da personalidade desde a infância. As categorias temporais "duração, continuidade, passado, presente, futuro e finitude" norteiam sua investigação, na qual a temporalidade está associada ao *élan vital*, ou seja, a uma espécie de força progressiva que orienta a vida. Assim, considera a condição humana de "ir adiante", no sentido de construir sua individualidade e criar projetos de vida, diretamente relacionada à temporalidade e sugere que a condição autística na esquizofrenia (um dos quadros clínicos a que mais se dedicou) restringe essa possibilidade de temporalização, entendida como um impulso vital e criador.

Jaspers (2003, p. 71-72), em sua obra "Psicopatologia Geral", de 1946, também caracteriza sua investigação a partir da fenomenologia eidética ao se importar com o fenômeno vivido pelo paciente psiquiátrico. Nesse trabalho descreve a vivência de tempo, considerando espaço e tempo universais e instâncias através das quais se dá todo o contato do homem com o mundo e consigo mesmo. De acordo com esse autor, a vivência de tempo ocorre a partir da vivência de estar dirigido para algo (vivência intencional) entre a recordação do passado e o esboço do futuro, além de ser um dos caminhos que leva à "identidade do eu", ou seja, a consciência de ser o mesmo em qualquer tempo e sucessivamente (Jaspers, 2003, p. 148-154).

Esses dois autores, Minkowski e Jaspers, ao abordarem o fenômeno do tempo-vivido, colocam-se mais próximos da temporalidade, considerando o homem como um ser temporal, no sentido de ser voltado para o mundo em uma relação contínua com o percebido e o vivido.

A TEMPORALIDADE E O ESPECTRO AUTISTA

Atualmente, a síndrome de Asperger é considerada na perspectiva de espectro autista (APA), e seu desenvolvimento histórico, conceitual e sua caracterização conduzem a essa maneira de compreensão e denominação.

Historicamente, a síndrome de Asperger foi descrita em 1943 por Hans Asperger (1999). Asperger relatou casos de crianças que apresentavam características como alteração no contato interpessoal, variação intelectual, interesse por objetos ou assuntos bem específicos e perseveração na fala e nos gestos. Asperger se referiu à diversidade de manifestação e aos diferentes graus de prejuízos que poderiam ser apresentados. Na mesma época Leo Kanner reuniu um material, que foi publicado em 1948, no qual retratou um total de 11 crianças que apresentavam, em diferentes níveis de comprometimento, grave isolamento, falta de contato afetivo, ausência de intenção de comunicação, alterações de linguagem como mutismo, ecolalia e compreensão literal da fala e excepcional capacidade de memorização.

Posteriormente, Wing (1999, p. 93-121), em um trabalho minucioso, confrontou as descrições desses dois autores e fez um levantamento das características comuns encontradas, e entre as quais estão maior incidência em indivíduos do sexo masculino; isolamento social e falta de interesse pelo outro; linguagem não pragmática; uso de pronome em terceira pessoa; entonação de voz peculiar (pedante, monótona ou cantada); dificuldades na leitura; prejuízo de comunicação não verbal; evitação do contato visual (olho no olho); gestual peculiar; modo de andar desajeitado; dificuldades para efetuar jogo simbólico; padrões repetitivos de atividades; hipersensibilidade a barulho; interesse por alimentos de sabor forte; fascinação por objetos giratórios; problemas de inquietação; agressividade; negativismo com pessoas e objetos; habilidades especiais para números e boa memória.

As várias características comuns entre as duas descrições, de acordo com Wing (1981), constituíram a tríade de déficits simultâneos nos âmbitos "social, comunicacional e simbólico, com consequentes comportamentos repetitivos e estereotipados", que definem o atual conceito de espectro autista.

Do ponto de vista das teorias psicológicas, o estudo em questão iluminou o espectro autístico a partir da proposta teórica de Hobson (1990), cuja fundamentação favoreceu o diálogo com o tema da temporalidade. Hobson fez uma leitura da condição autística com base na esfera das inter-relações. Recorrendo às primeiras descrições a respeito do autismo infantil nos escritos de Leo Kanner, baseia-se na possibilidade de faltarem à criança autista fatores constitucionais para o desenvolvimento de reciprocidade afetiva, os quais são primordiais na formação de um "mundo próprio" e de um "mundo comum". Neste sentido, há uma ausência da experiência intersubjetiva e prejuízos graves na capacidade simbólica nesses indivíduos do espectro autístico (Hobson, 1989, p. 22-24).

De acordo com Hobson (1997), todo indivíduo deve ter recursos que possibilitem perceber o outro, responder afetivamente à linguagem não verbal e desenvolver a intersubjetividade. Em sua proposta, esses recursos se fundamentam em uma condição conativo-afetiva de base biológica na qual está manifestada a intencionalidade do bebê em direção ao ambiente. Neste sentido, o autor considera a ideia de intencionalidade como o atributo crucial que constitui as inter-relações e a construção do mundo pelo indivíduo. Desse modo, tanto a natureza do percebido quanto essa condição intencional são determinantes da possibilidade de inter-relação e dos processos de abstração e simbolização. Os sinais emocionais expressos e responsivos ao ambiente regulam e são regulados na interação com as pessoas e os objetos. A coordenação do afeto ocorre tanto pela confirmação quanto pela receptividade encontrada no ambiente, sendo o contato com o cuidador o intermédio para o contato com o mundo. Assim, é na inter-relação que a criança estabelece interação e constitui seus modos próprios de demonstrar seu afeto, sentimento e atitudes.

A partir desses pressupostos, Hobson levanta a hipótese de haver no bebê autista uma falha nessa condição intencional, alterando a experiência sensório-motora-afetiva. Hobson descreve características autísticas que em sua opinião corroboram sua teoria: presença de defasagem de expressão da linguagem não verbal; leitura peculiar a respeito da subjetividade própria e do outro; falhas de abstração e de generalização reveladas nas atitudes, na apresentação de conceitos, no estabelecimento de semelhanças (Hobson, 1989, p. 42-43). Esses aspectos independem do nível intelectual e são a essência do "modo autístico" de ser e estar no mundo.

No que diz respeito à temporalidade e à condição autística do desenvolvimento infantil, apesar de pouco explorada, é possível encontrar na literatura descrições que se aproximam do tema. Algumas referências (Jordan, 2000; Powell, 2000; Tantan, 2000) indicam tanto as dificuldades dessa população para aceitar mudanças que alterem a rotina conhecida quanto o ritual de se manter atividades sempre em um mesmo cronograma.

A questão do tempo aparece, também, diretamente relacionada à comunicação interpessoal em um relato de caso clínico (Santos, 1998) no qual a autora relatou que a ausência de linguagem verbal e não verbal no contato com o ambiente pareceu manter o indivíduo autista "em uma era sem tempo", segundo ele mesmo descreve.

Na trajetória da pesquisa do estudo aqui retratado, os achados iniciais indicaram que a noção do período de tempo seria delimitada pelos indivíduos com síndrome de Asperger por elementos físicos observados nas situações experienciadas. Como exemplo, uma duração de determinado evento, quando comparada à outra, foi considerada mais longa sempre que os elementos presentes eram "maiores", seja em função do tamanho, seja da quantidade. Também não houve indicação de que a "sensação" do indivíduo envolvido na atividade fizesse parte da percepção da duração temporal, como ocorreu nos resultados do grupo de comparação que havia interagido com os mesmos experimentos (Zukauskas, 2003).

Além disso, na prática clínica, pais e cuidadores demonstram interesse pelo tema da temporalidade, pela própria sensação de que o tempo, para seus filhos diagnosticados pelo espectro autista, não parece passar ou até mesmo existir. A preocupação nesse sentido é ainda maior quando se trata de autistas na faixa etária que corresponde à "adolescência". Apesar de fisicamente grandes e com um "discurso adulto" (estereotipado), descrevem o futuro como "algo mágico" e incoerente com suas próprias dificuldades, e não demonstram preocupação com as direções que irão tomar na vida.

Essas constatações, principalmente as referentes à percepção de tempo, despertaram o interesse para uma investigação na qual a questão do tempo fosse aproximada da condição autística, minimizando o caráter dual no encontro dessas duas temáticas. Assim, essa proposta suscitou a realização de um estudo de base fenomenológica no qual se trabalhou a partir de relatos pessoais.

MÉTODO

Para a viabilização da investigação foram realizadas entrevistas, nas quais o diálogo entre pesquisador e participante introduziu temas relacionados à temporalidade. A estruturação dos temas ocorreu a partir dos trabalhos de Minkowski (1971) e Jaspers (2003, p. 153-156), dos quais foram considerados *termos temporais, orientação temporal, identidade do eu, história pessoal, presente, passado, futuro, conceituação de tempo* e *finitude*.

Participaram do estudo dois grupos distintos. O primeiro grupo foi formado por 15 indivíduos com síndrome de Asperger de ambos os sexos, com idades entre 13 anos e 21 anos e 11 meses. Neste grupo todos apresentavam diagnóstico médico de síndrome de Asperger segundo os critérios do Manual Diagnóstico e Estatístico de Transtornos Mentais – IV (APA, 1995), ausência de outras condições mórbidas psiquiátricas, ausência de deficiências físicas, sensoriais ou intelectuais e nível de desenvolvimento adaptativo maior ou igual a 90 (≥ 90), segundo a Survey Form da Escala de Comportamento Adaptativo de Vineland (Sparrow, 1984), para que a amostra fosse composta do modo homogêneo quanto ao nível de desenvolvimento. O segundo grupo foi composto por 15 participantes, que foram pareados por idade a cada um dos 15 indivíduos grupo síndrome de Asperger, no qual todos apresentavam ausência de morbidades psiquiátricas, deficiências físicas, mentais e sensoriais no momento da avaliação.

Todas as entrevistas foram efetuadas individualmente nos 30 (trinta) participantes da segunda fase do estudo e gravadas em fita cassete mediante autorização verbal do próprio participante e seu responsável. A transcrição literal de todas essas entrevistas possibilitou a descrição dos resultados e a caracterização de ambos os grupos.

RESULTADOS

A partir das descrições das entrevistas dos dois grupos pôde-se constatar, quanto aos temas abordados, uma série de peculiaridades concernentes a cada grupo que os caracterizaram de modos diferentes. Os vocábulos apresentados na lista 1 (anexo) foram identificados por ambos os grupos como termos essencialmente temporais. As definições formais foram frequentes nas respostas dos indivíduos do GSA, mas esse grupo também utilizou o conhecimento dessas palavras em seus modos de uso cotidiano. O GC, por sua vez, revelou de maneira unânime a dificuldade para o fornecimento de uma definição formal para os termos, apesar de conhecidos, e apresentaram respostas extremamente pessoais. O "antes" e o "depois", caracterizados como termos de sentido duplo, isto é, espacial e temporal, também foram definidos pelos dois grupos em seus dois modos de compreensão. No entanto, constatou-se no discurso dos participantes do GC uma tendência maior pela definição no sentido temporal.

Os períodos apresentados na lista 2 foram definidos cronologicamente pelos participantes do GSA. A quantificação em minuto, hora, dia, mês e ano foi a "regra" presente neste grupo. A exemplificação por atividades adequadas a cada período apoiou-se na experiência diária tanto para períodos mais curtos quanto para os mais longos, os quais poderiam ser preenchidos com a multiplicação de uma atividade desenvolvida em um período menor. Os indivíduos mais velhos do GSA também associaram aos períodos de tempo mais longos as transformações físicas e os acontecimentos ocasionais, como datas comemorativas.

Quanto aos indivíduos do GC, a obviedade das definições formais, na maioria das vezes, veio acompanhada de uma segunda resposta de cunho pessoal. Os períodos apresentados foram valorados pelo grau de mudança que possibilitam à vida.

Todos os participantes do estudo se apresentaram orientados no tempo. A essa questão foram associadas descrições tanto da rotina semanal quanto das atividades do próprio dia da entrevista e, nesse sentido, os grupos se diferenciaram apenas pelo modo de relatar. No GSA as atividades diárias e as vividas até aquele momento foram detalhadas minuciosamente, e as que ocorreriam posteriormente foram citadas apenas quando pertencentes à rotina, uma vez que sentiam dificuldade em antecipar o que ainda poderia ser feito no decorrer daquele dia ou nos períodos futuros. O GC, de modo geral, apresentou descrições sucintas tanto para a rotina diária quanto sobre o próprio tempo da entrevista, incluindo o que fariam posteriormente.

A noção de identidade apresentada pelos participantes do GSA, no transcorrer dos tempos "passado-presente-futuro", se constituiu essencialmente das características físicas. Os aspectos psicológicos foram espontaneamente mencionados em relação ao passado e recordados como próprios daquele momento e não mais cabíveis na vida atual pelo impedimento de fatores externos. Nesse sentido, quanto ao futuro, mostraram-se como espectadores da certeza – estereotipada – do crescimento físico, da profissionalização e da velhice. Já os participantes do GC apresentaram noção de identidade a partir da ideia de continuidade, que, vinda de um tempo passado, caminha em direção ao futuro incerto, apesar do desejo pessoal. Houve uma priorização das características cognitivas e os aspectos físicos, geralmente, foram mencionados mediante a partir do questionamento da entrevistadora.

A questão sobre o tempo de vida suscitou respostas de ordem cronológica para os indivíduos do GSA. Alguns, por outro lado, delimitaram o tempo de vida em função da memória, ou seja, o tempo-vivido foi demarcado pela lembrança mais remota. Para os indivíduos do GC, o tempo de vida, mesmo que mencionado cronologicamente, trazia um significado evidenciado. A menção sobre ter vivido muito ou pouco variou de acordo com a história pessoal. Vivências marcadas por experiências mais intensas e sofridas foram consideradas representativas de um tempo-vivido mais longo.

A recordação de acontecimentos marcantes no decorrer da história de vida, definidos pela entrevistadora como agradáveis e desagradáveis, para o GSA consistiu na evocação de fatos da infância e as recordações desagradáveis foram negadas pela maioria do grupo. Já em relação aos indivíduos do GC, a recordação de acontecimentos desagradáveis foi considerada como mais marcante e de mais fácil evocação do que as agradáveis.

As questões que diziam respeito ao tempo presente foram representadas por descrições de vivências atuais e cotidianas por ambos os grupos. A diferença fundamental situou-se no fato de o GSA, geralmente, ter mantido o relato concentrado nos detalhes e na situação, enquanto os indivíduos do GC mostraram-se generalistas e trouxeram a ideia de continuidade, mantendo um sentido mesmo no tempo presente.

Os participantes do GSA apresentaram uma imagem estereotipada sobre como seriam no futuro. Tanto o futuro próximo quanto o futuro distante foram retratados a partir de mudanças concretas, enquanto a descrição de futuro dos participantes do GC ocorreu a partir de seu significado. As imagens estereotipadas foram consideradas como o desejo de cada um e, em contraponto, havia a ideia de que, na realidade, o futuro seria um desconhecido a ser construído pelo empenho individual.

A pergunta direta sobre o que seria o tempo suscitou, de modo unânime, respostas de conteúdo cronológico pelos indivíduos do GSA. O tempo foi apresentado como algo externo que pode ser mensurado e variado do ponto de vista conceitual. A duração relativa do tempo, ou seja, "mais rápido" ou "mais devagar", foi indicada como uma característica do próprio tempo. Em contrapartida, o tempo foi caracterizado amplamente pelos indivíduos do GC diante dos diversos modos que o homem cria para se relacionar com ele.

A morte foi representada pelo GSA a partir do senso comum como um acontecimento ruim associado ao que é perigoso e doloroso. No GC, apareceu o sentido da espiritualidade e da possibilidade da própria morte.

DISCUSSÃO

Os participantes do GSA identificaram alguns conceitos de noção de tempo limitados aos elementos espaçotemporais, como tamanho, distância, velocidade, simultaneidade e sucessão. Nas atividades de caráter pessoal, ou seja, nas tarefas "piagetianas" de tempo-vivido, essas referências físicas também foram ressaltadas no campo perceptivo, além de aspectos pessoais envolvidos na estimativa das durações nas raras vezes. Contudo, esses elementos não foram integrados entre si. O GSA estimou durações de tempo em função da quantidade de material produzido na atividade, enquanto o GC demonstrou desempenho consolidado na experiência intersubjetiva, com devida crítica a respeito dos diversos aspectos objetivos e subjetivos que podem caracterizar a experiência de duração. Não se evidenciaram um tempo medido e um tempo sentido. O GSA, portanto, se caracterizou por uma noção de tempo que, ao diferir do GC, provavelmente difere da compartilhada pelas pessoas em geral.

Conforme Ades (2001) propõe a respeito da noção de tempo, a possibilidade de temporalizar ou promover estimativas das durações vividas está relacionada à afetividade, portanto, não apenas em função do conhecimento conceitual dos elementos espaçotemporais. Desse modo, considerando que haja uma falha de coordenação sensório-motora-afetiva no autista, conforme a proposta teórica de Hobson (1989, p. 42-43), o comprometimento da noção de tempo seria coincidente neste sentido.

Os temas abordados em entrevista reforçam e ampliam esses achados. Em seus discursos, os participantes do GSA mantiveram uma relação situacional e formal com o tempo considerando-o de modo conceitual e externo às pessoas, enquanto os participantes do GC demonstraram uma postura essencialmente pessoal, em uma relação próxima com sua condição temporal que, muitas vezes, até os impedia de apresentar respostas formais, embora se mostrassem críticos a respeito disso. A exemplo disso, as definições formais e conceituais de termos temporais foram fornecidas pelo GSA com maior habilidade do que pelos participantes do GC. A conceituação sobre o que seria o tempo foi apresentada de modo semelhante, e os participantes do GSA apoiaram-se nas formas de mensuração para explicá-lo. O GC considerou a questão como complexa por envolver fatores objetivos e existenciais.

Os participantes do GSA apresentaram-se orientados no tempo, fundamentalmente a partir de referências amplas, como os períodos do dia, os dias da semana e do mês, o próprio mês e o ano. Quanto à noção de períodos de tempo, esses participantes preencheram com as tarefas da vida diária tanto os períodos curtos quanto os períodos longos, e a diferença entre ambos correspondeu à possibilidade de se repetir mais vezes qualquer atividade na segunda situação. Os indivíduos mais velhos do GSA também mencionaram as mudanças físicas que podem ocorrer num período de tempo maior. Já o GC considerou as mudanças significativas de vida que os longos períodos possibilitam. Este aspecto já traz algum indício no que concerne à temporalidade, pois, enquanto o GC incorporou o significado vivido num determinado período e a perspectiva que a condição temporal cria na vida de cada um, todo esse sentido foi suprimido pelo GSA a partir de uma interação concreta e por conceitos espaciais.

No GSA, a identidade do eu relacionada à temporalidade que, segundo Jaspers (2003, p. 148-154), corresponde à experiência de ser o mesmo no decorrer da transição do tempo, ao ser abordada, suscitou respostas ancoradas nas alterações físicas e psicológicas vividas. Os participantes desse grupo se diferenciaram do GC por se mostrarem projetados no tempo futuro de modo extremamente estereotipado, não caracterizando um processo contínuo de amadurecimento.

Os participantes do GC qualificaram o tempo de vida pela sensação de maturidade em relação à infância, relatando um processo contínuo. A intensidade de suas experiências pessoais demarcou a sensação de se ter vivido muito ou pouco, independentemente da idade. Os participantes do GSA, em contraponto, definiram seu tempo de vida pelo tempo cronológico ou pela lembrança mais remota, nas quais os acontecimentos apareceram como fatos plausíveis que registraram a passagem do tempo.

O passado também se mostrou constituído por esse mesmo referencial, ou seja, através de fatos em si. Portanto, não caracterizado por um sentido em sua direção, conforme indica Merleau-Ponty (1990a), mas pelo conceito de passado. O passado relatado pelos indivíduos do GSA deste estudo não apareceu projetado no momento atual, como no GC. Neste último, a vivência de vida embalava o tempo presente, no qual todos os acontecimentos se mostram atrelados pela subjetividade, como na ideia de síntese de transição também proposta por Merleau-Ponty (1999, p. 567). É como se houvesse rupturas entre os diversos fatos vivenciados. A título de exemplo, um dos participantes do GSA, ao relatar seu dia anterior ao da entrevista, contou:

> *"Ontem, assim, ontem foi dia da eleição, eu tentei votar de manhã, só que a fila estava lotada; voltei para casa, almocei, depois o tempo passou; uma hora depois eu fui votar com a tia V. Aí, aí no dia... em que eu fiquei na fila o fiscal me chamou pra que eu votasse, eu fiquei sentado. Aí eu fui indicado para votar e votei em 15 segundos."*

No trecho grifado há uma ruptura temporal e ele perde todo o sentido de continuidade, o "ontem" se transformou em um dia qualquer. Desse modo, pode-se dizer que o passado apareceu concebido pelo GSA como um tempo que já foi, porém basicamente do ponto de vista conceitual. Os acontecimentos foram trazidos à tona; entretanto, faltou evidenciar a perspectiva vinda de um tempo remoto em direção ao futuro.

Essa perspectiva temporal restrita mostrou-se ainda mais evidente no tempo presente, o qual foi abordado por "agoras" vividos de modo situacional e sem continuidade com os eventos anteriores e subsequentes. Segundo Merleau-Ponty (1999, p. 553-554), considerar o tempo como objetivo e em si mesmo é restringi-lo a uma sucessão de "agoras".

Os relatos quanto ao futuro confirmam esse aspecto, uma vez que não existe projeto – no sentido de construção pessoal –, mas apenas a representação de fatos estereotipados, aparentemente vazios de conteúdo afetivo. O futuro é concebido e esperado como se fosse uma regra da vida que ocorre por si mesma, e não como algo vivido. Não se constatou uma perspectiva de eu como aquilo que move o indivíduo em direção a algo, mas a identidade do eu, reconhecida no tempo futuro, predeterminada, conforme já mencionado. De modo semelhante, a questão da finitude foi apresentada de forma impessoal no grupo SA, enquanto alguns dos participantes do GC, utilizando sua capacidade de subjetivação, consideraram a possibilidade de continuidade de vida mesmo após a morte.

Os participantes do GSA não se mostraram envolvidos por um sentido temporal, mas como experienciadores situacionais, e apresentaram uma restrição grave relacionada à temporalidade.

Na perspectiva teórica deste estudo, a temporalidade propicia o sentido do percebido e do experienciado e conduz o indivíduo à subjetividade. Assim, alguns dos aspectos que motivaram esse trabalho podem ser mais bem compreendidos – como a presença de rigidez e de rituais – ligados à ênfase dada aos aspectos espaciais da noção de tempo. A intolerância à espera, a ansiedade pela mudança, o tipo de contato, desproporcional ao esperado, com alguém que não se encontra há muito tempo e a própria sensação (dos outros) de que autistas vivem "sem tempo" mostram-se coerentes com as vivências momentâneas e aparentemente à margem do âmbito temporal.

A perspectiva teórica de Hobson (1989, p. 24-32), ao compartilhar a ideia de que o indivíduo em sua condição original seja constantemente "voltado para o mundo" e propor que o autista apresente uma falha inata neste sentido, abre a possibilidade de essa restrição temporal estar relacionada ao seu pressuposto.

Essa restrição da manifestação da temporalidade implica uma limitada constituição de sentido do percebido, do vivido e da subjetividade no contato com o mundo. Merleau-Ponty (1990a) considera a percepção como o terreno de toda e qualquer interação do indivíduo com o ambiente e a possibilidade de essa interação ter uma perspectiva se dá fundamentalmente pela temporalidade.

Os resultados deste estudo, portanto, indicaram uma restrição grave relacionada à temporalidade no modo de interação do indivíduo portador da síndrome de Asperger consigo mesmo e com o ambiente, prejudicando o sentido e a sensação de continuidade de suas vivências, além da criação de perspectiva e do favorecimento de uma subjetividade também limitada.

CONCLUSÕES

A temporalidade na condição autística apresentou-se neste estudo indicando a maneira restritiva de seus indivíduos estabelecerem atitude continuada no contato com o ambiente, limitada perspectiva no sentido do devir e noção de tempo a partir de elementos espaciais, restringindo o compartilhar do tempo comum e a formação de projetos de vida.

A temporalidade, considerada como condição que possibilita o sentido do percebido e do vivido, pode proporcionar reflexões sobre o próprio modo de interação do indivíduo autista com o ambiente.

Bibliografia consultada

Ades C. A experiência psicológica da duração. Estudos Avançados. Série Ciências Humanas. São Paulo, Instituto de Estudos Avançados da Universidade de São Paulo 2001; 6:6-14.

APA, American Psychiatric Association. Diagnostic and Statistical Manual of Mental Disorders (DSM-V), 2013.

Asperger H. "Autistic psychopathy" in childhood. In: Frith U (ed.). Autism and Asperger syndrome. 20 ed. London: Cambridge University Press 1999; p. 37-92.

Hobson RP. Beyond cognition: a theory of autism. In: Dawson G (ed.). Autism nature, diagnosis and treatment. New York: Guilford Press, 1989.

Hobson RP. On acquiring knowledge about people, and the capacity to pretend: response to Leslie. Psychological Review 1990; 97:114-21.

Hobson P. Understanding persons: the role of affect. In: Baron-Cohen S, Tager-Flusberg H, Cohen DJ. Understanding other minds – perspectives from autism. Oxford University Press 1997; p. 204-27.

Husserl E. A ideia da fenomenologia. Trad. de Artur Morão. Lisboa: Edições 70, 1990.

Jaspers K. Psicopatologia geral. Trad. de Samuel Penna Reis. São Paulo: Atheneu, 2003.

Jaspers K. General psychopathology. London: Johns Hopkins Paperbacks Edition, 1997 (german original, 1913).

Jordan R, Powell S. Encouraging flexibility in adults with autism. In: Morgan H (ed.). Adults with autism: guide to theory and practice. United Kingdom: Cambridge University Press 2000; 74-88.

Kanner L. Autistic disturbances of aff ective contact. The Nervous Child 1943; 2:217-250.

Kanner L. Child psychiatry. 2. ed. Illinois: Springfield 1948; p. 716-20.

Merleau-Ponty M. O primado da percepção e suas consequências filosóficas. Trad. de Constança Marcondes Cesar. Campinas: Papirus 1990a; p. 41-93.

Merleau-Ponty M. Merleau-Ponty na Sorbonne – resumo de cursos – psicossociologia e filosofia. Trad. de Constança Marcondes César e Lucy Moreira Cesar. As relações com o outro na criança. Campinas: Papirus, p. 69-149.

Merleau-Ponty M. Fenomenologia da percepção. Trad. de Carlos Alberto Ribeiro de Moura. 2 ed. São Paulo: Martins Fontes, 1999.

Minkowski E. El tiempo vivido – estudios fenomenológicos y psicológicos. México: Fondo de Cultura Económica, 1971. (French original, 1933).

Piaget J. Le développement de la notion de temps chez l'enfant (The developmentn of the child's conception of time). Paris: Presses Universiteires de France, 1946.

Santos MASM. A trajetória de um autista e suas implicações com a temporalidade. Revista Latino-americana de Psicopatologia Fundamental 1998; 1(1):138.

Tantam D. Adolescence and adulthood of individuals with Asperger syndrome. In: Klin A, Volkmar F, Sparrow S (eds.). Asperger Syndrome. New York: Guilford Press 2000; p. 393-99.

Turato ER. Tratado da metodologia da pesquisa clínico-qualitativa. Rio de Janeiro: Vozes 2003; p. 312-19.

Wing L. Asperger's syndrome: a clinical account. Psychological Medicine 1981; 11:115-130.

Wing L. The relation between Asperger's syndrome and Kanner's autism. In: Frith U (ed.). Autism and Asperger syndrome. 12 ed. London: Cambridge University Press 1999/1991; p. 93-121.

Wing L, Potter D. The epidemiology of autistic spectrum disorders: is the prevalence rising? Mental Retardation and Developmental Disabilities Research Reviews 2002; 8(3):151-161.

Zukauskas PR. A temporalidade e a síndrome de Asperger. São Paulo, 135. Faculdade de Medicina, Universidade de São Paulo, 2003. PhD thesis. Database Lilacs 408966 (unique identifier).

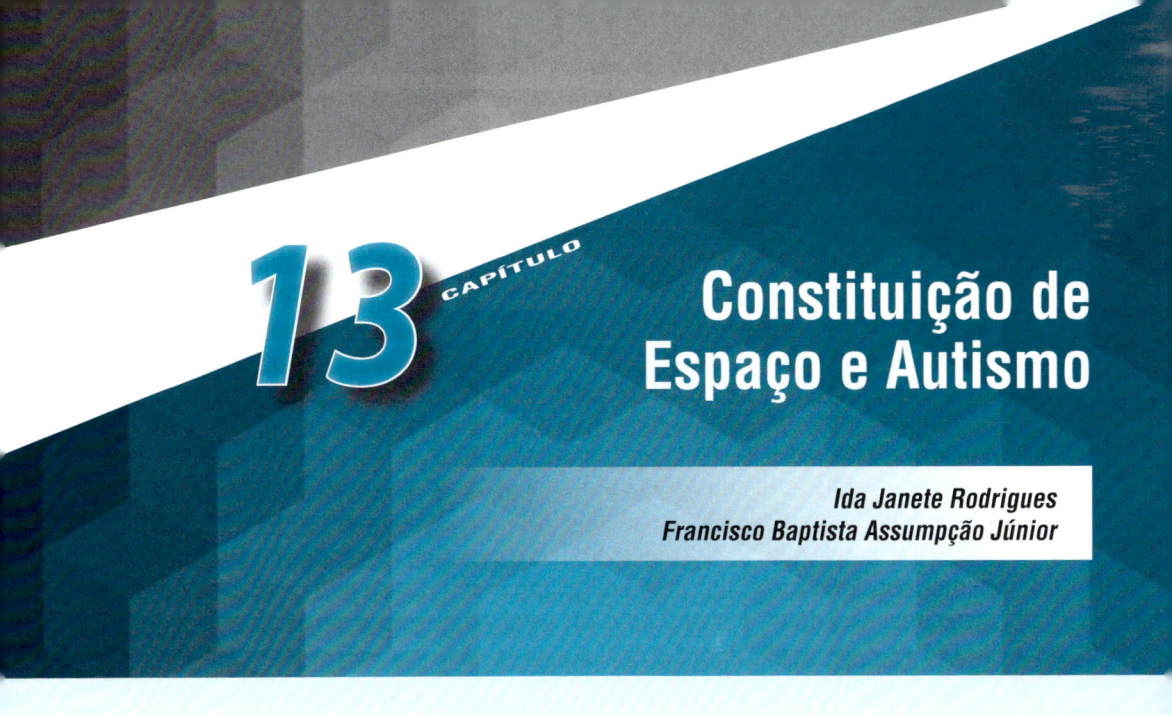

Constituição de Espaço e Autismo

Ida Janete Rodrigues
Francisco Baptista Assumpção Júnior

INTRODUÇÃO

O tema autismo é fascinante e ao mesmo tempo controverso pela imensa dificuldade na compreensão e no diagnóstico. O diagnóstico do autismo envolve uma gama bastante variada de doenças com diferentes quadros clínicos e matizes de gravidade que têm em comum os sintomas característicos dessa patologia.

Kanner (1943) descreveu sob o termo "transtorno autístico do contato afetivo" um quadro que ele caracterizou por "autismo extremo, obsessividade, estereotipias e ecolalia" (2:217), relacionando-os com fenômenos da linha esquizofrênica.

O mesmo autor, em 1949, passou a denominar esse quadro como "autismo infantil precoce", descrevendo-o como uma dificuldade profunda no contato com outras pessoas, desejo obsessivo de preservar as coisas e as situações, ligação aos objetos, presença de uma fisionomia inteligente e alterações de linguagem que variavam do mutismo a uma linguagem sem função comunicacional, refletindo dificuldades no contato e na comunicação interpessoal. A síndrome de Asperger foi citada por Kanner como um padrão psicopatológico com possibilidade diagnóstica inequívoca. Nesse momento, ficou estabelecido que o autismo era uma síndrome de Asperger bem definida, passível de ser observada com pequenas dificuldades no curso dos dois primeiros anos de vida, sendo intimamente relacionada com a esquizofrenia infantil e podendo ser sua manifestação precoce (Assumpção, 1995).

A prevalência na atualidade é considerada de 5 a 15 casos por 10.000 indivíduos, com relatos de taxas variando de 2 a 20 casos por 10.000, na proporção entre os sexos de 3,2-4:1, sendo mais encontrado no sexo masculino (Bryson, 1997). Ainda não está claro se essas diferenças refletem problemas metodológicos ou aumento na sua frequência (Gilberg, 1991; Wing, 1993).

Nesses mais de 60 anos de estudos sobre o autismo, ainda não foi estabelecida nenhuma compreensão de sua patogênese, não havendo nem marcadores biológicos nem psicológicos patognomônicos para confirmar o diagnóstico. O autismo pode ser somente definido pela descrição de características anormais de comportamento, porém, não se tem certeza sobre quais padrões são de importância primordial, embora algumas formulações tenham maior relevância em relação a outras.

As características essenciais do transtorno autista pelo DSM-IV-TR (APA, 2002) consistem na presença de um desenvolvimento comprometido ou acentuadamente anormal da interação social e da comunicação e um repertório muito estreito de atividades e interesses, observados antes dos 3 anos de idade. Essas manifestações variam intensamente, dependendo do nível de desenvolvimento e da idade cronológica do indivíduo.

O autismo é manifestado por atrasos ou funcionamento anormal em pelo menos uma e, com frequência, em várias das seguintes áreas antes dos 3 anos de idade:

- Interação social;
- Linguagem comunicativa;
- Jogos simbólicos ou imaginativos.

Por definição, o início ocorre antes dos 3 anos de idade. Em alguns casos, os pais falam de sua preocupação com a criança desde o nascimento ou logo após, em vista de sua falta de interesse pela interação social. As manifestações do transtorno na primeira infância são mais sutis e mais difíceis de definir do que as observadas após os 2 anos.

TEORIAS COMPREENSIVAS

Teorias afetivas

A tese de Kanner (1944) relata que crianças com autismo sofreriam de uma inabilidade inata de se relacionarem emocionalmente com outras pessoas. Este estudo foi retomado e estendido por Hobson (1993a e 1993b). A teoria afetiva sugere que o autismo se origina de uma disfunção primária do sistema afetivo, que consiste em uma inabilidade inata básica para interagir emocionalmente com os outros, o que levaria a uma falha no reconhecimento de estados mentais e a um prejuízo na habilidade para abstrair e simbolizar.

TEORIAS COGNITIVAS

Teoria da mente

Paralelamente à noção de déficit inato na capacidade de entrar em sintonia afetiva com os outros no autismo, proposta pelas teorias afetivas, surgiram as explicações de danos na capacidade de metarrepresentar, ou, mais especificamente, na habilidade de desenvolver uma teoria da mente como fator explicativo da síndrome de Asperger do autismo. Teoria da mente significa a capacidade de atribuir estados mentais a outras pessoas e predizer o seu comportamento em função destas atribuições (Premack e Woodruff, 1978).

Baron-Cohen (1995), expandindo os modelos de Wellman (1994) e Leslie (1985), propôs outro modelo para explicar o desenvolvimento do sistema representacional, denominado sistema de leitura da mente (*mindreading*).

TEORIAS NEUROPSICOLÓGICAS

Os estudos atuais a respeito do déficit cognitivo em autismo inspiraram-se no trabalho pioneiro de Hermelin e O'Connor (1970), que foram os primeiros a testar, cientificamente, como as crianças autistas processavam a informação sensorial na resolução de testes de habilidades de memória e motoras. Eles concluíram que essas crianças mostravam déficits cognitivos específicos, como problemas na percepção de ordem e significado, os quais não poderiam ser explicados por deficiência mental; dificuldades em usar *input* sensorial interno para fazer discriminações na ausência de *feedback* de respostas motoras; e tendência a armazenar a informação visual utilizando um código visual, enquanto as crianças com desenvolvimento normal usavam códigos verbais e/ou auditivos. Particularmente surpreendentes foram as respostas dessas crianças aos estímulos auditivos. Uma intensa resposta fisiológica a sons contrastava com a passividade geralmente demonstrada por essas crianças em situações que envolviam tais estímulos.

Função executiva

A hipótese de comprometimento da função executiva como déficit subjacente ao autismo surgiu em função da semelhança entre o comportamento de indivíduos com disfunção cortical pré-frontal e aqueles com autismo: inflexibilidade, perseveração, primazia do detalhe e dificuldade de inibição de respostas. Essas características foram subsequentemente comprovadas pelos resultados do desempenho de indivíduos com autismo em testes destinados a medir funções executivas, como, por exemplo, o Wisconsin Card Sorting Test (Heaton, 1981).

Coerência central

Diferenças no sistema de processamento da informação em crianças com autismo é também a base de outra recente teoria em autismo (Frith, 1989). A falta da tendência natural em juntar partes de informações para formar um "todo" provido de significado (coerência central) é uma das características mais marcantes no autismo. A tendência a ver partes, em vez de uma figura inteira, e a preferir uma sequência randômica, ao invés de uma provida de significado (contexto), pode explicar a *performance* superior de crianças com autismo: a) nas escalas de Wechsler que envolvem reunião e classificação de imagens por séries, em especial no subteste de Cubos (Happé, 1994).

A SÍNDROME DE ASPERGER

A síndrome de Asperger, incluída nas classificações dos transtornos abrangentes do desenvolvimento, foi descrita por Hans Asperger em 1944, quando ele estudou quatro crianças com dificuldades na interação social e denominou esta condição como "psicopatologia autística", indicando um transtorno de personalidade estável e marcado por isolamento social.

A síndrome de Asperger é classificada pelo DSM-IV como "transtorno invasivo do desenvolvimento, caracterizado por prejuízos severos e invasivos em diversas áreas do desenvolvimento: habilidades de interação social recíproca, habilidades de comunicação, ou presença de comportamento, interesses e atividades estereotipadas".

Segundo o DSM-IV, as características mais marcantes da síndrome de Asperger são:

- Falta de empatia;
- Interação inapropriada, ingênua ou unilateral;
- Pouca ou nenhuma habilidade de estabelecer amizades;
- Linguagem pedante ou repetitiva;
- Comunicação não verbal pobre;
- Fixações;
- Movimentos desajeitados, pouco coordenados e postura estranha.

O diagnóstico da síndrome de Asperger é difícil porque pode gerar confusão com o autismo, deficiência mental e retardo do desenvolvimento global da linguagem.

AUTISMO E ESPACIALIDADE

O tema espacialidade relacionado ao espectro autístico não foi muito estudado. No entanto, na literatura e na prática clínica são comuns os relatos de que autistas mostram-se rígidos com relação às mudanças relacionadas ao seu espaço físico e corporal. A ocorrência de alguma alteração, como a troca de objetos, posicionamentos no espaço e mudanças na rotina, provoca ansiedade e descontrole emocional com evidente reflexo na conduta. São capazes de passar horas mantendo um mesmo movimento gestual, movimentando-se no espaço de maneira bizarra e perseverante, mantendo o mesmo tipo de interação consigo próprio e/ou com os objetos.

Alterações das vivências do tempo e do espaço podem ser observadas em estados patológicos definidos e sempre que estiver prejudicada a relação entre o eu e o mundo. Recentemente, as categorias tempo e espaço passaram a ser mais bem estudadas do ponto de vista psicológico e sociológico. Esses estudos conceituaram, principalmente, a noção de espaço pessoal e de tempo vivido.

Os estudos sobre a consciência do tempo e do espaço tiveram repercussões consideráveis na psicopatologia, que possibilitaram a sistematização de suas alterações nas neuroses e psicoses.

Sob essa perspectiva, Minkowsky (1971 *apud* Zukauskas, 2003) foi um dos autores no campo da psiquiatria que se preocuparam com a questão do tempo. Sua inquietação parte da concepção de homem com um ser temporal, uma vez que é consciente de sua finitude. O espaço e o tempo são considerados como fundamentais na vida e seu enfoque é dado à vivência destas duas esferas que, em sua visão, estão relacionadas aos transtornos mentais.

Os estudos de Zukauskas (2003) quanto ao tempo na perspectiva do autismo apontam que a noção de tempo ocorre através da rigidez com os horários, datas específicas e impaciência diante da espera, além do relato dos pais, parecendo que eles estão fora do tempo.

Ballone (2005) relata que, em relação às alterações das vivências espaciais, as mais importantes são as que dizem respeito ao espaço natural orientado e ao espaço humoral. Quanto às primeiras, alterações do espaço natural orientado são todas aquelas que implicam quebra da relação do corpo com o seu ambiente imediato. Aqui se incluem as modificações de tamanho e forma com que são percebidos os objetos no espaço visual. Há uma tendência a interpretar como alterações das vivências do espaço natural também as agnosias, ou falsos reconhecimentos, estudadas nas alterações da percepção.

Ainda para esse mesmo autor, as alterações do espaço humoral, páginas antes chamado de espaço intuitivo, podem ter algumas relações compreensíveis com certas fobias e com conteúdos simbólicos, como é o caso, por exemplo, da vertigem das alturas, medo de ficar em ambientes fechados, atravessar praças etc. A vivência do espaço como realidade ameaçadora nos fóbicos traduz um estado afetivo ante o percebido. Vivência análoga pode ser sentida pelo esquizofrênico.

Em relação a autismo, percepção e motricidade, estudos mais recentes, como o de Bosa (2001), salientam que os primeiros autores a enfocar a relação entre lobo frontal e atenção compartilhada foram Mc Evoy, Rogers e Pennington, em 1993. Esses autores demonstraram que o grupo de crianças pré-escolares com autismo, comparado ao grupo-controle, apresentou a mesma tendência à perseveração na estratégia incorreta em uma tarefa de reversão espacial utilizada para medir a função executiva. A *performance* nessa tarefa correlacionou-se positivamente com a habilidade no comportamento de atenção compartilhada, sugerindo que essa habilidade pode estar relacionada à maturação dos lobos frontais. Ambas as habilidades emergem no mesmo período, isto é, no segundo semestre de vida do bebê.

Mirsky (1987), utilizando-se do modelo de processamento da informação, sugeriu que o processo de atenção envolve quatro componentes independentes (focalização, sustentação, deslocamento e decodificação da atenção) que se localizam em diferentes áreas cerebrais. Frisou que, desses componentes, somente a capacidade de mudar o foco de atenção de maneira adaptativa (*shift attention*) seria função do córtex pré-frontal.

Essa habilidade foi investigada, mais especificamente, no estudo de Belmonte (2000). Esse autor empregou medidas eletrofisiológicas de velocidade e especificidade de atenção em oito adultos com diagnóstico de autismo e em um grupo-controle. Os resultados apontaram para uma anormalidade no processo de divisão da atenção diante de estímulos, caracterizada por uma falha dos dois hemisférios cerebrais em operar de forma independente. Esses resultados foram consistentes com relatos prévios de perda de especialização hemisférica no autismo (Dawson e Lewy, 1989). Essa abordagem explica os sintomas autísticos (p. ex., retraimento social e estereotipias) como uma dificuldade de modular a experiência sensorial durante a interação social, considerando-se que o ser humano é uma das fontes mais ricas de estimulação simultânea: tom de voz (estímulo auditivo), expressão facial (estímulo visual), gestos (estímulo visual periférico) e referência a objetos e eventos ao redor (estímulo visual e auditivo periférico). O retraimento social e as estereotipias seriam formas de fugir dessa sobrecarga. Relata ainda, que, de acordo com os princípios da fisiologia, o comportamento obsessivo é explicado em termos de um retorno a comportamentos mais simples, os quais seriam repetidos incansavelmente como forma de lidar com a disfunção atencional.

Vatavuk (1996), em revisão bibliográfica, cita Kanner (1943). Na sua visão, o desenvolvimento e a coordenação motora eram normais nos autistas e, ainda que desajeitados na forma de andar e com movimentos rudes, eles eram bastante habilidosos. Esta observação clínica permaneceu durante mais de 30 anos, quando pesquisadores começaram a questionar a consistência e correspondência do desenvolvimento com a idade cronológica (Lotter, 1966; Wing, 1976; Ornitz, 1977; Guedes, 1977).

Estudos mais sistemáticos e específicos sobre o desempenho das pessoas com autismo (De Myer, 1976, 1980; Singlenton, 1974; Jones e Prior, 1985; Maurer e Damasio, 1982; Morin e Reid, 1983, 1985) mostraram resultados "desconcertantes" quando comparados com deficientes mentais e não deficientes mentais. Sujeitos com autismo mostraram pontuações mais baixas em relação aos sujeitos normais e deficientes mentais, nas medidas de aptidão como graça corporal, força de apreensão nas mãos, força e flexibilidade abdominal, especialmente para a flexão do tronco. Eles ficaram abaixo do esperado do grau de idade cronológica em tarefas que requeriam atitudes de integração física, como também muito aquém em tarefas de imitação corporal (movimentos estáticos e dinâmicos), e também em desempenhos motores qualitativos: padrões motores imaturos para lançamentos, saltos e corridas, acompanhados por movimentos de braços inapropriados e não funcionais.

Ainda segundo esses estudos, os sujeitos com autismo, ainda que demonstrando desempenho qualitativo significativamente superior no balanço dinâmico, se moveram a uma velocidade menor e mais controlada. Foram encontradas diferenças mínimas no desempenho na maioria das tarefas quando comparados grupos de indivíduos autistas mais velhos com mais novos. Também foram achadas aptidões danificadas, produção energética diminuída, baixo funcionamento em relação à imagem corporal, anormalidades na fixação e correção da postura, bradicinesia, acinesia, distonia, hipertonia e hipotonia.

Embora os déficits sociais e da comunicação sejam indubitavelmente as manifestações mais impressionantes que caracterizam o espectro autístico, estes indivíduos apresentam respostas visuais atípicas, que também se processam, por exemplo, quando percebem as faces, assim como em testes de padrões geométricos. As habilidades visuoespaciais peculiares foram relatadas frequentemente nas tarefas que envolvem o processar de figuras ou objetos geométricos (Shah e Frith, 1993).

Os sujeitos com autismo demonstram habilidades melhores do que seus pares do grupo-controle ao procurar por uma peça encaixada em uma figura (Shah e Frith, 1983), na tarefa do projeto de bloco (Shah e Frith, 1993) e na capacidade de memorização de primeira série de palavras sem nexo, ao invés daquelas providas de significado (Hermelin e O'Connor, 1970).

A falta de capacidade para juntar parte de informação (coesão central) é também característica marcante do autismo (Bosa, 2001). Os estudos de Amorim (2008) fazem referência ao enfoque cognitivo proposto por Hill e Frith (2003) para explicar a teoria da fraca coerência central presente nos indivíduos com autismo.

No autismo haveria uma alteração no processamento da informação em vários níveis (percepto, visuoespacial e semântico verbal) que resultaria em um processamento centrado em detalhes em detrimento do contexto global, o que explicaria a preocupação do autista com partes e sua resistência a mudanças. Originalmente, traria explicações até mesmo para algumas habilidades específicas (Happé, 2001).

Deruelle e cols. (2004) realizaram duas experiências para investigar estratégias e anormalidades do processamento e reconhecimento da face nas crianças com transtorno do espectro autístico. Um grupo de 11 crianças com autismo foi comparado a dois grupos de crianças normais com as mesmas características na idade mental, verbal e cronológica. Na primeira experiência, os participantes tiveram que reconhecer as faces na base da emoção, da identidade, do sentido do olhar, do gênero e da leitura labial. Todos os aspectos da face que se processam, com exceção da identidade que se combinam, eram deficientes na população com autismo quando comparada com os grupos-controle.

No segundo estudo, as crianças tiveram que combinar as faces em um ou outro (características faciais locais) com informação de baixa frequência espacial (*i.e.*, configuração global das faces). Contrariamente aos resultados do grupo-controle, crianças com autismo apresentaram desempenho melhor ao usarem mais a frequência elevada do que a frequência espacial baixa, confirmando peculiaridades no processamento da face nesta população.

Schatz e cols. (2001), em seus estudos, descrevem que o prejuízo motor é frequentemente descrito na síndrome de Asperger, e que representa um transtorno invasivo no desenvolvimento, incluído no Manual de Diagnóstico e Estatístico de Transtornos Mentais, 4ª edição (DSM-IV). Para esclarecer melhor a manifestação do déficit motor, estudaram um grupo de 10 crianças e jovens adultos conforme os critérios DSM-IV para a síndrome de Asperger, comparado a um grupo-controle sem nenhum prejuízo neurológico. Os sujeitos foram pareados por idade, sexo, nível socioeconômico e QI verbal. Uma extensa bateria de testes motores foi administrada. Os sujeitos com a síndrome de Asperger apresentaram *performances* mais pobres e maiores dificuldades para executá-los do que os sujeitos do grupo-controle em testes de apraxia, equilíbrio em uma só perna com os olhos fechados, passos alinhados e justaposição repetitiva do dedo polegar. Nenhuma diferença significativa foi encontrada nos testes de batida repetitiva de dedo ou na integração visual-motora. O padrão dos prejuízos sugere que um déficit próprio perceptivo pode mascarar a incoordenação observada na síndrome de Asperger, e que estes indivíduos podem superar o *input* visual para manter o equilíbrio e posicionamento no espaço.

Klin e cols. (1995) compararam a *performance* nos testes neuropsicológicos entre indivíduos com a síndrome de Asperger e autistas de alto funcionamento. Os grupos foram pareados quanto ao quociente intelectual total e à idade. Os resultados revelaram que o grupo de indivíduos com síndrome de Asperger apresentou maior quociente intelectual de execução do que o grupo de crianças com autismo de alto funcionamento, porém, verificaram-se prejuízos nas seguintes áreas: coordenação motora fina e grossa, integração motora-visual, memória visual, conteúdo verbal, prosódia e competência social.

Rinehart e cols. (2002), em seus estudos neurocomportamentais, enfocam, em particular, o funcionamento executivo, lateralização, habilidade visuoperceptual e processamento motor, que, segundo os autores, podem prover uma importante fonte de informação sobre a dissociação neuropsicológica potencial que pode existir no autismo e na síndrome de Asperger. Os perfis clínicos do autismo e da síndrome de Asperger contêm uma mistura de sintomas psiquiátricos e neurológicos, como anormalidades de movimentos, como os comportamentos estereotipados de bater palmas, andar nas pontas dos pés, movimentos com o corpo inteiro, processamento atípico de partes e inteiro, déficits verbais e não verbais, comportamentos ritualísticos, compulsivos, problemas na interação social recíproca, depressão e ansiedade associadas. As conclusões mostram que, à luz de informações epidemiológicas, genéticas e evidências neurocomportamentais que distinguem o autismo da síndrome de Asperger, é prematuro dizer que essas doenças podem ser clínica e possivelmente neurobiologicamente separadas.

Leboreiro (2009) utilizou as baterias que avaliam funções cognitivas em indivíduos com transtorno global do desenvolvimento com inteligência preservada. Os resultados encontrados apontam para dificuldades relacionadas à memória de trabalho tanto semântica quanto visual, com melhores escores na primeira. O aspecto visual, correlacionado às habilidades executivas especialmente entre os que frequentam o ensino regular, apresentou resultados muito aquém do esperado.

Rodrigues e Assumpção (2011) correlacionaram o desempenho de 30 sujeitos do sexo masculino, com idades entre 12 e 30 anos, com diagnóstico da síndrome de Asperger (grupo SA) e 30 sujeitos com os mesmos critérios, todavia com desenvolvimento normal (SN), a fim de verificar as alterações visuoperceptuais e motoras nas duas populações.

Para tanto, utilizaram escalas que visam estudar a organização e orientação espacial, a dominância lateral, a capacidade de análise, síntese e raciocínio abstrato, a conceitualização visuoespacial, a coordenação visuomotora e espacial, organização e velocidade perceptual, a estratégia de solução de problemas e planejamento e habilidade para reconhecer as partes do corpo nomeadas e designadas.

A investigação baseou-se na utilização de instrumentos padronizados que avaliam habilidades de organização perceptual e motora (Bender); lateralidade (Head); análise e síntese (Cubos), e reconhecimento de partes do corpo (Bèrges e Lèzine). Os instrumentos empregados, principalmente os mais utilizados em avaliação neuropsicológica, no caso, os testes de Cubos das Escalas Wechsler, bem como o teste de Bender e lateralidade das Provas de Piaget-Head, possibilitaram a compreensão por meio de uma análise quantitativa de como se processa a função executiva e a memória de trabalho nesses indivíduos. Os resultados em todas as provas aplicadas evidenciaram prejuízos na organização visuomotora no grupo com a síndrome de Asperger.

Resultados

A análise comparativa entre os dois grupos por meio do teste t-independente quanto à idade e classificação social mostrou que não houve diferença significante entre os dois grupos quanto à idade e classificação social. As Tabelas 13.1 e 13.2 mostram a distribuição de ambos os grupos.

Correlações de Pearson entre os resultados de Vineland

O grupo SA apresentou índices totais de desenvolvimento igual ou maior a 70 (VT) na Escala de Comportamento Adaptativo da Vineland. Cada item dessa escala foi estudado separadamente nos SA: Vineland comunicacional (VC), Vineland atividade cotidiana (VA) e Vineland sociabilização (VS), a fim de verificar as diferenças e

TABELA 13.1. *Média e desvio-padrão das idades das pessoas de cada grupo*

	GRUPO		TESTE T	RESULTADO
	NORMAL	ASPERGER	(P)	
Média	19,60	19,83		
Desvio-padrão	4,97	4,97	0,856	Normal = Asperger
N	30	30		

TABELA 13.2. *Caracterização da classe social das famílias dos dois grupos estudados*

		GRUPO					
		NORMAIS		ASPERGER		TOTAL	
		N	%	N	%	N	%
Social	Nova pequena burguesia	4	13,3%	4	13,3%	8	13,3%
	Pequena burguesia tradicional	5	16,7%	2	6,7%	7	11,7%
	Proletariado não típico	10	33,3%	9	30,0%	19	31,7%
	Proletariado típico	11	36,7%	12	40,0%	23	38,3%
	Subproletariado	0	0,0%	3	10,0%	3	5,0%
Total		30	100,0%	30	100,0%	60	100,0%

semelhanças no referido grupo. Foram, ainda, analisados resultados da ATA – Escala de Traços Autísticos nesses mesmos indivíduos. Nessas duas análises, foi aplicada a correlação de Pearson com nível de significância de 0,01 entre os SA (Tabelas 13.3 e 13.4).

Resultados entre os grupos em relação ao teste de Bender

Nos totais dos resultados comparativos entre os grupos SA (Aspergers) e SN (Normais) ao Bender total (Tabela 13.5), Os sujeitos do grupo SA obtiveram uma pontuação mais elevada em relação ao grupo-controle (SN). Ao teste t-independente, o nível de significância foi de 0,002.

Resultados entre os grupos em relação ao teste de Cubos

O prejuízo significante observado na população com SA em relação ao grupo-controle (Tabela 13.6) referiu-se especificamente aos itens relacionados a seguir. Para tanto, foram aplicados o teste de qui-quadrado e o nível de significância 0,031 na q1b (distorção da forma); 0,008 nas q14 e q21 (desintegração e distorção da forma). Nos três quesitos, (p) foi menor que 0,05.

TABELA 13.3. Comparações entre os valores de VC, VA, VS e VT da Vineland dos SA

		VC	VA	VS	VT
VC	Correlação de Pearson	1	−0,08	0,168	,537*
	Sig. (p)		0,672	0,376	0,002
	N	30	30	30	30
VA	Correlação de Pearson	−0,08	1	0,161	,566*
	Sig. (p)	0,672		0,396	0,001
	N	30	30	30	30
VS	Correlação de Pearson	0,168	0,161	1	,753*
	Sig. (p)	0,376	0,396		0
	N	30	30	30	30
VT	Correlação de Pearson	,537*	,566*	,753*	1
	Sig. (p)	0,002	0,001	0	
	N	30	30	30	30

*Correlação significante a 0,01.

TABELA 13.4. Comparação entre resultados ATA dos SA

		ATA	VT
ATA	Correlação de Pearson	1	−,479*
	Sig. (p)		0,007
	N	30	30
VT	Correlação de Pearson	−,479*	1
	Sig. (p)	0,007	
	N	30	30

*Correlação significante a 0,01.

Em cada item do teste de Cubos (Tabela 13.7), o desempenho do grupo SA aponta para uma maior frequência de erros em determinados modelos de execução. O nível de significância encontrado para cada prova, especificamente, foi de 0,011 na Q3; < 0,001 na Q7 e na Q8; 0,003 na Q9; 0,023 na Q10 e 0,002 na Q11 ao teste de Mann-Whitney.

TABELA 13.5. *Comparação entre os SN e SA ao Bender total*

	GRUPO		TESTE T	
	NORMAL	ASPERGER	(P)	RESULTADO
Média	1,77	5,27		
Desvio-padrão	2,13	5,37	0,002*	Normal < Asperger
N	30	30		

TABELA 13.6. *Comparação entre SA e SN quanto aos erros mais cometidos no Bender*

		GRUPO				TOTAL		TESTE DE
		NORMAL		ASPERGER				QUI-QUADRADO (P)
		N	%	N	%	N	%	
q1b	0	30	100,0	24	80,0	54	90,0	
	1	0	0,0	6	20,0	6	10,0	0,031*
q14	0	30	100,0	22	73,3	52	86,7	
	1	0	0,0	8	26,7	8	13,3	0,008*
q21b	0	24	80,0	13	43,3	37	61,7	
	1	6	20,0	17	56,7	23	38,3	0,008*
Total		30	100,0	30	100,0	60	100,0	

TABELA 13.7. *Resultados comparativos no teste de Cubos total*

	GRUPO		TESTE T	
	NORMAL	ASPERGER	(P)	RESULTADO
Média	14,73	12,37		
Desvio-padrão	2,29	3,95	0,007*	Normal > Asperger
N	30	30		

Resultados entre os grupos em relação ao Teste de Bergès e Lèzine (partes do corpo) (Tabela 13.8)

Na comparação entre os dois grupos, foi encontrado um índice de significância de 0,008 para calcanhares; 0,012 para os polegares; 0,004 para os itens barriga da perna e tornozelos e 0,002 para quadril. (p) menor que 0,05 ao teste t-independente nos itens relacionados.

TABELA 13.8. Comparação entre SA e SN no reconhecimento das partes do corpo na Escala de Bergès e Lèzine (partes do corpo)

	GRUPO		TESTE T	
	NORMAL	ASPERGER	(P)	RESULTADO
Média	27,97	25,17		
Desvio-padrão	1,03	3,27	< 0,001*	Normal > Asperger
N	30	30		

Resultados entre os grupos em relação ao Teste Head das Provas Piaget-Head

A Tabela 13.9 apresenta a comparação entre os indivíduos do grupo SN e SA em relação ao Teste Head total. Foram evidentes maiores prejuízos na discriminação da lateralização ("mão-olho-orelha") entre os sujeitos do grupo SA. O índice de significância é de 0,001 (p) < 0,05 nos testes t-independentes. Os resultados apontam para os déficits no grupo dos SA em todos os itens respondidos sem nenhuma especificação.

Comparativos dos grupos SA e SN no total das quatro escalas (Fig. 13.1)

O gráfico apresentado na Figura 13.1 aponta para um desempenho global aquém dos SA nas quatro escalas aplicadas quando comparadas à *performance* do grupo SN.

Discussão

A investigação baseou-se na utilização de instrumentos padronizados que avaliam habilidades de organização perceptual e motora (Bender); lateralidade (Head); análise e síntese (Cubos) e reconhecimento de partes do corpo (Bèrges e Lèzine). Os instrumentos empregados, principalmente os mais utilizados em avaliação neuropsicológica, no caso, os testes de Cubos das Escalas Wechsler, bem como o teste de Bender e lateralidade das Provas de Piaget-Head, possibilitaram a compreensão por meio de uma análise quantitativa sobre o processamento da função executiva e da memória de trabalho nesses indivíduos. Os resultados em todas as provas aplicadas

TABELA 13.9. Teste de Head das Provas de Piaget-Head (observador total)

	GRUPO		TESTE T	
	NORMAL	ASPERGER	(P)	RESULTADO
Média	29,17	21,95		
Desvio-padrão	1,97	10,12	0,001*	Normal > Asperger
N	30	30		

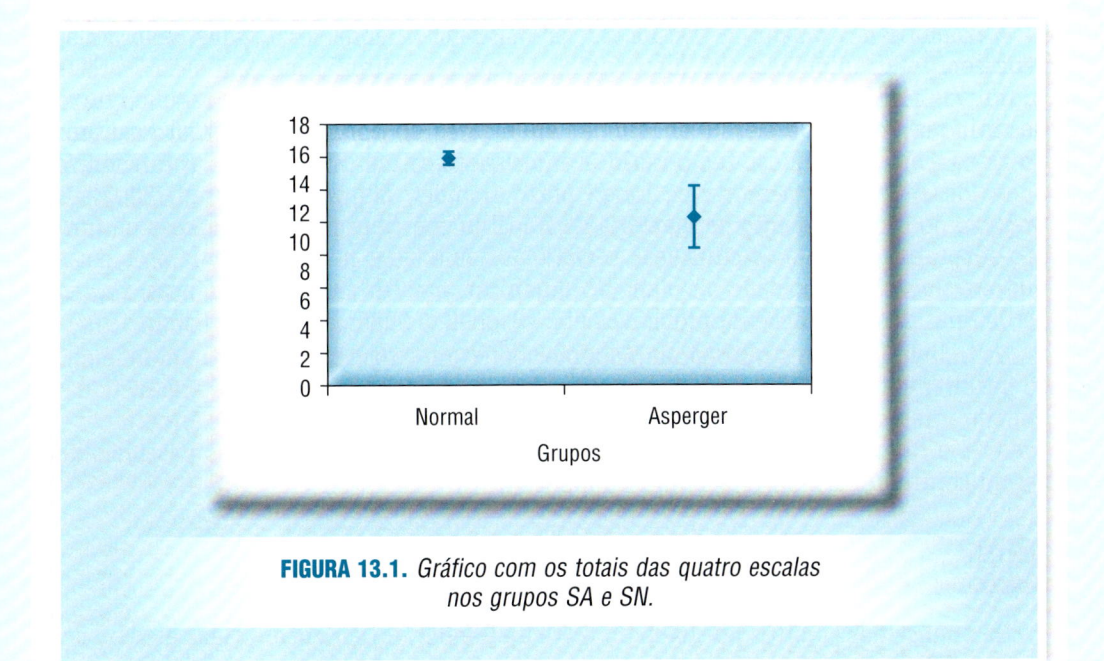

FIGURA 13.1. *Gráfico com os totais das quatro escalas nos grupos SA e SN.*

evidenciaram prejuízos na organização visuomotora no grupo com a síndrome de Asperger. Todos os procedimentos aplicados no presente estudo demonstram que esses indivíduos são preservados do ponto de vista intelectual e apresentam transtorno invasivo no desenvolvimento (TID) tendo em vista os critérios do DSM-IV-TR e os escores obtidos através da Escala de Traços Autísticos (ATA).

A hipótese de comprometimento da função executiva como déficit subjacente ao autismo surgiu em função da semelhança entre o comportamento de indivíduos com disfunção cortical pré-frontal e daqueles com autismo (Duncan, 1986).

O conceito de "desempenho executivo" se refere a uma coleção de habilidades cognitivas essenciais para a organização do funcionamento mental e comportamento. O desempenho cognitivo é constituído por dimensões múltiplas, como ocorre, por exemplo, com a memória e a linguagem.

Conforme Souza e cols. (2001), a expressão "desempenho executivo" denota a capacidade de planejar, organizar e efetuar ações e comportamentos de valor adaptativo. O desempenho executivo não é unitário, sendo possível desmembrá-lo em flexibilidade, aquisição de hábitos e habilidades e planejamento, e estas dimensões são mediadas por alças pré-frontais subcorticais.

Nos indivíduos com a síndrome de Asperger observam-se dificuldades para expressar intenções, resolver problemas por meio de planejamento e compreender estados em situações hipotéticas (Araujo, 2000).

De maneira geral, as dificuldades do grupo SA ficaram evidenciadas devido ao baixo desempenho nos testes aplicados na presente pesquisa. Todavia, os testes de Cubos e Bender têm ainda uma maior representatividade na avaliação neuropsicológica da função executiva e memória de trabalho.

A memória de trabalho é considerada um sistema cerebral responsável pelo armazenamento e manipulação de informações temporárias úteis a determinadas tarefas cognitivas complexas (Baddeley, 1992). O sistema de controle da atenção regula o fluxo das informações para a alça fonológica e para o bloco de notas visuoespacial, mantendo-as na memória para uso temporário. A informação de um desses sistemas funcionais pode tornar-se uma memória de longo prazo (Kandel, Schwartz e Jessell, 2003). O prejuízo no funcionamento da memória de trabalho contribui para dificuldades na função adaptativa, como a comunicação social e as habilidades na resolução de problemas que envolvem a capacidade de planejar, organizar, manter sequências lógicas, buscar estratégias para a solução de problemas etc. (Baddeley, 1986; Baddeley e Hitch, 1974).

Os indivíduos com síndrome de Asperger denotam características e funcionamento peculiar em seu processo de memorização e utilização da informação armazenada. Podem apresentar, ainda, interesses e habilidades muito específicas e prodigiosas, todavia o funcionamento cognitivo mostra-se atípico e com limitações passíveis de serem confundidas com retardamento mental.

ANÁLISE DOS GRUPOS NO TESTE DE BENDER

Na análise dos sujeitos por meio do teste de Bender, foram encontradas evidências que corroboram os estudos de Cunha (2000). Quando a pontuação foi instituída por Koppitz (1987), cada escala foi cuidadosamente planejada para indivíduos cuja coordenação muscular fina não tinha sido amadurecida completamente, pontuando-se apenas as irregulares mais grosseiras. O índice das respostas dos pacientes com síndrome de Asperger evidenciam maiores prejuízos na *performance* do Bender total, assim como em cada item do teste. Para Cunha (2000), as maiores pontuações no Bender no que se refere à categoria distorção da forma relacionam-se com falhas de proporção, de precisão, de conservação dos pontos, das linhas retas, das curvas e dos ângulos. O item desintegração refere-se à perda da configuração por omissão, acréscimo ou subtração de elementos componentes. Observa-se que os números de erros cometidos pelos SA concentram-se em aspectos como a *distorção da forma* (itens 1b e 21b) e na categoria *desintegração* (14). Para essa autora, os tipos de desvios apresentados no grupo SA são altamente significativos e sugestivos de transtornos do desenvolvimento neuropsicológico. Os falsos reconhecimentos e alterações da percepção dos objetos no espaço visual relacionam-se com as alterações do espaço natural orientado, que são todas aquelas que implicam na quebra da relação do corpo com o seu espaço imediato. Aqui se incluem as alterações de tamanho e forma com que são percebidos os objetos no espaço visual (Ballone, 2005). Os estudos realizados por Willians, Goldstein e Minshew (2006) indicam que o perfil de memória desses indivíduos é caracterizado por relativa inaptidão em memória visual complexa e memória de trabalho espacial. Contudo, apresentam melhor capacidade de memória de trabalho verbal e memória de reconhecimento.

ANÁLISE COMPARATIVA NO SUBTESTE DAS ESCALAS WECHSLER – CUBOS

O teste de Cubos representa um importante meio para avaliação e mede a capacidade de análise e síntese, capacidade de conceituação visuoespacial, coordenação visuomotora e espacial (organização e velocidade perceptual), planejamento e estratégia na resolução de problemas, portanto, funções complexas, ligadas à função executiva. A função executiva permite o uso da atenção de maneira flexível diante de objetivos, inibir respostas com caráter impulsivo e criar estratégias eficientes para a resolução de problemas.

Para Volkmar e cols. (1997), a memória depende da integração de vários processos cognitivos (atenção dirigida, habilidade de organização perceptual auditiva, visual e linguagem) mediados por regiões corticais e subcorticais do cérebro. É importante ressaltar que os aspectos aqui mencionados são compatíveis com os estudos de Souza e cols. (2001) quanto ao desempenho executivo, pois depende da capacidade de planejar, organizar e efetuar ações e comportamentos de valor adaptativo que são tarefas muito complicadas para os indivíduos com transtornos autísticos.

As dificuldades perceptuais que envolvem as habilidades de organização, planejamento e estratégias na solução de problemas, bem como déficit na aquisição da reversibilidade, atenção dirigida, capacidade visuoespacial para decompor os modelos em partes e escolher as unidades com que se pode reconstruir o todo no teste de Cubos (análise e síntese), presentes no grupo dos SA, corroboraram o baixo desempenho encontrado no presente estudo. Cunha (2000) relata que características que envolvem fracassos na reprodução da *gestalt* podem ser decorrentes de alterações no desenvolvimento neuropsicológico. A falta de tendência natural em juntar as partes de informações para formar um "todo" provido de significado (coerência central) é considerada hoje uma das características mais marcantes do autismo (Frith, 1989).

Lezak (1995) destaca que o desempenho neste subteste proporciona a investigação das articulações que o sujeito realiza para solucionar os problemas, o que representa um desafio complexo na síndrome de Asperger, uma vez que esses sujeitos apresentam dificuldades na organização e planejamento da execução de uma atividade, além de prejuízo na generalização do aprendizado (Borges e Shinohara, 2007).

Nos estudos de Leboreiro (2009), os sujeitos obtiveram resultados abaixo da faixa normal na memória de trabalho visual com déficits no conteúdo, assim como no desempenho espacial. Esses resultados corroboram o presente estudo, bem como as afirmações de Williams, Goldstein e Minshew (2006). Para esses autores, sujeitos diagnosticados com transtorno global do desenvolvimento com inteligência preservada possuem relativa inaptidão da memória de trabalho visual complexa, bem como da espacial. Steele e cols. (2007) também salientam que o déficit da memória de trabalho espacial está ligado à quantidade de informação que é demandada por essa memória.

ANÁLISE DOS SUJEITOS NO TESTE DE BÈRGES E LÈZINE OU RECONHECIMENTO DAS PARTES DO CORPO

O esquema corporal é desenvolvido plenamente na infância, e com esse desenvolvimento as crianças conscientizam-se das partes que constituem o corpo e como elas podem se movimentar. Na sua fase final, está intimamente ligado ao desenvolvimento espacial. Para Le Boulch (1984), aos 7 e 8 anos as crianças já devem estar com o esquema corporal definido e os conceitos de localização subjetiva e autoespaço atrelados à fase do pensamento pré-operatório. Já o conceito de localização objeto-espaço está conectado às estruturas cognitivas superiores, na fase das operações concretas (Piaget, 1978; Galhahaum e Ozmum, 2005).

Os resultados obtidos pelo grupo SA revelam falhas no reconhecimento de determinadas partes do corpo, sugerindo assim que a estruturação espacial e perceptual, bem como as noções das possibilidades motoras de ação e expressão, encontram-se prejudicadas em relação ao grupo-controle.

Mèridieu (1974) concebe o esquema corporal como a primeira tomada de consciência da criança de suas possibilidades motoras de ação e expressão. A estruturação espacial é parte integrante do desenvolvimento e é difícil dissociá-la dos três elementos fundamentais, corpo, espaço e tempo. Entende-se, assim, que a percepção do mundo através da ação e da representação espacial pode se configurar de maneira atípica e estereotipada nos indivíduos com a síndrome de Asperger e como fenômenos como tempo, espaço e casualidade não são compreendidos de uma forma lógica e linear pelas crianças (Derdyk, 2004).

As ideias propostas pelos autores concordam com o pensamento de Merleau-Ponty (1992 e 1994) quanto ao corpo estar associado à motricidade, à percepção, à sexualidade, à linguagem e outras experiências, apresentando-se como um fenômeno complexo. A *performance* na discriminação do esquema corporal apresentada pelos sujeitos do grupo SA no reconhecimento das partes do corpo indica que eles não têm noção espacial adequada do corpo em sua totalidade e que tal dificuldade pode afetar a percepção, a ação, a motricidade, a interação social e a afetividade, conforme aponta Merleau-Ponty.

ANÁLISE COMPARATIVA DOS SUJEITOS NAS PROVAS DE HEAD (PIAGET-HEAD)

A comparação entre o grupo-controle e os portadores da síndrome de Asperger para Head apontam resultados inferiores no grupo dos sujeitos com síndrome de Asperger. Observa-se na pontuação total das quatro escalas que os SA mantiveram os mesmos padrões inferiores nos resultados globais. Como afirma Piaget (1988), a criança despende os sete primeiros anos de sua vida para compreender princípios de invariância que se aplicam às noções de objeto, quantidade, número, espaço e tempo. São esses princípios que lhe permitem objetivar, progressivamente, a realidade. Em outras palavras, uma das grandes evidências de que uma criança pode estar se desenvolvendo bem é o fato de ela compreender que os objetos podem ter uma existência independente e que eles têm propriedades invariáveis. Entretanto, na síndrome de Asperger o desenvolvimento ocorre de maneira atípica e, enquanto algumas habilidades encontram-se prejudicadas, outras se sobrepõem.

As "ilhotas de habilidades especiais", ou *splinter skills*, se caracterizam por capacidades preservadas ou muito desenvolvidas em determinadas áreas em contraste com os déficits de funcionamento geral (Klin, 2006).

É na tomada de consciência da situação de seu próprio corpo no meio ambiente que a criança se situa, situa os objetos, uns em relação aos outros, se organiza em função do espaço de que dispõe. A noção de corpo desenvolve-se graças à função semiótica e ao movimento, nascendo todo um período que nos leva da ação à representação (Fonseca, 1983).

Enfim, a complexidade que envolve as noções de percepção espacial, motricidade e ação, bem como a discriminação direita-esquerda (lateralidade), é uma das importantes dificuldades da população estudada e encontram-se em consonância com os estudos de De Muer e cols. (1989), que mostraram que os indivíduos com autismo obtiveram pontuações mais baixas nas medidas de aptidão nas tarefas de imitação corporal, integração física, baixo funcionamento em relação à imagem e graça corporal.

De acordo com Oliveira (1997), é através do espaço e das relações espaciais que os seres se situam no mundo e que estabelecem relações entre os objetos. Para tanto, utilizam observações, comparações e combinações, que favorecem a percepção de semelhanças e diferenças entre eles. Para indivíduos com esse transtorno é muito difícil expressar intenções, resolver problemas por meio de regras, lidar com múltiplas informações, criar estratégias, decodificar e dar significados na execução de tarefas complexas como no caso, manter a atenção e o olhar, isto é, utilizar conhecimentos prévios, imitar e atender a ordens verbais, como exige a prova de Head na relação de percepção corpo-espaço e discriminação da lateralidade.

Os déficits apresentados pelos indivíduos com síndrome de Asperger relacionam-se com a literatura pesquisada e resultados obtidos nas provas de organização perceptiva visual e motora utilizadas na presente pesquisa. Os prejuízos em relação à simbolização e à percepção de conceitos complexos fazem-se presentes na sintomatologia autística e podem ser compreendidos pela incapacidade de processar informações devido aos déficits na função executiva, na coerência central e, consequentemente, na memória de trabalho.

CONCLUSÕES

Os resultados deste estudo indicaram que as habilidades visuoperceptuais e motoras em indivíduos com a síndrome de Asperger estão prejudicadas quando comparadas a indivíduos com desenvolvimento normal.

As dificuldades de simbolização e de percepção de conceitos complexos podem ser compreendidas pela incapacidade de processar informações devido aos déficits na função executiva, na coerência central e, consequentemente, na memória de trabalho. Observou-se também que as habilidades que envolvem flexibilidade de pensamento, organização e planejamento da execução de uma atividade são complexas para pessoas com o diagnóstico da síndrome de Asperger. A literatura pesquisada e os resultados obtidos por esses indivíduos apontam para déficits de coordenação ou organização espaçotemporal e prejuízos de memória e atenção quando comparados com o grupo-controle.

A quebra da relação do corpo com seu espaço imediato repercutem em alterações de tamanho e forma com que os objetos são percebidos no espaço visual, e fracassos na reprodução da *gestalt* podem ser decorrentes de alterações no desenvolvimento neuropsicológico. A falta da tendência natural a juntar as partes de informações para formar um todo organizado (coerência central) é uma das características mais importantes desse transtorno.

A noção corporal, a lateralidade e a espacialidade evidenciaram prejuízos no grupo dos sujeitos SA no presente estudo. Essas habilidades dependem de requisitos de funcionamento que dependem da maturidade, assim como de um funcionamento adequado da função executiva e da memória de trabalho.

Este trabalho teve como limitações as diferenças em termos de escolarização e o pequeno número da amostra decorrente da baixa prevalência no número de casos, fazendo-se necessários novos estudos que contribuam com o tema em questão.

Bibliografia consultada

Amorim LCD. O conceito de morte na síndrome de Asperger. [Tese de mestrado]. São Paulo: Universidade de São Paulo, 2008.

American Psichiatric Association. Diagnostic and Statistical Manual of Mental Disorders (DSM-IV-TR). 4 ed. Washington: APA, 2002.

American Psichiatric Association. Diagnostic and Statistical Manual of Mental Disorders (DSM-IV). 4 ed. Washington: APA, 1994.

Araujo CA. O processo de individuação no autismo. São Paulo: Memnon, 2000.

Asperger H. Die 'autistische psychopathologie' im Kindersalter. Auch fur psychiatrie und nervenkrankheiten 1944; 117:76-136.

Assumpção Jr. FB. Conceito e classificação das síndrome de Asperger autísticas. In: Schwartzman JS, Assumpção Jr. FB. Autismo infantil. São Paulo: Memnon, 1995.

Assumpção Jr. FB. Diagnóstico diferencial. In: Schwartzman JS. Autismo infantil. São Paulo: Memnon, 1995.

Assumpção Jr. FB, Kuczynski E, Gabriel ME, Rocca CC. Escala de avaliação de traços autísticos (ATA). Validade e confiabilidade de uma escala para a detecção de condutas autísticas. Arquivos de Neuropsiquiatria 1999; 57(1):23-29.

Ballabriga MCJ, Escudé RMC, Llaberia ED. Escala d'avaluació dels trests autistes (A.T.A.). Validez y fiabilidad de una escala para el examen de las conductas autistas. Revista de Psiquiatria Infanto-Juvenil 1994; 4:254-263.

Ballone GJ. Alterações da Orientação. PsiqWeb, Internet, disponível em www.psiqweb.med.br, revisto em 2005. Acesso em 17 Ago. 2009.

Baddeley AD, Hitch GJ. Working memory. In: Bower GA (org.). Recent advances in learning and motivation. Nova York: Academic, 1974.

Baddeley AD. Working memory. Nova York: Oxford University Press, 1986.

Baddeley AD. Is working memory workink? The fifteenth Bartleet lecture. Quartely Journal of Experimental Psychology 1992; 44:1-31.

Baron-Cohen S. Mindblindness. Cambridge, MA: MIT, 1995.

Bender L. Teste gestáltico visomotor: usos y aplicaciones clínicas. Buenos Aires, Barcelona: Paidós, 1995.

Bergès J, Lézine I. Teste de imitação de gestos: técnicas de exploração do esquema corporal e das praxias em crianças de 3 a 6 anos. Trad. Cleonice Paes Barreto Mourão, Consuelo Fortes Santiago. Porto Alegre: Artes Médicas, 1987.

Bildt A, Kraijer D, Sytema S, Minderra R. The Psychometric properties of the Vineland Adaptative Behavior Scales in Children and Adolescents with Mental Retardation. Journal of Autism and Developmental Disorders 2005; 35(1):53-62.

Borges M, Shinohara H. Síndrome de Asperger em paciente adulto: um estudo de caso. Revista Brasileira de terapias Cognitivas 2001; 3(1).

Bosa CA. As relações entre autismo, comportamento social e função executiva. Revista Psicologia Reflexão e Crítica 2001; 14(2).

Bryson SE. Epidemiology of autism: overview and issues outstanding. In: Volkmar FR, Paul R et al. (eds.). Handbook of autism and pervasive development disorders. New York: John Wiley & Sons Inc., 1997.

Clawson A. Bender infantil. Porto Alegre: Artes Médicas, 1980.

Cunha JA et al. Psicodiagnóstico V. 5 ed. Porto Alegre: Artes Médicas, 2000.

Derdik E. Formas de pensar o desenho: desenvolvimento do grafismo infantil. 3 ed. São Paulo: Scipione, 2004.

Duncan J. Disorganization of behavior after frontal lobe damage. Cognitive Neuropsychology 1986; 3: 271-290.

Flynn JR. The mean IQ of americans: massive gains 1932 to 1978. Psychological Bulletin 1984; 95: 29-51.

Fonseca V. Psicomotricidade. São Paulo: Martins Fontes, 1983.

Frith U. Autism: explaining the enigma. Oxford: Blackwell, 1989.

Galhahue DL, Ozmun J. Compreendendo o desenvolvimento motor. 3 ed. São Paulo: Phorte, 2005.

Gilberg C, Steffenburg S, Schaumann H. Is autism more common now than ten years ago? British Journal of Psychiatry 1991; 158:403-409.

Happé FGE. Autism: an introduction to psychological theory. London: University College London, 1994.

Heaton RK. Wisconsin card sorting test manual. Odessa, FL: Psychological Assessment Resources, 1981.

Hermelin B, O'Connor N. Psychological experiments with autistic children. New York: Pergamon, 1970.

Hobson P. Understanding persons: the role of affect. In: Baron-Cohen S, Flusberg HT, Cohen DJ (orgs.). Understanding other minds: perspectives from autism. Oxford: Oxford Medical Publications 1993a; p. 205-227.

Hobson P. Autism and the development of mind. UK: Lawrence Erlbaum, 1993b.

Kandel ER, Kupfermann I, Iversen S. Aprendizagem e memória. In: Kandel ER, Schwartz JH, Jessel TM. Princípios da neurociência. 4 ed. Trad. Ana Carolina Guedes Pereira et al. Barueri: Manole 2003; 62:1227-46.

Kanner L. Autistic disturbances of affective contact. New Child 1943; 2:217.

Kanner L. Early infantile autism. J Pediat 1944; 25:211.

Klin A, Volkmar FR, Sparrow SS, Ciccetti DV, Rourke BP. Vality and neuropsychological characterization of Asperger syndrome: convergence with non verbal learning desabilities syndrome. J Child Psychiatry 1995; 36:1127-40.

Klin A, Volkmar FR. Asperger syndrome: diagnosis and external validity. Child, Adolesc Clin 2003; 12: 1-13.

Klin A. Autismo e síndrome de Asperger: uma visão geral. Revista Brasileira de Psiquiatria São Paulo 2006; 28.

Klin A, Saulnier CA, Sparrow SS, Ciccetti DV, Volkmar FR, Lord C. Social and communication habilities and desabilities in higger functioning individuals with autism spectrum desorder: the Vineland and ADDOS. Journal of Autism and Developmental Desorders 2007; 7(4):748-759.

Kopptiz EM. O teste gestáltico Bender para crianças. Porto Alegre: Artes Médicas, 1987.

Leboreiro MF. Memória de trabalho de crianças com transtorno global do desenvolvimento com inteligência preservada. Dissertação de Mestrado em Psicologia Clínica, Pontifícia Universidade Católica, 2009.

Le Boulch J. O desenvolvimento psicomotor – do nascimento aos 6 anos. 2 ed. Trad. de Ana G. Brizolara. Porto Alegre: Artes Médicas, 1984.

Leslie AM. Pretence and representations: the origins of 'theory of mind'. Psychological Review 1987; 94:412-426.

Lezak MD. Neuropsychological assessment. 3 ed. Oxford, New York: University Press, 1995.

Lombardi C, Bronfman M, Facchini L et al. Operalização do conceito de classe social em estudos epidemiológicos. Rev Saúde Publ 1988; 22:253-265.

Mcevoy RE, Rogers SJ, Pennington BF. Executive function and social communication deficits in young autistic children. Journal of Child Psychology and Psychiatry 1993; 34:563-578.

Merleau-Ponty M. O Visível e o invisível. 3 ed. São Paulo: Perspectiva, 1992.

Mèredieu F. O desenho infantil. São Paulo: Cultrix, 1974.

Meur AD, Staes L. Psicomotricidade, educação e reeducação. São Paulo: Manole, 1989.

Oliveira GC. Psicomotricidade: educação e reeducação num enfoque psicopedagógico. São Paulo: Editora Vozes, 1997.

Organização Mundial de Saúde (OMS). Classificação estatística internacional de doenças e problemas relacionados à saúde. CID-10. 10ª ed. São Paulo: USP, 1993.

Pérez JM. Autism definicón: instrumentos de evaluacion y diagnóstico. In: Valdez D (org.). Autismo: enfoque actuales para padres y profesionales de la salud y la education. Buenos Aires: Fundec 2001; p. 15-50.

Piaget J. A tomada de consciência. São Paulo: Edusp, 1978.

Premack D, Woodruff G. 'Does the chimpanzees have a theory of mind?' Behavioral and brain Science 1978; 1:515-526.

Rinehart JN, Bradshaw JL, Brereton AV, Tonge BJ. Clinical and neurobehavioural review of high-functioning autism and Asperger's disorder. Australian and New Zealand Journal of Psychiatry 2002; 36:762-770.

Rodrigues, IJ, Assumpção Jr. FB. Habilidades viso-perceptuais e motoras na síndrome de Asperger. Temas Psicol. [online]. 2011, vol. 19, n. 2 [citado 2014-11-10], pp. 361-377. Disponível em: <http://pepsic.bvsalud.org/scielo.php?script=sci_arttext&pid=S1413-389X2011000200002&lng=pt&nrm=iso>.

Schatz et al. Motor impairment in Asperger syndrome: evidence for a deficit in proprioception. Journal of Developmental & Behavioral Pediatrics 2001; 22(2):99-101.

Souza RO, Ignacio FA, Cunha FCR, Oliveira DG, Moli J. Contribuição a neuropsicologia do comportamento executivo: Torre de Londres e teste de Wisconsin em indivíduos normais. Arquivos de Neuropsiquiatria 2001; 59:526-531.

Sparrow SS, Balla DA, Cichchetti VD. Vineland adaptative behavior scales. Interview Edition – Survey form. Circle Pines (MN): American Guidance Service, 1984.

Steele SD, Minshew NJ, Luna B, Sweeney JA. Spatial working memory deficits in autism. Journal of Autism and Developmental Disorders 2007; 37(4):606-12.

Volkmar FR, Cohen DJ. Handbook of autism and pervasive development disorders. 2 ed. John Wiley & Sons Inc, 1997.

Volkmar FR, Klin A, Cohen DJ. Diagnosis and classification of autism and related conditions: consensus and issues. In: Volkmar FR, Cohen DJ (eds.). Handbook of autism and pervasive development disorders. New Jersey: John Wiley & Sons Inc., 1997.

Wechsler D. WISC III – Escala de Inteligência Wechsler para Crianças: Manual. Adaptação e padronização de uma amostra brasileira. 1 ed. Vera Lucia M. de Figueiredo. São Paulo: Casa do Psicólogo, 2002.

Wechsler D. WAIS III – Escala de Inteligência para Adultos. WMS III: Escala de Memória Wechsler: Manual Técnico. Tradução Maria Cecília Vilhena Moraes Silva. São Paulo: Casa do Psicólogo, 2004.

Zazzo R. Manual para o exame psicológico da criança. 2 ed. São Paulo: Mestre Jou, 1968.

Wellman HM. Early understanding of the mind: the normal case. In: Baron-Cohen et al. Understanding other minds. Great-Britan: Oxford 1994; p. 10-40.

Williams DL, Goldstein G, Minshew NJ. The profile of memory function in children with autism. Neuropsychology 2006; 20(1):21-29.

Wing L. The definition and prevalence of autism: a review. European Child and Adolescent Psychiatry 1993; 2:61-74.

World Health Organization (WHO) – CID-10. Classification of Mental and Behavioural Disorders: Clinical Descriptions and Diagnostic Guidelines, Geneva, 1993.

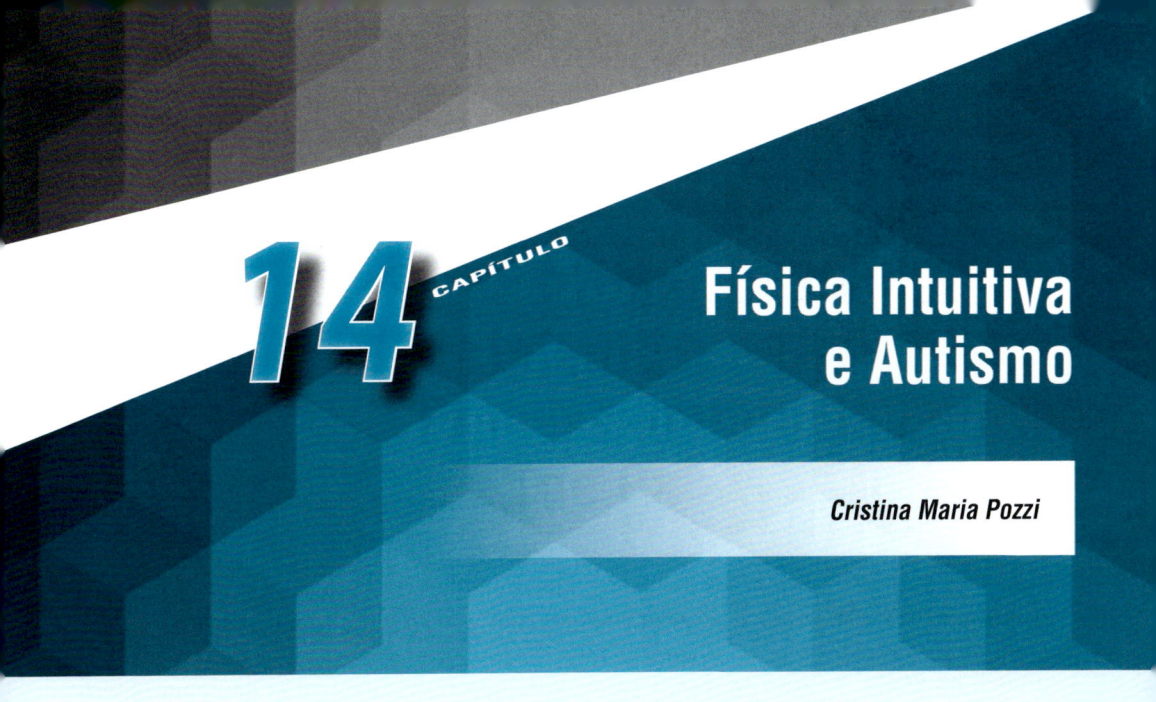

14 CAPÍTULO

Física Intuitiva e Autismo

Cristina Maria Pozzi

"Todos os conhecimentos humanos começam por intuições, avançam para concepções e terminam com ideias." (Kant, 1724-1804)

Adultos possuem grande quantidade de conhecimento sobre como objetos se comportam e interagem diariamente no ambiente, embora muitas questões permaneçam insolúveis a respeito de como se alcança essa habilidade. A noção de física intuitiva tem sido um foco central de pesquisa no desenvolvimento cognitivo infantil. Evidências apoiam a ideia de que certos princípios centrais desses domínios estão presentes tão logo possam ser testados e que a natureza da representação é mais bem caracterizada por conceitos iniciais primitivos que serão elaborados e refinados por meio do aprendizado e da experiência (Hespos, 2012).

O conceito de ideias inatas, introduzido por Platão, foi amplamente desenvolvido ao longo do século XVII por filósofos racionalistas como René Descartes e Gottfried Wilhelm Leibniz. Eles propuseram que algumas ideias integram nossa natureza racional e que, apesar de a experiência ser necessária para trazê-las à consciência, isso não determina sua forma. Essas propostas foram criticadas pelos filósofos empiristas como John Locke, David Hume e John Stuart Mill. A tese empirista sustenta que ideias inatas são supérfluas, porque a aquisição do conhecimento poderia ser mais bem explicada em termos da aplicação dos processos de domínio geral à experiência. Essa abordagem empirista prevaleceu na filosofia e na psicologia até o século XX (Baillargeon, 2008).

Ainda nesse artigo, Baillargeon (2008) aponta que o conceito de ideias inatas foi finalmente trazido à tona pelo linguista Noam Chomsky, em 1965, ao propor que crianças nascem com uma gramática universal que possibilita sua rápida aquisição da linguagem. Nas décadas seguintes, essa visão foi adotada por muitos cientistas cognitivistas e, no campo da psicologia do desenvolvimento, avanços metodológicos tornaram possível o estudo experimental de quais princípios e conceitos inatos poderiam contribuir para aquisição do conhecimento infantil em vários domínios, incluindo o raciocínio físico (Baillargeon, 2008).

Nessa linha de trabalho, a proposta de Elizabeth Spelke (1995) que defende que o princípio da *continuidade* e *coesão* guia a interpretação dos eventos físicos na criança teve forte influência (Spelke, 1995). Mais recentemente, Baillargeon defendeu a teoria da *persistência*, a qual determina que crianças possuam sistemas de representação empobrecidos no início do desenvolvimento, porém, com a experiência, o desenvolvimento modifica-se de modo refinado e elaborado (Baillargeon, 2008).

Pode-se ir além da informação disponível no ambiente fazendo-se inferências baseadas em pouca ou nenhuma experiência. Essa é uma habilidade cognitiva cativante, precisamente porque a aquisição é tanto difusa quanto aparente. Adultos não podem construir um robô que navegará pelo ambiente tão bem quanto um lactente típico, pois adultos têm o domínio completo dos sistemas cognitivos necessários quando comparado com o esboço de representação espacial de crianças entre 1 e 2 anos de idade. Apesar de nunca terem recebido lições explícitas de como objetos se comportam e interagem, humanos demonstram universalmente expectativas similares (Hespos, 2012). Por exemplo, espera-se que objetos caiam se não estiverem sustentados ou que objetos escondidos não deixam de existir por estarem ocultos à vista. Essas expectativas não são exclusivas dos humanos, mas parecem ser compartilhadas por outras espécies (Santos, 1999).

FÍSICA INTUITIVA

Física intuitiva refere-se ao conhecimento básico de como trabalha o mundo físico dos objetos e está presente precocemente na ontogenia humana (Leslie, 1987).

O conceito de *física intuitiva* compreende um nível básico de percepção e um nível mais complexo de entendimento de causalidade física. O nível básico refere-se, grosso modo, às habilidades presentes na criança, como percepção da causalidade física (Leslie, 1987) e expectativas relativas ao movimento e a propriedades físicas dos objetos. Já o nível complexo de entendimento refere-se às habilidades presentes desde a infância precoce e que continuam a se desenvolver ao longo da vida, incluindo conceitos relativos à mecânica (Baron-Cohen, 2001).

De acordo com Baron-Cohen e cols. (2001), é improvável que a *física intuitiva* se estabeleça em um processo cognitivo único, porém discute-se um domínio estreitamente definido, denominado *entendendo como coisas funcionam* (Baron-Cohen, 2001).

O "conceito de objeto" é tido como constituinte central desse domínio e abrange conhecimentos já observados em bebês de 4 a 5 meses (Baillargeon, 1985). Esse domínio envolve raciocínio acerca da "dinâmica dos objetos" e as causas físicas de eventos iniciados por não agentes. Isso inclui a habilidade de bebês com 4 meses reconhecerem que objetos inanimados se movem de acordo com os princípios da continuidade e coesão (Spelke, 1995). O princípio da continuidade preconiza que objetos existem e se movem continuamente no tempo e espaço: eles não podem espontaneamente aparecer ou desaparecer (continuidade) nem podem ocupar o mesmo espaço de outros objetos (solidez). O princípio da coesão especifica que objetos são entidades conjuntas e confinadas: eles não podem espontaneamente fragmentar-se ao se moverem (coesão) ou fundirem-se a outros objetos (Spelke, 1995).

Conceitos mais avançados incluem a noção de que uma causa irá produzir um efeito por transmissão ou restrição de uma força dirigida a ela ou um conjunto de forças levará a trajetórias, gravidade, aceleração entre outros. A habilidade para raciocinar a respeito destes conceitos mais avançados torna-se aparente entre 3 e 4 anos (Wellman, 1992), assim como o entendimento de conceitos como tamanho de objeto, peso e densidade. A compreensão teórica do movimento parece estar presente entre 7 e 12 anos (Kaiser, 1986).

DOMÍNIOS CENTRAIS DA COGNIÇÃO

O modelo utilizado por Baron-Cohen é sustentado pela hipótese de que existem mecanismos neurocognitivos especializados que permitem a rápida discriminação entre duas entidades causais presentes no universo humano, agentes e não agentes. Essas entidades são definidas como: a) agentes são entes que possuem intencionalidade; b) não agentes não a possuem (Brentano, 1874/1990, citado por Baron-Cohen 2001, p. 47). Isso, grosso modo, corresponde à distinção entre os mundos animado e inanimado, em que o objeto inanimado não apresenta intencionalidade, enquanto o animado sim. Intencionalidade é definida como a capacidade de algo apontar ou se referir a coisas outras que não a si mesmo.

Existem evidências de que, desde a infância, os seres humanos usam uma *"psicologia intuitiva"* (*psicologia popular* ou empatia)[1] para deduzir as causas das ações de agentes e uma *"física intuitiva"* (*física popular* ou sistematização) para compreender as causas dos movimentos de não agentes (Dennet, 1978, citado por Baron-Cohen, 1997, p. 48). Se um agente está envolvido, então o evento é interpretado como sendo causado por uma intenção; por outro lado, se há um não agente envolvido, então o evento é interpretado em termos de uma força física causal. O surgimento precoce e natural dessas habilidades "intuitivas" pode ser uma indicação de que a distinção e a compreensão dessas duas entidades causais teria sido um importante fator adaptativo, selecionado durante a evolução da espécie.

Tem sido proposto que tanto *física intuitiva* como *psicologia intuitiva* são "domínios centrais da cognição humana", pois compartilham fatores comuns: a) ambos são aspectos da cognição causal; b) demonstram precocidade na infância; c) são adquiridos ou desenvolvem-se de modo universal; d) mostram pouca variabilidade cultural; e) apresentam ontogênese específica, mas universal; f) são adaptativas; e g) podem estar sujeitas à dissociação neurológica (Carey, 1985; Sperber, 1995).

Leslie (1994) sugere que a atenção da criança a esses tipos de sistemas de conhecimento são o resultado da presença de módulos inatos. A "teoria dos corpos" (ToBy) justifica a rápida aquisição de conhecimento da criança acerca de propriedades mecânicas não intencionais de agentes e eventos subsequentes (física). Em contrapartida, a "teoria da mente" (ToM) relaciona-se com as propriedades intencionais dos agentes (psicologia) (Leslie, 1994).

---

[1] As palavras *intuitiva* e/ou *popular* expressam formas de conhecimento naturalmente desenvolvidas ao invés de resultarem de um aprendizado formal. As expressões *psicologia intuitiva* ou *popular* (*folk psychology*) e *empatia* serão utilizadas alternadamente, assim como *física intuitiva* ou *popular* (*folk physics*) e *sistematização*.

CONSIDERAÇÕES SOBRE AUTISMO E SÍNDROME DE ASPERGER

Seres humanos normalmente vivem em constante interação com o meio e reagem a ele continuamente. No entanto, autistas apresentam uma interação gravemente prejudicada e consideravelmente limitada. "O autista está somente em si mesmo (a palavra *autos* original do grego significa 'si mesmo') e não é um membro ativo de um organismo maior pelo qual ele é influenciado ou ao qual ele influencia constantemente" (Asperger, 1991).

É interessante notar que um esboço do que hoje se entende por espectro autista já se delineava em seu texto original. Asperger cita, por exemplo, uma variação que abrange todos os níveis de habilidade que compreendem desde o gênio altamente original, passando pelo estranho excêntrico que vive em seu próprio mundo e alcança muito pouco, até o mais grave indivíduo com retardo mental e distúrbio do contato[2] (Asperger, 1991).

O espectro do autismo inclui um *continuum* de manifestações clínicas que englobam desde indivíduos com grave atraso no desenvolvimento da linguagem, deficiência mental em graus diversos, isolamento social, padrões estereotipados e repetitivos de comportamento até indivíduos com autismo de alto funcionamento (AAF) com inteligência normal e a síndrome de Asperger (SA) (APA, 2002). Embora AAF e SA sejam consideradas entidades distintas (APA, 2002; Klin, 2006; Sanders, 2009; Ozonoff, 1991), as modificações ocorridas no DSM-V propõem uma nomenclatura única – transtornos do espectro do autismo (TEA) – que incorporam os diversos subtipos, eliminando assim a SA da classificação, e as manifestações clínicas representam um *continuum* por níveis de gravidade 1 a 3, com avaliação do grau de funcionalidade do indivíduo (APA, 2014).

Frith, Morton e Leslie (1991) delineiam de maneira concisa os níveis de descrição relevante para o autismo:

- *Biológico:* risco genético elevado, alta incidência de doenças associadas, bem como de retardo mental, anormalidades neurológicas e epilepsia.
- *Comportamental:* manifestação da tríade de prejuízo variável, sintomas centrais na área de socialização, comunicação e imaginação.
- *Social:* problemas de relacionamento familiar e social, com repercussões afetivas e isolamento social (Frith, 1991).

Apesar de o entendimento neurobiológico do autismo ter crescido exponencialmente, o diagnóstico ainda remonta a critérios comportamentais, sendo que sua abordagem mais produtiva se utiliza da combinação de teorias biológicas e psicológicas.

Habilidades especiais

Um dos mais fascinantes fenômenos cognitivos no autismo é a presença das chamadas "ilhas de habilidades especiais", traduzidas por uma habilidade preservada ou altamente desenvolvida em certas áreas que contrastam com os déficits gerais no funcionamento da criança (Hermelin, 2001). Essas exceções que provocam

---

[2]Como salienta Uta Frith (1991), o artigo de Asperger é relevante para o entendimento do autismo em todas as variantes, mas não serve como parâmetro para o que será chamado de síndrome de Asperger no futuro (Baron-Cohen, 1997).

o entendimento das habilidades intelectuais observadas no autismo, sobretudo o paradoxal *savant*, são bastante intrigantes e originaram relatos e contos anedóticos (Hermelin, 2001; Sacks, 1995) e estudos estruturados (Muñoz-Yunta, 2003; Heaton, 2004; Wallace, 2008).

Apesar de inacreditável e sensacional, muitas vezes essa habilidade é considerada de pouca relevância científica. Por outro lado, o que está se tornando claro na literatura é a potencial importância dessas habilidades *savant* não somente para o melhor entendimento do desenvolvimento do talento e habilidades em geral, como também na elucidação de modelos de inteligência, aprendizado e memória e os mecanismos etiológicos que operam em vários níveis (genes, cérebro e comportamento) no TEA.

As habilidades *savant* são relativamente raras, encontradas em aproximadamente 10% das pessoas com autismo (Hermelin, 2001; Wallace, 2008), porém as habilidades especiais (como rapidez em contas, identificação de números primos, habilidades com desenhos, memória para fatos) com predisposição ao talento são bem conhecidas no autismo e mais comuns nessa condição (Happé, 2009). Lorna Wing (1981) encontrou interesses especiais em 76% dos pacientes na sua série de pacientes com SA e observa que o processo de pensamento está confinado a um encadeamento de raciocínio estreito, pedante, literal e lógico (Wing, 1981).

Em 1943, Leo Kanner descreveu, pela primeira vez, 11 casos do que denominou "distúrbios autísticos do contato afetivo", apontando as características classicamente utilizadas no diagnóstico do autismo, inclusive uma "excelente rota de memória" com capacidade para ler precocemente, nomear objetos, recitar poemas, classificar animais ou flores, reconhecer peças musicais, entre outras habilidades especiais, embora a linguagem e a cognição pudessem se apresentar deficientes, além disso permitia à criança recordar e reproduzir padrões complexos sem sentido, por desorganizados que estivessem, exatamente da mesma maneira que os originais (Kanner, 1943).

Um ano depois, em sua tese de doutorado denominada "'Psicopatia Autística' na Infância", Hans Asperger descreveu quatro meninos com características que os distinguem não somente pelo grau de perturbação do contato e o grau de habilidades intelectuais, mas também pela sua personalidade e pelos interesses especiais, os quais são, em geral, excepcionalmente variados e originais. Fala da "clareza psicopática da visão" nessas crianças quando se refere ao distanciamento do mundo concreto dos objetos como pré-requisito para abstração da consciência e formação de conceito:

> *Increased personal distance which characterises autistic individuals and which is also at the heart of their disturbed instinctive affective reactions, is, in a sense, responsible for their good intellectual grasp of the world. This is why we can speak of 'psychopathic clarity of vision' in these children, since it is seen only in them. This ability, which remains throughout life, can in favourable cases lead to exceptional achievements which others may never attain. Abstraction ability, for instance, is a prerequisite for scientific endeavour. Indeed, we find numerous autistic individuals among distinguished scientists.* (Asperger, 1944/1991, p. 74)[3]

---

[3]"O distanciamento pessoal que caracteriza indivíduos com autismo e também o centro do seu distúrbio afetivo, é, em certo sentido, responsável pela sua boa apreensão intelectual do mundo. Por isso, podemos falar da 'clareza psicopática da visão' nessas crianças, desde que isto é observado somente nelas. Essa habilidade, que permanece ao longo da vida, pode em casos favoráveis conduzir às aquisições excepcionais que outros nunca poderão alcançar. A habilidade de abstração, por exemplo, é um pré-requisito para o empenho científico. Certamente, encontramos inúmeros indivíduos com autismo entre renomados cientistas" (tradução da autora).

O que se observa é que esses pacientes apresentam inteligência na média ou acima dela, não manifestam atraso de linguagem e desenvolvem o vocabulário precocemente, com um estilo de discurso pedante, muitas vezes, e excelente memória e atenção a detalhes. Tornam-se intensamente interessados em um ou dois assuntos como astronomia, geologia, história, animais pré-históricos, tabela de horários de ônibus ou trens, entre outros. Absorvem conhecimentos acerca de seu campo de interesse e falam à exaustão a respeito do tema, a despeito do interesse do interlocutor, porém têm pouca compreensão sobre o significado desses fatos. Podem também sobressair-se em jogos de mesa, como xadrez, ou apresentar habilidades musicais (Asperger, 1991).

As observações de Asperger vêm de encontro às diversas descrições clínicas de crianças com autismo serem fascinadas por máquinas, com típicos exemplos incluindo interesse por torres de alta tensão, aspiradores de pó, ventiladores, máquinas de lavar, trens, aviões, relógios etc. e outros tipos de sistemas físicos como meteorologia, geografia, astronomia e taxonomia (Baron-Cohen, 1999, 2008). E no meio científico, filosófico e cultural, várias publicações também corroboram esses achados, ao menos questionando a possibilidade do diagnóstico de SA em gênios famosos (Fitzgerald, 2000; Grandin, 2006; Teive, 2011), embora o diagnóstico retrospectivo, sem a devida avaliação psiquiátrica, fundamentado apenas em dados informais, seja, no mínimo, arriscado.

Frith (2004) salienta que são os rendimentos máximos, não os mínimos, que proporcionam as pistas principais das diferenças sutis dos processos cognitivos. "Talvez as 'ilhas' de capacidade não sejam os tranquilos oásis que aparentam e sim vulcões de atividade inusitada" (Frith, 2004).

Curiosamente, também, Asperger (1944/1991) chamou a atenção para dois fatores genéticos e biológicos que ainda se sustentam e permanecem em investigação. Primeiro, sua observação de uma herança poligenética e presença de traços incipientes de autismo nos pais ou em familiares de cada criança "(...) em muitos casos, os ancestrais destas crianças foram intelectuais por várias gerações e, ocasionalmente, encontram-se descendentes de famílias de importância artística e erudita entre estas crianças". Segundo, sua apreciável observação da quase exclusividade do autismo em meninos, levando a uma forte pista de um modo de herança ligado ou limitado ao sexo e a provocante ideia de que "a personalidade autística é uma variação extrema da inteligência masculina" (Asperger, 1991), a qual Frith (1991) observa que merece ser reexaminada à luz das teorias neurobiológicas sobre as diferenças entre os gêneros na maturação cerebral (Frith, 1991).

Considerando essas diferenças típicas entre os sexos – meninas aprendem melhor e são mais talentosas para o trabalho concreto, prático e organizado, e meninos, por outro lado, tendem a um talento para habilidade lógica, abstração, pensamento e formulação precisas e para investigação científica –, Asperger sustenta que no indivíduo autista o padrão masculino é exagerado ao extremo. Em geral, abstração é compatível com processos de pensamento masculino, enquanto os processos de pensamento feminino são mais atraídos pelos sentimentos e instintos. "A abstração no autista é tão altamente desenvolvida que a relação com o concreto, com os objetos e com as pessoas foi amplamente perdida e, como resultado, os aspectos instintivos da adaptação estão demasiadamente reduzidos" (Asperger, 1944/1991, p. 85).

Essa foi provavelmente uma das premissas utilizadas por Simon Baron-Cohen para esboçar todo o seu plano de pesquisa e elaborar a teoria da empatia-sistematização e do extremo cérebro masculino (Baron-Cohen, 1997, 2002, 2004, 2008).

Herdabilidade e genética

No Capítulo 2, as anormalidades genéticas no autismo foram discutidas mais detalhadamente, mas cabem aqui algumas poucas observações que ajudam a pensar no tema da sistematização.

A presença de traços incipientes de um fenótipo autista nos pais e familiares de pacientes autistas, observada por Asperger (1944/1991) em seu relato original, foi também estudada por Baron-Cohen e equipe, tendo sido possível demonstrar associação entre habilidades de engenharia, matemática, física em famílias de pacientes com autismo (Baron-Cohen, 1998) ou que pais e avós de crianças com autismo eram profissionais no campo da engenharia com frequência duas vezes maior que pais e avós de crianças de outros grupos (Baron-Cohen, 1997), ou ainda que pais de crianças com SA apresentavam melhor desempenho no Teste de Figuras Encaixadas (Embedded Figures Task)[4] em relação ao grupo-controle (Baron-Cohen, 1997). Resultados de estudos de gêmeos e de família indicam uma forte tendência de autismo entre grupos familiares (Folstein, 1988; Ritvo, 1989).

Estudos epidemiológicos acerca dos TEA têm sido realizados em diversos países e, embora diferenças metodológicas na definição dos casos e procedimentos para sua identificação dificultem a comparação entre eles, estima-se uma prevalência de um caso em cada 88 crianças americanas, segundo estudo publicado por Centers for Disease Control and Prevention (CDC, 2012). Todos os estudos revelam mais meninos do que meninas com autismo, sendo que as proporções por sexo variaram de 2:1 a 4:1 (Fombonne, 1999, 2009). Essa proporção é ainda maior para SA e autismo de alto funcionamento.

Considerando a distribuição por sexos, curiosamente desviada para os homens, e um risco recorrente inferior a 10% entre irmãos, pesquisas genéticas atuais apontam para uma etiologia poligênica fortemente influenciada pelo sexo na grande maioria dos casos de autismo idiopático (primário). Neste não há estigmas físicos ou biomarcadores demonstráveis e abrange indivíduos cujas etiologias permanecem desconhecidas até o momento.

Anatomia e neurobiologia do autismo

Não é escopo deste capítulo revisar esses aspectos, entretanto vale ressaltar alguns detalhes recentes de desenvolvimento cerebral e neuroimagem. Tanto estudos de ressonância magnética (RM) com análise volumétrica como medidas de perímetro cefálico indicam que o autismo envolve macrocefalia pós-natal transitória. Esse aumento ocorre especificamente na substância branca cerebral e cerebelar e substância cinzenta cerebral, em um gradiente anteroposterior, sendo maiores os lobos frontais (Courchesne, 2002; Acosta, 2004; Brambilla, 2004).

---

[4]Pede-se ao indivíduo que está sendo testado que olhe para figura simples (objeto) e a identifique dentro de um padrão mais complexo (o fundo no qual se encaixa).

Estudos de RM funcional e morfometria evidenciam que a disfunção cerebral no autismo está associada a padrões anormais de desenvolvimento, afetando o cérebro de maneira global, bem como circuitos que envolvem córtex pré-frontal, sistema límbico e cerebelo (Acosta, 2004; Webb, 2009). Essas alterações ocorrem em um *continuum* e envolvem a organização do desenvolvimento cerebral fetal e pós-natal. Tais observações sugerem uma regulação anormal do crescimento cerebral, levando a consequências difusas na diferenciação funcional de sistemas que medeiam domínios comportamentais (Courchesne, 2001, 2002).

Os trabalhos de neuroimagem disponíveis demonstram a existência de redes neurais aberrantes gerenciando o reconhecimento facial, a mentalização e as funções executivas. Pode-se especular que essas redes não estariam aptas para processar corretamente o estímulo proveniente do meio e que isso poderia levar a uma ativação de circuitos cerebrais alternativos e anômalos. Por outro lado, a deficiência inata de responder ao meio poderia significar um fracasso no estímulo da plasticidade sináptica e uma poda durante os períodos críticos de desenvolvimento das redes neurais cognitivas (Brambilla, 2004).

Considerando-se a variabilidade clínica, talvez a compreensão teórica do TEA sob os aspectos comportamental, cognitivo e neurológico não esteja na identificação de um único modelo cognitivo ou base genética singular ou marcador neurobiológico local. Segundo Pierce e Eyler (2011), há de se analisar, dentro da base neural do transtorno, os déficits nos seus diversos níveis, desde os genes à transcrição proteica, desde a estrutura até a função cerebral (Pierce, 2011).

Pesquisas recentes de funcionamento neurológico apontam para uma alteração da conectividade cerebral como fator-chave na fisiopatologia do TEA (Just, 2004, 2007). Conectividade cerebral é o mecanismo pelo qual ocorre a sincronização da ativação cerebral, no curso do tempo, com a finalidade de executar tarefas cognitivas complexas. Kana, Libero e Moore (2011) apresentam uma extensa revisão a respeito da teoria da baixa conectividade cortical (*cortical underconnectivity*) que sugere uma fraqueza funcional de conexões entre áreas cerebrais de pacientes com TEA, dificultando a execução de tarefas cognitivas e sociais complexas e utilizam a expressão *conectividade cortical interrompida* (*disrupted cortical connectivity*) para capturar padrões de baixa e alta conectividade cerebral. Confrontam, de modo peculiar, as habilidades cognitivas críticas no TEA: teoria da mente, flexibilidade cognitiva e velocidade de processamento e os problemas associados que se desdobram em muitos dos prejuízos comportamentais observados nos pacientes com TEA e analisam essas manifestações à luz das alterações nas redes de conectividade cerebral, demonstrando um estreito nível de compatibilidade entre as teorias cognitivas e o modelo de conectividade cortical. Segundo esses autores, há baixa conectividade funcional entre áreas mediadoras da teoria da mente e alta conectividade entre redes locais de trabalho de regiões espacialmente próximas levando a ilhas de funcionamento, o que, grosso modo, seria uma pista para explicar a fraqueza de coerência central (Kana, 2011).

MODELOS COGNITIVOS

Conforme discutido no Capítulo 5, na ausência de um marcador biológico dos TEA, são necessárias definições comportamentais para esses quadros. Pesquisadores buscam identificar uma característica universal, um padrão psicológico específico, que possa unificar a constelação de comportamentos clinicamente observados nesses pacientes. Deficiências na ToM (Baron-Cohen, 1985, 1997), fraqueza da coerência central (Happé, 1996, 2006), disfunção executiva (Ozonoff, 1991) são possíveis marcadores comportamentais do autismo.

A teoria da cegueira mental (*mindblindness theory*) sugere que pessoas com TEA têm um atraso no desenvolvimento da ToM, e os problemas característicos da interação social surgem por uma dificuldade na empatia ou na mentalização, levando-os a um grau de cegueira mental. Como consequência, interpretam o comportamento dos outros como confuso e imprevisível. Esse modelo justifica, muito, as dificuldades sociais e de comunicação observadas no autismo, sendo aplicável de maneira universal a todos os indivíduos com o transtorno, entretanto não explica os fatores não sociais (Baron-Cohen, 2008).

A teoria da fraqueza da coerência central, idealizada por Happé (1996), propõe, resumidamente, que pessoas com TEA demonstram dificuldades na integração da informação para formar um todo coerente e global, em vez disso focam em pequenos e específicos detalhes de uma cena. Essa é uma teoria atraente, pois oferece uma possível explanação para as "ilhas" de habilidades no autismo e na SA: excelente atenção e memória para detalhes e habilidades em um tópico específico (Happé, 1996).

A teoria da disfunção executiva[5], de modo sucinto, propõe falta de habilidades no planejamento de ações, na organização e na atenção compartilhada, o que poderia explicar o comportamento repetitivo e a inflexibilidade mental. Uma das limitações apontadas é que não é especificidade do autismo e não esclarece as dificuldades sociais (Baron-Cohen, 2008).

Mais recentemente descrita, a teoria do mundo intenso tenta unificar os aspectos neurobiológicos do TEA. Segundo Markram e Markram, a base neuropatológica seria a presença de microcircuitos neurais locais hiperfuncionantes, mais bem caracterizados por hiper-reatividade e hiperplasticidade. Especula-se que esses microcircuitos hiperfuncionantes tornam-se autônomos e presos na memória, levando às consequências cognitivas centrais de hiperpercepção, hiperatenção, hipermemória e hiperemoção. A teoria se centraliza no neocórtex e na amígdala, mas pode potencialmente ser aplicada a todas a regiões cerebrais (Markram, 2010).

Todas essas teorias estão embasadas no fato de que portadores do transtorno têm um desempenho diferente em relação a grupos-controle e outros grupos clínicos em tarefas que envolvam essas habilidades. Ainda nessa linha de pesquisa de padrões comportamentais, situam-se as teorias de Baron-Cohen de empatia-sistematização (ES) e do extremo cérebro masculino (ECM), que serão abordadas a seguir.

Teorias da empatia-sistematização e extremo cérebro masculino no autismo

Esse modelo de diferenças entre as mentes de homens e mulheres, tendo como base os domínios centrais da cognição humana, propõe que a dimensão de maior relevância em tal diferenciação é a empatia (*psicologia intuitiva*) e sistematização (*física intuitiva*) (Baron-Cohen, 2002). Há fortes evidências de que, em média, mulheres

---

[5]Função executiva é a habilidade de controlar uma ação (seja motora, relacionada com atenção ou pensamentos) e inclui criação, planejamento, atenção, permanência e flexibilidade.

espontaneamente apresentam maior grau de empatia que homens (Baron-Cohen, 2004; Lutchmaya, 2002) e, em média, homens espontaneamente sistematizam em maior grau que mulheres (Baron-Cohen, 2003).

Define-se sistema como algo que tem entradas, que podem ser operadas de modos variados, e origina diferentes resultados em um caminho orientado por regras. Ao se sistematizar, utilizam-se regras "se-então". O cérebro concentra-se e um parâmetro ou detalhe do sistema e observa como este varia, isto é, trata um fator como uma variável ou essa variável é manipulada ativamente por alguém. Para sistematizar, é preciso um olhar exato para o detalhe (Baron-Cohen, 2002, 2008).

De acordo com Baron-Cohen (2008, p. 63), há, no mínimo, seis tipos de sistemas que o cérebro humano pode analisar ou construir: técnico (computador, instrumento musical), natural (marés, plantas), abstrato (matemática, sintaxe), social (eleição política, sistema legal), categorizável (biblioteca, taxonomia), motor (técnica esportiva, técnica musical), porém todos compartilham o mesmo processo subjacente, monitorizado durante a sistematização: entrada-operação-resultado (Baron-Cohen, 2008).

De acordo com a teoria ES, denomina-se indivíduo do *tipo E* aquele no qual a empatia é mais desenvolvida que a sistematização, e indivíduo do *tipo S* aquele que a sistematização é mais desenvolvida. O indivíduo que tem empatia e sistematização desenvolvidas igualmente é denominado *tipo B* (para indicar *"balanced"* brain). E aquele cujo grau de sistematização é normal ou mesmo hiperdesenvolvido, porém a empatia é pouco desenvolvida, encontra-se no *extremo tipo S*. Isto é, pode ser sistematizador talentoso, mas, ao mesmo tempo, pode ter uma *cegueira mental*. Nessa mesma linha, Baron-Cohen e cols. (2003) postulam a existência de um cérebro no *extremo tipo E*: indivíduo com empatia normal ou hiperdesenvolvida, enquanto a sistematização é pobre, pode ser *cego para sistemas* (Baron-Cohen, 2003) (Fig. 14.1).

A assertiva central da teoria ES é que, em média, mais homens que mulheres têm um cérebro *tipo S* e mais mulheres do que homens têm um cérebro *tipo E*, considerando-se a superioridade feminina no que concerne à empatia (mulheres são melhores na comunicação não verbal, observando nuances do tom de voz, da expressão facial) e a evidente vantagem masculina na sistematização (aptidões em matemática, física e engenharia, por exemplo) (Baron-Cohen, 2002).

Em indivíduos com autismo observa-se uma notória relação com sistematização, considerando-se suas "ilhas de habilidades" com interesses específicos de modo preciso em cálculos matemáticos, aquisição sintática, música, por exemplo, sendo considerados no *extremo tipo S*. Por outro lado, apresentam grande prejuízo na empatia. Pessoas com autismo ou SA apresentam grandes dificuldades nos relacionamentos afetivos e no trabalho em que as situações são imprevisíveis, e a sensibilidade social se faz necessária. Indivíduos mais hábeis relatam que se esforçam para construir uma série de regras de como comportar-se em cada situação, atentando para a criação de um "manual" mental para interação social de regras "se-então". Parece que estão tentando sistematizar um comportamento social, enquanto a abordagem natural seria via empatia (Baron-Cohen, 2002).

O conjunto de anormalidades comportamentais em função social, comunicação e comportamentos repetitivos e interesses restritos pode ser explicada psicologicamente por um prejuízo na empatia e capacidade superior para sistematização (Baron-Cohen, 2005).

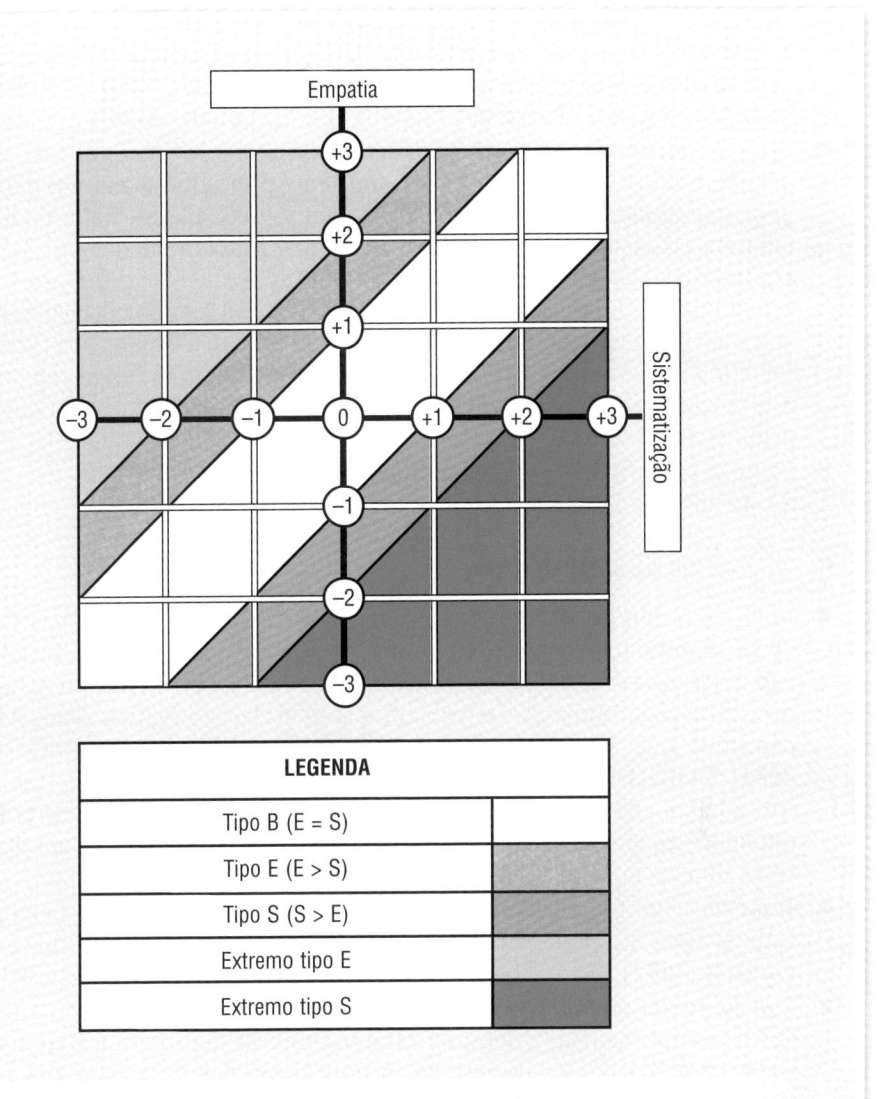

FIGURA 14.1. *Modelo da empatia e sistematização e seus extremos.*
(Fonte: *reproduzida de Baron-Cohen (2008b), Autism and Asperger Syndrome,*
Oxford University Press, p. 73.)

A seguir, algumas das linhas convergentes de evidências que apoiam essa teoria:

Prejuízo na empatia

- *Leitura da mente*: meninas são melhores que meninos nos testes padronizados de "ToM" e crianças com autismo ou SA são sempre piores que meninos com desenvolvimento típico (Baron-Cohen, 1985, Happé, 1995);

- *Quociente de empatia (QE)*: questionário autoaplicável que pretende medir a facilidade com que o sujeito identifica os sentimentos alheios e também o quanto eles o afetam. Nesse teste, mulheres pontuam mais alto que homens e SA/AAF pontuam abaixo dos homens (Baron-Cohen, 2004);
- *Teste da leitura da mente pelos olhos*: nesse teste de discriminação de emoções por meio de expressões no olhar, mulheres pontuam acima dos homens, e SA pontuam abaixo dos homens (Baron-Cohen, 1997). Essa habilidade foi explorada em crianças normais e autistas de alto funcionamento por integrante da equipe do Laboratório Distúrbios do Desenvolvimento (PDD) do Instituto de Psicologia da Universidade de São Paulo (IPUSP), Mendoza (2012), em sua dissertação de mestrado Versão Infantil do teste "'Ler a Mente nos Olhos' (*reading the mind in the eyes test*): Um Estudo de Validade", não tendo sido encontradas diferenças significativas entre sexo na amostra normativa, bem como entre os grupos-controle e clínico (Mendoza, 2012).
- *Contato visual*: mulheres fazem mais contato visual que homens e autistas ou SA menos que homens (Lutchmaya, 2002; Conellan, 2000; Lutchmaya, 2002).

Grau superior de sistematização

- *Ilhas de habilidade*: alguns portadores de TEA apresentam ilhas de habilidade ou habilidades especiais em alto grau, nos casos de alto funcionamento; isto pode levar a aquisições consideráveis na matemática, química, mecânica ou outros domínios que envolvem sistematização. Muitos deles também são domínios que homens sadios apresentam um interesse natural (Hermelin, 2001; Shah, 1983, 1993). Estudos que avaliam *performance* nas Escalas de Inteligência Weschler (WISC) de indivíduos autistas mostram que com frequência o escore mais alto de desempenho é no subteste Cubos, um subtipo de teste de execução (Frith, 2004; Happé, 1994);
- *Teste das figuras encaixadas*: esse é um teste de medida de percepção a detalhes. Homens pontuam acima das mulheres e SA/AAF acima dos homens (Jolliffe, 1997);
- *Quociente de sistematização (QS):* por meio de um questionário autoaplicável, verifica a intensidade com que o indivíduo é atraído para a sistematização de cada um dos aspectos do mundo. A pontuação dos homens é alta neste questionário, e SA/AAF pontuam acima dos homens sadios (Baron-Cohen, 2003);
- *Teste de física intuitiva*: compreende 20 questões extraídas de várias fontes, no formato de múltipla escolha. Envolve conhecimentos de força, polias, equilíbrio e movimento e aplica-se com resultados relevantes em sujeitos com mais de dez anos de idade. É considerado um teste de física intuitiva porque (a) todos os problemas podem ser solucionados pela experiência diária do mundo físico-causal e porque (b) os problemas não são ensinados como parte do currículo escolar. Meninos pontuam acima das meninas e SA/AAF acima dos meninos com desenvolvimento típico (Baron-Cohen, 2001).

Teste de física intuitiva

A construção de testes e de um modelo referencial teórico não é tarefa fácil quando se trata de uma desordem cuja etiologia ainda é desconhecida, e sobretudo quando se refere a um dos aspectos menos estudados do autismo. Em agosto de 2014, na base de dados da PsycInfo, SCOPUS, Web of Science e Biblioteca Virtual de Saúde (BIREME), em uma busca com as palavras *"intuitive physics test and autism"*, *"folk physics and autism"*, *"systemizing and autism"* foram encontrados apenas seis estudos utilizando o teste de física intuitiva (TFI) (Tabela 14.1), entretanto as propriedades psicométricas do instrumento não estão descritas.

Tendo em vista a carência de estudos nessa área, a relevância e a abrangência das teorias ES e ECM nos TEA e, principalmente, a importância de avaliação das propriedades psicométricas do teste de física intuitiva como instrumento de medida, a autora (Pozzi, 2013) analisou evidências de validade desse teste em 330 crianças brasileiras, provenientes de escola pública e particular e verificou o desempenho de autistas de alto funcionamento (n = 28) nesse teste e na bateria de provas de raciocínio (BPR) (Pozzi, 2013).

Entre os 330 participantes de escolas, com desenvolvimento típico, observou-se diferença das pontuações estatisticamente significativa entre gêneros, com desempenho superior em meninos, assim como um incremento na pontuação conforme idade, série escolar e tipo de escola. Os participantes da escola particular apresentaram melhor desempenho. Já entre o grupo clínico (composto por 28 participantes com diagnóstico de autismo de alto funcionamento) e o grupo-controle (composto por 28 estudantes de escola particular), observou-se melhor desempenho deste último no TFI, assim como na prova de raciocínio mecânico da bateria de provas de raciocínio. As propriedades psicométricas do teste indicaram baixo índice de precisão. A análise da consistência interna do TFI revelou um coeficiente considerado insatisfatório.

O desempenho entre os participantes de escolas modificou-se de acordo com o desenvolvimento, resultado que pode refletir não apenas o desenvolvimento cognitivo da criança, mas também sua experiência diária e aprendizado escolar. Por outro lado, os pacientes com autismo de alto funcionamento não obtiveram melhor desempenho no teste em relação ao grupo-controle.

Um aspecto importante a ser discutido é que o teste se propõe a medir sistematização, que, de maneira geral, inclui conhecimento da causalidade física. Entretanto, ele parece recorrer a aspectos limitados desse domínio, não havendo evidências de que o TFI necessária ou completamente represente sistematização. Como a quase-totalidade das questões do teste envolvem os ramos da mecânica (cinemática, estática e dinâmica), poder-se-ia compreender que o teste verifica basicamente conhecimentos de mecânica.

Dentre os estudos que utilizaram esse instrumento, a análise psicométrica de fidedignidade do TFI não é apresentada, apenas um deles demonstra o coeficiente de Spearman-Brown com valores satisfatórios ($r = 0,81$; $p = < 0,01$) em um teste-piloto aplicado em 102 crianças com desenvolvimento normal entre 7 e 12 anos (Wakabayashi, 2012). Esses autores também discutem que o teste acessa a compreensão da causalidade física, bem como outras habilidades cognitivas, porém não representa necessariamente sistematização.

Wakabayashi, Sasaki e Ogawa (2012) não encontraram diferença significativa entre gêneros, no grupo de crianças (n = 267) e estudantes universitários (n = 102), apesar de um desempenho levemente superior do sexo masculino e um efeito de idade, com crianças mais velhas apresentando melhores escores, configurando,

TABELA 14.1. *Artigos que utilizaram o teste de física intuitiva na avaliação de sistematização*

AUTORES	ANO	PARTICIPANTES	INSTRUMENTOS	RESULTADOS
Baron-Cohen, Wheelwright, Stone e Rutherford	1999	2 universitários e 1 professor com SA/AAF, 14 adultos, sexo masculino, controle (média 28 anos)	*Eyes-test*, TFI, Torre de Hanói, WAIS-R, QEA	Déficits na ToM e desempenho superior no TFI e Torre de Hanói, entre os participantes com SA/AAF
Baron-Cohen e cols.	2001	15 meninos com SA (média 13,35 anos); dois grupos-controle {(n = 103; M = 63, F = 40, 12-13 anos)/ (n = 53; M = 26, F = 27, 6-12 anos)}	*Eyes-test*, TFI, WISC-R, Raven	Prejuízo no *eyes-test* e melhor desempenho no TFI, entre os participantes com SA. Não houve diferença entre gêneros, no grupo-controle, no TFI
Krajmer, Janosikova, Spajdel e Ostatnokova	2010	50 meninos com SA, divididos em grupos < 10 anos (média 8,32 anos) e > 10 anos (média 13,71 anos); 60 meninos grupo-controle	QE e QS, TFI e *eyes-test*	Déficit no QE em ambos os grupos com SA; maior grau de QS e escores mais baixos no *eyes-test* nos participantes SA > 10 anos; escores mais altos no TFI entre participantes com SA
Wakabayashi, Sasaki e Ogawa	2012	267 crianças ambos os sexos, escola fundamental (média 9,8 anos) e 102 estudantes universitários, ambos os sexos (média 20,7 anos)	*Eyes-test*, TFI, teste Tanaka de Inteligência	Escores mais altos no *eyes-test* entre as meninas; não houve diferença significativa entre gêneros no TFI. Houve efeito da idade
Brosnan, Daggar e Collomosse	2010	126 adultos ambos os sexos (média de 30,3 anos)	Testes de Rotação Mental, TFI	Melhor desempenho entre homens nos testes de rotação mental e TFI
Brosnan, Gwilliam e Walker	2012	13 meninos com SA (média 13,8 anos) e 13 meninos grupo-controle (média 14,7 anos)	Teste Frieberg de acuidade visual e contraste, teste das Figuras Encaixadas e TFI	Melhor desempenho do grupo com SA em todos os testes

AAF, autismo de alto funcionamento; SA, síndrome de Asperger; *Eyes-test*, teste da leitura da mente pelos olhos; TFI, teste de física intuitiva; WAIS-R, teste Weschler de inteligência para adultos; QEA, quociente de espectro autista; QE, quociente de empatia; QS, quociente de sistematização.

desse modo, um efeito do aprendizado formal e experiência (Wakabayashi, 2012). Brosnan, Daggar e Collomosse avaliaram adultos (n = 126), média de 30 anos, e encontraram significativo desempenho superior no TFI entre homens (Brosnan, 2010). O estudo de Pozzi diferencia-se dos demais por apresentar amostra normativa com maior número de participantes e mais variáveis (idade, tipo de escola, série escolar) (Pozzi, 2013).

Conforme anteriormente exposto, a Tabela 14.1 mostra um total de 6 artigos que utilizaram o TFI para avaliar sistematização: dois deles em indivíduos com desenvolvimento típico, já discutidos (Wakabayashi, 2012; Brosnan, 2010) e quatro em participantes com diagnóstico de SA/AAF. Dentre os estudos que envolveram pacientes com autismo, dois são de Baron-Cohen. No primeiro, Baron-Cohen, Wheelwright, Stone e Rutherford (1999) descrevem três casos de SA: um estudante universitário em Física, outro em Computação e um professor de Matemática, vencedor de prêmio equivalente ao Nobel, submetidos a um teste de psicologia intuitiva (versão modificada do teste de Ler a Mente pelos Olhos – *"reading the mind in the eyes test"* [Baron-Cohen, 1997]), ao teste de física intuitiva e a um teste de função executiva (a versão mais difícil da Torre de Hanói), além do teste de quociente de inteligência (QI). O objetivo era verificar dissociações de habilidades cognitivas. Todos os três casos demonstraram déficits na ToM (psicologia intuitiva), no entanto apresentaram resultados ótimos no teste de física intuitiva e na Torre de Hanói, além de um QI total acima de 130. Concluíram que ToM é independente do QI, da função executiva e do raciocínio sobre o mundo físico (Baron-Cohen, 1999).

No segundo estudo, Baron-Cohen e cols. (2001) testaram dois grupos de sujeitos: o primeiro era um grupo clínico composto por 15 meninos com SA em atendimento em uma escola especial para SA no Reino Unido, idade média de 13,3 anos, inteligência normal, submetidos ao teste de psicologia intuitiva (versão infantil adaptada do *"reading the mind in the eyes test"* [Baron-Cohen, 1997]) e ao teste de física intuitiva; e o segundo era grupo-controle composto por dois subgrupos – o primeiro compreendia 103 sujeitos de ambos os sexos, idade média de 12,6 anos, submetidos ao teste de física intuitiva (uma vez que o estudo-piloto demonstrou que abaixo de 12 anos o desempenho era pobre) e o segundo composto por 53 sujeitos, idades entre 6 e 12 anos, provenientes de escolas primária e secundária, escolhidos aleatoriamente submetidos ao teste de psicologia intuitiva. Resultados demonstraram prejuízo na psicologia intuitiva e superioridade em física intuitiva com forte correlação inversamente proporcional entre ambas no grupo clínico (SA) (Baron-Cohen, 2001).

Um estudo replicou o modelo desse segundo trabalho: Krajmer, Jánosíková, Spajdel e Ostatníková (2010) utilizaram, além do teste de física intuitiva e psicologia intuitiva, os quocientes de empatia e sistematização, em dois grupos: 50 sujeitos com SA, idades entre 6 e 18 anos, e 60 sujeitos no grupo-controle, pareados pela idade. Os resultados corroboraram os achados do estudo original anteriormente mencionado, com prejuízo na empatia e escores mais altos no TFI entre participantes com SA. Vale ressaltar que, apesar de o estudo original ter demonstrado resultado consistente apenas em indivíduos com mais de dez anos (Baron-Cohen, 2001), os autores eslovacos estudaram crianças com menos de dez anos (Krajmer, 2010).

E, por fim, um estudo da Universidade de Bath, Reino Unido, que utilizou o TFI, o teste das figuras encaixadas e de acuidade visual e observou que pacientes com SA superaram adolescentes do sexo masculino normais em todas as provas (Brosnan, 2012).

Outro estudo que parece oferecer sustentação à hipótese de que crianças com autismo demonstram entendimento superior no domínio da física é o de Binnie e Williams (2003), utilizando, porém, outros testes de cognição causal que envolviam resolução por mecanismos de psicologia e física intuitiva (testes de sequência de figuras, categorização e múltipla escolha) (Binnie, 2003).

Tratando-se de modelo teórico, de acordo com Stephen Hawking (1994), em "Uma Breve História do Tempo", "uma teoria é boa quando satisfaz dois requisitos: deve descrever com precisão um grande número de observações que estão na base do modelo, que pode conter um pequeno número de elementos arbitrários, e deve elaborar predições definidas sobre os resultados de observações futuras" (Hawking, 1994). Considerando esses princípios, a teoria ES engloba uma ampla proporção de comportamentos observados nos indivíduos com TEA, uma vez que avalia as dificuldades na comunicação social sob a ótica do déficit na empatia e os comportamentos repetitivos e interesses restritos pela sistematização. Ainda nessa linha de raciocínio, a teoria prediz o desempenho dos indivíduos com TEA em testes cognitivos relevantes, contudo é preciso considerar que teorias anteriores, como a ToM, a teoria da fraqueza da coerência central e a teoria da disfunção cognitiva, também explicam esses achados.

Embora o estudo de Pozzi (2013) tenha sido delineado de maneira muito semelhante ao original (Baron-Cohen, 2001) e aos demais estudos que utilizaram o TFI e o número de pacientes com SA/AAF tenha sido superior em relação à maioria deles, os resultados obtidos exigem uma interpretação diferenciada com questionamento de alguns aspectos em particular:

- Ainda que a teoria ES compreenda e explique a diversidade das manifestações do TEA e tenha sido explorada pelas mais variadas abordagens, por meio de instrumentos de medida de empatia e sistematização, o TFI não se mostrou um bom instrumento, pois apresentou baixa precisão e, portanto, não mensurou o construto a que se propôs;
- O conceito de física intuitiva compreenderia um nível de percepção e entendimento de causalidade física, e, segundo Leslie e Keeble, essas habilidades presentes na criança ocorrem de modo intuitivo, não necessitando de aprendizado formal (Leslie, 1987). Contudo, o que foi encontrado neste estudo é que há um efeito do aprendizado no desempenho no TFI;
- Enquanto a física intuitiva refere-se ao conhecimento da causalidade física, sistematização incorpora uma vasta ordem de sistemas (técnico, natural, abstrato, taxonômico, social etc.) e é definida pela capacidade de analisar e construir sistemas, com o objetivo de entender e predizer eventos. Em que medida esse construto representa sistematização, uma vez que o teste foi construído sobre uma base que envolve conhecimento de mecânica e observou-se forte correlação com o subteste de raciocínio mecânico da BPR, que se associa em parte ao conhecimento prático de mecânica e física mas também à inteligência fluida. Portanto, esta estaria implicada na resolução do teste;
- A despeito da diferença observada entre os gêneros, o TFI não discriminou grupo clínico (Pozzi, 2013).

É fato que na clínica se observam sinais e sintomas que envolvem déficit na empatia e tendência à sistematização, característicos do TEA. A teoria ES mostra-se interessante na medida que explica muitas dessas manifestações, também explicadas, porém, pelas teorias clássicas. No intuito de melhor avaliar sistematização nesses pacientes, sugerem-se novos testes, com propriedades psicométricas mais precisas e que permitam a replicação dos resultados.

CONCLUSÕES

O TEA é uma desordem do neurodesenvolvimento. O desenvolvimento cerebral precoce envolve um delicado balanço entre a especialização funcional de determinadas regiões, bem como a integração destas por meio de conexões. Interrupção, atraso ou alterações nesse processo podem resultar em problemas em níveis cognitivo, neurobiológico e comportamental. Assim, estágios precoces do desenvolvimento cerebral são cruciais e há evidências de que modificações neuropatológicas ocorrem antecipadamente neste processo. Da mesma maneira, padrões atípicos de comportamento podem prover um *feedback* errôneo para o cérebro, resultando em um dano neurológico secundário. Desse modo, experiências iniciais alteradas irão ocasionar um desenvolvimento anormal no TEA que pode resultar em alterações na poda com consequente formação e manutenção de conexões equivocadas. É possível que o padrão de conectividade estrutural seja diferente nos estágios precoces de desenvolvimento em pessoas com TEA (Kana, 2011).

Embora nos últimos 40 anos tenha se observado um grande progresso em todas as áreas de pesquisa em torno do TEA, e a velocidade das descobertas esteja em plena ascensão, muitas respostas ainda não explicam quais os mecanismos que contribuem para esse transtorno e suas consequências no funcionamento desses indivíduos. É preciso evitar a simplificação da abordagem e persistir na pesquisa para o melhor entendimento dos processos envolvidos enquanto se segue em frente, com os conhecimentos já aprendidos, na detecção precoce, na assistência e na terapêutica adequadas.

Bibliografia consultada

Acosta MT, Pearl PL. Imaging data in autism: from structure to malfunction. Semin Pediatr Neurol 2004; 11:205-213.

American Psychiatric Association. Manual Diagnóstico e Estatístico de Transtornos Mentais. DSM-5. Porto Alegre: Artmed, 2014.

American Psychiatry Association (APA). DSM-IV-TR – Manual Diagnóstico e Estatístico de Transtornos Mentais. Porto Alegre: Artmed, 2002.

Asperger H. "Autistic psychopathy" in childhood. In: Frith U. Autism and Asperger syndrome. Cambridge, UK: Cambridge University Press 1991; 37-92.

Baillargeon R, Spelke ES, Wassermann S. Object permanence in 5-month-old infant. Cognition 1985; 20:191-208.

Baillargeon R. Innate ideas revisited for a principle of persistence in infants' physical reasoning. Perspect Psychol Sci 2008; 3(1):2-13.

Baron-Cohen S, Belmonte MK. Autism: a window onto the development of the social and the analytic brain. Annu Rev Neurosci 2005; 28:109-126.

Baron-Cohen S, Bolton P, Wheelwright S et al. Autism occurs more often in families of physicists, engineers and mathematicians. Autism 1998; 2:296-301.

Baron-Cohen S, Hammer J. Is autism an extreme form of the "male brain"? Advances in Infancy Research. 1997; 11:193-217.

Baron-Cohen S, Jolliffe T, Mortimore C, Robertson M. Another advanced test of theory of mind: evidence from very high functioning adults with autism or Asperger syndrome. J Child Psychol Psychiatry. 1997; 38:813-822.

Baron-Cohen S, Leslie AM, Frith U. Does the autistic child have a theory of mind? Cognition 1985; 21:37-46.

Baron-Cohen S, Richler J, Bisarya D, Gurunathan N, Wheelwright S. The systemizing quotient: an investigation of adults with Asperger syndrome or high-functioning autism and normal sex differences. Philos Trans R Soc Lond B Biol Sci 2003; 358:361-374.

Baron-Cohen S, Wheelwright S, Spong A, Scahill V, Lawson J. Are intuitive physics and intuitive psychology independent? A test with children with Asperger Syndrome. J Dev Learn Disord 2001; 5:47-78.

Baron-Cohen S, Wheelwright S, Stone V, Rutherford M. A mathematician, a physicist, and a computer scientist with Asperger syndrome: performance on folk psychology and folk physics tests. Neurocase 1999; 5:475-483.

Baron-Cohen S, Wheelwright S, Stott C, Bolton P, Goodyer I. Is there a link between engineering and autism? Autism 1997; 1:153-163.

Baron-Cohen S, Wheelwright S. "Obsessions" in children with autism or Asperger syndrome: a content analysis in terms of core domains of cognition. Br J Psychiatry 1999; 175:484-490.

Baron-Cohen S, Wheelwright S. The empathy quotient: an investigations of adults with Asperger syndrome or high functioning autism, and normal sex differences. J Autism Dev Disord 2004; 34(2):163-175.

Baron-Cohen S. Are children with autism superior at folk physics? In: Wellman H, Inagaki K. The emergence of core domains of thought: children's reasoning about physycal, psychological and biological phenomena. New directions for Child Development Series. s.l.: Jossey-Bass Inc. 1997; 75:45-54.

Baron-Cohen S. Autism and Asperger syndrome. Oxford: Oxford University Press, 2008.

Baron-Cohen S. Diferença essencial: a verdade sobre o cérebro de homens e mulheres. Rio de Janeiro: Objetiva, 2004.

Baron-Cohen S. The extreme male brain theory of autism. Trends Cogn Sci. 2002; 6:248-254.

Binnie L, Williams J. Intuitive psychology and physics among children with autism and tipically developing children. Autism 2003; 7(2):173-193.

Brambilla P, Hardan AY, Nemi SU et al. The functional neuroanatomy of autism. Funct Neurol 2004; 19(1):9-17.

Brosnan M, Daggar R, Collomosse J. The relationship between systemising and mental rotation and the implications for the extreme male brain theory of autism. J Autism Dev Disord 2010; 40:1-7.

Brosnan M, Gwilliam L, Walker I. Brief report: the relationship between visual acuity, the embedded figures test and systemizing in autism spectrum disorders. J Autism Dev Disord 2012; 42:2491-2497.

Carey S. Conceptual change in childhood. Cambridge: Mass: Bradford Books MIT Press, 1985.

Center for Disease Control and Prevention (CDC). Prevalence of autism spectrum disorders – autism and developmental disabilities monitoring network, 14 sites, United States, 2008. MMWR Surveill Summ 2012; 61(3):1-19.

Conellan J, Baron-Cohen S, Wheelwright S, Batki A, Ahluwalia J. Sex differences in human neonatal social perception. Infant Behav Dev 2000; 23:113-118.

Courchesne E, Karns CM, Davis HR et al. Unusual brain growth patterns in early life of patients with autistic disorder. Neurol 2001; 57:245-254.

Courchesne E. Abnormal early brain development in autism. Mol Psychiatry 2002; 7:S21-S23.

Fitzgerald M. Did Ludwig Wittgenstein have Asperger's syndrome? Eur Child Adolesc Psychiatry 2000; 9:61-65.

Folstein S, Rutter M. Autism: familial aggregation and genetic implications. J Autism Dev Disord 1988; 18:3-30.

Fombonne E. Epidemiology of pervasive developmental disorders. Pediatr Res 2009; 65:591-598.

Fombonne E. The epidemiology of autism: a review. Psychol Med 1999; 29:769-786.

Frith U, Morton J, Leslie AM. The cognitive basis of a biological disorder. Autism 1991; 14(10):433-438.

Frith U. Autismo. Hacia una explicación del enigma. Madrid: Alianza Editorial, 2004.

Grandin T. Pensar con imágenes. Mi vida con el autismo. Barcelona: Alba Editorial, 2006.

Happé F, Frith U. The weak coherence account: detail-focused cognitive style in autism spectrum disorders. J Autism Dev Disord 2006; 36(1):5-25.

Happé F, Vital P. What aspects is autism predispose to talent? Philos Trans R Soc Lond B Biol Sci 2009; 362:1369-1375.

Happé F. Studying weak central coherence at low levels: children with autism do not succumb to visual illusions. A research note. J Child Psychol Psych 1996; 37(7):873-877.

Happé F. The role of age and verbal ability in the theory of mind task performance of subjects with autism. Child Dev. 1995; 66:843-855.

Happé F. Weschler IQQ profile and theory of mind in autism: a research note. J Child Psychol Psychiatry 1994; 35:1461-1471.

Hawking S. Uma breve história do tempo. 3 ed. Lisboa: Gradiva, 1994.

Heaton P, Wallace GL. Annotation: the savant syndrome. J Child Psychol Psychiatry 2004; 45(5):899-911.

Hermelin B. Bright splinters of the mind: a personal story of research with autistic savants. London: Jessica Kingsley Publishers, 2001.

Hespos SJ, van Marle K. Physics for infants: characterizing the origins of knowledge about objects, substances and number. Wiley Interdiscip Rev Cogn Sci 2012; 3(1):19-27.

Jolliffe T, Baron-Cohen S. Are people with autism or Asperger's syndrome faster than normal on the Embedded Figures Task? J Child Psychol Psychiatry 1997; 38:527-534.

Just MA, Cherkassky V, Keller T, Minshew N. Cortical activation and synchronization during sentence comprehension in high-functioning autism: evidence of underconnectivity. Brain 2004; 127: 1811-1821.

Just MA, Cherkassky VL, Keller TA, Kana RK, Minshew NJ. Functional and anatomical cortical underconnectivity in autism: evidence from an fMRI study of an executive function task and corpus callosum morphometry. Cereb Cortex 2007; 17:951-961.

Kaiser MK, McCloskey M, Proffitt DR. Development of intuitive theories of motion: curvilinear motion in the absence of external forces. Dev Psychol 1986; 22:67-71.

Kana RK, Libero LE, Moore MS. Disrupted cortical connectivity theory as an explanatory model for autism spectrum disorders. Phys Life Rev 2011; 8:410-437.

Kanner L. Autistic disturbances of affective contact. Nerv Child 1943; 2:217-250.

Klin A. Autismo e síndrome de Asperger. Rev Bras Psiquiatr 2006; 28(S):3-11.

Krajmer P, Jánosíková D, Spajdel M, Ostatníková D. Empathizing, systemizing, intuitive physics and folk psychology in boys with Asperger syndrome. Act Nerv Sup Rediviva 2010; 52(1):55-61.

Leslie A, Keeble S. Do six-months old infants perceive causality? Cognition 1987; 25:265-288.

Leslie AM. ToM, ToBy and Agency: core architeture and domain specificity. In: Hirschefeld LA e Gelman SA. Mapping the mind: domain specificity in cognition and culture. Cambridge: Cambridge University Press 1994; 169-200.

Lutchmaya S, Baron-Cohen S, Raggatt P. Foetal testosterone and eye contact in 12-month-old human infants. Infant Behav Dev 2002; 25:327-335.

Lutchmaya S, Baron-Cohen S. Human sex differences in social and non-social looking preferences, at 12 months of age. Infant Behav Dev 2002; 25:319-325.

Markram K, Markram H. The Intense World Theory – a unifying theory of the neurobiology of autism. Front Hum Neurosci 2010; 4:1-29.

Mendoza M. Versão infantil do teste "Ler a Mente nos Olhos" (*"reading the mind in the eyes" test*): um estudo de validade. Dissertação [Mestrado em Psicologia Clínica]. [Disponível em: http://www.teses.usp.br/teses/disponiveis/47/47133/tde-19032013-111216/]. São Paulo: Universidade de São Paulo, Instituto de Psicologia, 2012.

Muñoz-Yunta JA, Ortiz-Alonso T, Amo C et al. El síndrome de savant o idiot savant. Rev Neurol 2003; 36(S1):S157-S161.

Ozonoff S, Pennington BF, Rogers SJ. Executive functions deficits in high-functioning autistic individuals: relationship to Theory of Mind. J Child Psychol Psychiatry 1991; 32(7):1081-1105.

Ozonoff S, Rogers SJ, Pennington BF. Asperger's syndrome: evidence of an empirical distinction from high-functioning autism. J Child Psychol Psychiatry 1991; 32(7):1107-1122.

Pierce K, Eyler LT. Structural and functional brain development in ASD: the impact of early brain overgrowth and considerations for treatment. In: Fein D. The neuropsychology of autism. New York: Oxford University Press 2011; 407-450.

Pozzi CM. Física intuitiva: avaliação de desempenho em autistas de alto funcionamento. Tese [Doutorado em Psicologia Clínica]. [Disponível em: http://www.teses.usp.br/teses/disponiveis/47/47133/tde-31032014-14434]. São Paulo: Universidade de São Paulo, Instituto de Psicologia, 2013.

Ritvo ER, Jorde LB, Mason-Brothers A et al. The UCLA – University of Utah epidemiology survey of autism: recurrence risk estimates and genetic counseling. Am J Psychiatry 1989; 146:1032-1036.

Sacks O. Um antropólogo em Marte: sete histórias paradoxais. São Paulo: Companhia das Letras, 1995.

Sanders JL. Qualitative or quantitative differences between Asperger's disorder and autism? Historical considerations. J Autism Dev Disord 2009; 39:1560-1567.

Santos LR, Ericson BN, Hauser MD. Constraints on problem solving and inhibition: object retrieval in cotton-up tamarins. J Comp Psychol 1999; 113(2):186-193.

Shah A, Frith U. An islet of abiity in autistic children: a research note. J Child Psychol Psychiatry 1983; 24(4):613-620.

Shah A, Frith U. Why do autistic individuals show superior performance on the block design task? J Child Psychol Psychiatry 1993; 34(8):1351-1364.

Spelke ES, Phillips A, Woodward AL. Infants' knowledge of object motion and human action. In: Sperber D, Premack D, Premack AJ (ed.). Causal cognition: a multidisciplinary debate. Oxford: Clarendon Press 1995; 44-78.

Sperber D, Premack D, Premack A. Causal cognition: a multidisciplinary debate. Oxford: Oxford University Press, 1995.

Teive HAG, Silva GG, Munhoz RP. Wittgenstein, medicine and neuropsychiatry. Arq Neuropsiquiatr 2011; 69(4):714-716.

Wakabayashi A, Sasaki J, Ogawa Y. Sex differences in two fundamental cognitive domains. Empathizing and systemising in children and adults. J Individ Differ 2012; 33(1):24-34.

Wallace GL. Neuropsychological studies of savant skills: can they inform the neuroscience of giftedness? Roeper Rev 2008; 30:229-246.

Webb SJ, Sparks BF, Friedman SD et al. Cerebellar vermal volumes and behavoiral correlates in children with autism spectrum disorder. Psychiatry Res 2009; 172:61-67.

Wellman HM, Gelman SA. Cognitive development: foundational theories and core domains. Annu Rev Clin Psychol 1992; 43:337-375.

Wing L. Asperger's syndrome: a clinical account. Psychol Med 1981; 11(1):115-129.

15 CAPÍTULO

Cognição Social e Autismo

Melanie Mendoza

Com o intuito de determinar um perfil neuropsicológico mais preciso para os transtornos do espectro do autismo (TEA) que vá além dos critérios diagnósticos, são buscados modelos explicativos de déficits cognitivos e seus correlatos neurofuncionais que sintetizem os comportamentos observados nessas síndromes. Uma das hipóteses com maior aceitação no meio científico descreve que os indivíduos com autismo e síndrome de Asperger (SA), independentemente do nível intelectual, apresentam dificuldade em atribuir estados mentais e emoções a outros indivíduos, compreender diferentes perspectivas, colocar-se no lugar de outro indivíduo e responder adaptativamente a esse conhecimento. Esse conjunto de habilidades recebe a denominação de cognição social (CS), expressão que se refere às "operações mentais subjacentes às interações sociais, as quais incluem a habilidade humana de perceber as intenções e disposições de outros indivíduos e os processos cognitivos que dão subsídios aos comportamentos de responder aos outros" (Hallerbäck, 2012).

O modelo de mente, composta por módulos (estruturas do córtex) sendo a CS um conjunto de alguns módulos de processamento específico, está inserido na psicologia cognitiva, um campo científico que utiliza modelos da psicologia evolutiva, da primatologia e das neurociências para conhecer os processos da mente humana, a correlação entre cérebro e o comportamento e, por conseguinte, algumas psicopatologias. Nesse modelo, a mente humana – e as habilidades inerentes a ela – são um produto do processo de seleção darwiniana, ou seja, das pressões seletivas do ambiente sobre a variabilidade dos indivíduos, selecionando os mais adaptados e seus descendentes, exatamente como ocorreu com os demais animais e suas características. Parte das estruturas do sistema nervoso central e seus correlatos comportamentais foram selecionados porque forneceram soluções adaptativas para problemas surgidos durante a evolução da espécie, tais como busca de parceiros, alimentação e defesa (Tooby, 1859).

Embora não exista consenso de que as pressões mais relevantes na história evolutiva dos primatas, em especial os humanos, tenham sido relativas ao modo de vida gregário, esse modelo tem sido bastante aceito, com evidências de que habilidades de resolução de problemas de natureza social são relativamente independentes dos problemas ligados à lógica e à alimentação (Cosmides, 1994).

De acordo com Adolphs (2009), há boas razões para acreditar que estão presentes alguns módulos especializados em processar desafios relacionados com a vida social, pois nela existe um tipo de demanda com características singulares como, por exemplo, discriminar pessoas dentre elementos do ambiente e identificar sua intenção conosco; manter uma conduta adequada para amigos e estar vigilante a inimigos sem confundir um com o outro; antecipar-se ao comportamento de seus coespecíficos – seja de maneira competitiva ou cooperativa – e comportamento moral. Partindo desse pressuposto, o ambiente de adaptação evolutiva – em bandos com complexas trocas sociais – selecionou módulos especializados na detecção de violação de regras sociais, independentes do raciocínio lógico geral (Dennett, 1991; Cosmides, 1994, 2011; Barrett, 2010).

As habilidades para trocas sociais, por sua vez, permitiram a vida em grupos maiores, aumentando as chances de sobrevivência e sucesso reprodutivo: "Graças a esse poder, o *Homo sapiens* pode dominar grupos que não apresentassem tais recursos cognitivos com a mesma intensidade" (Caixeta, 2005). O filósofo da mente Daniel Dennett descreve esses produtos da evolução como processos mentais como múltiplos canais de circuitos especializados de processamento em série e em paralelo (Dennett, 1991), entre esses circuitos tendências inatas na interpretação do comportamento de outras entidades, "tratando-a como um agente racional que tem suas escolhas governadas por suas crenças e desejos" (Dennett, 1996).

As habilidades apresentadas pelos humanos, produto do longo processo de evolução, compõem um complexo conjunto de múltiplas habilidades que englobam os *inputs* das informações do ambiente, o processamento dessas informações (reconhecimento, hierarquização, compreensão e planejamento da ação posterior) e as respostas comportamentais (*outputs*) adequadas ao contexto. Aplicado aos TEA esse modelo seria capaz de explicar a dissociação entre a inteligência geral e capacidade de resolução de problemas abstratos (alta) e as habilidades interpessoais (baixa) encontrada em muitos pacientes, em especial aqueles com SA.

Ainda não está definido sobre em que nível o processamento das informações de natureza social está prejudicado nos TEA, e diferentes grupos de pesquisa utilizam de maneira intercambiável os termos percepção social, CS e teoria da mente (ToM – do inglês *theory of mind*), o que torna mais difícil a análise dos resultados. Neste capítulo serão analisados de maneira separada os componentes da CS, definida como "as operações mentais que subjazem as interações sociais – tanto a percepção quanto a resposta" (Hallerbäck, 2012). Um conjunto de habilidades cognitivas, portanto, que tem como objetivo "prover [o indivíduo com] mecanismos e explicações acerca dos processos do complexo fenômeno social" (Winkielman, 2009). De maneira didática, a CS engloba os processos – do menos complexo para o mais complexo – percepção social, ToM, empatia, conforme esquematizado na Figura 15.1.

Em nossa espécie observa-se um incremento das habilidades que compõem a CS na ontogênese. De acordo com Tomasello (2003), por volta dos 8 a 9 meses,

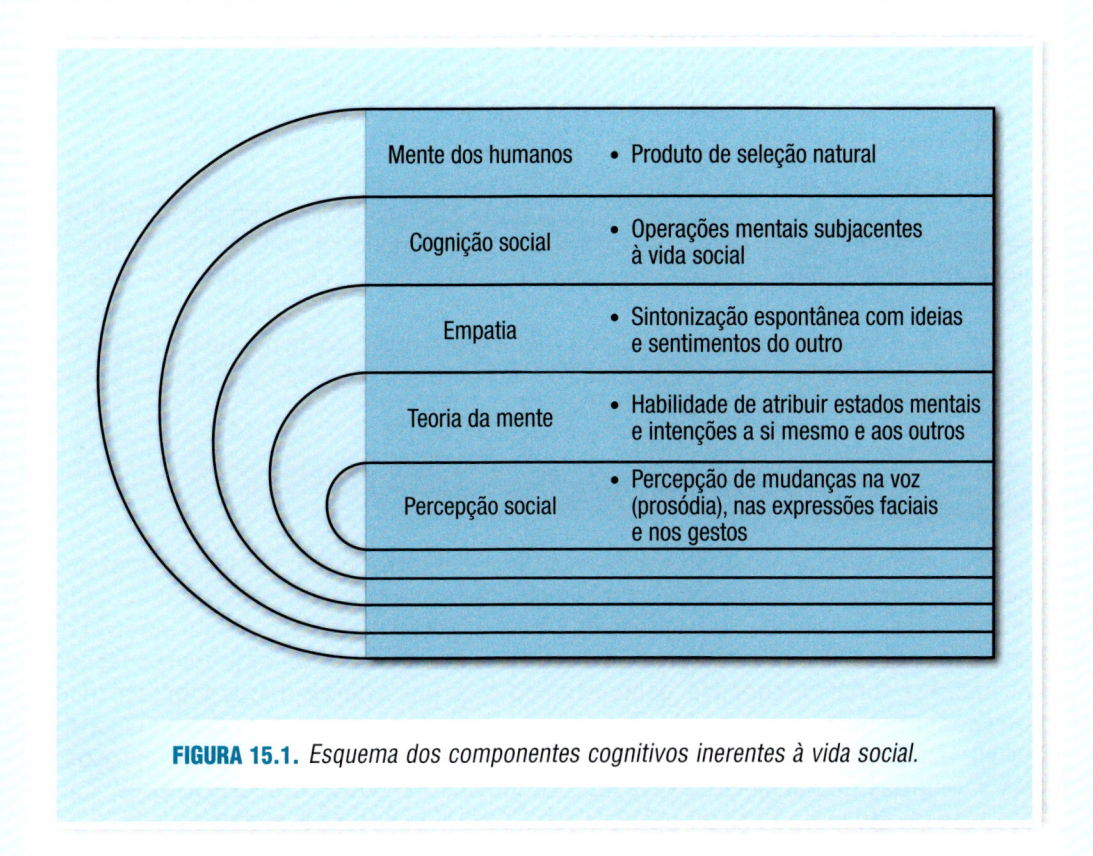

FIGURA 15.1. *Esquema dos componentes cognitivos inerentes à vida social.*

quando apresentam respostas de atenção conjunta[1], as crianças já são capazes de compreender que os outros são agentes com intencionalidade. Em outras palavras, ela percebe que os outros são "como eu". É ainda no primeiro ano de vida que a criança distingue ações de entidades que possuem intencionalidade – animais e pessoas – das ações de entidades que não a possuem – objetos e eventos da natureza (Dennett, 1987), havendo, assim, durante o período de desenvolvimento, um incremento gradual da ToM. É essa capacidade que oferece à criança a possibilidade de considerar o que as outras pessoas pensam e fazem, habilidade necessária em quase todas as situações sociais (Jou, 2014), especialmente naquelas em que são necessárias habilidades de empatia. Aos 12 meses o bebê já é capaz de compreender intenções e metas (Baron-Cohen, 1994; Premack, 2014) e espera que as outras pessoas expressem emoções e que elas sejam demonstradas de maneira consistente pelo tom de voz e pela expressão do rosto (Walker, 2014). Em torno dos 14 meses, as crianças começam a produzir e entender o "faz de conta" (Leslie, 1987). Aos 18 meses, demonstram inquietação com a tristeza alheia (Yirmiya, 2014). Aos 2 anos, o seu vocabulário inclui palavras que indicam estados mentais (Wellman, 2014). Aos 4 anos, uma criança compreende que outras pessoas podem ter falsas crenças (Wimmer, 2014). E por volta dos 7 anos, uma criança é capaz de compreender

---

[1] Atenção conjunta ou compartilhada é a habilidade de coordenar a atenção entre o parceiro social e o objeto de interesse de ambos.

que deve evitar dizer certas coisas para não ofender alguém (Baron-Cohen, 1999). Aos 8 ou 9 anos, o reconhecimento de faces nas crianças alcança o alto nível de complexidade adaptativa característico da espécie (Pimperton, 2014), como o reconhecimento de expressões mistas ou simuladas.

Nos indivíduos com TEA observa-se um marcante atraso nos marcos do desenvolvimento da CS, como ausência nas respostas de atenção compartilhada, verbalizações inadequadas em idades mais avançadas, ingenuidade nas relação com pares e imaginação mais pobre quando comparada com crianças da mesma idade. Além disso, existe uma diferença qualitativa. Quando apresentam as habilidades de CS o processamento da informação se dá de maneira não automática e explícita, ao contrário do que ocorre no desenvolvimento normal, em que o processamento da informação de natureza social é automático e implícito.

PERCEPÇÃO SOCIAL

Percepção social é a habilidade de reconhecer e atribuir significado às informações provenientes do meio social. Estão englobadas nessas habilidades a percepção de mudanças no tom de voz (prosódia) e as expressões faciais, sendo que estas têm sido objeto de extensa pesquisa desde o século XIX. As expressões faciais de emoções foram estudadas pela primeira vez por Charles Darwin em 1872 e descritas na obra intitulada "As Expressões dos Homens e dos Animais" (Darwin, 2003). Um dos modelos teóricos mais utilizados até o presente postula que existem categorias de emoções básicas ou, em outras palavras, afetos primários, que independem de aprendizagem cultural para serem expressas e reconhecidas[2]. Com Ekman e Izard – entre o final dos anos 1960 e início de 1970 – e seus estudos transculturais é demonstrada a universalidade na interpretação das expressões e, posteriormente, desenvolvidas medidas objetivas quanto ao reconhecimento das expressões (Ekman, 2014).

Muito embora os estudos citados tivessem por objetivo buscar universais culturais, as fotografias produzidas por Paul Ekman e cols. foram utilizadas em ao menos dois trabalhos em populações com TEA e indicaram que o processamento cognitivo de expressões/emoções se dá de modo diferente nesses indivíduos. Em trabalho de Hobson e cols., os pesquisadores encontraram prejuízos na forma como indivíduos com TEA percebem a emoção no rosto das pessoas. O grupo com TEA, contudo, foi superior na capacidade de reconhecer rostos invertidos, sugerindo que a anormalidade na percepção social não pode ser concebida apenas como uma dificuldade, mas como um processamento de outra ordem (Hobson, 2014).

Em outra pesquisa com 53 pais de crianças com diagnóstico de TEA e 20 pais de crianças com desenvolvimento normal, os pais do grupo experimental foram significativamente piores em relação ao reconhecimento de emoções pela região dos olhos (Adolphs, 2008). Esse trabalho demonstra o caráter hereditário e biológico das habilidades de CS, concluindo de maneira empírica que o processamento de informações do meio social é uma característica neurobiológica, assim como inteligência geral e características da personalidade, por exemplo.

---

[2] As emoções são um tipo específico de avaliação automática, fruto de seleção onto e filogenética; nessas situações o indivíduo sente que algo importante para o seu bem-estar está ocorrendo em um conjunto de mudanças fisiológicas.

Menos frequentes, modelos que avaliaram outras modalidades de percepção nos TEA, como prosódia e postura corporal (Golan, 2014) também encontraram pior desempenho no grupo TEA, indicando que os prejuízos são multimodais.

Baron-Cohen, um dos principais pesquisadores e teóricos em CS, desenvolveu um instrumento de medida de percepção social para o estudo dos TEA que, diferentemente das fotografias de Ekman, representa estados mentais e emoções mais complexas, e, em que pese a carência de estudos psicométricos acerca desse instrumento e de suas formas posteriores, tem sido amplamente usado até o momento em populações clínicas variadas e na identificação das regiões corticais envolvidas no processamento da percepção e diferenças entre os sexos, para citar alguns exemplos. O autor verificou que os indivíduos diagnosticados com SA tiveram mais dificuldade em reconhecer expressões faciais em fotografias de região dos olhos do que os indivíduos normais em um instrumento denominado *"reading the mind in the eyes"* (*eyes-test*). A versão original desse teste apresenta 25 fotografias de região de olhos, e pede-se que o participante escolha entre os itens que nomeiam estados mentais complexos. Esse teste tem sido utilizado até os dias de hoje como uma medida da capacidade de atribuir estados mentais nos TEA e em diversas patologias.

Em 2001 foi publicada uma nova versão do teste, com 36 itens e quatro alternativas de resposta para cada item. Estudos clínicos utilizando *eyes-test*, em sua maioria, incluem indivíduos com TEA (Holt, 2014). Posteriormente foi apresentada uma versão para crianças do *eyes-test*, composto por 25 itens selecionados do *eyes-test* e três fotografias adicionais (itens 1, 2 e 28) (Baron-Cohen, 2012) para avaliar duas habilidades independentes que mais tarde dariam lugar ao modelo da empatia-sistematização (ES): psicologia intuitiva (*folk psychology*) e física intuitiva (*folk physics*) em crianças com SA. Os resultados apresentados nesse artigo indicavam que os prejuízos de percepção social não eram um modelo abrangente o suficiente, e esse modelo foi chamado mais tarde de empatia-sistematização que será abordado mais adiante.

O comparativo entre os grupos clínicos e normais utilizando o *eyes-test* e sua versão infantil tem demonstrado diferenças variáveis, mas significativas entre os grupos, sendo o grupo clínico com menores médias (ver, por exemplo, Golan [2014]). No entanto, as diferenças numéricas têm sido pequenas e há uma considerável sobreposição da distribuição dos escores entre o grupo-controle e o clínico (Hallerbäck, 2012). No Brasil, dois estudos com resultados diferentes apresentam contradições para percepção percepção social com instrumentos diferentes: crianças autistas tiveram um desempenho significativamente inferior a crianças normais na atribuição de estados mentais a partir de expressões de alegria, tristeza, raiva e surpresa em figuras de um jogo (Assumpção Júnior, 2014), mas crianças com SA não pontuaram de maneira diferente em relação ao grupo normal no *eyes-test* (Mendoza, 2012).

TEORIA DA MENTE

A ToM "envolve a habilidade de atribuir estados mentais independentes para si mesmo e para os outros com o objetivo de explicar e prever comportamentos" (Hallerbäck, 2012). Refere-se à habilidade de deduzir intuitivamente as causas das ações de agentes intencionais e também é chamada de psicologia intuitiva (*folk psychology*). Leslie (2011) define ToM como a habilidade de elaborar uma teoria implícita e não formal acerca do comportamento dos outros e fazer predições apoiando-se no que se sabe sobre suas crenças e desejos, no lugar de dados da realidade objetiva. Uma vez que a elaboração de uma ToM adequada depende da percepção de pistas sociais como tom de voz e expressões faciais, o estudo dos processos relacionados com esses comportamentos tem sido denominado medidas de ToM, mas é preciso alguma cautela ao se assumir que ambos são equivalentes, sendo mais adequado descrever que a primeira está inserida na segunda.

O termo ToM foi utilizado inicialmente na primatologia por Premack e Woodruff em 1978. Esses autores colocaram um chimpanzé diante de vídeo de um ator desafiado por situações-problema e, após assistir o vídeo, o animal deveria escolher uma dentre uma série de fotografias. Em um número expressivo de vezes o animal selecionou como resposta fotografias com as opções corretas. Os autores concluíram que o sujeito compreendeu: (a) que o vídeo apresentava uma situação-problema, (b) a intenção do ator e (c) as alternativas compatíveis com essa intenção (Premack, 2014). O estudo de primatas, especialmente chimpanzés, constitui um dos modelos de pesquisa em ToM como uma variável independente da linguagem, já que nos seres humanos a atribuição de estados mentais e intencionalidade é, no desenvolvimento normal, pareado com informações linguísticas.

Dados de pesquisa, tanto em ambientes naturalísticos quanto de laboratório, tem sido convergentes no sentido de indicar que primatas não humanos são capazes de perceber as motivações do outro indivíduo, perceber o seu campo de visão e perceber intencionalidade em uma ação, mas ainda não existem evidências de reconhecimento de falsa crença entre primatas – não são capazes de perceber uma falsa crença ou uma "crença sobre uma crença", transportando-se para o ponto de vista de outra pessoa –, e por isso não se atribui a essas espécies habilidades de ToM (Call, 2008). Ao contrário do *eyes-test*, os testes de falsa crença são considerados um teste mais completo de ToM, pois não medem apenas a percepção social, mas a habilidade do indivíduo de se colocar no lugar do outro, tomando a sua perspectiva.

O primeiro trabalho publicado a associar ToM e TEA é de 1985. Nele os autores testaram o paradigma dos jogos de bonecos de Wimmer e Perner (2014) em um grupo de crianças normais, um grupo de crianças com síndrome de Down e um grupo de crianças com TEA. Nesse modelo experimental os pesquisadores representam, utilizando bonecos, uma sequência de eventos em que o participante deveria assumir a perspectiva de um dos personagens para responder adequadamente sobre "o que ele sabe" e não sobre a realidade objetiva. Crianças autistas pequenas falham nessa tarefa, enquanto crianças normais da mesma idade e com síndrome de Down respondem corretamente (Baron-Cohen, 1985). Esse trabalho é considerado pioneiro e o seu modelo experimental continua a ser utilizado, pois conseguiu resultados que mostravam a dissociação, nos TEA, entre raciocínio lógico e processamento de informações de natureza social.

À dificuldade de compreender que outros indivíduos podem ter uma perspectiva diferente da realidade objetiva foi dado o nome de cegueiramental (MB, sigla para o termo em inglês *mindblindness*). A MB é definida como dificuldade na elaboração de uma ToM e na atribuição de estados mentais (percepção social) a outras pessoas. Até o momento ela é considerada uma das principais teorias explicativas primárias para os déficits sociocomunicativos nos TEA.

De acordo com Baron-Cohen, teórico da MB (Baron-Cohen, 2011), há muitos argumentos favoráveis:

"Primeiro, ela explica as dificuldades em comunicação no autismo e na síndrome de Asperger, incluindo os prejuízos em pragmática. Segundo, a cegueira-mental é universal e aplica-se a todos os indivíduos do espectro do autismo. Terceiro lugar, exames de neuroimagem funcional identificaram algumas áreas do cérebro fundamentais ao comportamento pró-social (...) Em quarto, atrasos no desenvolvimento de precursores de ToM (como atenção partilhada e faz de conta) tem se provado fortes precursores do diagnóstico de autismo."

Em vez de uma completa falta de ToM, a meta-análise sugere que muitos indivíduos com TEA podem desenvolver uma capacidade elaboração de uma ToM explícita rudimentar, embora muito atrasada no desenvolvimento (Happé, 2012). Essa capacidade de ToM explícita desenvolvida em idades posteriores pode mascarar os verdadeiros déficits na compreensão e na atribuição de estados mentais, uma vez que nos indivíduos normais esse processo ocorre de maneira automática ou implícita (Senju, 2014). No nível neurobiológico, essa demora no desenvolvimento de uma ToM e a diferença de grau de elaboração é compatível com os achados de que outras regiões do córtex assumem funções de CS, embora os achados não sejam uniformes (Holt, 2014).

EMPATIA

Outro aspecto da cognição social útil para a compreensão dos TEA é a empatia. Ao contrário da percepção social, a empatia engloba a modalidade da resposta comportamental e está presente em um segundo modelo cognitivo para o autismo, decorrente da teoria MB. Ela propõe que dois traços, duas habilidades envolvidas na compreensão de causalidades – empatia e sistematização –, estão presentes em toda a população e explicam não apenas a diferença nos graus de autismo, mas também a variação em desempenho, dependendo da natureza da tarefa, na população normal (Baron-Cohen, 2014). A teoria ES utiliza uma das características marcantes dos TEA, os interesses restritos, que, em muitos casos, tornam-se "ilhas de habilidades": de maneira sucinta, essa teoria afirma que indivíduos com autismo mantêm intactas, ou mesmo superiores, habilidades de sistematização, mas apresentam deficiências em empatia.

De acordo com esse modelo, sistematização é definida como "um impulso de compreender e construir um sistema" – este sendo definido "como tudo o que possa ser governado por regras que especificam a relação entre dado de entrada-operação--resultado" (Baron-Cohen, 2012). O modelo ES explica as falhas em empatia, repousando seu modelo em parte na teoria MB e em parte na teoria afetiva de Hobson, uma vez que essa segunda preconiza a resposta emocional adequada em relação ao outro, por isso os autores a consideram mais abrangente do que a ToM.

O modelo ES também tem por objetivo explicar algumas diferenças cognitivas encontradas entre os sexos: mulheres atingiriam melhor desempenho em tarefas que exigem empatia, tais como reconhecimento de emoções, enquanto homens seriam mais sistematizadores, com maiores habilidades em tarefas visuomotoras e raciocínio espacial (Voyer, 2014). Pela perspectiva da psicologia evolucionista, a diferença de desempenho nas habilidades reflete a seleção ocasionada pela necessidade de divisão das tarefas na história evolutiva humana, com fêmeas cuidando predominantemente da prole e machos caçando (Goldenfeld, 2005). Nos TEA, por sua vez, haveria uma diferença de grau em relação à média da população do sexo masculino, sendo esse modelo também chamado de cérebro "extremamente masculino" (*extreme male brain*) (Baron-Cohen, 2002).

Entre as evidências que sustentam esse modelo teórico estão: aos 12 meses meninas mantêm mais contato visual que meninos e crianças com SA mantêm menos contato visual do que meninos normais (Lai, 2014); no testes de *faux pas*[3] meninas acertam mais precocemente os itens do que os meninos, e estes mais precocemente que crianças com SA (Baron-Cohen, 2014). No que se refere à sistematização, nem sempre a mesma tendência se mantém, e pessoas com SA atingem os mesmos escores que a população masculina em geral (Baron-Cohen, 2012). No estudo de 2001, em que foi apresentado o *eyes-C*, no entanto, foi encontrado um melhor desempenho de crianças com SA nos teste de "física intuitiva" (*folk physics*) (Baron-Cohen, 2012).

CONCLUSÕES

As teorias de déficit de CS para o autismo são elaboradas dentro de um *corpus* teórico que une de maneira elegante o neurodesenvolvimento, a prática clínica e a psicologia cognitiva, tornando esse conhecimento acessível aos clínicos e auxiliando na compreensão dos indivíduos com TEA. Até o momento essa teoria parece a mais próxima para um fenótipo comportamental para esse grupo. Persiste, no entanto, a tentativa de sintetizar os déficits do TEA em um único aspecto cognitivo, um componente da CS, o que cria enormes desafios metodológicos. Do ponto de vista de traço psicológico mensurável por meio de um arranjo experimental, percepção social, ToM e empatia no nível da resposta comportamental são indissociáveis de outros os aspectos relevantes da vida social. Dada a complexidade nas trocas nas relações interpessoais, o desempenho em testes e no ambiente natural engloba também as funções cognitivas superiores – linguagem, planejamento, memória, flexibilidade mental, controle inibitório. Um segundo desafio se refere às próprias características do grupo TEA, um grupo de indivíduos com características heterogêneas e etiologias múltiplas.

Outro aspecto relevante é o de que os instrumentos para as medidas de habilidades de CS carecem de dados psicométricos mais significantes, e os resultados dos estudos ainda estão longe de propor uma abordagem para o diagnóstico além dos testes que medem as diversas modalidades comportamentais ou dos questionários de rastreio de sintomas.

Um longo caminho ainda precisa ser percorrido até que possamos compreender os caminhos da informação no cérebro autista, mas é o modelo de déficit de CS que tem se aproximado mais do que qualquer outro na explicação dos prejuízos, auxiliando famílias e clínicos a compreender o mundo interno das pessoas com TEA e a compor planos de tratamento mais eficazes.

---

[3]Testes de *faux pas* buscam medir a capacidade do indivíduo em perceber e julgar corretamente gafes sociais.

Bibliografia consultada

Adolphs R, Spezio ML, Parlier M, Hill C, Carolina N. Report distinct face-processing strategies in parents of autistic children. Curr Biol 2008; (Table 1):1090-1093.

Adolphs R. NIH Public Access 2009;693-716.

Assumpção Júnior FB, Sprovieri MH, Kuczynski E, Farinha V. Facial recognition and autism. Arq Neuropsiquiatr [Internet]. 1999 Dec [cited 2014 Nov 30]; 57(4):944-949. Available from: http://www.ncbi.nlm.nih.gov/pubmed/10683684.

Baron-Cohen S, Belmonte MK. Autism: a window onto the development of the social and the analytic brain. Annu Rev Neurosci [Internet]. 2005 Jan [cited 2014 Oct 16]; 28:109-126. Available from: http://www.ncbi.nlm.nih.gov/pubmed/16033325.

Baron-Cohen S, Leslie AM, Frith U. Does the autistic child have a "theory of mind"? Cognition [Internet]. 1985; 21(1):37-46. Available from: http://www.ncbi.nlm.nih.gov/pubmed/9775957.

Baron-Cohen S, O'Riordan M, Stone V, Jones R, Plaisted K. Recognition of faux pas by normally developing children and children with Asperger syndrome or high-functioning autism. J Autism Dev Disord [Internet]. 1999 Oct [cited 2014 Dec 1]; 29(5):407-418. Available from: http://www.ncbi.nlm.nih.gov/pubmed/10587887.

Baron-Cohen S, Richler J, Bisarya D, Gurunathan N, Wheelwright S. The systemizing quotient: an investigation of adults with Asperger syndrome or high-functioning autism, and normal sex differences. Philos Trans R Soc Lond B Biol Sci [Internet]. 2003 Feb 28 [cited 2012 Mar 19]; 358(1430):36-374. Available from: http://www.pubmedcentral.nih.gov/articlerender.fcgi?artid=1693117&tool=pmcentrez&rendertype=abstract.

Baron-cohen S, Riordan MO, Stone V, Jones R, Plaisted K. A new test of social sensitivity: detection of faux pas in normal children and children with Asperger syndrome: Autism 1999; 407-418.

Baron-Cohen S, Wheelwright S, Spong A, Scahill V, Lawson J. Are intuitive physics and intuitive psychology independent? A test with children with Asperger Syndrome. J Dev Learn Disord [Internet]. 2001 [cited 2012 Feb 22]; 5(1):47-78. Available from: http://autismresearchcentre.com/docs/papers/2001_BCetal_kidseyes.pdf.

Baron-Cohen S. Autism: the empathizing-systemizing (E-S) theory. Ann N Y Acad Sci [Internet]. 2009 Mar [cited 2011 Jun 12]; 1156:68-80. Available from: http://www.ncbi.nlm.nih.gov/pubmed/19338503.

Baron-Cohen S. Empathizing, systemizing, and the extreme male brain theory of autism. Prog Brain Res [Internet]. 2010 Jan [cited 2012 Mar 10]; 186:167-175. Available from: http://www.ncbi.nlm.nih.gov/pubmed/21094892.

Baron-Cohen S. How to build a baby that can read minds: Cognitive mechanisms in mindreading. Cah Psychol Cogn Psychol Cogn 1994; 13(5):513-552.

Baron-Cohen S. The extreme male brain theory of autism. Trends Cogn Sci [Internet]. 2002 Jun 1; 6(6):248–54. Available from: http://www.ncbi.nlm.nih.gov/pubmed/21094892.

Barrett HC, Cosmides L, Tooby J. Coevolution of cooperation, causal cognition and mindreading. Commun Integr Biol 2010; 3(6):522-524.

Caixeta M, Caixeta L. Teoria da mente: aspectos psicológicos, neurológicos, neuropsicológicos e psiquiátricos. Campinas: Átomo, 2005.

Call J, Tomasello M. Does the chimpanzee have a theory of mind? 30 years later. Trends in Cognitive Sciences 2008; 187-192.

Cosmides L, Barrett HC, Tooby J. Colloquium paper: adaptive specializations, social exchange, and the evolution of human intelligence. Proc Natl Acad Sci U S A [Internet]. 2010 May 11 [cited 2011 Jun 11]; 107(Suppl):9007-9014. Available from: http://www.pubmedcentral.nih.gov/articlerender.fcgi?artid=3024027&tool=pmcentrez&rendertype=abstract.

Cosmides L, Tooby J. Origins of domain-specificity: the evolution of functional organization. In: Hirschfeld L, Gelman S (Eds.). Mapping the mind: domain-specificity in cognition. Cambridge: Cambridge University Press 1994; 85-116.

Darwin C. A expressão nos homens e nos animais. São Paulo: Companhia das Letras, 2003.

Dennett DC. Darwin's dangerous idea. New York: Touchstone Book, 1996.

Dennett DC. The architecture of the human mind. Consciousness explained. Back Bay B. New York: Back Bay Books 1991; 253-282.

Dennett DC. The Intentional Stance. Cambridge: MIT Press/Bradford Books, 1987.

Ekman P, Sorenson ER, Friesen W V. Pan-cultural elements in facial displays of emotion. Science [Internet]. 1969 Apr 4 [cited 2014 Nov 30]; 164(3875):86-88. Available from: http://www.ncbi.nlm.nih.gov/pubmed/5773719.

Golan O, Baron-Cohen S, Hill JJ, Rutherford MD. The "reading the mind in the voice" test-revised: a study of complex emotion recognition in adults with and without autism spectrum conditions. J Autism Dev Disord [Internet]. 2007 Jul [cited 2014 Nov 29]; 37(6):1096-1106. Available from: http://www.ncbi.nlm.nih.gov/pubmed/17072749.

Goldenfeld N, Baron-Cohen S, Wheelwright S. Empathizing and systemizing in males, females and autism. Clin Neuropsychiatry 2005; 1-8.

Hallerbäck MU, Lugnegård T, Hjärthag F, Gillberg C. The reading the mind in the eyes test: test-retest reliability of a Swedish version. Cogn Neuropsychiatry [Internet]. 2009 Mar [cited 2012 May 6]; 14(2):127-143. Available from: http://www.tandfonline.com/doi/abs/10.1080/13546800902901518.

Happé F. The role of age and verbal ability in the theory of mind task performance of subjects with autism. Child Dev [Internet]. 1995 [cited 2012 May 6]; 66:843-855. Available from: http://onlinelibrary.wiley.com/doi/10.1111/j.1467-8624.1995.tb00909.x/abstract.

Hobson RP, Ouston J, Lee A. What's in a face? The case of autism. Br J Psychol [Internet]. 1988 Nov [cited 2014 Nov 30]; 79 (Pt 4):441-453. Available from: http://www.ncbi.nlm.nih.gov/pubmed/3208000.

Holt RJ, Chura LR, Lai M-Cet al. "Reading the mind in the eyes": an fMRI study of adolescents with autism and their siblings. Psychol Med [Internet]. 2014 Nov [cited 2014 Nov 17]; 44(15):3215-3227. Available from: http://www.ncbi.nlm.nih.gov/pubmed/25065819.

Jou GI, Sperb TM. Teoria da Mente: diferentes abordagens. Psicol Reflexão e Crítica [Internet]. PRC; 1999 [cited 2014 Nov 30]; 12(2):287-306. Available from: http://www.scielo.br/scielo.php?script=sci_arttext&pid=S0102-79721999000200004&lng=en&nrm=iso&tlng=pt.

Lai M-C, Lombardo MV, Pasco G et al. A behavioral comparison of male and female adults with high functioning autism spectrum conditions. PLoS One [Internet]. 2011 Jan [cited 2014 Aug 7]; 6(6): e20835. Available from: http://www.pubmedcentral.nih.gov/articlerender.fcgi?artid=3113855&tool=pmcentrez&rendertype=abstract.

Leslie AM, Friedman O, German TP. Core mechanisms in "theory of mind". Trends Cogn Sci [Internet]. 2004 Dec [cited 2011 Jun 16]; 8(12):528-533. Available from: http://www.ncbi.nlm.nih.gov/pubmed/15556021.

Leslie AM. Pretense and representation: the origins of "theory of mind." Psychol Rev 1987; 94(4):412-426.

Mendoza M. Versão infantil do teste "Ler a Mente nos Olhos" ("reading the mind in the eyes" test): um estudo de validade. Universidade de São Paulo, 2012.

Pimperton H, Pellicano E, Jeffery L, Rhodes G. The role of higher level adaptive coding mechanisms in the development of face recognition. J Exp Child Psychol [Internet]. 2009 Oct [cited 2014 Nov 30]; 104(2):229-238. Available from: http://www.ncbi.nlm.nih.gov/pubmed/19552918.

Premack D, Woodruff G. Does the chimpanzee have a theory of mind? Behav Brain Sci [Internet]. Cambridge University Press; 2010 Feb 4 [cited 2014 Nov 5]; 1(04):515. Available from: http://journals.cambridge.org/abstract_S0140525X00076512.

Premack D. The infant's theory of self-propelled objects. Cognition [Internet]. 1990 Jul [cited 2014 Nov 30]; 36(1):1-16. Available from: http://www.ncbi.nlm.nih.gov/pubmed/2383967.

Senju A, Southgate V, Miura Y et al. Absence of spontaneous action anticipation by false belief attribution in children with autism spectrum disorder. Dev Psychopathol [Internet]. 2010 May [cited 2014 Nov 30]; 22(2):353-360. Available from: http://www.ncbi.nlm.nih.gov/pubmed/20423546.

Tomasello M. Atenção conjunta e aprendizagem cultural. In: Tomasello M (ed.). Origens culturais da aquisição do conhecimento humano. São Paulo: Martins Fontes 2003; 77-129.

Tooby J, Cosmides L. Conceptual foundations of evolutionary psychology. Soc Sci 1859; 5-67.

Voyer D, Voyer S, Bryden MP. Magnitude of sex differences in spatial abilities: a meta-analysis and consideration of critical variables. Psychol Bull [Internet]. 1995 Mar [cited 2014 Dec 1]; 117(2):250-270. Available from: http://www.ncbi.nlm.nih.gov/pubmed/7724690.

Walker AS. Intermodal perception of expressive behaviors by human infants. J Exp Child Psychol [Internet]. 1982 Jun [cited 2014 Nov 30]; 33(3):514-535. Available from: http://www.ncbi.nlm.nih.gov/pubmed/7097157.

Wellman HM, Bartsch K. Young children's reasoning about beliefs. Cognition [Internet]. 1988 Dec [cited 2014 Nov 30]; 30(3):239-277. Available from: http://www.ncbi.nlm.nih.gov/pubmed/3215003.

Wimmer H, Perner J. Beliefs about beliefs: representation and constraining function of wrong beliefs in young children's understanding of deception. Cognition [Internet]. 1983 Jan [cited 2014 Nov 30]; 13(1):103-128. Available from: http://www.ncbi.nlm.nih.gov/pubmed/6681741.

Winkielman P, Schooler J. Unconscious, conscious, and meta-conscious in social cognition. In: Strack F, Förster J (eds.). Social cognition: the basis of human interaction. Philadelphia: Psychology Press 2009; 203-236.

Yirmiya N, Sigman MD, Kasari C, Mundy P. Empathy and cognition in high-functioning children with autism. Child Dev [Internet]. 1992 Mar [cited 2014 Nov 30]; 63(1):150-160. Available from: http://www.ncbi.nlm.nih.gov/pubmed/1551323.

16 CAPÍTULO Hiperlexia, Autismo Infantil e a Natureza do Processamento da Leitura de Palavras Isoladas[1]

Marcia Gabriel da Silva Rego
Maria Alice de Mattos Pimenta Parente

INTRODUÇÃO

A linguagem humana pode ser manifestada tanto na forma oral quanto na gráfica. Contudo, a adequada aquisição da linguagem oral, que tem sua representação na escrita, é fundamental para o aprendizado da leitura. Por isso, é frequente observarmos uma associação entre atraso no desenvolvimento da linguagem oral e dificuldades no processo de alfabetização. Todavia, há crianças que manifestam o fenômeno contrário, ou seja, embora tenham iniciado a linguagem oral um pouco mais tarde do que o esperado para a idade, a aquisição da leitura deu-se espontânea e precocemente. Esse fenômeno, denominado *hiperlexia*, pode ser encontrado em crianças com diagnóstico de autismo, colorindo um pouco mais a sintomatologia deste quadro psicopatológico.

Definida como aquisição espontânea e precoce da leitura em crianças com dificuldade e/ou atraso de outras habilidades cognitivas, a *hiperlexia* é uma questão polêmica. O estudo desse fenômeno intriga profissionais e cientistas interessados na natureza dos processamentos cognitivos da leitura, principalmente quando relacionados aos quadros autísticos. As pesquisas a respeito desse tema em autistas têm mostrado resultados contraditórios, o que aguça o interesse dos estudiosos e a curiosidade dos leigos.

Movidos pelo interesse em compreender um pouco melhor a hiperlexia em autistas, procuramos estudá-la com base na teoria de processamento da informação que postula a existência de duas vias distintas para a leitura – uma que analisa a palavra em suas unidades lexicais e outra em unidades sublexicais (Patterson, Marshal e Coltheart, 1985; Shallice, 1988; Lecours, Delgado e Pimenta, 1993).

---

[1]Adaptado de Rego MGS. Hiperlexia: uma análise cognitiva em síndrome de Asperger. São Paulo, 1999. Dissertação (Mestrado). Neurociências e Comportamento do Instituto de Psicologia da Universidade de São Paulo.

A fim de compartilharmos um pouco dos conhecimentos adquiridos ao longo desta pesquisa, iniciaremos este capítulo percorrendo os estudos clássicos sobre o diagnóstico de autismo para, em seguida, abordarmos a hiperlexia e, finalmente, tratarmos da natureza do processamento da leitura de palavras isoladas em sujeitos autistas hiperléxicos.

Autismo

O autismo também tem sido motivo de discussões controversas que remetem a questionamentos, principalmente quando o objeto da polêmica refere-se à díade etiologia e nomenclatura.

Na década de 1940, Leo Kanner descreveu uma doença específica à qual denominou *"inborn autistic disturbances of affective contact"* (1973), que, segundo o autor, caracterizava-se por um conjunto de sintomas: "autismo extremo, obsessividade, estereotipia e ecolalia" (1973). Tais sintomas em muito se assemelhavam aos da linha de base da esquizofrenia infantil, todavia o quadro clínico apresentado nesta última difere do autismo em todas as outras instâncias conhecidas. A precocidade, os distúrbios linguísticos e motores, a evolução e as perturbações afetivas com o meio são características sintomatológicas fundamentais no autismo.

Curiosamente, um ano depois, Hans Asperger (Asperger, 1944, *apud* Frith, 1994) redigiu um artigo denominado "Psicopatia Autística", no qual descreveu crianças com sintomas muito parecidos com os apresentados pelos pacientes de Kanner. Seu primeiro artigo, que foi publicado em um jornal de psiquiatria e neurologia alemão, apontava para o comportamento peculiar de quatro meninos com idades entre 6 e 11 anos, que apresentavam dificuldades na interação social, bom vocabulário, mas que frequentemente não usavam o repertório linguístico a serviço da conversação. Em geral, a fala dessas crianças era caracterizada como monólogo (Schopler, 1998; Klin, 2000).

Apesar de Kanner e Asperger terem estudado na mesma universidade, em épocas diferentes, eles nunca se conheceram. Aos 28 anos Kanner mudou-se para os Estados Unidos, onde foi diretor da clínica Johns Hopkins, em Baltimore, enquanto Asperger manteve-se em Viena, seguindo carreira em medicina geral com especialização em pediatria. Diferentemente de Kanner, que realizou estudos sobre alterações psiquiátricas na infância, Asperger interessou-se pelo estudo de crianças que apresentavam dificuldades pedagógicas (Frith, 1994).

Os dados históricos conhecidos até hoje indicam que foi apenas uma coincidência os dois estudiosos terem descrito, na mesma época, um quadro psicopatológico até então não divulgado no meio científico. Sabe-se que, além das dificuldades com a língua, neste período histórico não havia um intercâmbio cultural que favorecesse a troca de informações. Todavia, a partir do momento em que o artigo de Asperger foi divulgado, muito se discutiu (e ainda se discute) sobre os pontos comuns entre as duas descrições.

Foi Wing que, quase 40 anos depois, em 1981, observou que havia semelhanças entre a "psicopatia autística" (Asperger, 1944, *apud* Frith, 1994) e o "autismo infantil precoce" (Kanner, 1973). Essas semelhanças compunham uma tríade simultânea de alterações nas esferas social, comunicacional e simbólica, com diferenças quanto à gravidade dos sinais e dos sintomas. Mas foi somente a partir dessas observações que Wing concluiu que as duas descrições pertenciam ao chamado espectro autístico, que, como em um *continuum* sintomatológico e cognitivo, continha desde o clássico "autismo de Kanner" até o que preferiu denominar "síndrome de Asperger".

Apesar de serem categorias diagnósticas específicas, na época a psiquiatria clínica entendia o autismo e a síndrome de Asperger como inseridos nos transtornos invasivos do desenvolvimento, que se caracterizavam por apresentarem prejuízo grave e invasivo das habilidades de interação social recíproca, comunicação ou de comportamento, interesses e atividades estereotipados. De acordo com a Associação Americana de Psiquiatria (2002), "os prejuízos qualitativos que definem essas condições representam um desvio acentuado em relação ao nível de desenvolvimento ou idade mental do indivíduo, (...) em geral se manifestam nos primeiros anos de vida e frequentemente estão associados a algum grau de retardo mental".

Vale observar que na quinta edição do Manual Diagnóstico e Estatístico de Transtornos Mentais – DSM-V (2013) o autismo e a síndrome de Asperger passam a fazer parte do grupo do transtorno do espectro do autismo (TEA), dado serem consideradas síndromes marcadas por perturbações do desenvolvimento neurológico. De acordo com o novo critério, esse diagnóstico abrange os quadros que apresentam deficiências persistentes na comunicação e interação social, e padrões restritos e repetitivos de comportamentos, interesses ou atividades; sintomas que causam prejuízo clinicamente significativo nas áreas social, ocupacional ou outras importantes para o funcionamento atual do sujeito.

O autismo e síndrome de Asperger, neste capítulo, são apresentados como parte do *continuum* autista pelo grau de gravidade dos sintomas e não pelas diferenças diagnósticas. Por essa razão, como forma de evitar possíveis distorções interpretativas, deste ponto em diante usaremos somente o termo síndrome autística.

Vale ressaltar que nos últimos 20 anos o conhecimento sobre as patologias pertencentes ao grupo dos transtornos invasivos do desenvolvimento evoluiu muito e acabou por ampliar os recursos conceituais diagnósticos.

No campo da linguagem, desde o final da década de 1960 foram vários os pesquisadores que se dedicaram a investigar a natureza dos processamentos cognitivos da leitura em portadores da síndrome autística, porém, como dito anteriormente, os resultados mostram muitas controvérsias.

A partir de tais constatações, propomo-nos a estudar a hiperlexia em adolescentes com esse diagnóstico, alicerçada na teoria de processamento da informação. Além disso, também tivemos como objetivo estudar a interface da leitura em voz alta com a capacidade de compreensão dos sujeitos hiperléxicos portadores de síndrome autística e a detecção da ocorrência do uso preferencial de uma das vias de leitura nessa população.

HIPERLEXIA

Silberberg e Silberberg (1967) foram os primeiros a descrever o modelo de comportamento denominado hiperlexia. Por terem ficado muito impressionados com o desenvolvimento precoce da leitura de algumas crianças assistidas em suas clínicas, os pesquisadores se voltaram aos estudos sobre linguagem.

As primeiras observações marcaram a existência de uma disparidade entre as habilidades de leitura e o desempenho intelectual. Eles retrataram casos de crianças consideradas inteligentes, que, mesmo não sendo capazes de ler, podiam compreender o significado das palavras, assim como de outras que, a despeito das dificuldades intelectuais e de compreensão, apresentavam leitura fluente.

Quatro anos depois da primeira publicação, esses pesquisadores apontaram para a precocidade do desenvolvimento da leitura entre os sujeitos que apresentavam dificuldades intelectuais e de compreensão que, com pouca ou nenhuma instrução formal, mostravam-se aptos a decodificar foneticamente as palavras impressas (Silberberg e Silberberg, 1971).

A análise dessas observações levou os pesquisadores a desenvolver o conceito de hiperlexia, caracterizando-a como uma habilidade especial, remanescente do conceito de sujeitos *idiot savant,* ou seja, indivíduos que têm habilidade específica em uma única área de funcionamento cognitivo. Nesse quadro, embora os sujeitos diagnosticados como hiperléxicos tenham facilidade para identificar palavras escritas, no que se refere à compreensão da leitura há uma grande inabilidade. De acordo com esse estudo e ao contrário do que se imaginava, os pesquisadores verificaram que a habilidade para o reconhecimento de palavras não facilitava o uso da linguagem simbólica, fundamental para a construção da realidade.

Quanto aos comportamentos relacionados à hiperlexia, encontraram: alta frequência de hiperatividade, apraxia e atraso no desenvolvimento da linguagem.

Mas foram Elliot e Needleman que, em 1976, relataram que, apesar de não ser uma característica específica do autismo, é comum encontrar hiperlexia em síndromes autísticas, assim como em sujeitos diagnosticados como deficientes mentais.

Muitas especulações surgiram sobre o comportamento hiperléxico. Alguns pesquisadores consideraram que a hiperlexia era, possivelmente, resultante de uma dificuldade congênita associada à disfunção do lobo parietal (Huttenlocher e Huttenlocher, 1973), enquanto outros a consideravam resultado de disfunção do hemisfério cerebral, lateral ou bilateral (Mehegan e Dreifuss, 1972).

Transcorridos pouco mais de 20 anos, Tirosh e Camby (1993) constataram que os trabalhos desenvolvidos sobre hiperlexia estavam muito centrados nos aspectos funcionais e cognitivos, e que as diferenças neurológicas existentes entre "autismo com" e "autismo sem" hiperlexia nunca tinham sido delineadas de forma compreensiva. Com base nessas observações, eles passaram a investigar se o autismo com hiperlexia constituía uma síndrome específica ou uma manifestação de um mesmo *continuum.*

A partir de estudos comparativos (obtidos através de relatos e de exames físicos e neurológicos) entre cinco crianças com autismo e cinco com autismo e hiperlexia, os pesquisadores concluíram que, provavelmente, essas patologias apresentavam uma base neuropatológica comum cujo caráter impositivo refletia a variação de uma disfunção cerebral. Porém, em todas as análises que fizeram não foi constatado nenhum aspecto biológico ou etiológico específico da hiperlexia que permitisse caracterizá-la como uma síndrome distinta.

Como os anteriores, Parti e Lupinerti (1993) investigaram se a hiperlexia, a habilidade *savant* e o autismo poderiam ser considerados transtornos distintos. Para tanto, estudaram uma mulher autista de 22 anos de idade que, apesar de ter uma história significativa de atraso no desenvolvimento, por volta dos 5 anos de idade já conseguia ler jornais.

O resultado desse estudo revelou que, apesar de não ser um transtorno distinto, a hiperlexia é apenas um aspecto incomum do desenvolvimento de alguns sujeitos autistas que apresentam habilidade *savant*.

Por sua vez, Spreen (1995) considerou que a leitura de crianças hiperléxicas era análoga à ecolalia (repetição psicopatológica de palavras ou frases de uma pessoa para outra que tende a ser repetitiva e persistente, podendo ser falada com entonação zombeteira ou em tom de interrogação), pois havia uma dissociação entre a produção verbal e o significado. Salientou ainda que essas crianças focalizavam mais as configurações visuais do que os conteúdos semânticos e fonéticos.

À parte toda controvérsia, no que se refere ao desempenho cognitivo a maior parte dos pesquisadores concorda que a criança hiperléxica possui um modelo bem desenvolvido de identificação, imagem visual e memória visuossequencial, além de memória e evocação visual, embora mostrem dificuldade no desenvolvimento da linguagem e comunicação verbal (Silberberg e Silberberg, 1968; Mehegan e Dreifuss, 1972; Huttenlocher e Huttenlocher, 1973; Cobrinik, 1974; Elliot e Needleman, 1976). Também tem sido consenso que crianças hiperléxicas frequentemente manifestam rituais e comportamentos compulsivos, sobretudo no que se refere à linguagem.

Por isso, alguns pesquisadores mais preocupados com a relação existente entre hiperlexia, cognição e comportamento direcionaram seus trabalhos para essa área.

Aram, Horwitz e Kessler (1982) estudaram 12 crianças com transtornos de comportamento e linguagem que apresentavam leitura precoce. Como resultado da avaliação de leitura, linguística e cognição, eles evidenciaram dificuldades cognitivas generalizadas que não eram específicas das modalidades auditiva e visual. Ao contrário, os pesquisadores observaram que alguns tinham boa memória verbal, principalmente numérica. Porém, quando a questão envolvia raciocínio e pensamento abstrato, o desempenho dos sujeitos se mostrou hesitante. Onze desses pacientes também apresentaram antecedentes familiares para dificuldades na leitura, sugerindo existir uma relação entre hiperlexia e dislexia.

Nessa mesma época, Fontenelle e Alarcon (1982) pesquisaram sete crianças com deficiência mental e autismo, na faixa etária de 4 a 17 anos, que apresentavam hiperlexia. Avaliaram as habilidades cognitivas, o vocabulário receptivo verbal, o comportamento e encontraram inabilidade sequencial, de conceituação e do vocabulário receptivo. As crianças do estudo demonstraram grande habilidade para identificar palavras, mas tinham dificuldade para compreender o material lido, conforme descrito anteriormente (Silberberg e Silberberg, 1967, 1968, 1971).

Semelhantemente ao observado por Richman e Kitchell (1981), Fontenelle e Alarcon (1982) constataram que, sob o aspecto linguístico, essas crianças exibiam boa memória visual, capacidade para a combinação de sons e habilidade de associação visual, mas apresentavam dificuldade no uso da gramática, associação auditiva, bem como nas provas que solicitavam completar palavras. Diferentemente da maioria dos pesquisadores, os últimos acreditavam que o processamento da leitura espontânea e precoce ocorria principalmente pela via lexical. Além disso, os autores sugeriram que a hiperlexia não deveria ser compreendida como uma habilidade especial, mas sim como uma dificuldade de comunicação.

Goldberg e Rothermel, em 1984, pesquisaram a leitura de oito crianças hiperléxicas, todas com atraso de linguagem, dificuldade no comportamento integrado e no relacionamento interpessoal, mas com leitura espontânea antes dos 5 anos de idade. Eles administraram nessa população testes de avaliação cognitiva e desempenho acadêmico, além de provas para analisar a integridade das vias de leitura (fonológica e lexical) e do processamento metalinguístico. Os resultados indicaram que as melhores habilidades relacionavam-se às provas não verbais e que a imagem exercia um efeito importante na leitura das crianças hiperléxicas, o que, segundo eles, explicava o motivo de estarem aptas a compreender palavras simples e sentenças mas não parágrafos. Eles observaram ainda que essas crianças eram capazes de abstrair regras de transformação grafema/fonema, conforme indicado pela habilidade da leitura de não palavras.

Após ter realizado revisão literária, Goldberg (1987) relatou que a hiperlexia sugere um comprometimento que, frequentemente, está associado ao diagnóstico de autismo. Diferentemente do que havia escrito até então, essa revisão mostrou que os hiperléxicos utilizavam as duas vias de processamento da leitura e que a correspondência grafema/fonema não dependia da compreensão da leitura.

Quanto aos resultados das avaliações cognitivas, sua revisão mostrou que esses sujeitos caracterizavam melhores habilidades em provas visuoespaciais do que em verbais, e que a linguagem expressiva era marcada por ecolalia e comprometimento atencional.

Em 1987, Welsh, Pennington e Rogers, por sua vez, avaliaram cinco meninos hiperléxicos, entre 4 anos e meio e 10 anos e 1 mês, com diagnósticos de autismo e transtorno abrangente do desenvolvimento.

Para determinar a precocidade ou a deficiência da compreensão e a identificação da leitura, assim como o mecanismo de leitura oral e o possível paralelismo com os subtipos de dislexias adquiridas, os autores utilizaram instrumentos para avaliar inteligência, compreensão, identificação de palavras e nomeação.

De acordo com esse estudo, na hiperlexia o nível intelectual não correspondeu ao desempenho precoce e inesperado da leitura nem à dificuldade de compreensão manifestada. Assim, após análise das observações realizadas, eles concluíram que as crianças hiperléxicas davam preferência ao uso da via perilexical e que o modelo de desempenho estava mais próximo do executado na dislexia de superfície.

O'Connor e Hermelin (1994), em um estudo longitudinal, avaliaram repetidamente a habilidade da leitura de duas crianças autistas hiperléxicas com inteligência normal (5 e 7 anos) e constataram que a compreensão correspondia aos seus desempenhos intelectuais e a leitura era mais veloz do que a do grupo-controle normal. Para reduzir o efeito de sugestão, utilizaram ordem aleatória de apresentação do material, que dessa vez resultou na diminuição da velocidade da leitura nos dois grupos. Dois anos mais tarde, após retestagem, a diminuição da velocidade foi mais marcante no grupo-controle do que nas crianças autistas. Após análise dos dados, os pesquisadores sugeriram que a conversão grafema/fonema eficiente era o componente modulador da habilidade de leitura e que esse processo de decodificação foi responsável pela eficiência das crianças autistas.

Como foi possível visualizar por meio dessa revisão bibliográfica, existem muitos questionamentos sobre a interferência do comportamento e das funções cognitivas no processamento da leitura, cujos estudos sofreram influências do enfoque cognitivista. Em face da importância da abordagem cognitiva e da gama de modelos desenvolvidos para o estudo do processamento da leitura, daremos seguimento apresentando um desses modelos utilizados pela neuropsicologia cognitiva.

PROCESSAMENTO DE LEITURA

A psicologia cognitiva entende a leitura como uma capacidade própria do ser humano, que é aparentemente simples aos olhos do leitor hábil. Contudo, é uma atividade que indica o envolvimento de várias habilidades que colocam em ação processos perceptivos e cognitivos específicos e complexos (Eysenck e Keane, 1994; Morais, 1995).

Segundo Morais (1995), o objetivo dos processos específicos da leitura é representar o material escrito sob uma forma utilizável no restante do sistema cognitivo.

É própria da leitura a capacidade de identificar cada palavra escrita como forma ortográfica, à qual corresponderá uma pronúncia; em outras palavras, transformar representações de padrão visual em fonológico. Todavia, esse processo só será eficiente se as representações fonológicas interagirem com o sistema semântico. Por conseguinte, a capacidade de leitura pode ser definida como o "conjunto dos processos perceptivos que permitem fazer com que a forma física do sinal gráfico deixe de constituir-se em obstáculo à compreensão da mensagem escrita" (Morais, 1995).

A compreensão é o resultado de uma atividade mental intrincada que necessita do uso de competência semântica tanto quanto do conhecimento do mundo e das experiências pessoais, já que mesmo antes do aprendizado da leitura o homem é capaz de reconhecer várias palavras em sua forma fonológica, atribuindo a elas um significado.

Pautada nesses princípios, a neuropsicologia cognitiva tem realizado progressos essenciais no conhecimento dos processamentos de leitura. Abandonou o conceito de um modelo baseado na ideia de uma correspondência neuroanatômica do final do século passado e deu lugar à concepção de "arquitetura funcional" que explicita os processos de representações mentais como um conjunto interativo (Lecours e Parente, 1997).

Uma apresentação esquemática representativa dessa arquitetura funcional é composta por caixas e flechas (Fig. 16.1) que retratam graficamente as memórias especializadas de estocagem ("S") e procedurais ("P").

As memórias de estocagem são registros (estoques) que constituem as representações mentais de tipo lexical (palavras e morfemas) ou sublexical (letras e sílabas). As memórias procedurais correspondem aos processos mentais que são produtos de interações ocorridas em cada estoque ou entre eles. Todo conhecimento adquirido é registrado, e as informações contidas podem ser acessadas para produzir as transformações necessárias à leitura em voz alta ou à escrita. Contudo, existem outros procedimentos de transformação também relevantes: o "emparelhamento", que ativa a informação de forma espontânea e momentânea, e a "conversão", que utiliza as regras gramaticais (Lecours, 1993 e 1997).

No que concerne aos códigos alfabéticos, a neuropsicologia cognitiva parte do pressuposto de que a leitura em voz alta pode ser executada por meio de duas vias distintas.

A primeira analisa visualmente a palavra em sua forma lexical (global). Esse processo tem início quando o leitor é exposto a um estímulo gráfico que ativa o registro alfabético de entrada, permitindo sua identificação como um conjunto de letras. Acessada a memória logográfica (léxico logográfico de entrada), esse sinal é então caracterizado como uma palavra real. Porém, sua especificação só ocorre após

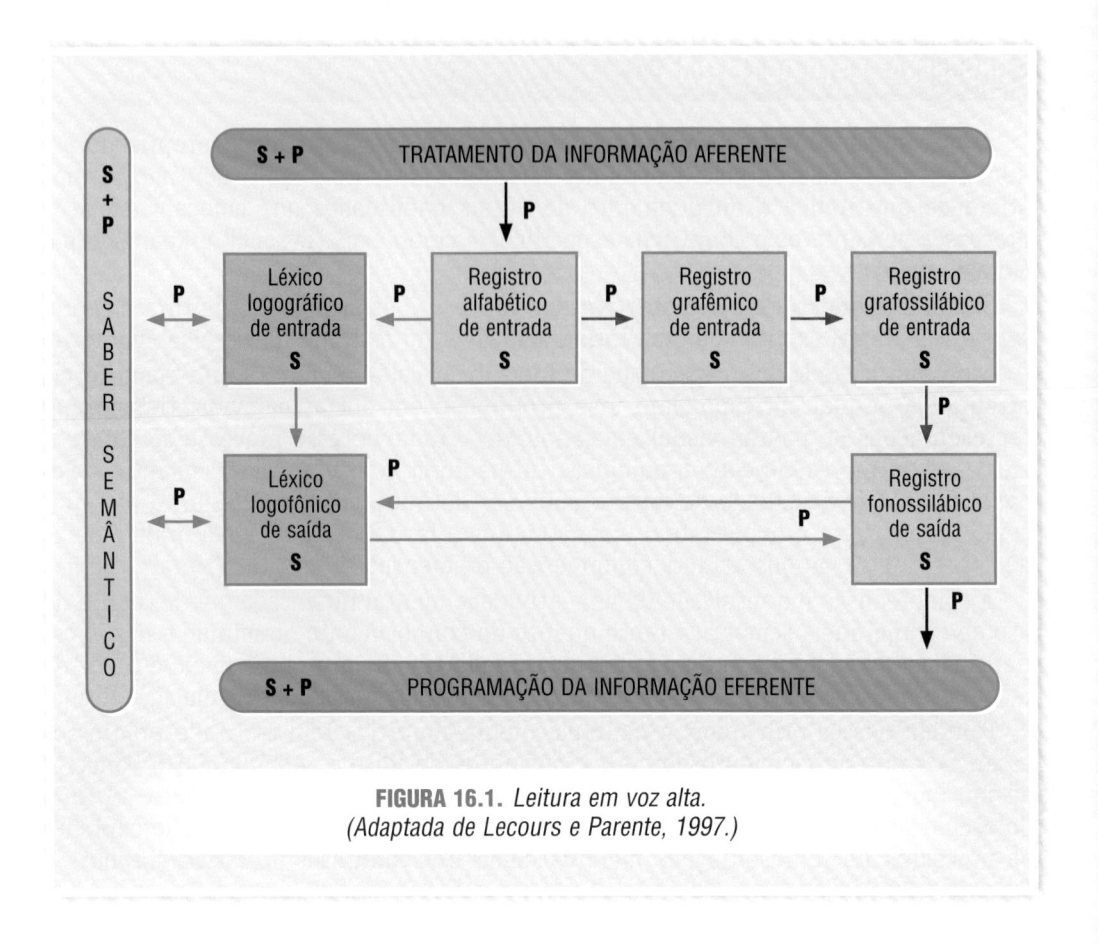

FIGURA 16.1. *Leitura em voz alta.*
(Adaptada de Lecours e Parente, 1997.)

o acesso ao sistema semântico que, neste caso, se dá de forma direta. Dando continuidade ao processo, é requisitada a memória das formas de origem fonocinética da palavra (léxico logofônico de saída), que, quando ativada, codifica as representações fonológicas de todas as sílabas permitidas pela língua (registro fonossilábico de saída) determinando, novamente por acesso, a mobilidade fonoarticulatória que possibilita leitura em voz alta (Fig. 16.2).

Por essa via o acesso ao sistema semântico é de capital importância, exceto para palavras de classe fechada (pronomes, conjunções e preposições), que, pela alta frequência e falta de significado próprio, tendem a estabelecer uma ligação direta entre o léxico logográfico de entrada e o logofônico de saída, caracterizando o uso da via lexical assemântica. Assim, diferentemente do que se acreditava anteriormente, a leitura através da rota lexical assemântica não é evidência inquestionável de patologia.

A via lexical tem por característica possibilitar a decodificação de palavras irregulares, isto é, aquelas cuja correspondência sonora não é determinada pela escrita, mas sim por uma contínua exposição visual às palavras. Em português, são palavras irregulares para a leitura *fixo* e *lixo, exame* e *enxame,* nas quais a letra "x" tem diferentes sons para cada palavra, os quais não são determinados por regras ortográficas, mas que necessitam de uma integridade dos sistemas perceptual e mnêmico.

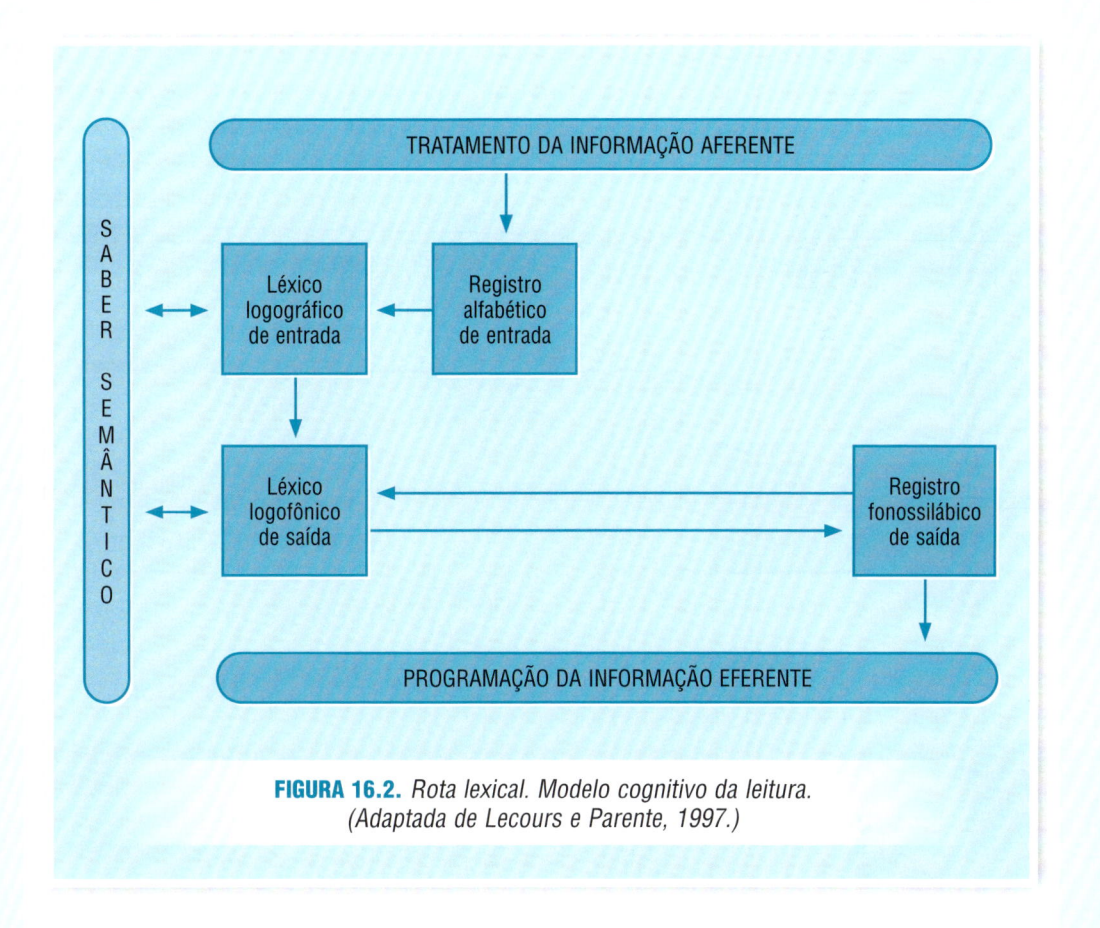

FIGURA 16.2. *Rota lexical. Modelo cognitivo da leitura. (Adaptada de Lecours e Parente, 1997.)*

A segunda via de processamento, denominada perilexical (ou segmentar), é complementar à anterior uma vez que torna possível a leitura de não palavras legítimas – as que não têm um significado associado mas que estão de acordo com as regras de formação silábica permitidas pela língua. Contudo, nesse caso, a correspondência sonora é imprescindível (Patterson, 1985), e a via perilexical, que não necessita estabelecer uma relação de dependência com o sistema semântico, poderá ser caracterizada como semântica ou assemântica, de acordo com a utilização da memória especializada. Esse percurso difere do anterior por transformar cada conjunto de letras – as sílabas escritas – em seus correspondentes sonoros.

Na rota perilexical semântica (Fig. 16.3), o processo tem início com a apresentação do estímulo gráfico ao leitor e com a ativação do registro alfabético de entrada, semelhante ao processo da via lexical.

Nessa via, conforme visualizado na Tabela 16.1, o conjunto de letras (registro grafêmico de entrada) é reconhecido e transformado, agrupando cada grafema em uma unidade silábica, quando só então a sílaba escrita é identificada na sua origem visual (registro grafossilábico de entrada).

Por meio de nova conversão, ou seja, da transformação por uso de regras ortográficas, dos registros silábicos de entrada e de saída, as sílabas são reagrupadas em suas

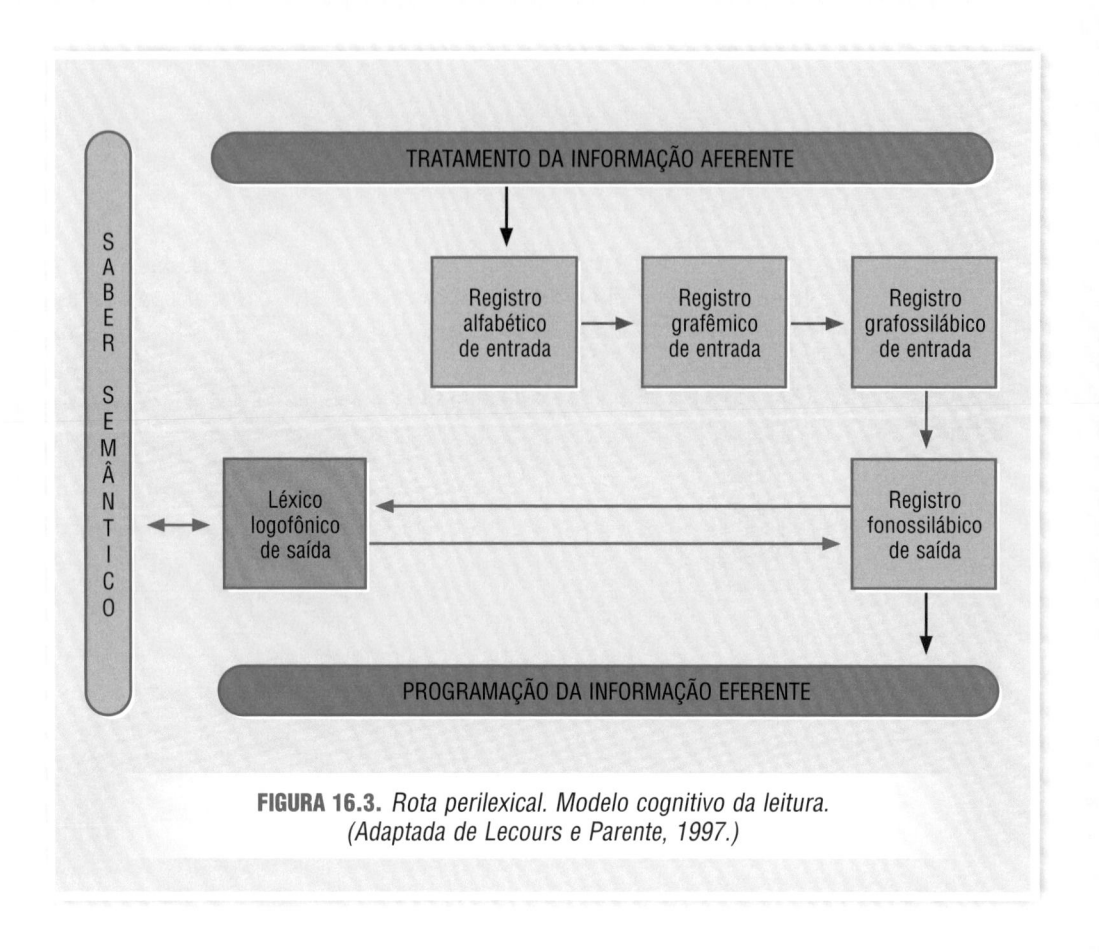

FIGURA 16.3. *Rota perilexical. Modelo cognitivo da leitura.*
(Adaptada de Lecours e Parente, 1997.)

TABELA 16.1. *Esquema representativo das etapas dos registros sublexicais de entrada do modelo de processamento da leitura*

Registro alfabético de entrada	C H A P É U
Registro grafêmico de entrada	CH A P É U
Registro silábico de entrada	CHA PÉU

Fonte: Senaha MLH. Dislexias adquiridas em um paciente nissei: repercussão da lesão cerebral em diferentes sistemas de escrita, 1997.

formas abstratas de origem fonocinética (registro fonossilábico de saída), que até aqui ainda não interagiu com o sistema semântico. Para que a compreensão ocorra, é fundamental o acesso ao sistema semântico por ativação do léxico logofônico de saída. Ativada, a representação fonossilábica é codificada (registro fonossilábico de saída), propiciando a mobilidade fonoarticulatória, ou seja, a leitura em voz alta.

Conforme já dito, para a leitura de não palavras legítimas é necessário transformar a sílaba em seu correspondente sonoro. Porém, em virtude de sua característica, não há necessidade de correlacioná-la com o sistema semântico. Nesse caso, a rota utilizada é a fonológica assemântica.

A utilização desse enfoque tem sido salientada na descrição das dislexias adquiridas por lesão cerebral, assim como nas dislexias de desenvolvimento. Distúrbios de leitura que preservam apenas a via lexical (global) são denominados "dislexia fonológica e profunda" (Vidigal e Parente, 1995). Ao contrário, o uso exclusivo da via de conversão grafofonêmica é habitualmente designado como "dislexia de superfície" (Hosogi e Parente, 1995). Na dislexia fonológica, assim como na profunda, há interrupção na conversão grafofonossilábica que possibilita a interação entre os registros silábicos de entrada e de saída. As "dislexias de superfície", por outro lado, implicam perturbações de leitura na via lexical (Lecours, Delgado e Pimenta, 1993).

Estudos centrados na aquisição de leitura por crianças que não apresentam qualquer tipo de patologia salientam que esse aprendizado não ocorre por uma via exclusiva ou por uma sucessão nítida das duas, ao contrário, os processamentos fonológicos interagem com a memória lexical (Share, 1995). O ensino formal explicita à criança as regras de conversões grafofonêmicas, ao mesmo tempo que possibilita o desenvolvimento de hipóteses sobre essas regras, estimulando processamentos fonológicos. Por outro lado, a criança é exposta continuamente a uma grande quantidade de palavras escritas e rapidamente memoriza sua "forma global". Mas, acima de tudo, o sistema formal conscientiza a criança alfabetizada sobre as características do sistema fonológico de sua língua (Morais, 1986 e 1995).

ESTUDO DE CASOS

Utilizando análise de múltiplos casos, estudamos quatro adolescentes de 16 anos, diagnosticados como portadores de síndrome de Asperger, dos quais dois eram do sexo feminino e cursavam o 4º ano em uma escola especial e dois do sexo masculino, estudantes da 4ª e 5ª séries do ensino fundamental. Para tanto, utilizamos testes neuropsicológicos para avaliar o perfil cognitivo e de linguagem de cada sujeito, além da leitura em voz alta. As provas escolhidas foram: Escalas Wechsler de Inteligência, Trail Making Test, Stroop Test, Rey Complex Figure, Visual Retention Test: Multiple Choice, Rey Auditory-Verbal Learning Test, Rey Visual Design Learning Test, Controlled Oral Word Association, Protocolo BETA MT-86 para avaliação de afasia, Emparelhamento de Palavras e Imagens, 190 estímulos do Protocolo HFSP para verificar efeitos de regularidade, frequência, concretude, lexical, morfológicos, classe de palavras e de extensão e duas histórias complexas em sua forma reduzida para a investigação da compreensão textual.

Todos os sujeitos foram avaliados no Serviço de Psicologia do Instituto de Psiquiatria do Hospital das Clínicas da Universidade de São Paulo durante aproximadamente seis sessões de 45 minutos cada, e faziam parte do projeto "Distúrbios Abrangentes do Desenvolvimento", coordenado pelo Prof. Dr. Francisco Baptista Assumpção Júnior.

A análise dos dados desse estudo revelou que os adolescentes hiperléxicos com síndrome de Asperger mostram manifestações comportamentais e cognitivas distintas.

A prova que avaliou o desempenho intelectual nesses sujeitos teve resultados que foram da deficiência mental, nas meninas, à produtividade limítrofe e média nos meninos. A análise dos subtestes mostrou que 3 dos 4 adolescentes avaliados apresentaram melhor desempenho em provas de execução do que em provas verbais, o que foi semelhante ao resultado descrito na literatura (Silberberg e Silberberg, 1968; Mehegan e Dreifuss, 1972; Huttenlocher e Huttenlocher, 1973; Cobrinik, 1974; Elliot e Needleman, 1976).

Com relação à análise das funções cognitivas, foi possível constatar que todos os sujeitos do estudo apresentaram dificuldades atencionais, principalmente, para manter uma estratégia que permitisse inibir um estímulo em favor de outro. Além disso, demonstraram suscetibilidade aos estímulos interferentes.

No que diz respeito à sustentação do controle mental, as meninas se mostraram mais lentas do que os meninos.

O baixo desempenho de todos os sujeitos portadores de síndrome autística na prova que avaliou julgamento e crítica provavelmente estava relacionado com as alterações vinculadas à metarrepresentação, conforme descrito por Baron-Cohen, Leslie e Frith (1985) em seu trabalho sobre a teoria da mente.

Já no que se refere ao estudo sobre armazenamento de informação (subteste Informação, da Escala Wechsler de Inteligência), foi possível observar resultados discrepantes entre rapazes e meninas. Apesar dos resultados favoráveis, os rapazes não conseguiram ter um bom aproveitamento dos conhecimentos adquiridos, demonstrando, também, dificuldade para generalizar conceitos.

Nenhum dos sujeitos testados apresentou dificuldade para copiar a figura 16 complexa de Rey, o que sugeriu boa capacidade de organização e planejamento em tarefas reprodutivas que não solicitam raciocínio e compreensão semântica.

Quanto às provas de linguagem, apenas um rapaz não demonstrou comprometimento da compreensão oral e da escrita. Além disso, foi também o que obteve melhor resultado nas provas de aprendizagem verbal e visual, nas quais foi capaz de reter todos os estímulos na mesma ordem em que foram apresentados.

Na compreensão textual, esse mesmo sujeito denotou melhor desempenho do que os outros três adolescentes, principalmente quando a repetição ocorreu após estímulo de entrada visual. No entanto, a análise dessa prova indicou muitas interferências e reconstruções, o que permitiu concluir que a excelente capacidade de reproduzir os elementos contidos na história ocorreu em detrimento da compreensão.

Esses resultados foram compatíveis com parte dos achados de Fontenelle e Alarcon (1982), cujos pacientes demonstraram habilidade significativamente alta para identificação de palavras e dificuldade na compreensão do material lido. Margaret Snowling (1996) observou também que os sujeitos hiperléxicos demonstraram um processamento superficial das histórias, lembrando, apenas, de detalhes isolados.

Nos outros três estudos, o baixo número de elementos reproduzidos, principalmente quando comparado ao número de reconstruções e interferências que favoreceram o desenvolvimento de confabulações, sugeriu um prejuízo maior da capacidade de compreensão.

Quanto à prova de leitura em voz alta de palavras isoladas, o resultado mostrou que todos apresentaram comprometimento no processo de saída da via lexical, indicando dificuldade de comunicação oral.

Dois dos sujeitos testados, um rapaz e uma garota, demonstraram comprometimento do acesso entre o léxico logográfico de entrada e o saber semântico, ou seja, dificuldade no emparelhamento da palavra escrita com seu significado. No entanto, no rapaz esse prejuízo estava relacionado às ortografias mais complexas, o que não impossibilitou a utilização dessa via na leitura de palavras simples. Mais comprometida, a garota leu apenas por segmentação da palavra, ou seja, utilizando a via perilexical.

Diferentemente de todos, a outra moça testada apresentou resultado que caracterizou pequenas falhas diluídas por todos os elementos das vias lexical e perilexical, sugerindo que o comprometimento atencional prejudicou seu desempenho geral.

Todos os adolescentes participantes desse estudo indicaram dificuldade no registro grafossilábico de saída e no saber semântico, mas o léxico logofônico de saída, de acordo com a prova do protocolo, pareceu preservado. Vale ressaltar que essa prova exigiu a comparação sonora de estímulos apresentados visualmente, de modo que pôde ser resolvida pelo uso dos conhecimentos ortográficos (p. ex., sabendo-se que algumas palavras podem ser escritas com "x" ou com "ch" para o mesmo som, é possível resolvê-las, independentemente de se ter uma imagem mental do som específico).

Foi preciso, entretanto, considerar que o léxico logofônico continha unidades sonoras que permitiram acessar os traços semânticos e propiciaram o reconhecimento da palavra fonológica como palavra real.

Os tipos de erros cometidos, com não palavras apresentadas oralmente na prova do registro fonossilábico de saída – as lexicalizações e a significação para não palavras – indicaram um prejuízo da leitura lexical relacionado a uma falha na função principal do léxico logofônico de saída: a identificação de uma sequência oral como palavra ou não palavra. Isso sugere que os resultados preservados pareceram consequência de um exame de leitura constituído, quase integralmente, por estímulos visuais.

Esses achados foram compatíveis com os encontrados por Goldberg e Rothermel (1984), Welsh e cols. (1987) e O'Connor e Hermelin (1994). A partir de estudos com hiperléxicos, esses pesquisadores concluíram que as melhores habilidades que esses sujeitos apresentaram estavam relacionadas às provas visuais, o que favoreceu a utilização de estratégia ortográfica/visual para o reconhecimento de palavras isoladas.

Os sujeitos investigados mostraram que existem diferenças individuais no processamento da leitura de adolescentes hiperléxicos com síndrome autística, assim como prejuízo na capacidade de compreensão. O estudo constatou também que eles apresentaram dificuldades semânticas e uso predominante da via perilexical.

Considerando que todos os adolescentes processaram a leitura utilizando as regras de conversão grafema/fonema, isto é, executaram a leitura de forma segmentar (pelo som), demonstraram dificuldade para ler palavras irregulares e, principalmente, produziram regularizações, pode-se dizer que todos eles apresentaram dislexia de superfície, caracterizando, apenas, variações quanto à intensidade da manifestação.

Por fim, quanto ao modelo utilizado para a avaliação da leitura em voz alta, a prova que verificou a integridade do léxico logofônico de saída não foi eficiente, porém o registro grafossilábico de saída mostrou-se muito relevante, pois pareceu ser um marcador para erros de adolescentes hiperléxicos com síndrome de Asperger.

Bibliografia consultada

American Psychiatry Association. Manual Diagnóstico e Estatístico de Transtornos Mentais – DSM-IV-TR. 4 ed. Texto revisado. Trad. Dayse Batista. Porto Alegre: Artes Médicas, 2002.

Aram DM, Horwitz SJ, Healy JM, Kessler JW. A study of hyperlexia. Brain and Language 1982; 17:123.

Baron-Cohen S, Leslie AM, Frith U. Does the autistic child have a theory of mind? Cognition 1985; 21: 37-46.

Cobrinik L. Unusual reading ability in severely disturbed children: clinical observations and a retrospective inquiry. Journal of Autism Children Schizophrenia 1974; 4:163-175.

Elliott D, Neddleman R. The syndrome of hyperlexia. Brain and Language 1976; 3:339-349.

Eysenck MW, Keane MT. Psicologia cognitiva: um manual introdutório. Trad. Wagner Geffer e Maria Helena Fenalti Geffer. Porto Alegre: Artes Médicas, 1994.

Fontenelle S, Alarcon M. Hyperlexia: precocious word recognition in developmentally delay children. Perceptual and Motor Skills 1982; 55:247-252, 1982.

Frith U. Autismo. 2 ed. Madri: Alianza Editorial, 1994.

Goldberg TE, Rothermel RD. Hyperlexic children reading. Brain 1984; 107:759-785.

Goldberg TE. On hermetic reading abilities. Journal of Autism and Developmental Disorders 1987; 17(I).

Hosogi ML, Parente MAMP. As dislexias adquiridas com utilização da via perilexical: manifestação das dislexias de superfície. In: Damasceno BP, Coudry MIH. Temas em neuropsicologia e neurolinguística. São Paulo: Tec Art 1995; p. 174-179.

Huttenlocher P, Huttenlocher J. A study of children with hyperlexia. Neurology 1973; 23:1107-1116.

Kanner L. Childhood psychosis: initial studies and new insights. New York: VH Winston & Sons, 1973.

Klin A. Attributing social meaning to ambiguous visual stimuli in higher-functioning autism and Asperger syndrome: the social attribution task. Journal of Child Psychology & Psychiatry & Allied Disciplines 2000; 32(7):831-846.

Lecours AR, Delgado AP, Pimenta MAM. Distúrbios adquiridos de leitura e escrita. In: Mansur LL, Rodrigues E (eds.). Temas em neurolinguística. São Paulo: Tec Art 1993; 2:31-44.

Lecours AR, Parente MAMP. Dislexias: implicações do sistema de escrita do português. Porto Alegre: Artes Médicas, 1997.

Mehegan C, Dreifuss F. Hyperlexia: exceptional reading ability in brain-damaged children. Neurology 1972; 22:1105-1111.

Morais J. A arte de ler. São Paulo: UNESP, 1995. O'Connor N, Hermelin B. Two autistic savant readers. Journal of Autism and Developmental Disorders 1994; 24(4):501-515.

Patterson KE, Marshall J, Coltheart M. Surface dyslexia: neuropsychological and cognitive studies of phonological reading. London: Laurence Erlbaum, 1985.

Patti PJ, Lupinetti L. Brief report: implications of hyperlexia in an autistic savant. Journal of Autism and Developmental Disordes 1993; 23(2):397-405.

Rego MGS. Hiperlexia: uma análise cognitiva em síndrome de Asperger. São Paulo, 1999. Dissertação (Mestrado). Neurociências e Comportamento do Instituto de Psicologia da Universidade de São Paulo.

Richman LC, Kitchell MM. Hyperlexia as variant of developmental language disorder. Brain and Language 1981; 12(2):203-212.

Shallice, T. From Neuropsychology to the Mental Structure. New York: Cambridge, 1988.

Share DL. Phonological recoding and self-teaching: sine qua non of reading acquisition. Cognition 1995; 55:151-218.

Schopler E. Will your jouma1 support parents advocating for intensive behavior therapy as an entitlement under Part H of the Individuals with Disabilities Education Act? Journal of Autism and Developmental Disorders 1998; 28(1):91-92.

Silberberg N, Silberberg M. Case histories in hyperlexia. Journal of School Psychology 1968; 7:3-7.

Silberberg N, Silberberg M. Hyperlexia: specific word recognition skills in young children. Exceptional Children 1967; 34:A1-42.

Silberberg N, Silberberg M. Hyperlexia: the other end of the continuum. The Journal of Special Education 1971; 5(3):233-242.

Spreen O, Risser AH, Edgell D. Developmental neuropsychology. Oxford University Press, 1995. 29: 471-495.

Spreen O, Strauss E. A compendium of neuropsychological test: administration norm and commentary. Oxtord, 1991.

Snowling M. Dyslexia: a cognitive developmental perspective. Oxford: Blackwell, 1996.

Tirosh E, Canby J. Autism with hyperlexia: a distinct syndrome? American Journal on Mental Retardation 1993; 98(1):84-92.

Vidigal B, Parente MAMP. As dislexias com utilização da via lexical: manifestações das dislexias profunda e fonológica. In: Damasceno BP, Coundry IM (eds.). Temas em neuropsicologia e neurolinguística. São Paulo: Tec Art, 1995.

Welsh MC, Pennington BF, Rogers S. Word recognition and comprehension skills in hyperlexic children. Brain and Language 1987; 32:76-96, 1987.

Wing L. Language, social, and cognitive impairments in autism and severe mental retardation. Journal of Autism and Developmental Disorders 1981; 11(1):31-44.

3

Família e Comportamento

Estresse, Alexitimia e Dinâmica Familiar de Portadores de Autismo

Maria Helena Siqueira Sprovieri

"O amor é a base para toda a ação criativa, toca em toda área importante do ser e do tornar-se humano." (Gilligan, p. 255)

"Sem amor somos pássaros de asas quebradas." (Albom, 1998)

INTRODUÇÃO

Embora seja uma patologia hoje bem mais estudada e comentada, ainda pairam muitas controvérsias sobre o que realmente é o autismo. Uma doença que não tem classe social, nem raça, cor, crença ou costumes, continua sendo para os cientistas do comportamento humano uma verdadeira incógnita, uma verdadeira ponta de *iceberg*.

Para Gauderer (2004), o autismo é uma doença grave, crônica e incapacitante que compromete o desenvolvimento normal de uma criança e se manifesta tipicamente antes do terceiro ano de vida. Caracteriza-se por lesar ou diminuir o ritmo do desenvolvimento psiconeurológico, social e linguístico. Essas crianças também apresentam reações anormais a sensações diversas como ouvir, ver, tocar, sentir, equilibrar e degustar. A linguagem é atrasada ou não se manifesta. Relacionam-se com pessoas, objetos ou eventos de uma maneira não usual, e tudo leva a crer que há um comprometimento orgânico do sistema nervoso central.

Segundo esse autor, antigamente havia a hipótese de que os pais seriam, de certa maneira, os causadores dessa problemática. Atualmente, essa teoria caiu totalmente em desuso devido à enorme gama de estudos científicos, documentando um comprometimento orgânico neurológico central.

O que a literatura mundial atualmente enfoca é que o autismo é uma alteração cerebral que afeta a capacidade da pessoa de se comunicar, estabelecer relacionamentos e responder apropriadamente ao ambiente. Algumas crianças, apesar de autistas, apresentam inteligência e fala intactas, outras também apresentam retardo mental, mutismo ou importantes retardos no desenvolvimento da linguagem. Alguns parecem fechados e distantes, outros presos a comportamentos restritos e rígidos padrões de comportamento (Kanner e Eisenberg, 1995).

As características do autista são de fácil identificação e podem ser notadas pela família, que, ao procurar ajuda, deve informar se tiver notado que o paciente:

- Não estabelece contato com os olhos;
- Parece surdo;
- Pode começar a desenvolver a linguagem, mas de repente isso é completamente interrompido sem retorno;
- Age como se não tomasse conhecimento do que acontece com os outros;
- Ataca e fere outras pessoas mesmo que não exista motivos para isso;
- É inacessível perante as tentativas de comunicação das outras pessoas;
- Em vez de explorar o ambiente e as novidades, restringe-se e fixa-se em poucas coisas;
- Apresenta certos gestos imotivados, como balançar as mãos ou se balançar;
- Cheira ou lambe brinquedos;
- Mostra-se insensível aos ferimentos, podendo inclusive se ferir intencionalmente.

Todavia, quando os pais de uma criança descobrem que seu filho é autista muitas vezes cultivam durante algum tempo ainda a esperança de que ele irá recuperar-se completamente. Algumas famílias negam o problema e mudam de profissional até que lhes seja dado um outro diagnóstico. Como seres humanos a dor sentida pode ser superada, nunca apagada, mas a vida deve manter seu curso. Hoje, mais do que antigamente, há recursos para tornar as crianças autistas o mais independentes possível. A intervenção precoce, a educação especial, o suporte familiar e, em alguns casos, medicações ajudam cada vez mais no aprimoramento da educação de suas crianças.

Estatisticamente, o autismo tem baixa ocorrência, acontece em 5 entre 10 mil crianças, e é quatro vezes mais comum em meninos do que em meninas. Pode ocorrer em toda e qualquer família, independentemente de seu grupo racial, étnico, socioeconômico ou cultural.

A FAMÍLIA

"(...) a criança não entra na vida do seu grupo familiar como num esporte autista, privada dos processos primários, mas como participante de um processo mais amplo, no qual os significados públicos são negociados. E, nesse processo, os significados não são utilizados em vantagem própria a menos que possam ser compartilhados." (Bruner, 1997; p. 23)

"A família é um modelo universal para o viver. Ela é a unidade de crescimento; de experiências; de sucesso e fracasso; ela é também a unidade da saúde e da doença." (Nathan Ackerman)

As leituras realizadas e as pesquisas na literatura contribuem para e justificam a preocupação de se chegar a uma compreensão do que denominamos como a família. O conceito é importante em nosso trabalho porque é nesse grupo específico que nos propusemos a investigar os padrões internacionais diante do autismo.

Da Matta (1987) diz que "uma reflexão mais crítica sobre a família permite descobrir que entre nós ela não é apenas uma instituição social capaz de ser individualizada, mas constitui também, e principalmente, um valor". Assim, a família é um grupo social e uma rede de relações. Funda-se na genealogia e nos elos jurídicos, mas também se faz na convivência social intensa e longa. É um dado de fato da existência social e também constitui um valor, um ponto do sistema para o qual tudo deve tender.

Figueira (1987), referindo-se à dimensão invisível da mudança social com relação à família, ao que significa ser moderno e acompanhar transformações, diz: "no momento o moderno convive com o arcaico na família brasileira de modos sutis e complexos que só recentemente começaram a ser estudados".

Famílias são estudadas por vários segmentos da ciência em diferentes dimensões espaçotemporais, e muito provavelmente nenhum estudo vai esgotar o assunto e fornecer respostas para todos os questionamentos.

Para o nosso estudo, tomamos por base uma definição de Wynene (1984) fundamentada na prática da terapia familiar que diz que a constelação familiar disponível, para uma terapia familiar exploratória, é aquela em cujos elementos há uma ordem de relações contínuas e significativas emocionalmente.

Segundo Ceveny (1982), a família é um sistema no qual as pessoas vivem no mesmo espaço físico e mantêm relações significativas, às quais denominamos relações de independência entre os seus vários subsistemas.

Poster (1981) argumenta que uma teoria sobre família deve levar em consideração sua análise em um nível psicológico, no nível da vida cotidiana e, por último, na relação entre família e sociedade.

Pensando nas relações do grupo familiar, segundo a teoria de sistemas, podemos dizer que neste o comportamento de cada um dos membros é independente do comportamento dos outros. O grupo familiar pode, então, ser visto como um conjunto que funciona como uma totalidade e no qual as particularidades de cada indivíduo não bastam para explicar o comportamento de todos os outros membros. Assim, a análise de uma família não é a soma das análises de seus membros individuais. Os sistemas interpessoais, como a família, podem ser encarados como circuitos de retroalimentação, dado que o comportamento de cada pessoa afeta e é afetado pelo comportamento de cada uma das outras pessoas.

Segundo Macedo (1991), "a característica do padrão de imperação de um sistema é a circularidade, a interação que envolve uma espiral de *feedbacks* recursivos, ao contrário da relação linear".

No sistema familiar, isso significa que cada membro do sistema influencia os outros, sendo ao mesmo tempo influenciado por eles. Essas influências mútuas formam o cotidiano da vida familiar.

Sluzky (1984) chama a atenção para a facilidade com que fomos sobrepondo o conceito de sistema e família chegando à produção de uma literatura na qual, às vezes, família e sistema costumam aparecer como se fossem sinônimos. Diz ele: "A família não é um sistema. Uma família é o que uma família é. Podemos pensar acerca de uma família através de uma perspectiva sistemática, sob uma ótica sistemática, utilizando um modelo sistemático e deste modo dizer que a família é um sistema de relações".

Assim, no presente trabalho, pretendemos verificar os efeitos da desordem no desenvolvimento das crianças nos pais e nas relações entre eles. É preciso entender essa desordem sob o ponto de vista do contexto familiar como experiência pertinente ao grupo familiar, considerando-a um sistema que se inter-relaciona com sistemas mais amplos da comunidade, da sociedade e da cultura. As desordens do desenvolvimento afetam a família em muitos aspectos, inclusive pelos canais de relação com esses sistemas com os quais se relaciona circularmente.

O diagnóstico de um filho com síndrome autística é visto como um momento de crise e de luto, posto que ocorre um desequilíbrio entre a qualidade de ajustamento necessária e os recursos imediatamente disponíveis para lidar com o problema. O impacto da doença do filho sobre os pais provoca uma demanda sistemática na família de ordem emocional e relacional, um fato além daquilo de que ela pode dar conta sem que seja preciso recorrer à ajuda externa, relata Knobell (1986). Portanto, o desequilíbrio deste e de outros momentos no círculo vital da família vem da necessidade de continuar desempenhando os diversos papéis, com a sobrecarga do problema da criança autista, necessidades e relações dos demais elementos da família, agravados pelas relações próprias à sintomatologia do sentimento de perda individual e família.

A reorganização familiar só poderia se dar após a superação do momento crítico, que não tem tempo definido, pois depende de cada caso e de como a família reage a essas situações, que por si só dificultam a mudança adaptativa à situação do problema.

Para conviver com sua nova realidade a família necessita fazer um rearranjo do sistema familiar e, como consequência, construir um novo nível de equilíbrio. Assim, é importante considerar que esse impacto não é somente imediato à descoberta do problema, podendo ser encontrado em outros momentos do círculo vital do indivíduo e da família em diferentes comportamentos ou formas de relações.

Portanto, ao se avaliar o funcionamento familiar a partir das mais diversas queixas, é necessário pensar clinicamente sobre elas, analisando a possibilidade de serem manifestações atuais ou problemas anteriores não resolvidos, que tomam nova forma diante de um paciente definido como problemático.

O impacto de uma doença como o autismo – que altera o ritmo e desenvolvimento do indivíduo – é visto como luto por vários autores, como Walsh (1988) e McGoldrick (1991). Os pais anseiam "a criança perfeita", que seja saudável, vigorosa, esperta e cheia de energia, o suficiente para efetivar os seus sonhos não realizados. Quando uma criança nasce com alguma inabilidade, esses sonhos e fantasias podem morrer de uma forma dolorosa. Raphael (1983) e Bynghall (1991) mostram em prática clínica várias evidências a esse respeito, uma vez que a família é uma realidade social e não a soma de realidades individuais.

As variáveis que se interpenetram envolvem problemas em diferentes escalas: dificuldades no desempenho de papéis familiares e não familiares, sintomas físicos e não decorrentes do sofrimento a que são impostos, casos de insônia, depressão e cefaleia, falta de um contexto para a expressão de culpa e de raiva. Essas são evidências dos sentimentos que permeiam as inter-relações familiares diante das estratégias de enfrentamento de uma doença orgânica infantil crônica ou por uma condição limitante dela decorrente.

Segundo Bowlby (1980), a experiência infantil está associada às relações parentais, e nessas situações de extremo estresse as famílias necessitam de tanta atenção quanto o paciente.

Em nossa experiência clínica, verifica-se que as famílias que não conseguem expressar sentimentos, ou por medo de fragilizar elementos do grupo ou por suas próprias dificuldades diante do problema, formam sintomas. Estes, por sua vez, devem ser explicitados na família para que possam adquirir novos significados e, se possível, ser elaborados. A terapêutica com a família pode facilitar a convivência com a realidade de pais e irmãos de uma criança autista. A reação do pai ou da mãe tem extrema importância, pois permite ou não à criança a possibilidade de lidar com sua realidade, mesmo em condições limitantes. Os pais deprimidos perante uma situação problemática não podem cuidar dos filhos não problemáticos da mesma forma como faziam antes. Tentam esconder deles a sua tristeza, por achar que é carga pesada para eles. Esclarecemos que essa dinâmica, independentemente do caminho tomado, está alterada e interfere nas inter-relações do grupo. Assim, os irmãos da criança autista podem sofrer problemas adicionalmente devido aos problemas emocionais de seus pais. A infelicidade silenciosa traz mais problemas para o núcleo familiar do que a expressão aberta dos próprios sentimentos. Se for possível estabelecer uma atmosfera de permissão para a expressão da dor e das dificuldades do cotidiano, podemos trabalhar para o equilíbrio da família.

A flexibilidade da família ajuda a lidar com a dor e, consequentemente, favorece a realização de tarefas necessárias à adaptação da criança com autismo.

As famílias quando passam por essa experiência ao longo do círculo vital tornam-se mais vulneráveis a problemas em sua dinâmica. Bromberg (1994) recomenda que sejam traçados padrões de adaptação à perda como parte de uma rotina de avaliação do funcionamento familiar. As famílias com crianças atípicas têm maiores dificuldades de adaptação ao longo do círculo vital. Sua avaliação também mostra limites pelo próprio desgaste a que se submetem na busca de soluções para o seu problema. Gofman (1981) observou que a posição ocupada na sociedade pelas pessoas com algum tipo de limitação é semelhante à dos grupos étnicos menos privilegiados e à dos grupos religiosos minoritários, afastando as minorias de diversos círculos de competição.

Essas famílias sofrem restrições em todos os setores da vida. Há famílias com tendência à instabilidade emocional quando descobrem uma imperfeição mais grave em algum dos seus filhos, caso da síndrome autística. Tendem a entrar em crise permanente. A família tem a tarefa de educar, sustentar, proteger e socializar. Em função dessas colocações, aventamos identificar nas famílias problemas quanto à comunicação, suas regras, papéis, lideranças, manifestações de agressividade, afeição física, individualização, integração e autoestima – categorias a serem avaliadas neste estudo.

A dinâmica familiar

> *"O tempo presente e o tempo passado.*
> *Talvez estejam, ambos presentes no tempo futuro, e o tempo futuro, contido no tempo passado."* (Elliot, 1995, p. 7)

O estudo da dinâmica familiar foi sempre um fascínio e, por si mesmo, um desafio. A complexidade das relações familiares revela as mais amplas e significativas características da personalidade humana – tema para muitas observações e trabalhos de pesquisa.

A literatura confirma esse interesse no trabalho de Konstantareas e Hometidis (1991), que pesquisam sobre diferentes formas de reações familiares e estratégias de enfrentamento ativadas por uma doença orgânica infantil ou condição limitante decorrente dela.

Os estudos de Powell, Hecimovic, Christensen e College (1992) enfatizam a importância de variáveis como estresse, aspectos financeiros, relação conjugal, alterações emocionais e quadros depressivos que desestruturam as famílias, dificultando inclusive as questões relativas a adaptação e tratamento.

As teorias mais recentes valorizam as dimensões biológicas e físicas do organismo e do ambiente, bem como as características psicossociais do sistema familiar, que são vistas e valorizadas por vários grupos profissionais, tais como o de Bell (1979), cujo ponto de vista deve ser considerado quando trabalhamos e pesquisamos essas famílias.

Há evidências suficientes que comprovam que o sistema familiar deve ser considerado uma unidade de cuidados profissionais em um sentido mais amplo, como afirmam Assumpção e Sprovieri (1991). Alguns autores, como Donellan e Mirenda (1984), falam que os profissionais devem incluir as famílias no processo de diagnóstico e tratamento.

As reações iniciais dos pais passam a ser vistas de forma ampliada, com estudiosos explorando a existência do sistema familiar disfuncional e procurando um tratamento clínico que vise restabelecer o estado de equilíbrio e saúde, como relatam Konstantareas e Homatidis (1991).

Os teóricos em sistemas familiares, entre eles Bateson (1986), Minucchin (1982), Packman (1988) e Sluzky (1991), têm enfatizado a poderosa ação das influências cruzadas do sistema familiar em seus elementos. Qualquer mudança, por menor que seja, em qualquer parte do sistema familiar afeta sua totalidade e demanda manobras de adaptação para viver um novo estado de equilíbrio dinâmico, conforme Beckman (1983). Mais recentemente, os ecologistas sociais, especificamente Bronfenbrenner (1979), passaram a voltar sua atenção para o meio familiar em relação à estrutura externa na qual as famílias existem e atuam.

A família representa, independentemente da visão filosófica com que a abordaremos, o sistema nucleador de experiência do ser humano, assim como o fator de crescimento responsável pelos níveis de desempenho ou de falha. Constitui, assim, a unidade básica de doença e saúde, segundo Ackerman (1986).

A dinâmica familiar do portador de síndrome autística tem sido objeto de estudos numerosos, como os de Parkes (1975), Choen e Warren (1985) e Trute (1988), cuja busca se prende na melhor forma de compreender o sistema relacional para ajudá-lo a superar os problemas de inter-relacionamento, ou ainda para facilitar a convivência e suas consequências.

Nas últimas décadas, estudiosos do assunto, entre eles Beckman (1983) e Choen (1989), focalizaram em suas pesquisas as famílias de crianças com algum tipo de deficiência e que por essa condição experimentaram alguma limitação na sua capacidade adaptativa. Assim como outros pesquisadores, Fisman e Wolf (1991) acompanham as mudanças no sistema familiar quanto à estruturação da unidade familiar, principalmente no que se refere ao desempenho de papéis e efeitos psicológicos sobre os pais de crianças com distúrbios de desenvolvimento. Esses autores se propõem a revisão e discussão sobre novas descobertas no trabalho com famílias de autistas, fruto da nova visão dos profissionais que trabalham em psiquiatria. Após a década de 1960, com os primeiros trabalhos de terapia de família de Bateson (1971), explicita-se a teoria da comunicação enfatizando a importância das relações complementares em famílias de pacientes psiquiátricos. Nessa mesma época, Anthony e Koupernick (1970) organizaram a obra "A Criança e sua Família", na qual redefinem a natureza da desordem patológica e o alcance da mudança terapêutica ao se mudar o enfoque da criança doente vista individualmente para a criança doente no contexto familiar. Nessa mesma linha de pesquisa, Minuchin (1975) desenvolveu um modelo de funcionamento familiar usado para explicar os efeitos da doença na família. Esse estudo refere-se às crianças asmáticas anoréticas.

Um dos primeiros trabalhos sobre o efeito de crianças excepcionais sobre seus pais foi o de Farber (1959), que examina o efeito de crianças retardadas sobre seus familiares examinando 187 famílias de Chicago. Os seus resultados levantam questões importantes como desorganização familiar, institucionalização, religião influindo na aceitação familiar e relacionamentos positivos com amigos e vizinhos favorecendo menor estresse familiar, questões importantes e que estabelecem posições de controvérsia.

Outro estudo importante é o de Holroyd (1974), que examina o impacto de crianças retardadas sobre o aspecto emocional dos pais. Mais tarde, Holroyd e McArthur (1976) tentaram medir o possível impacto, negativo ou positivo, da criança com síndrome de Down e de autistas em suas famílias. Mães de crianças com autismo relataram maior estresse do que as de crianças com síndrome de Down, embora em ambos os grupos as mães tenham mostrado saúde precária, humor depressivo, exigência em relação a si e aos outros, além de terem relatado maior dependência das crianças e menores limites de oportunidades para a família, considerando esse dado como o fator que contribuía para o estresse e a depressão nessas mães. Estudando só pais de crianças autistas e usando grupo de controle assintomático, De Meyer (1979) também comentou extensivamente a condição de mães de autistas. Elas eram as únicas dos quatro grupos de pais a terem elevados escores depressão na escala MMPI. Em seu estudo, a idade das crianças também afetava o grau de estresse; as crianças mais velhas foram observadas como mais estressantes. Outros trabalhos, como o de Marcus (1987), parecem pontuar que pais de crianças autistas apresentam maior estresse do que pais de outras crianças com problemas de desenvolvimento, sendo mais sujeitos a quadros depressivos. Os pais são atentos e influenciados pelas características esquisitas de seus filhos (no aspecto físico, a agitação, o balanceio de corpo), que são apontados por eles como fatores estressantes. Portanto, é bem visível que as características de uma criança-problema têm mais impacto negativo do que positivo em seus pais e família.

Paralelamente ao que foi exposto, os padrões de relacionamento impessoal e social dessas famílias é disfuncional e frequentemente contribui para uma redução na competência de cuidar da criança, conforme afirmam Cummings e cols. (1966).

O ciclo vital dos pais como tal é profundamente afetado pelos atributos de seus filhos. A condição de pais oferece aos adultos uma série de oportunidades de afirmação concreta de sua capacidade de gerar, pelo crescente nível de autoconhecimento propiciado pela vivência dos papéis parentais, pela aproximação de seus ideais e pela possibilidade de acompanhar o desenvolvimento de sua prole e o que propicia em gratificações afetivas imediatas ao lado de uma ampla gama de dificuldades e dilemas observados quando ocorre um fato inesperado como a doença infantil limitante.

Dessa maneira, vicissitudes da paternidade e da maternidade são reconhecidas por Kazak (1987) como um conjunto de influências muito poderoso sobre a personalidade deles durante seu ciclo vital. Tais mudanças influenciam a inter-relação dos pais com seus filhos, definindo os padrões internacionais. Foram encontradas, ao longo do ciclo vital da família, uma autoculpa materna não comprovada pela limitação e uma definição por parte da mãe sobre o fato como uma "catástrofe familiar". Isso é confirmado pela nossa própria experiência no trabalho clínico com essas famílias.

Alguns autores, como Mash (1984) e Parke (1981), têm trabalhos nos quais comentam excessivamente sobre a depressão reativa de muitos pais de crianças incapazes. Uma das principais características da depressão descrita por comportamentalistas cognitivos é uma autoavaliação negativa e a tendência a ver o problema e suas experiências como negativas e catastróficas. De fato, um baixo autoconceito tem sido relatado para caracterizar a autoapreciação de muitos pais de criança excepcionais, independentemente de uma prévia psicopatologia. Claro que nem todos os estudos encontram o autoconceito dos pais abaixo do que os normais.

A responsabilidade dos pais pelo nascimento de uma criança diferente é o ponto significativo do estudo de Rutter citado por Konstantareas (1991), que menciona o grau de responsabilidade que os pais se atribuem ou os eventos que não podem controlar. Usando questionários, o autor encontrou que um *locus* externo foi associado a um maior estresse nas mães de crianças incapazes de aprender, mas somente quando elas eram de alto nível socioeconômico, o que é um resultado não óbvio. As influências atribuídas ao estresse parecem complexas e permanecem inexploradas em diferentes populações de crianças e pais, a atribuição de eventos externos ultrapassa o controle pessoal dos pais e implica uma tendência geral à impotência em relação aos fatos da vida.

Além de melhorar nossa compreensão conceitual sobre como as famílias podem lutar melhor por suas crenças antecipadas, pesquisas devem dar suporte para que se criem melhores estratégias de intervenção. Portanto, inúmeras razões, tanto de ordem prática quanto teórica, nos levam, como estudiosos do assunto, a pesquisar os padrões de comportamento relacional e emocional da família e da criança com autismo. A busca de modelos de enfrentamento, explorando aspectos ainda não pesquisados, levam-nos a identificar uma situação de crise diante de uma criança antipática e da maneira como seus pais vivem esse papel.

Essa é a indagação, neste momento, surgida em função do trabalho clínico realizado com essas famílias, e das questões que nos são colocadas por essa população, que nos procura para aliviar a sua dor.

A família e saúde mental

A família de pessoas mentalmente enfermas antes era considerada secundária do ponto de vista do treinamento de habilitação, sendo, inclusive, afastadas de todo o processo terapêutico. A unidade de diagnóstico e tratamento era o indivíduo, por se partir do princípio de que a pessoa podia mudar e "curar-se" quando afastada de seu contexto social e tratada isoladamente. Os problemas do desenvolvimento infantil, hoje, são vistos como problemas do portador, de sua família e da comunidade, que acabam influindo na sociedade por todas as suas consequências.

Portanto, cada vez mais se questiona a participação da família no processo de diagnóstico e tratamento, visto que cresce a necessidade de se preencher um "vazio" proveniente do desconhecimento das verdadeiras relações familiares das pessoas assistidas pela equipe multiprofissional. O primeiro passo para a abordagem familiar ocorre no tratamento infantil, no qual essa segregação do paciente e do terapeuta começa a ser quebrada pela mãe, que tem sido, crescentemente, objeto de terapia.

Essa participação apenas da mãe manteve-se durante muito tempo, deslocando-se a segregação para os demais membros do grupo familiar, inclusive o pai, o que ocasionou a permanência de problemas similares referentes à unidade de tratamento.

Só a partir da década de 1950 é que se começou a abordar a família de forma direta. Verificamos esta proposta nos relatos de Sullivan (1953), por meio de estudos desenvolvidos por equipes de profissionais de saúde mental situados em diferentes regiões geográficas, mas especificamente nos Estados Unidos, na França, na Inglaterra e na Argentina, que, embora dirigidos para um mesmo objeto – a família –, trabalhavam a partir de abordagens.

Parece que essa mudança na unidade de diagnóstico e tratamento foi, entre outras constatações, de maior ênfase nas unidades sociais e de influência e interesse crescentes na teoria dos sistemas, determinando assim um maior interesse pelo contexto da pessoa e suas relações com as demais. A partir disso, começou-se a pensar na função social da psicopatologia, compreendendo-se a enfermidade mental como expressão das relações significativas da pessoa com seu grupo social, além de seus processos psíquicos internos. Do mesmo modo, os conceitos familiares forneceram subsídios para uma nova teoria sobre os distúrbios emocionais.

No aspecto etnológico, ocorreu uma mudança de enfoque ao se ampliar o campo de relações por meio da hipótese de que a esquizofrenia era produto de certa classe de relação, na qual os sintomas de uma pessoa começam a ser compreendidos como uma conduta em resposta a outra pessoa. Em outras palavras, o núcleo do problema estaria além da pessoa individual, havendo uma correlação entre os processos psicológicos dinâmicos da conduta de uma pessoa e a conduta da família à qual faz parte.

A década de 1950 enfatiza, assim, estudos sobre o contexto familiar do indivíduo com investigações e estudos sobre famílias de esquizofrênicos, como os realizados por Laing (1958) e Esterson (1960). Em 1960, os estudos estenderam-se para o contexto social da família em função da crescente consciência de interdependência entre indivíduo, família e sociedade no campo da saúde mental, visto que o sintoma pode influenciar a vida familiar a ser também produto de vivências que afetam as pessoas inseridas em uma forma de vida adversa.

Atualmente, os problemas relativos à saúde mental compreendem desde o indivíduo até a estrutura inteira da comunidade, sendo, inclusive afetados pelo rápido processo de transformação da sociedade contemporânea. Isso torna difícil uma percepção adequada da realidade externa, a qual, por sua vez, constitui um critério básico de saúde mental. Ao se considerar que a identidade de uma pessoa é ao mesmo tempo individual e social, os critérios para a saúde e enfermidade mental devem abranger tanto o indivíduo inserido no grupo quanto o próprio grupo. Há um interjogo de processos de diferenciação e combinação no qual a identidade individual se desenvolve em função da identidade familiar, e esta, por sua vez, em função da comunidade.

"As relações entre a personalidade do indivíduo e os processos de dinâmica de grupo da vida em família constituem um elo essencial na cadeia de casualidade dos estados de enfermidade e saúde mental", segundo Akerman (1986).

As mudanças adaptativas da estrutura familiar estão em função de sua organização interna e de sua posição externa na sociedade. Quando isso ocorre como resposta a uma mudança social, os vínculos afetivos podem ficar fortalecidos ou enfraquecidos. A configuração familiar pode oferecer tanto modelos de êxito quanto de fracasso na atuação pessoal e social. Portanto, pode-se considerar que a adaptação está em função do potencial de integração da personalidade da pessoa e do caráter psicológico da personalidade do seu grupo familiar.

Na relação recíproca entre família e sociedade, fundamental nesse estudo, vale ressaltar que a influência da organização social é determinante para a modelagem da estrutura e do funcionamento da família, na medida em que é daquela sociedade que emanam as diretrizes gerais que regulam os procedimentos do homem em sociedade (estrutura política, econômica, direitos e deveres do cidadão).

Considerando a família uma instituição social básica, e que portanto deriva da organização do Estado, observamos que suas características não só refletem essa organização mas servem aos propósitos do Estado como condição para a continuidade de sua existência. Daí cada sistema social apresentar um tipo específico de família (Ariés, 1981).

Em decorrência, acredita-se que o profissional de saúde mental se encontra em uma "situação de risco" e sua atuação, comprometida na medida em que ele não for capaz de pensar e dirigir sua ação terapêutica, considerando e avaliando as características das regras sociais vigentes. Isso significa que tal profissional só pode atender e abandonar a família com uma realidade psicossocial.

No entanto, se o "sentimento de família" baseia-se nos laços afetivos, na intimidade e na individualidade, segundo Ariés (1978), independentemente de classe social, as necessidades e problemas de ambas não podem ser os mesmos pelas contingências de vida de cada um. Portanto, as teorias corretamente usadas para explicar sua dinâmica, com na base da família burguesa, necessitam uma reformulação para atender às suas respectivas peculiaridades.

No que concerne à família brasileira, seria oportuno lembrar aqui o estudo de Costa (1979), referindo-se à atuação dos profissionais de saúde em nosso meio. Estudando a família através de sua história socioeconômica, política e cultural (desde a família colonial até a família burguesa contemporânea), pode-se concluir que agentes sociais, principalmente pedagogos e higienistas, que enquadram o tempo e o espaço do cotidiano familiar, regularizam os afetos e condutas de seus membros por meio de suas recomendações e normas educativas, acabando por imprimir neles sua configuração atual.

Do ponto de vista psicológico, é fato conhecido que o fator sociocultural constitui um dos aspectos vinculados à saúde mental e às doenças neurológicas e psicossomáticas, que tanto os indivíduos quanto as famílias estariam estruturadas dentro de uma ampla escala de possibilidades psicológicas, cujo resultado final se obtém no modo como cada família reflete, de uma maneira própria, a influência de seu meio. Como podemos considerar os transtornos afetivos de uma pessoa como sintomas de um conflito familiar, também podemos fazer a mesma analogia da família em relação à sociedade. A sociedade funciona como reguladora das condutas individuais grupais.

Com o crescente aumento da literatura sobre a família e da terapia familiar, podemos constatar que ainda é muito heterogêneo o campo que abarca o conceito de "terapia familiar" em consequência de ampla variedade de teorias, que não raro abrangem distintas constelações de tratamento e combinam-se com outros tipos de terapia (não familiar). Mas, apesar das variadas formas de tratamento em decorrência das distintas orientações, profissionais como pesquisadores e terapeutas de família compartilham de uma mesma ideia ou princípio, e a unidade de tratamento excede a pessoa individual, sendo seu objeto um conflito familiar e sua finalidade a resolução total ou parcial deste conflito. Essa confirmação pode ser tomada como conteúdo para qualificar a terapia familiar, conforme Harley (1979).

Essa terapia utiliza os conceitos de saúde mental e saúde social e, ao abordar um "grupo natural" (família), focaliza as relações entre as funções psicossociais da família e o desenvolvimento emocional de seus membros, contribuindo assim para uma teoria dinâmica das relações entre indivíduo, família e comunidade. Tendo em vista esses conceitos, o nosso interesse pela dinâmica da família da criança autista se encaminha em função da sua saúde mental e emocional. Segundo Boszormeny-Nagy e Framo (1976), caracteriza-se a terapia familiar como "apoio", procurando classificar a comunicação, modificar padrões de interação e ajudar a família a enfrentar situações reais de tensão.

No entanto, até o momento atual a experiência clínica e a investigação sobre o sistema familiar não conseguiram determinar o estágio que define a melhor forma de tratamento da unidade familiar quando ela tem uma criança com problema crônico. O que se observa atualmente é uma intensificação das pesquisas desenvolvidas nessa área, como as de Richer (1979). Portanto, há uma adesão crescente dos profissionais nesse campo, o que reflete uma mudança de orientação, principalmente nas instituições de saúde mental, que se preocupam em cumprir as várias funções sociais, inerentes por definição à sua própria estrutura.

É a partir dessa nova abordagem que tentamos identificar, nesse estudo, categorias de intenção familiar presentes na entrevista familiar estruturada (EFE) desenvolvida por Carneiro (1983). Essas categorias são: comunicação, regras, papéis, liderança, manifestação da agressividade, afeição física, individualização, integração e autoestima. Pensamos que esse material poderá favorecer a estruturação de trabalhos mais específicos com essas famílias, uma vez que tenhamos identificado alguns sintomas mais significativos, procurando, inclusive, verificar nessas famílias danos causados pelo estresse constante dos pacientes crônicos, medindo a depressão dos pais como fator diferencial nessa dinâmica.

Assim, a interação entre família e doença pode ser considerada recíproca, ou seja, tanto a influência da doença na dinâmica familiar quanto o impacto de curso da doença podem ser medidas pela interpretação que a família faz da doença. Se a família interpreta a doença como uma ameaça, a crise produzirá ansiedade/angústia; se a doença for interpretada como perda, produzirá depressão; se for interpretada como desafio, os sentimentos de ansiedade e de esperança serão propulsores da busca de resolução de problemas, motivação e crescimento da família.

Quando a doença aparece, os mecanismos adaptativos são quase sempre automáticos e algumas vezes temporários dada a rapidez dessa fase. Na cronicidade ocorrem os processos adaptativos de longo termo, foco de nosso interesse, dadas as possibilidades de investigação das implicações da doença para o processo de desenvolvimento da família através do ciclo vital. Enquanto uma vertente enfatiza que os pais e mães de crianças com atraso tendem a mostrar altos níveis de desordens afetivas, como descreve Cummings (1966 e 1967), outros autores, como Stein (1982), enfatizam a necessidade de enfocar a questão predominantemente do ponto de vista das dificuldades de enfrentamento em vez de manter um modelo voltado para a doença e suas especificidades. Mais especificamente, pretende-se identificar quais as doenças aprendidas e mantidas diante da doença infantil e como a família se organiza em torno dela.

Assim, acreditamos ser possível e viável revermos nossa postura profissional, a fim de tentarmos conciliá-las perante a ampla demanda e as expectativas daqueles que chegam, principalmente, às instituições de assistência à saúde e de ensino, e desenvolvermos formas de atendimento que procurem ir ao encontro das necessidades dessa população.

Segundo Richter (1979), a "preocupação com a necessidade de mudanças criativas na sociedade leva muitos analistas a assumirem, além de seus deveres profissionais, um trabalho de pesquisador no campo dos problemas sociais".

Desse modo, podemos considerar que neste estudo nosso principal objetivo é parte de um movimento mais recente que tenta buscar meios e alternativas de assistência a portadores de distúrbios do desenvolvimento e suas famílias, pretendendo simplesmente trazer uma contribuição para os questionamentos que têm emergido nessa área de atuação.

Família e autismo

A única dádiva é oferecer uma parte de si mesmo. (Ralph Wando Emerson, 1803-1882; p. 18)

A família, sociologicamente, é definida como um sistema social no qual podem ser encontrados vários subsistemas, dependendo de seu tamanho e da definição de papéis. É através das relações familiares, tais como são socialmente definidas e regulamentadas, que os próprios acontecimentos da vida recebem seu significado, e por meio deste são entregues a experiência individual, o nascer e o morrer, o crescer, o envelhecer, a sexualidade, a procriação, conforme Saraceno (1992). Portanto, consideramos a família como unidade básica de desenvolvimento das experiências, das realizações e dos fracassos do homem.

Assim, a organização e a estrutura da família não são estáveis. A sociedade fornece diretrizes para o seu funcionamento a fim de que ela lhe seja útil (Assumpção e Sprovieri, 1991).

Segundo Ackerman (1986), a família representa o sistema nucleador de crescimento e de experiência do ser humano, sendo também responsável pelos níveis de desempenho ou de falha. Portanto, constitui a unidade básica de doença e saúde.

Em nossa sociedade contemporânea, industrial, capitalista, as pessoas vivem no que denominamos "família nuclear", composta de pais e filhos. É o primeiro grupo a que pertence o indivíduo, via de regra permanente, vivendo em interação constante com outros grupos semelhantes e interagindo com eles.

Em síntese, a família consiste em um grupo natural que governa as respostas de seus membros às informações e aos estímulos interiores e exteriores.

A vida de uma família é um longo ciclo de eventos desenvolvimentais: nascimentos, mortes, sentimentos de ódio e amor, que abrangem gerações e vários contextos histórico-socioculturais, conforme Sampaio e Gameiro (1985).

Assim, voltamos a nossa atenção à família por considerarmos que, da perspectiva epistemológica, é diferente relacionar um determinado problema com a história do indivíduo que o apresenta, ou inseri-lo em um contexto mais alargado em que esse problema (no caso do autismo) adquire uma dimensão maior e nos permite uma compreensão de grande ângulo, verificando inclusive problemas do contexto familiar, segundo Andolfi (1981).

A família é uma instituição social significativa, pelo que compreendemos e afirmamos até o presente, que busca entender a interação e dinâmica diante do "autismo", uma vez que essa síndrome traz consequências para o portador interferindo na sua posição social e no estilo de vida, relacionamentos internos e vínculo com o mundo externo.

O autismo é uma síndrome comportamental com etnologias múltiplas e curso de um distúrbio de desenvolvimento que traz déficit social causado pela inabilidade do indivíduo de se relacionar com o próximo, segundo Gilberg (1990).

Essa definição pode colaborar para percebermos por que a síndrome autística compromete seriamente o grupo familiar quando passa a viver com o problema. As relações familiares são naturalmente afetadas quando um elemento de seu grupo apresenta a doença, explica Shapiro (1976). As limitações vivenciadas perante a doença levam a família a experimentar alguns tipos de limitações permanentes visualizados na capacidade adaptativa ao longo do desenvolvimento.

Kanner (1954, 1955, 1956) continua a considerar o autismo infantil uma síndrome bem estabelecida, com história, início e curso clínico distintos da esquizofrenia infantil pelo grau de isolamento, que é de extrema importância no estabelecimento do prognóstico. Portanto, continua a considerar o autismo infantil um problema psicológico, frisando a necessidade de estudos decisivos para a compreensão do fenômeno nos âmbitos biológico, psicológico e social. Nessa fase, ele considera os pais das crianças autistas como frios, inafetivos, vistos como causa do bloqueio emocional de seus filhos. Por esse motivo, achamos importante pesquisar os aspectos de expressão dos sentimentos dos pais dessas crianças.

O autismo do filho coloca a família diante de uma série de emoções de luto pela perda da criança saudável que esperavam. Apresenta, por isso, sentimentos de desvalia por ter sido escolhida para viver essa experiência dolorosa, segundo Kryski (1969).

Atualmente, essas premissas sobre as famílias com intenções negativas e consequências danosas têm sido desafiadas de tal maneira que têm motivado uma mudança nos conceitos sobre essas famílias. A mudança mais significativa nesse contexto de famílias de autista ocorre em função da revisão e anulação do conceito de rejeição, em que os pais são agentes causadores da deficiência, conforme Cantwell, Baker e Rutter (1979). Esse avanço conceitual tem refutado a teoria psicogênica de conhecimento crescente dos fatores biológicos e de etiologia orgânica envolvidos no autismo, como citado por De Myerm Hingtgen e Jackson (1981), Ornitz (1978) e Ritvo e Freman (1984). Os recentes estudos refutam a culpa dos pais para o autismo. Pais e outros membros são vistos e possivelmente reconhecidos como parceiros necessários para o tratamento e desenvolvimento das crianças. Essas novas premissas são o resultado de uma nova visão da família e de uma melhor apresentação do seu papel no norteamento das dinâmicas pessoais das crianças, incluindo as autistas.

Essa nova visão das famílias tem sido observada e verifica-se ou reconhece-se a contribuição positiva das pessoas deficientes para suas famílias. Summers, Behr e Turnball (1989) descreveram vários estudos empíricos e breves nos quais as famílias relatam evidências de contribuição positiva, como aumento da felicidade, maior amor, laços familiares fortalecidos, fé religiosa fortalecida, rede social expandida, maior conhecimento sobre deficiências, aprendizado de tolerância e sensibilidade, aprendizado de ser paciente, ampliação do desenvolvimento de carreira, aumento de crescimento pessoal, domínio do controle pessoal e o fato de viver a vida mais calmamente. Summers (1988) e cols. notaram em seus estudos que "crianças deficientes contribuem positivamente para suas famílias não somente sobreviverem com a experiência da deficiência"; ou seja, há também crescimento em função dessa vivência.

No entanto, as famílias vivem angústias e desesperanças quando lhes é fornecido o diagnóstico do filho. De acordo com essas elaborações é que podem ocorrer bons ou maus prognósticos. Esse período pode ser comparado ao descrito por Parkes (1975), que relata que na vivência de perda se nota perturbação aguda com os seguintes sintomas: desespero extremamente forte, algumas vezes expresso por reações vistas diante de morte, além de raiva, amargura persistente, sentimentos de vingança e de culpa.

Toda criança vem ao mundo como um indivíduo desprotegido e parasitário, sendo a relação mãe-filho fundamental para o estabelecimento de relações harmoniosas entre o indivíduo e o mundo circundante, segundo Bowlby (1985). O nascimento de um filho representa as esperanças de sua família, que, nesse momento, vai viver com a capacidade e potência de estruturar a vida. No caso de essa criança ser autista, as frustrações se fazem presentes, as premissas fundamentais estão falidas, as relações são deficitárias, relata Krynski (1969).

O estabelecimento da interação familiar entre a criança autista e sua família é feito em termos de carência afetiva, de acordo com Bowlby (1985). Segundo Shapiro (1976), há referências de expressões de ressentimento, irritação pelo fardo não esperado e raiva como emergências possíveis, alusivas tanto à punição quanto às atitudes de ignorar e rejeitar o filho problema.

Ainda segundo Cummings (1976), ter um filho problema é uma experiência de estresse psicológico para a mãe, e esta claramente obtém menos prazer em lidar com a criança quando ela apresenta um atraso de desenvolvimento em relação a seus filhos normais. Apresenta relações ansiógenas e depressivas, moduladas com sentimentos de honestidade, tanto que procura se referir à criança da mesma maneira que aos outros elementos do grupo familiar.

Um estudo de Bebko, Konstantareas e Springer (1987) levanta alguns aspectos interessantes e importantes que consideram as causas do estresse e a percepção das famílias desse estresse. Mães e pais da criança autista foram questionados a estabelecer o quão estressante eles consideravam certas características associadas ao autismo. Além disso, esses pesquisadores questionam terapeutas que conheciam as famílias sobre o fato de estimar as percepções dos pais em seu estresse. Não surpreendentemente, os profissionais que estiveram envolvidos no estudo julgaram as famílias como mais estressadas do que os próprios pais por eles mesmos relatados. Essa descoberta está sendo muito elucidativa e se refere à nossa ênfase profissional nos problemas, dificuldades e patologias. Os profissionais deveriam proceder cautelosamente com suas suposições das causas e graus desse estresse sentido pelas famílias. Os pais sabem o que sentem, no entanto temem expressar os seus sentimentos, podendo essa posição gerar dificuldades futuras.

Bebko, Konstantareas e Springer (1987) têm entrado em contato com um crescente número de indivíduos que respondem que o fato de possuir um membro deficiente na família, incluindo autistas, os faz viver experiências de efeito positivo. Eles descrevem sentimentos de realização e enriquecimento devido às oportunidades criadas ao se viver com uma pessoa autista. Essas experiências ilustram o perigo que os profissionais podem correr se fizerem considerações prévias sobre outros indivíduos, outras famílias, experiências e percepções. Portanto, é necessário identificar os problemas dessas famílias em relação a vários aspectos da vida por meio de estudos que tentem elucidar melhor a questão.

Assim, a família-instituição é agente socializador na medida em que, por meio dos grupos sociais (socializada, constrói a identidade), pode perder essa condição, desestimulada pela incapacidade do filho e por seu limite diante da realidade. Mas pode também criar recursos para enfrentar essa realidade adversa trabalhando construtivamente em seu grupo, fortificando-se para enfrentar o social.

A família, como subsistema da sociedade, é o espaço em que os seres humanos vivenciam a experiência de construir a sua identidade. É por meio da família que o "ser" amplia suas relações com o mundo, sempre se relacionando em grupos. Mesmo quando estamos sozinhos, nossas referências de valores e normas sociais advêm dos grupos que internalizamos no decorrer do ciclo vital. A síndrome autística priva a criança, o indivíduo e a família de viver essa experiência, relata Kasak (1986).

A vida do ser humano se passa em família e em grupo, pois somos seres sociais. A experiência de viver em grupo inicia-se na família que nos faz sentir a vida, e esse ângulo é determinado por uma instância social que dá conteúdo aos grupos aos quais pertencemos; o que reúne os indivíduos em grupo é uma necessidade social. Essa necessidade de atuar socialmente para uma família com um elemento autista tem limites em virtude dos déficits dele, que interferem em seu desempenho e capacidade adaptativa.

O autismo leva o contexto familiar a viver rupturas, pois interrompe suas atividades sociais normais, e o seu clima emocional transforma-se no interior e no exterior. A família se une à disfunção de sua criança, e esse fator é determinante no início de sua adaptação. Os esforços deveriam ser direcionados para a ajuda da família, interpretando melhor as dificuldades da criança. A aproximação psicoeducacional e a intervenção têm construído nosso modelo para assistir a essa família. A tentativa é facilitar a adaptação no contexto social dentro de sua realidade.

A família ao longo do ciclo vital é uma fonte de normas e valores sociais, segundo Saraceno (1992), por isso tem um caráter conservador, já que sua função é manter e não transformar a sociedade. Na estrutura social, tem a função de inserir o indivíduo na sociedade, daí a sua importância. Essa função é estratégica para a sociedade, e por isso há um grande controle para que ela desempenhe o seu papel.

Mas essa função da família não é dada ao acaso. A família, tal qual a que vivemos hoje, monogâmica, não é seu único modelo. Sua estrutura implica o momento histórico, econômico e cultural no qual está inscrita. É a estrutura familiar adequada para cumprir a função de educar as crianças e de cuidar da sua sobrevivência, segundo as normas da sociedade.

A família hoje tem a função básica de garantir a manutenção da propriedade nas classes superiores e, nas subalternas, a reprodução da força de trabalho (Reis, 1988). A família é também uma instituição regida por normas econômicas. Assim, a mensagem é a educação do futuro trabalhador, norma social difícil para a família do autista. A sociedade valoriza os elementos por sua participação social efetiva, que é representada pela participação por meio da força econômica.

Portanto, devido à complexidade de nossa sociedade, a família não dá conta de todo o processo de socialização. Assim, a família conta com a colaboração de outra instituição social importante para a socialização, que é a escola.

No caso da família do autista, fica inviável ser reprodutora de normas e valores sociais e, consequentemente, mantenedora do contexto social. A família do autista sente-se frustrada e diminuída no aspecto social; os pais e a criança passam a ser desvalorizados pela sociedade (Chen e Warren, 1985).

A família, diante da mudança vivida em seu ciclo vital, deve reorganizar-se para cuidar da criança autista. As famílias em geral estão mal equipadas em múltiplos aspectos para enfrentar a sua função de educar, e fica mais comprometida ao enfrentar a experiência de educar um autista.

O contexto familiar constitui um sistema em que qualquer mudança influencia no papel do equilíbrio, ou seja, causa disfunções. Seja como for, a limitação em um elemento da família afeta não apenas os relacionamentos entre o "doente" e os demais, mas também entre os outros elementos do grupo. Yarrow (1985) e cols. descobriram, em uma pesquisa, que as relações familiares são afetadas com a presença de uma criança autista. A combinação conjugal torna-se confusa e passa a apresentar uma carga de agressividade.

Bowen (1978) estudou padrões familiares de doença emocional e verificou que esses mesmos padrões ocorrem nas doenças crônicas, incluindo disfunções sociais. Relata que um montante considerável da tensão é suficiente para uma família tornar-se disfuncional.

Vieira (1983) ressalta a importância de um posicionamento pautado pela aceitação realística da situação. Aprender a conviver com um filho limitado é limitante. O medo passa a ser uma emoção comum aos pais de uma criança-problema. Junto ao medo vem a incerteza com relação à criança, à deficiência e ao seu prognóstico, às reações das pessoas e ao futuro.

Como seres humanos, temos algumas expectativas diante das dificuldades. Podemos entrar em contato com nossos problemas e sentimentos, aceitá-los e trabalhar com nossa realidade. No entanto, podemos negar sua existência e excluí-los da nossa vivência. Nesta última escolha, reprimimos os sentimentos e mantemos a situação sob controle.

ANALISANDO, REFLETINDO E ORIENTANDO A FAMÍLIA DO AUTISTA

A experiência e a trajetória vivencial com a família do autista nos ofereceram subsídios para analisar, refletir e orientar segundo cada caso específico. De nossa própria tese de doutorado colhemos importantes dados que são fundamentais para os comentários a seguir.

Para facilitar a reflexão dobre os dados obtidos, dividiremos nossa análise em três itens: estresse, alexitimia e dinâmica familiar, e o cerne de nosso interesse é a dinâmica familiar da criança autista.

Estresse

Embora não constitua o ponto básico de nosso estudo, e sim um dos produtos da pesquisa, o "estresse" foi avaliado por considerar-se a doença crônica fator de tensão familiar constante, podendo favorecer um quadro de estresse nos pais.

Cabe aqui uma interessante consideração de Nascimento (2004), que afirma: "o estresse afeta as pessoas independentemente da raça, sexo ou idade".

Segundo a autora, o corpo humano é biologicamente preparado para lidar com situações de alerta, ou seja, diante de uma ameaça o organismo libera hormônios, como a adrenalina e o cortisol, cuja presença na corrente sanguínea provoca o aumento dos batimentos cardíacos, da pressão arterial, aceleração da respiração, dilatação das pupilas e mobilização de açúcares e gorduras, que produzirão mais energia e tensão muscular. Dependendo do perfil psicológico de cada pessoa, pode-se traduzir-se em depressão, somatizações ou mesmo evoluir para uma síndrome do pânico.

Depoimentos familiares

"Tudo que se cultiva com cuidado crescerá sem que nada o detenha, depende do nosso querer. A árvore só cresce da semente que nós mesmos semeamos, adubamos e cultivamos." (Andres e Andres, 2010)

"Depois que ele nasceu estou sempre cansada e pouco motivada. Não trabalho mais fora e tenho dificuldades de me organizar nas tarefas diárias. Creio que todos percebem como fico arrasada o tempo todo" (mãe M., família autista).

Estudos relatados por Konstantareas e Betchmar (1991) citam que as mães de crianças autistas são mais estressadas do que as dos portadores da síndrome de Down. Esse dado também aparece em nossa pesquisa, confirmando ainda que nos dois trabalhos nota-se a mãe com escores relativos a estresse significativos.

Nesse trabalho, Konstantareas e Bethchmar (1991) observaram também que os pais têm saúde precária, humor depressivo e tempo de exigência excessivo, concluindo que a criança deficiente constitui-se em agente estressor.

"A ansiedade de D. me revolta; ela esqueceu que é minha mulher e mãe de M. Não há motivo para isso, no entanto ela se justifica o tempo todo. Não tenho tempo nem para ir a um dentista" (pai de portador de síndrome de Down).

A habilidade da família de manter uma normalidade sob a presença "anormal" da doença crônica e da incerteza representa uma tarefa para qual as famílias acabam desenvolvendo um *modus operandi* tanto do ponto de vista organizacional quanto do psicológico. Paradoxalmente, a família só se dá conta e verbaliza sobre seu desejo de ter uma vida normal quando abordada por profissionais como nós e de forma espontânea, ou seja, não foram buscar ajuda. A família aparenta uma vida "normal" com o doente, mas só percebe sua forma de vida quando questionada. Para algumas doenças altamente debilitantes, mas permanentemente crônicas e incertamente fatais, a família pode se sentir sobrecarregada com um problema "que parece não ter fim".

Outra observação feita por Kaio (1994) refere-se à manutenção de autonomia para todos os membros da família perante a força exercida pelo contexto da doença no sentido da dependência e cuidados mútuos. As relações dessas famílias têm uma grande carga emocional. Esse dado também é confirmado em nosso trabalho. Também são confirmados aspectos que relacionam papel e possibilidade de estresse.

Assim, os resultados de nossa pesquisa trazem pontos de discussão que podem trazer contribuições para o trabalho com essas famílias.

Não se observam diferenças significativas nos níveis de estresse considerando as três fases (alerta, resistência, exaustão) nas mães das famílias assintomáticas, autistas e portadoras da síndrome de Down quando comparadas entre si. Esse dado não era por nós esperado, uma vez que relacionávamos o estresse à doença e não ao papel de mãe.

Um trabalho realizado por Wolff (1961) sobre relações de pais e mães diante das doenças impactantes chama também a atenção pelo pequeno número de indicativos de estresse encontrado. Portanto, esse resultado confirma a resposta de nossa amostra, fazendo-nos pensar mais uma vez sobre a responsabilidade do papel materno como fator de estresse.

Posteriormente, Holmes e Rahe (1967) buscaram traçar uma epidemiologia das situações típicas causadoras de grande estresse na vida do indivíduo, relacionando-as com a manifestação de doenças graves. Não podemos restringir o campo de análise, uma vez que existe uma série de outros fatores predisponentes de natureza genética ou mesmo de habilidade da própria família para mitigar ou exacerbar o estresse no caso de uma doença grave. Entretanto, Alexander (1981) assinalou que a emoção constitui parte da reação do indivíduo e dado evento ou situação, e não causa da reação. Não podemos nos apoiar em trabalhos que enfoquem o indivíduo como um ser biológico, embora se reconheça sua subjeção às flutuações emocionais capazes de alterar seu metabolismo e circularmente apresentam transtornos psicológicos em decorrência das alterações orgânicas. Portanto, com as mudanças do pensar científico, precisamos ter uma visão mais complexa das interações entre fatores biopsicossociais, ou seja, como uma abordagem multifatorial. Abre-se a possibilidade da inclusão do contexto social. Segundo Minuchin (1975), ocorrem tentativas no sentido de ver o indivíduo para além desse conceito restrito, nos seus contextos sociais e nos processos de *feedback* entre indivíduo e contexto. O papel de mãe faz parte do contexto social, que exige da mulher corresponder às expectativas desse contexto nesse papel. A vida moderna exige da mulher uma maior percepção social, dando-lhe uma sobreposição de papéis que pode estar influindo no seu estresse, conforme foi por nós observado na pesquisa.

Pode-se perceber a relação desses dados com os relatados por Silva (1995), nos quais 18% dos sujeitos que procuram clínicas gerais por seus sintomas físicos sofriam de transtornos mentais, entre eles a depressão e o estresse. Esses dados também se aproximam dos relatados por Nolan e Wilson (1994), que notaram que as mulheres depressivas e estressadas têm maior dificuldade de tomar decisões, distúrbios mais frequentes nas áreas do sono e apetite, além de maior preocupação com a saúde do que os homens. A partir desses dados temos condições de perceber que a condição da mulher tem diferenças que a levam a ser mais estressadas.

Em pesquisa recente realizada em São Paulo por Szymanski (1992) quanto aos cuidados com crianças, a responsabilidade recaía – sem contestação – sobre a mulher.

Aliás, a ligação dos filhos é mais intensa em torno da figura da mãe, e sobre ela recaem todos os cuidados com a prole. A mãe e os filhos formam um núcleo forte e unido, mesmo nas famílias nas quais há a presença do pai. O pai presente tem a posição mais alta da hierarquia familiar e tem a função de manter materialmente a família.

Para nós, o papel da mulher dentro da estrutura social e dentro da estrutura familiar pode ser responsável por seus níveis de estresse e, por isso, não encontramos diferenças significativas entre as mães dos autistas, as dos portadores da síndrome de Down e as de assintomáticos.

Encontramos semelhanças de respostas no trabalho de Konstantaneas e Homatides (1991) quando relatam que as famílias com condição econômica estável não têm estresse significativo, pois podem ter suporte mental e psicológico constante, diminuindo assim suas áreas de tensão. Assim, uma visão de contexto também é importante na análise desse dado. O suporte constante necessário a essas famílias poderá mantê-las em condições mais satisfatórias.

Entretanto, Tavormino (1991), estudando o estresse em quatro grupos com condições limitantes, como diabéticos, asmáticos, portadores de fibrose cística e deficientes auditivos, encontrou os pais desses quatro grupos relatando estresse devido à presença de criança doente e não devido a outros estressores familiares.

"A senhora pode contar com a minha família, pois tenho interesse em colaborar em tudo o que se diz sobre o portador da síndrome de Down; acho que é muito difícil a experiência que se tem com um filho assim. Gostaria de achar uma solução para outras pessoas que não sofrem com esse mal. Não consigo ainda não pensar assim. E ainda me culpo por isso. Ainda não consigo pensar de outra forma. É muito ruim ter um filho assim. A senhora tem que concordar comigo" (mãe de uma família de portador da síndrome de Down).

No trabalho de Tavormino (1991) o grupo de pais de deficientes auditivos foi observado como o mais estressado, e a deficiência era a grande responsável pelo estresse. Esse dado também foi modificado em nossa amostra quando encontramos mais estresse nas famílias com autistas e portadores da síndrome de Down.

"Falo com muita sinceridade, se tivesse chance de voltar atrás, preferia não ter tido filhos. Para meu marido é algo que não se fala. Ele responde falando de algo que só me aborrece, que mulher tem dessas coisas, querem saber tudo. Por isso estou aqui, para falar com quem entende e ver se ela me compreende. Não estou negando nada ao meu filho. Quem nega não viria aqui de peito aberto. Gosto de colaborar, ele que não entende essas coisas" (pais de uma família com filho autista).

Não se observam diferenças significativas nos níveis de estresse em famílias assintomáticas, de autistas e portadores de síndrome de Down quando comparados entre si, exceção feita aos pais de portadores de síndrome de Down, quando avaliado o estresse em fase de resistência, que mostrou diferenças estatisticamente significativas em comparação com as famílias assintomáticas.

Esses resultados se aproximam dos resultados do trabalho de Donnadieu (1994) quando relata diferenças de estresse nas famílias de autistas e portadores da síndrome de Down. A relação feita pelo autor observa diferenças entre a idade da criança e a idade dos pais. Os pais mais idosos apresentam mais estresse quanto mais jovens forem seus filhos. Em seu trabalho, observou também diferenças de estresse de acordo com o sexo das crianças, principalmente dos autistas. Esses dados têm alguma ressonância em nossa pesquisa, que observa o estresse por parte dos pais da criança-problema. A limitação do filho colabora para o estresse dos pais.

O estresse observado nos três grupos familiares foi semelhante, encontrando-se em fase de resistência, o que seria esperado por tratar-se de famílias de pacientes crônicos, as quais já se estruturaram diante do problema.

"Esse ano ele aprendeu a apertar botões... teclas de toca-fitas, e acabou descobrindo como ligar aparelhos. Resultado: agora a gente está pondo um esparadrapo nos botões... para que ele não fique ligando toda hora. Estamos conformados, a casa tem que funcionar dando condições a ele. Os irmãos reclamam porque nada é como na casa dos outros. Sentem vergonha dos amigos" (mãe de família de autista).

Esses resultados estão de acordo com os encontrados por Bristol e Schopler (1994), que mostraram que a vulnerabilidade das famílias de deficientes é fator desencadeante de estresse. Esse mesmo autor observa que os pais de doentes crônicos são mais deprimidos. Esses pais são mais negligentes quanto à sua saúde, suas necessidades pessoais e sociais, e esses dados também constituem fatores estressantes. A expressão de afeto também não é facilitada nessas condições limitantes. Entretanto, nos três grupos familiares estudados a principal carga de estresse deposita-se na figura materna.

"A vida mudou depois que soubemos do seu problema. Sei que todos se preocupam, mas na prática fica tudo a cargo da mamãe. Ela entende mais dele" (membro de uma família autista).

"Parece que consigo coisas improváveis, ninguém consegue me dar apoio porque tudo eu devo saber ou tenho mais prática que eles. Meu marido se esconde trabalhando para nada falar. Gostaria de estar no lugar dele. Sempre se justifica, os filhos estão do seu lado" (mãe de uma família com portador de síndrome de Down).

"As solicitações são grandes, preciso atender a todos e ainda cuidar para me satisfazer. Não aguentaria viver só como mãe e dona de casa. Para tanto, tenho que ser esperta e fazer tudo para não escutar as cobranças. Mãe é sempre alguém que deve alguma coisa a alguém. Tudo isso me cansa. Tenho vontade de desaparecer" (mãe de uma família assintomática).

Esse é um dado interessante, sintomas somáticos são constantes e, segundo Larson e cols. (1990), atingem altos índices de afeto ou humor negativos em mulheres deprimidas e ansiosas. Esse diagnóstico é mais frequente em mulheres, sendo a depressão e o estresse fatores que levam a mulher a afastar-se de seu trabalho cotidiano. Esse dado foi confirmado por nosso trabalho.

Outro dado interessante relevado por estudiosos das relações humanas, em especial aqueles que se dedicam à compreensão dos fenômenos sociológicos e internacionais entre homens e mulheres, vem desenvolvendo a teoria confirmada por estudos epidemiológicos de que o casamento traz mais vantagens aos homens do que às mulheres (Carter e McGoldrick, 1994; Napier, 1988). Os sistemas de crenças podem interferir na maneira como homens e mulheres lidam com diferenças dentro do casamento.

Os papéis podem ser alternados, em especial diante de situações de estresse vivenciadas dentro e fora da família, restringindo a possibilidade de encontrar soluções para os problemas. Outra reflexão pode ser feita diante do dado de que as mulheres são mais estressadas e quanto às relações de casamento. Observamos, nos trabalhos de Papp (1996), que tem aumentado significativamente o pedido de divórcio por mulheres, bem como se intensificaram nos homens ansiedades advindas da condição mais autônoma e independente delas. Em trabalho realizado no Ackerman Family Institute de Nova York, afirma-se que conflitos maritais têm sido a maior causa de problemas depressivos e de estresse, afetando diferencialmente homens e mulheres. Para as mulheres essa situação está sempre vinculada a problemas com separação, doença de filhos, mudanças em situações de relacionamento.

O homem em nossa sociedade ainda não se conscientizou de sua importância na educação dos filhos, deixando grande parte dessa responsabilidade para a mãe, o que a torna distante. Quando o filho é deficiente a mãe sente-se sozinha, pois o pai passa a ser mais ausente (Severino, 1996).

Segundo Eisdorter (1991), as pessoas que cuidam ou convivem com pacientes que apresentam problemas crônicos têm maior possibilidade de desenvolver algum problema físico ou mental, devido a componentes emocionais e à alta responsabilidade de cuidar do paciente. Nesse trabalho, os dados da nossa pesquisa também se mostram confirmados. Ainda vivemos em uma sociedade na qual os vínculos mãe-filho são mais fortes do que entre pai e filho, tendência que precisa ser reconhecida e ativamente modificada. Esse dado também tem fortes reflexos na dinâmica familiar (Falcetto, 1996).

Analisando ainda o fato de todas as mães de nossa amostra serem estressadas, temos o trabalho de Colleman (1995), que pesquisa ao extremo simples correlações entre os problemas intrafamiliares e o desajuste social ou os fracassos das crianças. Todos os pesquisados responsabilizam a mãe pelo aprendizado social de seus filhos. Assim, a mulher moderna recebe solicitações dos sistemas interno e externo que a levam a se estressar.

No entanto, estudos recentes sobre famílias com bom funcionamento mostra que um dos ingredientes para esse resultado é a presença igual entre os cônjuges que dividem o poder, mesmo quando seus papéis são diferentes, como nas famílias tradicionais (Carter e McGoldrick, 1990; Lewis, 1991).

Assim, indivíduos que possuam algum tipo de doença crônica, especificamente com relação ao autismo e à síndrome de Down, podem propiciar o desencadeamento de dificuldades familiares, culpa, mal-estar e outros problemas que alteram a relação familiar até então vigente. Essas situações são, por si só, desencadeantes desse estresse. No entanto, em nosso trabalho verificamos que o estresse pode estar vinculado ao papel, uma vez que as mulheres se mostram mais estressadas.

Alexitimia

A pesquisa sobre alexitimia no país de nosso estudo também é subproduto do trabalho e prende-se ao fato de os pais das crianças autistas anteriormente terem sido considerados frios afetivamente.

Os primeiros estudos de Kanner (1943, 1949) se referem a isso ao responsabilizarem os pais pelo aparecimento do quadro, considerando-o de possível origem psicogênica.

Os achados nessa pesquisa também permitem reflexões significativas:

"Acho difícil me relacionar com ele, se ele me ignora, vive na dele. Faço o mesmo e sinto que esse é o caminho. Não gosto quando os profissionais exigem que a gente dê atenção. A criança não vive com eles. Por isso é tudo muito fácil" (pai de família de autista).

Pensamos que a fala desse pai é bastante expressiva e ilustra bem o funcionamento relacional dentro desse contexto que analisamos.

A postura rígida e insensível diante da doença mental ilustra a forma como as famílias enfrentam tal questão. Não podem compreender o significado dos comportamentos – mesmo os mais bizarros têm alguma razão de ser, procuram afastar o doente que denuncia a estrutura familiar, pois nesses casos se evidencia alguma grave disfunção familiar.

Nas famílias assintomáticas, os pais têm mais dificuldades de expressar afeto do que as mães.

"Achei ótima essa oportunidade que me foi dada, participando desta pesquisa, preciso que alguém me ajude a fazer meu marido compreender que precisa dar atenção às filhas. Ignorar seus problemas. Fico muito sozinha para ver tudo. Mas é assim mesmo, todos os homens são iguais" (mãe de família de criança assintomática).

Assim, o ambiente familiar precisa satisfazer às necessidades básicas de afeto, apego, desapego, segurança, disciplina, aprendizagem e comunicação. A família precisa organizar-se para se tornar um bom continente das ansiedades infantis, próprias do processo de desenvolvimento. A aprendizagem de estabelecer vínculos, ou seja, a capacidade de aprender a se relacionar, também é aprendida no ambiente familiar (Fichtner, 1996).

O ambiente familiar deve ser um local seguro, onde a criança se sinta estimulada a explorar o mundo externo e a ele voltar convicta de que será nutrida psicologicamente, e assim excursionará cada vez mais longe e por maior período de tempo. Quando a família não possibilita essa vivência, como relatado por Rutter (*apud* Jorn, 1986), surgem famílias pouco facilitadoras da saúde emocional e que dificultam a comunicação, os limites, a expressão de afeto, ou seja, dificultam o desenvolvimento psicossocial de seus membros, como observado em nosso trabalho.

No entanto, em nossa cultura o pai, em relação com a mãe, tem poucas oportunidades de fazer algo que evidencie seu interesse, amor e cuidados com os filhos. Estão incluídos no papel de pai, menos oportunidades de vivenciar seus afetos. Há por parte dos pais uma resistência em uma participação mais efetiva.

Esse dado aparece também em um trabalho de Skinner (1979), que apresenta contribuições associadas aos papéis conjugais, divisão de tarefas e responsabilidades. Observa o autor existir uma incapacidade do homem e da mulher de se relacionar através dos papéis parentais, uma relação de controle. O homem, para manter seu papel rígido, é autocrático e não expressa sua afetividade.

Em relação aos autistas, ambos os genitores têm dificuldades na expressão de afeto.

Esse resultado propicia reflexões interessantes e nos apresentam à descrição do autismo por Kanner (1943) quando infere uma etnologia ambiental ao citar a grande obsessividade e preocupação com abstrações no ambiente familiar. Outro aspecto ponderado nessa época é quando há pais frios e intelectualizados. Esse dado culpabilizou por décadas os genitores da criança autista.

"Parece difícil entender o que se passa com ele, mas também ninguém se preocupa com o que se passa comigo. Meu marido fica dias sem me dirigir uma palavra. Quando pergunto o que ocorreu, ele fala não tenho nada para lhe dizer" (mãe de família de autista).

Pensando sob o aspecto da terapia familiar sistêmica, a criança é entendida no seu contexto trigeracional, influenciando e sendo influenciada pelo sistema familiar. Os pais estão respondendo à dinâmica da criança ou a criança é reflexo deles.

Pensamos que a criança autista, no seu contexto familiar, pode apresentar-se como a metáfora da intermediação familiar. A criança autista, por não se desenvolver emocionalmente, faz doação de si mesma para sua família, ou seja, expressa através de si mesma toda a dificuldade relacional de sua família. Nesse processo de doação recíproca, todos permanecem em um estado de fusão acentuada, não se desenvolvendo emocionalmente, não criando espaços para a expressão do afeto (Groisman e Lobo, 1994).

Nas famílias portadoras de síndrome de Down, ambos os pais expressam melhor o afeto.

Segundo Bowlby (1969), o bebê humano já nasce com predisposição genética para desenvolver laços afetivos com aqueles com quem interage na primeira infância. Esse processo se dá através das relações que a criança tem com suas figuras de apego, principalmente o pai e a mãe, que lhe transmitem padrões de comunicação, afeto e disciplina. Nesse processo há uma interdependência entre a criança e os pais. Bowlby define essa relação como "comportamentos de cuidados".

Como a criança portadora da síndrome de Down é caracteristicamente mais afetiva, proporciona a troca com seus pais. A relação desde o início é mais tranquila, pois há resposta afetiva do filho, o que parece não ocorrer com a criança autista.

Dinâmica familiar

"Um ser humano amar outro talvez seja a mais difícil das nossas tarefas; teste mais importante, o derradeiro; a obra para a qual todas as outras obras não passam de uma preparação..." (Renèe Maria Rilke, 1875-1926; p. 69)

No estudo quantitativo que realizamos, optamos por aplicar instrumentos avaliativos tomando como base o modelo de entrevista EFE (Carneiro, 1983) para verificar a interação familiar por meio da aplicação desse instrumento em um estudo comparativo entre três grupos familiares de autistas, portadores da síndrome de Down e assintomáticos.

A família de autistas em cujo sistema cada um de seus membros exerce determinada função, alimentados e retroalimentados permanentemente entre si, configura uma estrutura relacional (Watzlawuck, Blavin, Jacksom, 1967).

A doença crônica, incluindo as deficiências, pode ser vista de diversas maneiras: como um desafio, um inimigo, uma punição, uma fraqueza, uma perda irreparável ou até um valor positivo no sentido de uma oportunidade de crescimento e desenvolvimento, embora, de maneira geral, ela seja vista muito mais como ameaça e situação irreparável de perda.

Em função da vivência de tensão por tempo muito prolongado, na fase inicial de contato com a doença, à medida que esse sistema não dispõe de recursos internos e/ou externos, entra em crise. Constatamos que as famílias com elemento deficiente dificultam o desenvolvimento emocional sadio de seus membros.

A abordagem sistemática enfatiza que a doença afeta a família como unidade (Huth, 1978), e o contínuo intercâmbio entre seus membros distribui as responsabilidades de disfunção ao longo do sistema. Ela tende a responder como unidade à doença em um de seus membros, seja ela uma simples gripe ou uma doença potencialmente mais grave, pois seus membros são afetados em graus variados pela sintomatologia do paciente (Craven, 1972).

A família que vive acentuando o estado de desequilíbrio devido às dificuldades experimentadas diante da doença poderá sofrer como consequência o estresse. Durante nossa pesquisa, constatamos que a família passa a mostrar consequências nas suas relações; o sistema familiar dificulta a saúde emocional de seus membros. Esse estresse, em fase de resistência, foi encontrado nas famílias com portadores de autismo e síndrome de Down mais significativamente do que em família de crianças assintomáticas.

Ressalta-se que a família tem um ciclo vital a cumprir e deve englobar as transformações dos indivíduos desde o nascimento até a morte. Dependendo do estágio de desenvolvimento que ele estiver atravessando, a necessidade de mudança em sua estrutura provocará abalos que estão traduzidos em crises de maior ou menor proporção. Para essas mudanças, a família conta com a flexibilidade do grupo. A deficiência de um filho dificulta tal mudança pelas limitações do paciente, por suas dificuldades de exercer seu papel no grupo e pelas solicitações de seu problema. Assim, esse tipo de família tem limites para proceder à transformação (Paul e Grosser, 1965), situação também observada na amostra que foi coletada durante a pesquisa, quando famílias de autistas mostraram-se dificultadoras da saúde emocional.

Os discursos de alguns familiares foram transcritos para enriquecer a pesquisa, e são dados qualitativos que expressam de forma mais viva os sentimentos e as vivências dessas famílias.

"A minha filha é muito pequena, precisa da minha assistência constante, não sei se posso fazer planos. Parece que essa filha nunca vai crescer e ter vida própria. Parei de viver depois que ela nasceu. É uma loucura cumprir com a maratona de horários de terapia e escola. Preciso me organizar para cumprir essa tarefa. Os outros ficam, sabem se virar! (mãe de paciente com síndrome de Down).

A adoção de determinados padrões de comportamento e atitudes com relação aos aspectos da vida passa a ser subordinada quase exclusivamente à doença, que lhe confere característica de superorganização, a qual leva ao estabelecimento de padrões familiares rígidos que impossibilitam o processo de desenvolvimento individual familiar.

Essa afirmação se coaduna com a linha de pesquisa desenvolvida por Minuchin (1975), que estudou crianças asmáticas e anoréxicas e desenvolveu um excelente modelo de funcionamento familiar que é usado para explicar os efeitos da doença na família e suas crises disfuncionais ao longo do ciclo vital em função da limitação de crianças que exigem mais dos pais e responsáveis. Os problemas identificados estão vinculados aos cuidados exigidos pelo paciente. O envolvimento da família no tratamento, a ida frequente a outras instituições, o tempo da mãe fora de casa, que muitas vezes exige que outras pessoas exerçam seu papel, colaboram para a desorganização do sistema. A família interage mais externa do que internamente, vive assistida e muitas vezes controladas por outras instituições.

Hoare (1987) propõe que esse modelo seja aplicado na compreensão do fenômeno doença, independentemente do tipo particular de enfermidade, dado o padrão comum da interação familiar. Na nossa experiência clínica há muitos exemplos confirmados de que a família reage à doença com reações comuns como ansiedade, angústia, rejeição, superproteção, todas elas encobrindo o problema. Assim, vivem buscando uma solução que, teoricamente, será a mudança do quadro da doença. Os resultados obtidos no estudo também confirmam essas características, uma vez que foram encontradas dificuldades na dinâmica familiar de autistas e de portadores de síndrome de Down.

Nosso interesse em pesquisar e analisar as famílias de autistas foi buscar novos subsídios para o enfrentamento dos efeitos de um elemento perpetuamente sintomático cujas imitações se acentuam gradativamente à medida que esse elemento não participa do grupo em nível de igualdade. O sistema familiar não se desenvolve, a desorganização e a angústia são quase inevitáveis. Muitas vezes, inclusive, todos os conflitos são transferidos para o problema do doente, chegando ele a encobrir outras áreas sintomáticas.

"Tudo gira em torno dele. Nada acontece que não seja para atender às suas manias. Não sei quem é mais louco, se ele ou se elas. Por isso sou revoltado. Em casa não me escutam só porque sou normal. Não tenho direito a nada. Acho até vantajoso ser deficiente. A casa é um inferno, não tem jeito. Ele quer assim. Isso eu escuto muito. Como posso reclamar, se posso fazer o que quero? Parece piada, só tenho direito dentro do meu quarto, assim mesmo porque sou bravo e eles têm medo de entrar" (J., irmão de paciente autista).

Há queixas reiteradas quanto a falhas de percepção dos pais diante da realidade do paciente que, com seu comportamento ritualista, domina seu contexto familiar. No caso de J., a falta de atenção e apoio após a doença do irmão levou-o à condição de raiva em consequência do distanciamento e isolamento sentidos em seu sistema familiar, bem como a sentimentos de menor valia, culpa e mágoa decorrentes de suas experiências anteriores ao fato. Nesse sistema, existem muitos conflitos que dificultam o desenvolvimento saudável dos membros do grupo.

Para Shapiro (1976), ressentimento, irritação pelo fardo que a criança representa e raiva são reações possíveis, alusivas tanto com relação à criança quanto aos outros familiares.

A perda sofrida pode ser não somente de pessoas, mas de ambições, habilidades ou ideias de expectativas que necessitam ser abandonadas pelos familiares (Stierling, 1974). Os recursos da família ficam diluídos pela vivência de perda de outros projetos familiares que o problema do doente inviabiliza ou posterga. A sensação dos irmãos é a de que eles não terão chance de viabilizar seus projetos. As vivências de perda se repetem ao longo do ciclo vital, dificultando a intenção familiar. O fracasso devido a uma perda, as necessidades de adaptação constante e de mudança de papel estão implícitas nos problemas advindos do doente. A família não consegue lidar com essas situações, o que a leva a disfunções. Dificulta assim, como já mencionado, o desenvolvimento emocional saudável de seus membros.

Jackson (1971) toma como critério para avaliar uma família o tipo de comunicação ou as transformações procedidas para definir a natureza das relações entre os seus membros. Uma relação, para ser satisfatória, pode ser definida como aquela na qual ambas as partes chegam ao acordo explícito de que uma deve controlar a relação em determinado momento. Nesse tipo de interação, cada pessoa pode falar sobre a relação e comentar o efeito que o comportamento da outra tem sobre ela. Há a possibilidade de troca e a facilidade para se reestabilizar quando necessário. Essa abertura não foi observada durante nossa pesquisa.

Stachowiak (1975) propõe quatro categorias pelas quais procura entender as diferenças entre as famílias funcionais e disfuncionais: produtividade, eficiência familiar, padrões de liderança e expressão do conflito/clareza na comunicação, levando à reflexão sobre as dificuldades sofridas pelas famílias no contexto de nossa análise pós-pesquisa.

As famílias funcionais empregam efetivamente seus recursos para solucionar os problemas do grupo familiar, ao mesmo tempo que se preocupam com as necessidades emocionais de cada membro. Essas famílias mostram flexibilidade e liderança alternada. Esses aspectos não foram observados na maioria das famílias avaliadas na pesquisa.

Ressalte-se que nas famílias de pais de crianças autistas avaliadas no estudo observou-se comunicação pouco clara e, também, menos investida de carga emocional adequada. A liderança exercida, sobretudo pela mãe, é fixa e autocrática. Há pouco espaço para a expressão da agressividade e da afeição física, e pouca individuação dos membros, cuja integração a torna comprometida. A relação conjugal não é gratificante, segundo os dados obtidos através do EFE (Carneiro, 1983).

Para Ackerman (1958), Pichon-Riciére (1965) e Minuchin (1974), o desempenho no cumprimento de funções familiares essenciais, relaciona os papéis de marido e mulher, pai e mãe, filho e filha, irmão e irmã. A família é facilitadora de saúde emocional na medida em que cada membro conhece e desempenha o seu papel específico. Portanto, esse é mais um aspecto que confirma as dificuldades da família do autista quanto a contribuir para o desenvolvimento saudável de seus membros.

Pesquisas que enfocaram mais as famílias de autistas mostraram que esses indivíduos são significantemente dificultadores da saúde emocional dos membros do grupo.

Como a família é um organismo vivo, em seu processo evolutivo vivencia crises que facilitam seu crescimento. Essas crises levam a família a alcançar novos níveis organizacionais (Carter e McGoldrick, 1989) nos quais o sintoma é a expressão da crise subjacente (Cavou e Groisman, 1994). Assim, pode-se concluir que a doença crônica torna-se um sintoma que acomete uma família de forma permanente. Tal sintoma expressa-se através das dificuldades enfrentadas diante de papéis, comunicação, liderança, manifestação da agressividade e afeição física.

Alguns autores, como Bateson (1959) e Watzlawick (1967), ressaltam que esse sintoma se expressa como qualquer comportamento verbal ou não verbal, manifestado por uma pessoa-receptor-em-presença-de-outro(s)-receptor(es). A comunicação é fundamental nas relações, incluindo ausência ou presença de carga emocional adequada. Por ela pode-se entender as mensagens e as emoções que são transmitidas. Por mais esse motivo, foi importante verificar que os pais de autistas são, em sua maioria, alexetímicos.

Essa dificuldade de verbalizar afetos, na sua mais variada gama de possibilidades, foi identificada no decorrer da avaliação, quando se estruturou a alextimia. A dificuldade dos genitores de crianças autistas de verbalizar afeto foi confirmada pela literatura (Kanner, 1943), embora não se possa por esse estudo estabelecer o nexo casual, conforme os primeiros trabalhos de Kanner.

A doença traz consigo a tristeza da perda (da criança saudável que esperavam). E as dificuldades aparecem, inclusive para cumprir as normas que regulam as intenções permitidas entre os membros da família, que devem ser compartilhadas por, pelo menos, dois elementos. A regra indica como se regula a conduta da família. Quando há um elemento que não cumpre as regras, o sistema familiar dificulta a saúde emocional, pois vários fatores colaboram para a sua desorganização em função de seus limites que são expressos pelo doente.

Esse fato já havia sido verificado em trabalho anterior (Sprovieri, 1991). A família passa a viver em posição diferenciada dos demais grupos no convívio social. As interações permitidas pela família não são flexíveis, não têm coerência, começam a surgir sentimentos sobre o que significa ser diferente. A família não vive em uma posição social porque um de seus elementos não corresponde às expectativas do próprio sistema familiar, comunitário e social.

"Depois que ele nasceu, não vivemos mais. Somos prisioneiros desta doença" (pai de um paciente autista).

"Para nosso problema a solução é a morte. Não vivemos, não deixamos os irmãos viverem" (pai de um paciente autista).

Como já observado, as mudanças adaptativas da estrutura familiar ocorrem em função da organização interna de sua posição externa na sociedade. Quando isso ocorre, tais mudanças se dão em resposta ao contexto social, os vínculos afetivos podem ficar enfraquecidos, a configuração familiar pode oferecer modelos de fracasso pessoal e social. Portanto, pode-se considerar que a adaptação ocorre em função do potencial de integração da personalidade da pessoa e do caráter psicológico do seu grupo familiar. Assim, o autista, por suas dificuldades de integração, dificulta o processo relacional de sua família, o que interfere em sua organização interna e externa.

A família sem recursos para elaboração, de um modo geral, paralisa-se ante o choque, o desconhecido e as ameaças constantes de perda; não visualiza o seu amanhã, e assim permanece à espera de um desfecho, que para eles é fatal. Vê-se então sem esperanças diante de um quadro estático, tanto em nível da doença do paciente quanto em sentido mais amplo, ou seja, do sistema familiar, que está também sem condições de movimento, de crescimento.

Assim, o sistema familiar vive em permanente crise, sem perspectiva de mudança em função das dificuldades de desenvolvimento de um de seus elementos, que apresenta um quadro de doença crônica e incapacitante. Segundo Browen (1978), todos os organismos estão razoavelmente adaptados à ansiedade aguda. Quando a ansiedade cresce por certo período e torna-se crônica, o organismo desenvolve tensão tanto em si quanto no sistema de relacionamentos, e isso resulta em sintomas que podem ser traduzidos em alterações fisiológicas ou até mesmo em doenças físicas, doença social ou desvios de comportamento social.

Podemos afirmar que esse foi um dos motivos do interesse de pesquisa, ou seja, verificar a dinâmica familiar, o estresse e a alexia em pais de crianças autistas. De acordo com as colocações desses pais, foi possível avaliar o nível de ansiedade vivido por eles ao longo do ciclo vital da família. Tais depoimentos vivos facilitam a compreensão das dificuldades relacionais desses pais.

O conceito de ciclo vital da família refere-se, na abordagem sistemática, a todas as chegadas e saídas de membros da família (nascimento, crescimento dos filhos, partidas etc.). Tais alterações requerem mudanças no desempenho de papéis e de regras, mudanças organizacionais e adaptativas relacionadas com alterações na composição familiar. A família, diante da doença crônica, fracassa em completar etapas de desenvolvimento (Minuchin, 1981). Esse dado também foi observado ao estudarmos a dinâmica familiar de autistas e portadores da síndrome de Down.

Os padrões de relacionamento e comunicação são críticos, determinam as respostas da criança doente e são importantes na determinação das reações dos outros elementos do grupo (Taylor, 1980). Tais padrões são mais importantes do que o tipo e a gravidade da doença em si. A doença crônica provoca, por si só, alterações nos relacionamentos, principalmente no caso de deficiências cujas alterações de papéis ocorrem de forma significativa de acordo com o grau de dependência da criança. Nossa pesquisa reforçou tais afirmações.

"Não aguentamos mais cuidar dele. É muito agitado. Faz dez anos que não consigo me concentrar em nada. Isso me pesa muito, estou sempre reclamando e escutando reclamações, sinto-me culpada" (mãe de paciente autista).

As discussões empreendidas mostram que os familiares estão tentando se acertar, e quando já nem discutem é porque não vale mais a pena. A família mostra-se desencantada, quase não aguentando falar sobre o assunto, com elevado nível de frustração.

A família é uma instituição sólida da sociedade que deve proporcionar a seus elementos suportes emocional, econômico e social. Para realizar essa tarefa, dispensa cuidados a seus elementos. Quando um de seus elementos é doente a tensão no sentido de compreender os processos normativos e atendê-los é grande, ou seja, o funcionamento das famílias sob condições incomuns de tensão as leva à desorganização, o que não facilita a saúde emocional e não favorece a inserção social (Terkelsen, 1980). Também essa característica foi verificada em nossa pesquisa.

Outros fatores dignos de atenção na discussão do tema estão relacionados ao trabalho desenvolvido por Joselevich (1988), quando avalia o casal que não pode funcionar verdadeiramente como tal, auxiliando-se mutuamente, mas lidam com as crises familiares como se fossem elementos isolados do sistema, o que possibilita maiores espaços para conflitos, caminhando em paralelo e, assim, vivendo enfraquecidos.

Para Minuchin (1981), as flutuações que ocorrem interna e externamente em um sistema familiar criam uma instabilidade que pode mover o sistema em direção a uma nova estrutura. Isso porque uma flutuação não levaria o sistema a uma resposta estática padronizada, mas a uma ampliação do repertório familiar, que por sua vez pode levar a família a uma crise. Portanto, o conflito é inerente ao desenvolvimento das famílias, pois com frequência as necessidades do grupo são diferentes das de seus membros. Individualmente, nas famílias da amostra estudada verificou-se que tal fato ocorre com grande frequência. Essas necessidades, porém, não podem ser suprimidas em função dos limites do doente e, muitas vezes, também impedem os demais de se desenvolver, o que dá margem a mais insatisfações. "Ele precisa do meu auxílio o tempo todo. Em casa não entendem que ele precisa de mim porque só eu consigo entendê-lo. Acham que eu sou errada. Ninguém gostaria de estar no lugar dele. Fala-se muito, mas faz-se muito pouco" (mãe de paciente autista).

As mães podem desenvolver baixas expectativas acerca da criança com o intuito de se protegerem de desapontamentos e, assim, adotam uma atitude de custódia em vez de exercerem a atitude materna adequada, com o desempenho satisfatório de seu papel (Strand, 1979).

A família é profundamente afetada pela ocorrência de uma doença crônica em um de seus membros. Embora ela tenha como função medir a tensão de seus membros, um nível de tensão grande e prolongado pode destruir sua capacidade de funcionar como anteparo para eles, conforme se observou ao longo deste texto. São muito comuns na literatura médica relatos da presença de sentimentos de ansiedade e incerteza que, geralmente, produzem superproteção e superindulgência com relação ao doente. A concentração de atenção excessiva à criança doente é relatada como uma prática de educação distorcida, influenciada pelo sentimento de culpa dos pais, ambivalência, depressão ou rejeição (Wright, 1970). Portanto, há motivos para considerar as dificuldades desse grupo quando às suas relações interpessoais, bem como suas inclinações para o estresse e a alexitimia.

Tem-se acentuado que a família se vê em estado de desequilíbrio devido ao estresse causado pela doença, que tem um alto custo para todos os familiares, principalmente em famílias grandes. Tal fato não foi confirmado pelos resultados de nosso estudo, uma vez que todas as mães, independentemente da presença ou não da patologia em seus filhos, mostram-se estressadas. No entanto, nas famílias com portadores de autismo a desorganização e a angústia estão presentes. A resolução dessa crise é o que se chama de padrões de enfrentamento familiar (Glaser, 1964; Smilkstein, 1975), os quais, por sua vez, podem estar acentuando problemas de ajustamento potencial. Desse ponto de vista, torna-se importante entender o modo como a família reage, bem como as estratégias utilizadas para lidar com o agente de tensão. Assim, os resultados de nossa pesquisa e análise demonstram que os padrões de enfrentamento familiar dificultam a saúde emocional dos elementos da família. A doença é geralmente percebida como uma ameaça, e processos de enfrentamento são ativados para reduzir ou eliminar o perigo antecipado. O estresse é mais um fator que se acrescenta a essa dinâmica bastante sobrecarregada por muitas solicitações em tempo integral.

A doença levanta questões ligadas à vulnerabilidade, à fragilidade e à transitoriedade da vida. É uma tarefa importante para que os envolvidos readquiram o senso de controle em algum nível da existência, seja do ponto de vista geral, seja do ponto de vista da doença. Nesse sentido, as estratégias de enfrentamento usadas (negação/motivação/evitamento/desvio) em tal contexto explicam a conduta das mães. Reforçando esse dado há também a colocação de Gardner (1969), que considera esse tipo de enfrentamento como explicação para o sentimento de culpa das mães por terem gerado uma criança imperfeita.

Apesar das variadas formas de diagnóstico e tratamento em decorrência de distintas orientações e tendências profissionais entre pesquisadores e terapeutas de família, há o compartilhamento de uma mesma ideia ou de um mesmo princípio: a unidade de tratamento excede a pessoa individual, sendo seu objeto um conflito familiar. Ao se enfocar as relações entre as funções psicossociais da família e o desenvolvimento emocional de seus membros, contribui-se para uma compreensão de contexto das relações entre indivíduo, família e comunidade.

Sob esse ponto de vista, a família do autista dificulta o desenvolvimento emocional saudável de seus membros, constituindo, portanto, uma unidade para tratamento.

Observa-se, ainda, que as famílias com portadores da síndrome de Down são também dificultadoras da saúde emocional.

A presença de um deficiente no grupo familiar faz com que esse grupo passe a sofrer discriminações, o que, portanto, gera tensões que interferem na interação familiar. Sobre aquela pessoa incidirão pressões na sua interação com a sociedade e sobre aquela família também, uma vez que não correspondem aos valores socioculturais que a classificam como apta ao convívio em sociedade, disposta a suprir as necessidades do social (Ricci, 1989). Dessa maneira, a deficiência mental não se torna apenas problema do indivíduo, mas também da família, da comunidade e da sociedade.

CONCLUSÕES

Sob o ponto de vista do estudo da dinâmica familiar, a utilização da entrevista que foi adotada como instrumento de avaliação e os comparativos que foram feitos com a literatura, evidenciaram-se vários aspectos que permitiram trazer à luz muito da riqueza da dinâmica familiar, levando-nos a um momento de reflexão.

A partir de nossa experiência como profissionais da área e do levantamento bibliográfico realizado para esse fim, a dinâmica familiar autista foi percebida como vivências de perdas significativas a partir do diagnóstico da criança, que trazem consequências para a sua família por se tratar de um quadro de doença crônica que exige muito de seus familiares.

Fica evidenciando que a família do autista é dificultadora da saúde emocional dos elementos do grupo, os pais apresentam estresse sem diferenças estatisticamente significativas e tanto pais quanto mães apresentam alexetimia.

Apoiadas na literatura, nossas considerações finais são que essas famílias se superorganizam em torno de algum padrão de cronicidade. O funcionamento dessas famílias, associado aos conteúdos específicos que as diferenciam, apresenta a mesma configuração no que se refere à doença como elemento organizador dos padrões relacionais. A dificuldade de favorecer a saúde emocional se apresenta na medida em que esses sistemas não dispõem de recursos internos e/ou externos para fazer face à tensão por tempo prolongado ou por toda a vida. O autismo é uma doença crônica, sem perspectiva de cura e apresenta um quadro que mantém o paciente quase inalterado ao longo da vida, com comportamentos ritualistas, dificuldades para mudanças, exigindo cuidados permanentes de seus familiares. A dor da família se faz presente sempre, e cabe aos profissionais da área ajudá-los a minorá-la. Todos os estudos que possam contribuir para o melhor conhecimento desse contexto fazem sentido, pois mais um passo está sendo dado no conhecimento dessa realidade.

Bibliografia consultada

Ackerman NW. The psychoanalytic approach to the family dynamics. N. York: Masserman JH, 1959.

Ackerman N. Diagnóstico e tratamento das relações familiares. Porto Alegre: Artes Medicinais, 1986.

Albom M. A última grande lição. Rio de Janeiro: GMT, 1998.

Andolfi M. A terapia familiar. Lisboa: Veja, 1981.

Andres V, Andres F. Autoconfiança. São Paulo: Academia de Inteligência, 2010.

Ariès P. História social da criança e da família. Rio de Janeiro: Zahar, 1981.

Assumpção FBJ, Sprovieri MH. Introdução ao estudo da deficiência mental. São Paulo: Memnon, 1991.

Baron-choen S. Social and pragmatic deficients in autism: cognitive or affective? J Autism Develop Disord 1988; 18(3):379-401.

Bateson G. Pasos hacia una ecologia de la morte. Buenos Aires – Mexico: Ed. Carlos Lohlé, 1972.

Bateson G. Mente e Natureza. A unidade necessária. Rio de Janeiro: Francisco Alves, 1986.

Battelheim B. The empty fortress – infantile autism and the brith of the self. New York: Free Press, 1976.

Bebko JM, Konstantareas MM, Springer J. Parent and professional evaluations of family stress associated with characteristics of autism. Journal of Autism and Developemental Disorders 1987; 17:565-567.

Beckman PJ. Influence of selected child. Characteristics on stress in families of handcapped infants. AM J Ment Defic 1993; 88:150-97.

Bell RQ. Parent, child and reciprocal influences. Am Psichol 1979; 34:821-42.

Beth TS Eliot. In: Carter MSW. Colaborando com as mudanças no ciclo de vida familiar. Porto Alegre: Artes Médicas, 1995.

Boszormenyi-Nagy I, Faramo JL. Intensive family therapy: theorical and practical aspects. New York: Harper e Row, 1965.

Boszormenyi-Nagy IS, Farmo JL. Terapia familiar intensiva: aspectos teóricos e práticos. México: Trilhas, 1976.

Bowlby J. Attachment, lose and separation. Basic Book Inck., 1985.

Bowlby J. Perda. In: Trilogia, apego, perda. São Paulo: Martins Fontes, 1985.

Bowen M. Family teraphy in clinical prates. Nova York: Janson Areson, 1978.

Bruner F. Atos de significação. Porto Alegre: Artes Médicas, 1997.

Bromberg MH. Psicoterapia em situações de perdas e luto. São Paulo: Psy, 1994.

Bronfenbreenner V. The ecology of human development. Cambridge: Harvard University Press, 1979.

Brook AM, Furtado O, Teixeira MLT. Psicologias: uma introdução ao estudo da psicologia. São Paulo: Sarvia, 1991.

Buck R. The psycology of emotion. In: Ledoux J, Hirst W. Mind and brain. Cambridge: Cambridge University Press, 1987.

Byng-Hall J. Family scripts and loss. In: Walsh F, McGoldrick M. Living beyond loss: death in the family. New York: W.W. Norton & Co., 1991.

Carneiro TF. Família: diagnóstico e terapia. Rio de Janeiro: Zahar, 1993.

Catwell DP, Baker L. Rutter M. Family factors. In: Rutter M, Schopler E (eds.). Autism: a reappraisal of concepts and treatment. New York: Plenum Press 1979; 269-296.

Cerveny CMO. O Scenotest como instrumento de investigação das relações familiares no processo do diagnóstico psicológico com crianças e adolescentes. Tese de mestrado, PUC-SP, 1982.

Classificação Estatística Internacional de Doenças e Problemas Relacionados à Saúde (CID 10). Décima Revisão, Edusp, 1993.

Cohen S, Warrenn R. Despite Care principles, programes and policies. Austin: Pro Ed., 1985.

Cohen S, Warren R. Supporting families of children with severe disabilities. The Journal of the Association for Persons with Severe Handcaps 1989; 14:155-162.

Costa JF. Ordem médica e norma familiar. 2 ed. Rio de Janeiro: Graal, 1979.

Cummings S, Bayley H, Rie H. Effects of the child's diferency on the mother: a study of mother of mentally retarded, chronically ill and neurotic children. Am J Orthpshych 1966; 36:595-608.

Cummings S. The impacto f the childs deficiency on the father, a study of fathers of mentally retarded and chroniaclly ill children. AM J Orthopshy 1976; 46:246-255.

Da Matta R. A família como valor: considerações não familiares sobre a família no Brasil. Rio de Janeiro: Espaço e Tempo, 1987.

Demeyer MK, Hingiitgen JN, Jackson RK. Infantile autism reviewed: a decade of research. Schizophrenis Bulletin 1981; 7(3):49-66.

Donnelan AM, Miranda PL. Issues related to professional involvement with autism and other severe handcaps. Journal of the Association for Persons with Severe Handcaps 1984; 9(1):16-25.

Farber B. Family adaptations to severely retarded and society: a social science perspective. Baltimore: University Park Press, 1975.

Figueira AS. Uma nova família? Rio de Janeiro: Zahar, 1987.

Fishman SN, Wolf LC, Noh S. Marital intimacy in parents of excepcional children. Can J Psychiatry 1991; 34:519-525.

Gilberg G. Infantile autism diagnosis and treatment. Acta Psychit Scand 1990; 81:209-215.

Gilligan SGA. Coragem de amar. Princípios e prática da psicoterapia das relações do self. Belo Horizonte: Editora Caminhos, 2001.

Goffman E. Estigmas: notas sobre a manipulação da identidade deteriorada. Rio de Janeiro: Zahar, 1982.

Haley J. Psicoterapia familiar. Belo Horizonte: Interlivros, 1979.

Holroyd J. The questionerie on resources and stress. An instrumental to measure family member. Consult Psycol 1979; 2:92-94.

Holroyd J, McArtur D. Mental retardation and stress: on the parents. A contrast between Down syndrome and children autism. AM J Ment Defict 1976; 80:431-436.

Kanner L. Problems of nostalgy and psychodinamics of early infantile autism. American Journal of Orthopsychiatry 1949; 19:431-436.

Kazak AE. Families with pshycaly handicapped children: social echology and family sistems. Fam Proc 1986; 25:265-291.

Knobel M. Orientação familar. São Paulo: Papyrus, 1992.

Konstantareas M, Homatides S. Effects of developmental desorder on parents: theorical na applied considerations. The Psychiatric Clinics of North America 1991; 14(1).

Krynski S. Deficiência mental. Rio de Janeiro: Zahar, 1969.

Laing R, Esterson A. Sanidade, loucura e a família. Belo Horizonte: Interlivros 1980; 183-196.

Levin J. Estatística aplicada às ciências humanas. São Paulo: Harbra 1987; 193-230.

Lipp M. Validação empírica do inventário de Stresse (ISS). Estudos de Psicologia 1994; 11(3):43-49.

Macedo RMS. O jovem na família. Trabalho apresentado no 3º Simpósio Brasileiro de Pesquisa e Intercâmbio Científico da ANPEPP. Águas de São Pedro, agosto 1990. Anais do 3º Simpósio Brasileiro de Pesquisa e Intercâmbio Científico, 1991.

Manual de Diagnóstico e Estatística de Distúrbios Mentais (DSM-3-R). 3ª ed. Trad. de Lúcia Helena Siqueira Barbosa. São Paulo: Marolli, 1989.

Marcus LM. Patterns of comping in parents of psycotic children. Am J Orthopsychum 1987; 47:388.

Marsh E. Families with problems children. In: D. A. Gold Moskowitz S (eds.). Children in families under stress. New directions for child development. San Francisco: Jersey-Bass Jossey, 1984.

McGoldrick M. Echoes from past: helping families mourn their losses. In: Walsh F, Macdrik M. Living beyound loss death in the family. New York: W. Norton & Co., 1991.

Meyer DJ, Vadasy PF, Fewel RR, Sibships A. A handbook for siblings of children with special needs. Seattle: University of Washington Press, 1995.

Minuchin S. A conceptual model of psycosomatic illness in chidren. Arch Gen Psychiatry 1975; 32: 1031-1038.

Minuchin S. Famílias: funcionamento e tratamento. Porto Alegre: Artes Médicas, 1982.

Minuchin S. Families and individual developement: provocation from the field of family therapy. Child Develop 1985; 56:289-302.

Minuchin S. Fishman H. Técnicas de terapia familiar. Buenos Aires: Paidós, 1984.

Mises R. Classification française des troubles mentaux de l'enfant et de l'adolecent. Neuropsichait L'enfance 1988; 38(10-11):379-401.

Ornitz EM. The moderation of sensory imput and motor output in autistic children. In: Schopler E, Reicherl RJ (eds.). Psychopatology and child development. New York: Plenum Press 1978; 115-133.

Pakman M. Una atualización epistemologica de las terapias sistematicas. Buenos Aires: Psyche 1988; 21:34-37.

Parke RD. Fathers. Cambridge: Harvard University Press, 1981.

Parkes CM. Determinant of outcome folowing breavement. Omega 1975; 6:323-29.

Pierrotti JA. Entendendo o stress. Psiconews 1997; 2(6):7.

Pôster M. teoria crítica da família. Rio de Janeiro: Zahar. Título original: Critical theory of the family. Connecticut: The Seabury Press Inc., 1981.

Powell TH, Hecimovic A, Christensen L, College ME. Meeting the unique needs of families. London: Lawrence E. A. Publishers, 1992; 187-221.

Powell TH, Orgle P. Brothers and sisters: A special part of exceptional families. Baltimore: Paul Brookes, 1985.

Raphael B. The young child and the death of a parent. In: Parkers CM, Steverson-Hinde J (eds.). Place of attachiment in human behaviour. Londres: Tavistock, 1982.

Reis RT. Família, emoção e ideologia. Psicologia docial: o homem em movimento. São Paulo: Brasiliense, 1988.

Rilke, Renèe Maria. Cartas a um jovem poeta. Tradução Pedro Süssekind. Porto Alegre: LS PM, 2009.

Ritcher HE. Le Groupe, espior d'une voie nouvelle vers la liberation de soi-même ET des auters. Paris: Mercure de France, 1974.

Ritivo ER, Freeman BJ. A medical model of autism: etinology, pathology and treatment. Pediatric Annals 1984; 13:298-305.

Rotter JB. Generalized expectancies for external versus internacional control of reinforcement. Psycol Monog 1966; 86:609.

Rutter M. Stress, coping and developement: some issues and some questions. J Child Psychol Psychiat 1981; 22:323-356.

Sampaio D, Cameiro J. Terapia familiar. Lisboa: Afrontamento, 1985.

Saraceno C. Sociologia da família. Lisboa: Estampa, 1992.

Shapiro J. Family reactions and coping strategies in response to the physically or handicapped review. Soc Sci Med 1983; 17:913-931.

Seigel S. Estatística não paramétrica. São Paulo: McGraw-Hill 1975; 84-93.

Sluzki CE. Process, structure and world vews: towards an integrade view of systemic models in family therapy. Family Process desembro 1984; 22:4.

Sluzki C. Familias, redes u otras formas extrañas. Sistemas Familiares. Buenos Aires: Amoarotu 1991; 26-29.

Smith M, Dubrat A, Pariente PE, Sifneos. Tradution français du shalling-sifneos personality deux instruments d'evaluation de l'alexithymie. l'Encéphale, XVIII, 1992.

Stein R, Joessop DA. A noncategorial approach to chronic childhoodillness. Pub Hith 1982; 97:354-362.

Sullivan HS. The interpersonal theory of psychiatry. New York: Norton, 1953.

Summers CJ, Behr SK, Turnbul AP. Positive adaptations and coping strengths of families who have children with disabilities. In: Singer GHS, Irvin LK (eds.). Support for caregiving families. Enabling positive adaptation to disability. Baltimore: Paul Brookes 1989; 27-40.

Summers JA, Behr SK, Turnbull AP. Coping strategies for families with disabled children. Baltimore: Paul Brookes, 1985.

Elliot PS. In: Carter, Beth, MSW. Macgoldrich e colaboradores. As mudanças do clclo vital da família. Artes Médicas. Porto Alegre, 1995.

Trute B, Hauch C. Building on family: a study of families with positive adjustment to the brith of a developmentally disabled child. J Matrial Family Ther 1988; 14:185.

Vieira AB. Psiquiatra e etiologia em um modelo biocomportamental da psicopatologia. Tese de doutoramento, PUC, 1983.

Walsh F, McGoldrick M. Loss and the family transitions. New York: The Guilford Press, 1988.

Wing L. The autistic continuum. In: Wing L (ed.). Aspects of autism: biological research. London: Royal College of Psychiatriests & The National Autistic Society 1988; 5-8.

Wright L, Schaefer A, Solomons G. Encyclopedia of pediatric psychology. Baltimore: Univ. Maryland Press, 1979.

Wynne LC. The epigenesis of relational systems: a model for understanding family developments. Family Process 1984; 23:297-318.

Yarroe MJ, Schwartz C, Murpy H, Deasy L. The psichological meaning of mental ilness in the family. J Soc Issues 1985; 11:12-24.

Qualidade de Vida de Portadores de Autismo Infantil

Alexsandra Vieira Elias
Francisco Baptista Assumpção Júnior

O autismo é um quadro heterogêneo que abrange vários sintomas e vasta gama de condições de funcionamento e desenvolvimento (Kamp-Becker, 2010). Está classificado na subcategoria dos transtornos invasivos do desenvolvimento e se caracteriza pelo início precoce (antes do 3 anos de idade), pela grave anormalidade no desenvolvimento, incluindo prejuízos graves na interação social, na comunicação, padrões restritos e repetitivos de atividade e interesses (APA, 1994).

Há controvérsias com respeito à sua diferenciação da síndrome de Asperger (SA), cujas características clínicas são similares às do autismo de alto funcionamento. Alguns estudos sugerem tratar-se de uma síndrome (Szatamari, 2000; Klin, 2006; Sanders, 2009).

A peculiaridade desse quadro atraiu a atenção de pesquisas desde que Leo Kanner documentou formalmente o autismo em 1943, todavia a síndrome ainda está envolta por muitos desafios quanto à compreensão das causas e ao tratamento (Cuvelo, 2008). Na contramão desses avanços, estudos sobre a investigação da qualidade de vida (QV) de crianças autistas ainda são raros, parecendo apontar o pouco conhecimento sobre o tema (Burgess e Gutstein, 2007; Bernal, 2010). Cabe enfatizar, que estudos sobre QV em criança e adolescente de modo geral ainda são escassos (Soares, 2011).

Na visão de Buss (2000) e Cerqueira (2003), saúde e doença não se resumem a uma experiência biológica, orgânica e objetiva; são um estado dinâmico, socialmente compreendido, que evolve a maneira como a pessoa se sente e o modo como ela determina a sua relação com as outras pessoas e funções do seu cotidiano, podendo, assim, ser avaliada de modo subjetivo pela criança, em uma representação dela do seu mundo e de suas percepções.

Assim, QV ligada à saúde (QVLS) em seu conceito multidimensional aponta para as diversas maneiras de ver o mundo a partir das dimensões do ser humano, considerando seus valores, seus significados, o atendimento a necessidades e o sentido que atribuem à vida (Buss, 2000) ou a capacidade de viver com a doença ou superá-la (Souza, Sá e Borges, 2013).

Assumpção (2010) relata que as preocupações relacionadas com a QV em crianças, infelizmente, ainda se pautam na valorização e na cobrança pelo desempenho. No estudo conduzido por Burgess e Gutstein (2007) há ênfase para a necessidade de se entender a QV em crianças autistas não sob os indicadores objetivos (como nota, obtenção de um diploma, desempenho etc.), e sim incluir, necessariamente, indicadores subjetivos. Nesse contexto, avaliar QV em crianças autistas implicaria ir além da especificidade clínica dessa síndrome ou das crenças e pontos de vista familiar e social.

Parte-se então da premissa de que não são os indicadores de funcionalidade que determinarão se há ou não boa QV, mas a maneira de a criança viver com a síndrome, dependendo, portanto, da percepção que essa criança tem de si e de sua doença. Isso possibilitaria avaliar questões que nem sempre são detectadas na avaliação prática (Cuvero, 2008), considerando-se que QV é um conceito subjetivo que inclui a percepção do indivíduo em sua posição na vida, no contexto cultural e no sistema de valores em que vive e em relação a seus objetivos, expectativas, padrões e preocupações (Whoqol Group, 1997).

As manifestações clínicas do autismo variam amplamente, e crianças "autistas de alto funcionamento" podem chegar a se desenvolver de maneira parcial e relativamente independente e apresentar nível intelectual dentro da normalidade (Klin, 2000, citado por Elias, 2010), o que lhes dá condições de manifestar suas percepções de QV e comunicá-las. Isto foi observado em um estudo realizado em 1995 (Elias, 1995) e confirmado por Bernal em 2010 com população com as mesmas características clínicas.

Acredita-se que a sistematização desse e de novos conhecimentos poderá ajudar a subsidiar o planejamento de programas e serviços dirigidos a crianças com transtorno autista, garantindo-lhes um olhar pessoal. Para Kuczynski (2006), estudos desse tipo podem corroborar, ainda, para que não se cometam erros passados que acabaram por "rotular" essas crianças e seus familiares.

Deve-se transcender, portanto, as fronteiras disciplinares e conceituais, sejam elas: biológicas, psicológicas, sociais, culturais para se construir uma lógica interior às particularidades de cada sujeito. Pois não se pode mais conceber a percepção dos dados funcionais para se delimitar limites e possibilidades.

OBJETIVO

O objetivo deste capítulo é apresentar os resultados da pesquisa desenvolvida em 2005, à luz de novos estudos que buscaram avaliar o índice de QV em crianças autistas de alto funcionamento na tentativa de traduzir suas percepções em termos de QV e verificar se suas percepções diferiam ou não das percepções de crianças sadias.

MÉTODO

Respeitando as normativas éticas, esse estudo baseou-se na dissertação de mestrado da autora deste capítulo junto a FCM-UNICAMP e foi conduzido por uma amostra de 40 indivíduos, constituídos da seguinte maneira:

- *Grupo A:* 20 crianças com idades entre 4 e 12 anos, do sexo masculino, com diagnóstico clínico de autismo de alto funcionamento, segundo os critérios do DSM-IV, avaliadas pela Escala de Traços Autísticos (ATA) (para maior confiabilidade diagnóstica, também submetidos à Vineland Adaptative Behavior Scale (Carter, 1998) para que fossem incluídas na amostra somente crianças que tivessem perfil de desenvolvimento adaptativo compatível para serem submetidas à Escala de Qualidade de Vida (AUQEI) (Manificat e Dazord, 1997). A coleta de dados foi feita em centros de atendimentos especializados para crianças autistas, na grande São Paulo, e nas cidades e regiões de Ribeirão Preto e Campinas;

- *Grupo B:* 20 crianças sadias, pareadas quanto a sexo e idade com o grupo-controle, também avaliadas pela Vineland Adaptative Behavior Scale, realizada na cidade de Alfenas-MG, por contato direto com familiares, sem a mediação de instituições da cidade, visto que se tratava de período de férias escolares.

Ambos os grupos foram submetidos a AUQEI, traduzida e validada em nosso meio por Assumpção, Kuczynski e Sprovieri (2000). Trata-se de instrumento genérico, aplicável em crianças de 4 a 12 anos, que se baseia na perspectiva subjetiva da criança, apresentada em quatro fatores distintos: funções, família, lazer e autonomia. Seu ponto de corte é 48, ou seja, valores iguais ou superiores a 48 indicavam QV satisfatória.

RESULTADOS

O ponto de partida foi estabelecer a média geral da pontuação obtida pela ATA. A partir desses dados, foi calculado o desvio-padrão, com nota de corte de 15, ou seja, valores iguais ou superiores a 15 seriam considerados autistas (Assumpção, Kuczynski e Rocca, 1999), obtendo um valor médio de 33,75 com desvio-padrão de 4,95. O objetivo dessa etapa foi confirmar o diagnóstico clínico.

Seguiu-se análise preliminar da Escala Vineland, usando a análise exploratória e descritiva dos dados de modo a identificar tendências, similaridades e diferenças entre os grupos. Foram construídas tabelas de contingência (frequência e porcentagem), com o objetivo de se realizar testes que verificassem igualdade ou diferença entre os grupos de crianças.

Foi utilizado o teste binominal, com intuito de verificar se as crianças dos dois grupos possuíam nível da escala Vineland (e dos subdomínios) similares ou diferentes. A escolha de tal teste foi feita com base no tamanho da amostra e nas características dos dados coletados, uma vez que em todos os índices havia níveis que não haviam sido observados para um dos grupos, ou apresentavam frequência pequena (algumas menores que 5 e outras iguais a zero), impossibilitando o uso de testes não exatos.

O índice da Vineland no domínio comunicacional não apresentou diferenças significantes entres os grupos de acordo com os níveis (p = 0,8067) para o nível moderado baixo e adequado (p = 0,2844). Entretanto, os índices da Vineland na atividade de vida cotidiana apresentaram diferença significante entre crianças autistas e não autistas nos níveis moderado baixo e adequado, pelo teste binominal realizado. Verificou-se que a probabilidade de uma criança autista, dessa amostra, ter atividade de vida cotidiana moderada baixa é maior que uma criança não autista (p = 0, 0013) e a probabilidade de uma criança, dessa amostra, não autista ter atividade de vida cotidiana adequada é maior de que uma criança autista ter esse nível (p = 0,0104).

O domínio social também apresentou diferença significativa nos níveis moderado baixo e adequado ao se realizar o teste exato. Foi possível verificar maior probabilidade de uma criança autista apresentar domínio social moderado baixo do que uma criança não autista (p = 0,0064) e maior probabilidade de uma criança não autista ter domínio social adequado do que uma criança autista (p = 0,0409). Da mesma maneira, detectou-se que há diferença entre os grupos para os níveis moderado baixo e adequado no escore total da Vineland (Tabela 18.1).

De acordo com a Tabela 18.1, observamos que a probabilidade de crianças autistas apresentarem índice de comportamento adaptativo moderado baixo para essa amostra é maior do que crianças não autistas apresentarem esse nível (p = 0,0029), e crianças não autistas têm maior probabilidade de apresentarem nível de comportamento adaptativo adequado do que crianças autistas (p = 0,0196).

Nos dados sobre QV, utilizou-se inicialmente o teste t de comparação de médias, cujo objetivo foi comparar a pontuação média de um grupo com o outro, ou seja, verificar se há diferença entre a média da pontuação da AUQEI para crianças autistas e crianças sadias.

Com 95% de significância, o teste t não rejeitou a hipótese inicial de que as médias da pontuação AUQEI eram as mesmas para os dois grupos (p = 0,910). A variável AUQEI também foi testada em forma de dois grupos (Tabela 18.2), um de crianças com AUQEI abaixo de 48, caracterizando QV prejudicada, e outro de crianças com AUQEI acima ou igual a 48.

Observamos pela Tabela 18.2 que crianças autistas e sadias apresentam mesma média de pontuação AUQEI. Realizando o teste de qui-quadrado de Pearson confirma-se pela não rejeição da hipótese nula de que as médias são iguais, não havendo diferença entre a média da pontuação de AUQEI de crianças autistas e não autistas (p = 0,744). Verificou-se que os índices gerais de QV são iguais para ambos os grupos, indicando QV positiva.

TABELA 18.1. *Tabela cruzada de Vineland (escore total) por grupo*

FREQUÊNCIA	PORCENTAGEM	GRUPO		
		AUTISTAS	NÃO AUTISTAS	TOTAL
Vineland	Moderado baixo	12 30,0%	12 2,5%	13 32,5%
	Adequado	8 20,0%	18 45,0%	26 65,0%
	Moderado alto	0 0%	1 2,5%	1 2,5%
	Total	20	20	40 100%

TABELA 18.2. *Tabela cruzada de AUQEI por grupo*

FREQUÊNCIA		GRUPO		
		AUTISTAS	NÃO AUTISTAS	TOTAL
AUQEI	< 48	7	8	15
	≥ 48	13	12	25
	Total	20	20	40

Para avaliarmos melhor os resultados de QV, analisamos a relação entre os grupos nos escores parciais da AUQEI (funções, família, lazer e autonomia). Para cada grupo também foi feito o teste t de comparação de médias, levando em consideração a pontuação nas questões referentes a cada grupo.

O grupo de questões referentes às funções (p = 0,321), família (p = 0,385) e lazer (p = 0,826) não apresentou diferenças estatisticamente significativas para crianças autistas em relação às não autistas; entretanto, a pontuação média para respostas que caracterizam autonomia para crianças autistas difere estatisticamente da média das crianças não autistas (p = 0,0048).

DISCUSSÃO

As crianças desse estudo apresentam em comum a maneira como vivenciam os diversos aspectos de suas vidas, observados a partir de suas percepções. Assim, os resultados devem ser compreendidos sob o ponto de vista da criança, na busca de compreendermos o modo como o autismo se insere, na ênfase à sua QV.

Um dos pontos importantes da pesquisa, após os cumprimentos das exigências éticas, baseou-se na avaliação diagnóstica. O uso da ATA possibilitou-nos um contato mais restrito com as mães ou os responsáveis, com informações bastante precisas do estado atual delas. Isso nos possibilitou estabelecer uma suspeita diagnóstica bastante confiável do quadro em questão, obtendo uma média de 33,75 com desvio-padrão de 4,95, conforme sugerido por Assumpção e cols. (1999) e estudo de aperfeiçoamento da pesquisa em 1999 (Assumpção e cols., em 1999).

Para melhor adequação do estudo, foi usada a Vinneland, que, além de nos ajudar a definir o perfil das crianças autistas a serem incluídas na pesquisa, proporcionou-nos a compreensão de como a síndrome autística pode afetar a vida diária dessas crianças, ponderando no primeiro momento a perspectiva da funcionalidade ou do desempenho e não necessariamente bem-estar, conforme enfatiza Kuczynski em 2002 (citado por Bernal, 2010).

Considerando se que utilizamos uma amostra de crianças autistas de alto funcionamento comparadas com crianças sadias, podemos observar que o índice da Vineland no domínio comunicacional não apresentou diferenças significantes, o que não exclui os prejuízos relacionados com a síndrome. Sendo a comunicação um instrumento fundamental para a vida em sociedade, as habilidades verbais, presentes nas crianças autistas, são preditoras de melhores níveis de comportamento adaptativo (Szatmari,

1995; Liss, 2001) e associadas a um melhor prognóstico (Balestro, 2012), mas acredita-se que não são suficientes para determinar a QV.

Quando comparadas com os índices da Vineland em atividade de vida cotidiana e domínio social, os resultados sugeriram diferença significante entre crianças autistas e não autistas, mas, independentemente do nível de funcionamento cognitivo, crianças autistas têm inabilidade de se relacionar com os outros e esse déficit parece afetar o desempenho cotidiano e adaptável dessas crianças (Carter, 1998), resultados similares também foram encontrados por Bernal em 2010.

Os resultados obtidos nos subdomínios da Vineland (domínios verbal, atividade de vida cotidiana e social) permitiram obter o escore total dessa escala, ou seja, o nível de comportamento adaptativo da criança. Como esperado para uma amostra de crianças com autismo comparadas com crianças normais, os domínios da Vineland foram considerados abaixo dos níveis de comportamentos adaptáveis do grupo-controle.

Se tomássemos como base esses resultados funcionais para avaliarmos a QV, poderíamos supor que crianças autistas teriam baixa QV, analisando os prejuízos advindos da síndrome. Esse tipo de visão leva-nos a pensar no impacto sobre a criança e os familiares, pois, de acordo com McHale e cols. (2004, citado por Balestro 2012), a maneira como a criança é percebida pela família e pela sociedade tem impacto significativo em sua vivência, podendo repercutir em estigmas.

Entretanto, não podemos tomar por referencial apenas suas incapacidades ou déficits para decidir se há ou não melhor QV, pois, ao considerarmos a criança apenas sob a perspectiva da funcionalidade, deixamos em segundo plano algo bem mais relevante, que é o sujeito como ser subjetivo, capaz de expressar seus sentimentos e emoções, pois o que qualifica o desempenho pode ser a "experiência vivida" das pessoas no contexto real em que vivem. Eiser (1997) destaca a atenção dada no senso comum às incapacidades e/ou para um ideal de conduta e experiências como sinônimos de QV, em que, para crianças e adolescentes doentes, QV pode significar o quanto seus desejos e esperanças se aproximam do que realmente está acontecendo.

Portanto, não se pode supor que desempenho abaixo dos parâmetros da normalidade seja sinônimo de baixa QV, uma vez que representa apenas um componente do estado de saúde da criança autista e não a sua globalidade.

Assim, de acordo com os resultados obtidos em nosso estudo pela AUQEI, os índices gerais de QV foram iguais em ambos os grupos, não constatando diferenças estatisticamente significativas. Esse resultado poderia minimizar o estresse familiar, observado em famílias com crianças autistas (Favero-Nunes e Santos, 2010; Vieira e Fernandes, 2013) por informar à família que as percepções dessas crianças ultrapassam as manifestações clínicas da síndrome.

Crianças autistas podem apresentar algumas inabilidades em certos domínios de sua vida, mas isso necessariamente não irá influenciar o modo como essa criança percebe sua QV (Bernal, 2010), sendo necessária a utilização de instrumentos que cheguem até o universo da criança, pois desempenho e funcionalidades não implicam QV (Kuczynski e Assumpção, 1999).

Nos escores parciais da AUQEI, verificamos que o grupo referente à "funções" não apresentou diferença significativa na percepção pessoal de crianças autistas quando comparadas com o grupo-controle. Na visão de Barreire (2003), informações relacionadas à capacidade funcional não estariam completas se não levassem em consideração o grau de satisfação do sujeito. Nesse sentido os resultados no componente "funções" satisfazem o esperado, pois nos permitiu verificar a magnitude do existir dessas crianças, em sua forma única e singular de ser e viver.

A pontuação média para o grupo referente à família também não difere significativamente em relação ao grupo-controle, possibilitando concluir que a família foi percebida como fonte de bem-estar para ambos os grupos. Portanto, corresponde a uma instituição social significativa na qual se insere a criança e suas interações (Sprovieri e Assumpção, 2001), com potencial de influência no processo de bem-estar subjetivo da criança autista.

Em um estudo feito por Burgess e Gutstein (2007), apesar da crença comum de que a criança autista prefere ficar sozinha, para elas, a falta de reciprocidade e enriquecimento emocional leva à solidão mais intensa. Assim, para esses autores, a QV de uma criança depende muito da saúde e da felicidade do sistema familiar, onde destacam a importância de incluir tanto os indicadores subjetivos como subsídio aos objetivos nos processos de intervenção.

No que diz respeito à autonomia, crianças autistas apresentaram índices mais elevados em relação ao grupo-controle, não havendo também no escore total da AUQEI nem nos subdomínios referentes a funções, família e férias diferenças estatisticamente significativas.

Esses dados podem se justificar na visão de que essas crianças apresentam prejuízos na teoria da mente (ToM) (Baron-Cohen, 1985), o que levaria a criança autista a ter prejuízos de compreender os estados mentais das outras pessoas (Silva, Rodrigues e Silveira, 2012). Esse déficit na capacidade de levar em consideração seu próprio estado mental, bem como os dos outros, ocasionaria dificuldade em se colocar "no lugar das outras pessoas" ou em reconhecer o que a outra pessoa possa estar pensando ou sentindo.

Nessa perspectiva, podemos ajudá-las a entender o mundo que as cerca, estimulando habilidades de comunicação que irão habilitá-las a se relacionar com outras pessoas e proporcionar a escuta necessária para serem capazes de fazer escolhas em relação às suas próprias vidas.

Esse dado chama-nos a atenção para o fato de que a percepção da criança autista tem um valor substancial para as intervenções, pois é mediante o relato verbal da criança que podemos definir o melhor caminho para a intervenção e é com esse relato que poderemos chegar à compreensão dos fatos que determinam a QV. Oferece-nos, ainda, a dimensão da importância da natureza subjetiva e multidimensional do construto de QV, em que, de acordo com Soares e cols. (2011), repousa na concepção de que a qualidade de vida somente pode ser avaliada pela própria pessoa.

O resultado satisfaz a visão de Anders (2004) de que todo indivíduo, nesse caso a criança autista, pode viver de maneira saudável na sua condição de saúde ou doença, dependendo dos significados, das atitudes e dos valores que eles atribuem às situações vivenciadas.

CONSIDERAÇÕES FINAIS

Os resultados permitiram concluir que:
- Crianças autistas apresentam índices de desenvolvimento adaptativo inferiores quando comparadas com crianças não autistas. Assim, se as considerássemos em termos de funcionalidade, poderíamos supor que essas crianças apresentam QV comprometida;

- Crianças autistas, quando avaliadas em termos de percepção pessoal, apresentam índices de QV iguais aos de crianças não autistas, e o que importa não é o autismo em si, mas a maneira como a criança o encara, o que nos redimensiona para uma nova leitura dos modelos de atenção à criança autista.

Bibliografia consultada

American Psychiatric Association (APA). Diagnostic and statistical manual of mental disorders. 4 ed. Washington DC: American Psychiatric Association, 1994.

Anders JCS. O transplante de medula óssea e suas repercussões na qualidade de vida de crianças e adolescentes que o vivenciaram. Ribeirão Preto, 2004. (Tese). Escola de Enfermagem de Ribeirão Preto da Universidade de São Paulo 2004; 34-35.

Assumpção Jr. FB, Kuczynski E, Gabriel ME, Rocca C. Escala de Avaliação de Traços Autísticos (ATA). Validade e confiabilidade de uma escala para a detecção de condutas autísticas. Arq Neuropsiquiatr 1999; 57(1):23-29.

Assumpção Jr. FB et al. Escala de avaliação de qualidade de vida: (AUQEI – Autoquestionnaire Qualité de Vie Enfant Imagé) validade e confiabilidade de uma escala para qualidade de vida em crianças de 4 a 12 anos. Arq Neuro-Psiquiatr 2000; 58(1):119-127.

Assumpção Jr. FB et al. Escala de Traços Autísticos (ATA): segundo estudo de validade. Medicina de Reabilitação 2008; 27(2):41-44.

Assumpção Jr. FB, Kuczynski E et al. Qualidade de vida na infância e na adolescência: orientações para pediatras e profissionais da Saúde mental. Porto Alegre: Artmed 2010; 283-304.

Barreire SG et al. Qualidade de vida de crianças ostomizadas na ótica das crianças e das mães. J Pediatr 2003; 79(1):55-62.

Baron-Cohen S. Social and pragmatic deficits in autism: cognitive or affective? J Autism Develop Dis 1988; 18:379-401.

Balestro JI. Dificuldades comunicativas percebidas por pais e/ou educadores de crianças do espectro autista, 2012. Um questionário de levantamento. (Dissertação.) Faculdade de Medicina da Universidade de São Paulo, 2012.

Bernal MP. Qualidade de vida em autistas de alto funcionamento: percepção da criança, pais e educadores, 2010. Dissertação (Mestrado). Instituto de Psicologia da Universidade de São Paulo, Ribeirão Preto, 2010.

Burgess AF, Gutstein SE. Quality of life for people with autism: raising the standard for evaluating successful outcomes. Child Adolesc Mental Health 2007; 12(2):80-86.

Buss M. Promoção da saúde e qualidade de vida. Cia Saúde Coletiva 2000; 5(1):167-177.

Carter AC, Volkmar FR, Pardal SS et al. The adaptable scales of the behavior of Vineland: supplemental norms for individuals with autism. J Autism Develop Disord 1998; 28:55-59.

Cerqueira JA. Influência da qualidade de vida na ocorrência de doença de cárie em pré-escolares, 2003. Dissertação (Mestrado). Escola de Enfermagem de Ribeirão Preto da Universidade de São Paulo, Ribeirão Preto, 2003.

Cuvero MM. Qualidade de vida em cuidadores de crianças e adolescentes com autismo, 2008. Dissertação (Mestrado). Universidade Federal de Uberlândia, Uberlândia 2008; p. 19.

Elias AV. Autismo e qualidade de vida, 2005. Dissertação (Mestrado). Faculdade de Ciências Médicas da Universidade Estadual de Campinas, Campinas, 2005.

Elias AV. Qualidade de vida e autismo: um olhar além da síndrome. In: Assumpção Jr. FB, Kuczynski E et al. Qualidade de vida na infância e na adolescência: orientações para pediatras e profissionais da saúde mental. Porto Alegre: Artmed 2010; 283-304.

Eiser C. Children's quality of life measure. Arch Dis Childhood 1997; 77:350-4.

Fávero-Nunes MA, Santos MA. Itinerário terapêutico percorrido por mães de crianças com transtorno autístico. Psicologia: Reflexão e Crítica 2010; 23(2):208-221.

Kamp-Becker L et al. Categorial and dimensional struture of autism spectrum disorders: the nosologic of Asperger syndrome. J Autism Dev Dis 2010; 40:924.

Klin A. Autism and Asperger syndrome: an overview. Rev Bras Psiquiatr 2006; 11:28.

Kuczynski E. Comentário sobre "Qualidade de vida em irmãos de autista". Rev Bras Psiquiatr 2006; 28(2):164-165.

Manificat S, Dazord A. Évaluation de la qualité de vie de l'enfant: validation d'un questionnaire, premiers résultats. Neuropsychiatr Enfance Adolesc. 1997; 45(3):106-114.

Liss M, Harel B, Fein D et al. Predictors and correlates of adaptive functioning in children with developmental disorders. J Autism Dev Disord 2001; 31:219-230.

Sanders JL. Qualitate or qualitative differences between Asperger's disorders, and autism? Historical consideration. J Autism Dev Disord 2009; 39:1560-1567.

Soares AH et al. Qualidade de vida de crianças e adolescentes: uma revisão bibliográfica. Ciência & Saúde Coletiva 2011; 16(7):3197-3206.

Souza DS, Sá MD, Borges MBS. Qualidade de vida: análise da percepção de crianças com paralisia cerebral. Rev Neuroc 2013; 21(4):504-509.

Sprovieti MHS, Assumpção Jr. FB. Dinâmica familiar de crianças autistas. Arq Neuro-Psiquiatr 2001; 59(2):230-237.

Szatmari P, Archer L, Fisman S, Streiner DL, Wilson F. Asperger's syndrome and autism: differences in behavior, cognition, and adaptive functioning. Am Acad Child Adolesc Psych 1995; 34:1662-1671.

Szatmari P et al. Two-year outcome of preschool children with autism or Asperger's syndrome. Am J Psych 2000; 152(12):1980-1987.

Silva LM, Rodrigues MC, Silveira FF. Teoria da mente e desenvolvimento social na infância. Psicologia em Pesquisa 2012; 6(2):151-159.

Vieira CBM, Fernandes FDM. Qualidade de vida em irmãos de crianças incluídas no espectro do autismo. CoDAS 2013; 25(2):120-127.

WHOQOL Group. Measuring quality of life: the development of the World Health Organization Quality of Life Instrument (WHOQOL). World Health Organization, 1993. In: Bowling A (ed.). Measuring health: a review of quality of life measurement scales. Buckingham: Open University Press, 1997.

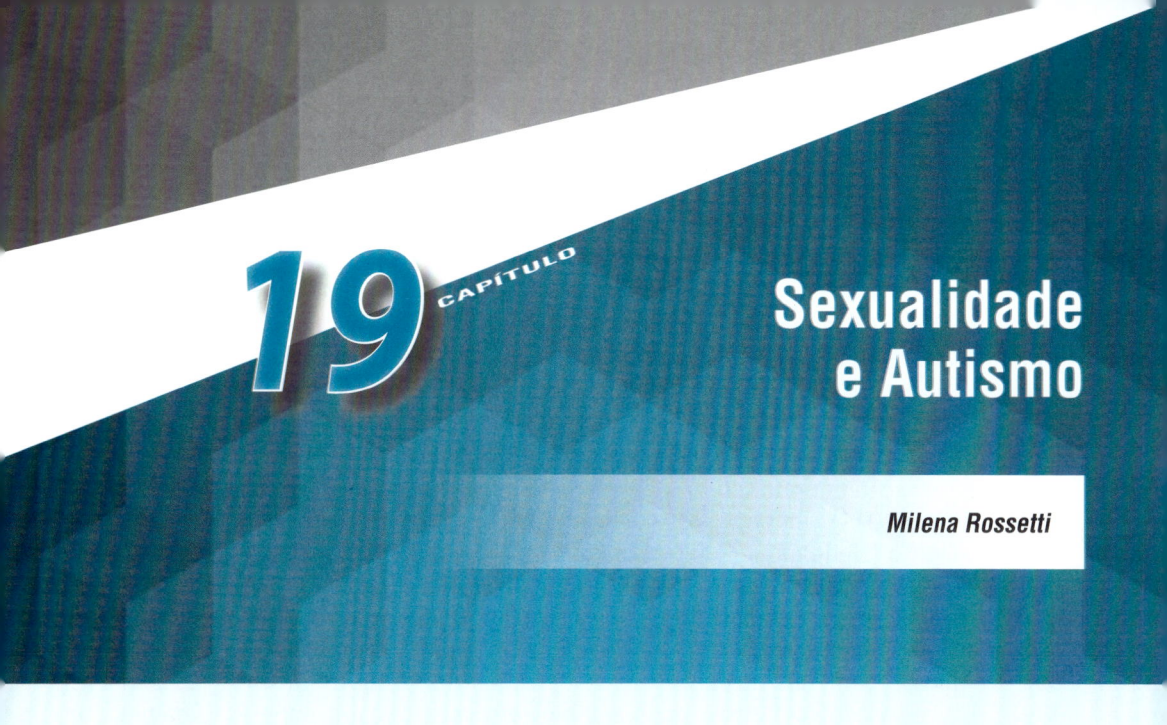

Sexualidade e Autismo

Milena Rossetti

A sexualidade é algo normal e positivo no desenvolvimento da criança e do adolescente (Siecus, 2004; Tolman e McClelland, 2011). No entanto, nos indivíduos com o transtorno do espectro do autismo (TEA), o desenvolvimento e a saúde sexual sofrem a influência de prejuízos na interação social e na comunicação, padrões repetitivos e estereotipados de comportamento, interesses e atividades. Desse modo, a pesquisa nos últimos anos considerou a influência do funcionamento diário sobre o desenvolvimento sexual, assim como a importância e o apoio dos cuidadores e da sociedade (Organização Mundial da Saúde, 2006).

Assim, este capítulo foi elaborado a partir da revisão de publicações sobre sexualidade e TEA, seguindo a definição de saúde e desenvolvimento sexual normal de Tolman e McClelland (2011), que estabelecem a maturação sexual e o crescimento físico como fatos da vida integrados no funcionamento diário, de modo que não prejudicam o bem-estar do indivíduo ou de outros.

Esses autores distinguem três domínios no desenvolvimento da sexualidade normal:

- *Comportamento sexual*: caracteriza-se pelo repertório comportamental relacionado com a sexualidade, individual ou em relação aos outros;
- *Individualidade sexual*: caracterizada pelo desenvolvimento interno da pessoa, incluindo conhecimentos, atitudes, identidade e ideias sobre o *self* como um parceiro sexual em um relacionamento;
- *Socialização sexual*: em diferentes contextos (em casa e com os pais, colegas, escola, parceiros, internet, entre outros), no qual as pessoas aprendem sobre relacionamentos e sexualidade e no qual a experimentam.

COMPORTAMENTO SEXUAL INDIVIDUAL

No que se refere ao comportamento sexual expresso de maneira individual (Tolman e McClelland, 2011), Hellemans e cols. (2007) encontraram masturbação compulsiva em 17% dos meninos com TEA em sua amostra, e esse comportamento também foi descrito em outros estudos (Coskun, 2009; Griffin-Shelley, 2010; Singh e Coffey, 2012). Não fica claro como compulsividade foi definida, embora na maioria dos relatos de casos o caráter público da masturbação tenha levado a tal definição.

A masturbação em público foi observada em vários estudos (Coskun, 2009; Tissot, 2009; Dozier, 2011), embora fosse relatado com menor frequência em TEA de alto funcionamento (Hellemans, 2007; Haracopos e Pedersen, 1992). Interesses e comportamentos sexuais particulares apresentaram baixas frequências, mas observou-se excitação na presença de certos objetos ou características específicas de pessoas, como cabelo ou pés (Hellemans, 2007), o uso de alguns objetos (por exemplo, um cinto, objetos duros) para masturbação (Hellemans, 2007, 2010; Haracopos e Pedersen, 1992) e interesses desviantes, por exemplo, em crianças pré-púberes (Realmuto e Ruble, 1999; Hellemans, 2007).

Também foram descritos em alguns estudos comportamentos ou interesses sexuais desviantes ou incomuns, como fetiche (Cooper, 1993; Ray, 2004; Coskun e Mukaddes, 2008; Dozier, 2011, Early, 2012) e interesse em crianças pequenas (Realmuto e Rublo, 1999; Chan e Saluja, 2011).

INTERAÇÃO E RELAÇÕES SEXUAIS

Apesar das dificuldades sociais dos TEA, um claro interesse em relações românticas e/ou sexuais foi encontrado em muitos dos estudos de adolescentes e adultos. Cerca de metade das pessoas com autismo de alto funcionamento (AAF) demonstra comportamentos sexuais com os outros (Byers, 2012; Haracopos e Pedersen, 1992), ou falou sobre sua necessidade de estar em um relacionamento (Hellemans, 2007).

Além disso, cerca da metade do grupo de adolescentes no estudo de Hellemans e cols. (2007) tinha ou teve um relacionamento romântico ou sexual. No grupo de adultos com síndrome de Asperger (SA) estudado por Henault e Attwood (2006), 43% dos 28 participantes estavam em um relacionamento, e no estudo sobre bemestar sexual de Byers e cols. (2012), com 141 pessoas com TEA, todos estavam ou estiveram em um relacionamento romântico.

Hellemans e cols. (2007/2010) estudaram os comportamentos sexuais de adolescentes (idades de 15 a 21 anos) TEA, com e sem deficiência intelectual (DI). No grupo de AAF, 13% dos 24 tinham tido relações sexuais com penetração (vaginal ou anal) e outros 13% tinham tentado. No grupo com TEA e DI, 2 dos 20 participantes tiveram uma experiência de masturbação mútua.

Stokes e cols. (2007) verificaram relatos de pais e encontraram uma relação clara entre o funcionamento social e romântico. Em adolescentes, os temas de seus interesses românticos são mais diversificados comparados com os controles com desenvolvimento típico, e com mais frequência inatingíveis, com relatado de paixões irreais (por exemplo, com celebridades).

Estudos de caso relataram comportamentos sexuais inadequados entre as pessoas com TEA de todos os níveis de funcionamento (Milton, 2002; Murrie, 2002; Silva, 2002; Ray, 2004; Griffin-Shelley, 2010; Chan e Saluja, 2011). Estes variaram de comportamentos individuais, como masturbação pública, a comportamentos românticos inadequados, como cortejos indesejados, e crimes sexuais como assalto e estupro.

Alguns autores desenvolveram discussões sobre o que eles têm chamado de "falso desvio" (Hellemans, 2007; Nichols e Blakeley-Smith, 2009; Gougeon, 2010): comportamentos desviantes resultantes de falta de conhecimento e apoio. Stokes e cols. (2007) verificaram que adolescentes e adultos em seu grupo de TEA demonstraram mais comportamentos inadequados em namoro, como comoção exagerada e ameaças, e menos estratégias adequadas, como convidar alguém para sair, em comparação com os controles.

Diferentes mecanismos subjacentes a esses comportamentos são sugeridos como falta de habilidades sociais, menos empatia, déficits de compreensão social e controle inibitório, além de preocupações e preferências sensoriais, prejuízo no reconhecimento de emoções, comportamentos persistentes, repetitivos e estereotipados (Hellemans, 2007; Stokes, 2007; Nichols e Blakeley-Smith, 2009; Haracopos e Pedersen, 1992). As crianças vítimas de violência física e sexual apresentaram mais comportamentos de abuso sexual com os outros (Mandell, 2005).

ORIENTAÇÃO E INTERESSE E SEXUAL

Henault e Attwood (2006) descobriram que os seus participantes adultos com TEA relataram que somente se interessaram pela sexualidade a partir dos 14 anos, em média. A idade média da primeira experiência sexual foi aos 21 anos. Em geral, nesse grupo, o interesse e o desejo sexual foram maiores nos homens do que nas mulheres.

Em diferentes estudos verificaram um número maior de orientação homossexual e bissexual (Hellemans, 2007; Byers, 2012; Gilmour, 2012; Haracopos e Pedersen, 1992) e fantasias homossexuais (Hénault e Attwood, 2006) em TEA. Na Holanda, 31% dos meninos e 24% das meninas com idade entre 12 e 25 anos relataram atração por um parceiro do mesmo sexo (Graaf, 2012).

CONHECIMENTO SEXUAL

Em seu estudo com meninos adolescentes AAF, Hellemans e cols. (2007) verificaram conhecimentos sexuais básicos, mas isso não refletiu no real comportamento e funcionamento. Em estudo posterior com adolescentes com o TEA e DI, Hellemans e cols. (2010), verificaram conhecimento teórico adequado com aplicação diária. Os autores observaram que as instituições que apoiam esse grupo tinham atenção à formação desses conhecimentos e desenvolvimento de habilidades nessa área.

Vale perceber que o conhecimento sexual foi operacionalizado de maneiras diferentes que variaram do conhecimento de termos, fisiologia e comportamento sexual, tendo como informantes também pais e cuidadores. Em estudos de caso, os cuidadores relataram aumento de ansiedade e angústia em TEA em reação a características sexuais secundárias decorrentes de mudanças corporais da puberdade (Ruble e Dalrymple, 1993; Hellemans, 2007).

SOCIALIZAÇÃO SEXUAL

Outro domínio relevante para o desenvolvimento e a saúde sexual é o da educação e socialização em diferentes sistemas ecológicos (casa, escola, instituição, pares e sociedade). Estudos sobre sexualidade de adolescentes e adultos com TEA têm como principal foco as experiências dos pais (suas preocupações e atitudes, comunicação e práticas educativas) e profissionais. Alguns estudos exploraram outros contextos como contato de pares, escola, mídia e casos especiais como vítimas de abuso sexual. Entretanto, são os pais e os profissionais que permanecem por mais tempo como fontes de informação e apoio da sexualidade de indivíduos com TEA, como aponta um estudo exploratório sobre qualidade de vida em uma amostra de adolescentes e adultos com SA (Balfe e Tantam, 2010).

Os estudos sobre as atitudes dos pais revelam as preocupações ou os problemas identificados por eles. Nichols e Blakeley-Smith (2009) identificaram preocupações relativas a abuso ou exploração sexual dos filhos. Os pais de crianças menores se preocupam que os comportamentos de seus filhos sejam entendidos como de natureza sexual (Ballan, 2012). Em um grupo de TEA mais graves, Ruble e Dalrymple (1993) descobriram que os pais estavam preocupados se o comportamento sexual de seus filhos seriam mal-interpretados. Alguns pais relataram preocupações acerca da educação sexual para adolescentes não verbais e sobre seus filhos terem um relacionamento sexual. Os pais de meninos tinham dúvidas sobre como controlar a masturbação, enquanto os pais de meninas tinham perguntas sobre o uso de métodos contraceptivos.

As preocupações variam desde reações corporais, como uma ereção em crianças mais jovens, a preocupações mais amplas sobre a interpretação de comportamentos, o uso de contraceptivos e preservativos, controle da masturbação e da necessidade de educação sexual (Ruble e Dalrymple, 1993).

As atitudes e as preocupações dos pais influenciam a decisão de se a educação sexual deve ser oferecida: dúvidas sobre sua relevância para as crianças com TEA; preocupações sobre o nível de interesse (por exemplo, quererem saber tudo sobre sexo), interesse constante e generalização (como perguntar sempre sobre sexo e a todos); medo de as crianças terem relações; e dúvidas sobre quem seria responsável pela educação sexual.

Apesar disso, os pais de crianças com TEA pareciam preparados para discutir a sexualidade de seus filhos (Ballan, 2012), especialmente pais de crianças e adolescentes de melhor funcionamento (Ruble e Dalrymple, 1993). Os pais relataram sentir muita necessidade de discutir a sexualidade e a educação sexual com outras pessoas e, especificamente, com profissionais. No entanto, os pais apresentam reações negativas aos comportamentos sexuais dos filhos, mesmo quando eram comportamentos esperados para a idade (Nichols e Blakeley-Smith, 2009; Ballan, 2012).

EDUCAÇÃO SEXUAL

Não há nenhuma pesquisa sistemática sobre educação sexual para adolescentes com TEA. Dois estudos analisaram a percepção da educação sexual por adolescentes com TEA. Um deles, qualitativo com quatro participantes (Hatton e Tector, 2010), demonstrou que, apesar de preparados com bastante conhecimento "técnico" sobre sexualidade, não tinham discernimento para a aplicação dos conhecimentos. O outro, de Mehzabin e Stokes (2011), comparou dados de autorrelato sobre educação sexual e demonstrou que os adolescentes com AAF relataram níveis mais baixos de conhecimento em educação sexual.

Não existem estudos abrangentes sobre o efeito do uso da internet no desenvolvimento sexual de adolescentes com TEA. Em um estudo, assumiu-se que pessoas mais jovens se beneficiariam com a disponibilidade de informações na internet e marcariam mais pontos em instrumentos de medida de bem-estar sexual, mas isso não foi confirmado (Byers, 2012).

TRATAMENTO E INTERVENÇÕES

No que se refere aos estudos sobre os efeitos de intervenções em caso de problemas sexuais, há relatos de caso que sugerem os efeitos positivos de intervenções comportamentais com análise comportamental aplicada. Em alguns casos, comportamentos próximos de comportamentos sexuais aceitáveis foram usados na modelação de comportamentos mais adaptativos em adolescentes com autismo, enquanto em outros casos a sexualidade foi inibida ou tratada principalmente como um transtorno clínico.

VITIMIZAÇÃO SEXUAL

Existe uma lacuna na compreensão dos fatores que contribuem para o risco de vitimização sexual em indivíduos com TEA. Entretanto, fatores como idade, interesse sexual, limitado conhecimento sexual e experiência sexual, além de déficits sociais são indicados como fatores de risco.

No estudo de Brown-Lavoie e cols. (2014), 95 adultos com TEA e 117 controles responderam questões acerca das fontes de informação que utilizam para obtenção de conhecimento sexual. Os autores verificaram que indivíduos com TEA obtêm menos conhecimento sexual por meio do contato interpessoal, sendo a vitimização sexual maior nesse grupo do que nos controles. Os autores concluem que a relação entre o conhecimento e a vitimização sexual tem importantes implicações para o planejamento de intervenções.

O estudo sobre vitimização em crianças com TEA de Mandell e cols. (2005) revelou prevalência de 12,2% do abuso sexual e 4,4% de abusos sexual e físico combinados em uma amostra de crianças de um serviço americano de atendimento de TEA. Depois disso, essas crianças demonstraram um significativo maior número de comportamentos sexuais desviantes (para idade e sexo), com fuga de casa ou tentativa de suicídio mais frequentes em comparação com outras crianças. Desse modo, outro estudo no Reino Unido descobriu que 40% dos adolescentes com SA foram usados em exploração sexual (Balfe e Tantam, 2010).

CONSIDERAÇÕES FINAIS

O conhecimento existente sobre a saúde sexual em adolescentes e adultos com TEA é preliminar. Apesar disso, fica claro que a sexualidade e o funcionamento relacional é uma importante área do desenvolvimento para as pessoas com TEA na sociedade atual.

A sexualidade, como uma área de desenvolvimento, aparece, como no desenvolvimento típico, normal para adolescentes com autismo. No entanto, os fatores e os mecanismos subjacentes ao desenvolvimento sexual e a saúde sexual de pessoas com TEA permanecem escassos, apesar de sua relevância para educação, prevenção e tratamento.

Assim, pais e/ou cuidadores precisam de apoio específico para lidar com essa etapa do desenvolvimento. Ressalta-se a relevância da capacitação técnica de equipes multidisciplinares para discutir o tema com essa população e suas famílias, oferecendo informação e conduzindo ações necessárias.

Bibliografia consultada

Balfe M, Tantam D. A descriptive social and health profile of a community sample of adults and adolescents with Asperger syndrome. BioMed Council Research Notes. 2010; 3:300. [Acesso em: 2014 out 31]. Disponível em: http://www.biomedcentral.com/1756-0500/3/300.

Ballan MS. Parental perspectives of communication about sexuality in families of children with autism spectrum disorders. J Autism Develop Disord 2012; 42:676-684.

Byers ES, Nichols S, Voyer SD, Reilly G. Sexual well-being of a community sample of high-functioning adults on the autism spectrum who have been in a romantic relationship. Autism 2012; 17(4):418-433.

Brown-Lavoie SM, Viecili MA, Weiss, JA. Sexual knowledge and victimization in adults with autism spectrum disorders. J Autism Develop Disord 2014; 44:2185-2196.

Chan LG, Saluja B. Sexual offending and improvement in autistic characteristics after acquired brain injury: a case report. Austral New Zeal J Psych 2011; 45:902-903.

Coskun M, Mukaddes NM. Mirtazapine treatment in a subject with autistic disorder and fetishism. J Child Adolesc Psychopharmacol 2008; 18:206-209.

Coskun M, Karakoc S, Kircelli F, Mukaddes NM. Effectiveness of mirtazapine in the treatment of inappropriate sexual behaviors in individuals with autistic disorder. J Child Adolesc Psychopharmacol 2009; 19:203-206.

Dozier CL, Iwata BA, Worsdell AS. Assessment and treatment of foot-shoe fetish displayed by a man with autism. J Applied Behav Anal 2011; 44:133-137.

Early MC, Erickson CA, Wink LK, McDougle CJ, Scott EL. Case report: 16-year-old male with autistic disorder with preoccupation with female feet. J Autism Develop Disord 2012; 42:1133-1137.

Gilmour L, Schalomon PM, Smith V. Sexuality in a community based sample of adults with autism spectrum disorder. Res Autism Spectrum Disord 2012; 6:313-318.

Gougeon NA. Sexuality and autism: a critical review of selected literature using a social-relational model of disability. Am J Sexual Educ 2010; 5:328-361.

Graaf H, Kruijer H, Acker JV, Meijer S. Seks onder je 25e: Seksuele gezondheid van jongeren in Nederland anno 2012 [Sexo antes dos 25: Saúde sexual de jovens na Holanda em 2012]. Delft, Eburon; 2012 [em holandês]. [Acesso em: 2014 out 30]. Disponível em: file:///C:/Users/PC/Downloads/seks-onder-je-25e-(2012).pdf.

Griffin-Shelley E. An Asperger's adolescent sex addict, sex offender: a case study. Sexual Addiction & Compulsivity 2010; 17:46-64.

Haracopos D, Pedersen L. Sexualidad y autismo. Informe Danes. Tradução: Manuel Rodés. [Acesso em: 2014 set 27]. Disponível em: http://www.rmplc.co.uk/eduweb/sites/autism/sexaut.html#report.

Hatton S, Tector A. Sexuality and relationship education for young people with autistic spectrum disorder: curriculum change and staff support. Brit J Special Educ 2010; 37:69-76.

Hellemans H, Colson K, Verbraeken C, Vermeiren R, Deboutte D. Sexual behavior in high-functioning male adolescents and young adults with autism spectrum disorder. J Autism Develop Disord 2007; 37:260-269.

Hellemans H, Roeyers H, Leplae W, Dewaele T, Deboutte D. Sexual behavior in male adolescents and young adults with autism spectrum disorder and borderline/mild mental retardation. Sexual Disabil 2010; 28:93-104.

Hénault I, Attwood T. The sexual profile of adults with Asperger's syndrome: the need for support and intervention. In: Asperger's syndrome and sexuality: from adolescence through adulthood. 1 ed. London: Jessica Kingsley Publishers 2006; 183-192.

Mandell DS, Walrath CM, Manteuffel B, Sgro G, Pinto-Martin JA. The prevalence and correlates of abuse among children with autism served in comprehensive community-based mental health settings. Child Abuse & Neglect 2005; 29:1359-1372.

Milton J, Duggan C, Latham A, Egan V, Tantam D. Case history of co-morbid Asperger's syndrome and paraphilic behaviour. Med Sci Law 2002; 42:237-244.

Murrie DC, Warren JI, Kristiansson M, Dietz PE. Asperger's syndrome in forensic settings. Intern J Forensic Mental Health 2002; 1:59-70.

Nichols S, Blakeley-Smith A. "I'm not sure we're ready for this...": working with families toward facilitating healthy sexuality for individuals with autism spectrum disorders. Social Work in Mental Health 2009; 8:72-91.

Ray F, Marks C, Bray-Garretson H. Challenges to treating adolescents with Asperger's syndrome who are sexually abusive. Sexual Addiction & Compulsivity 2004; 11:265-285.

Realmuto GM, Ruble LA. Sexual behaviors in autism: problems of definition and management. J Autism Develop Disord 1999; 29:121-127.

Ruble LA, Dalrymple MS. Social/sexual awareness of persons with autism: a parental perspective. Arch Sexl Behav 1993; 22:229-240.

Siecus. Guidelines for comprehensive sexuality education: kindergarten through 12th grade, 3rd. 2004. [Acesso em: 2014 set 27]. Disponível em: http://www.siecus.org/_data/global/images/guidelines.pdf.

Silva JA, Ferrari MM, Leong GB. The case of Jeffrey Dahmer: sexual serial homicide from a neuropsychiatric developmental perspective. J Forensic Sci 2002; 47:1347-1359.

Singh G, Coffey BJ. Sexual obsessions, compulsions, suicidality and homicidality in an adolescent diagnosed with bipolar disorder not otherwise specified, obsessive-compulsive disorder, pervasive developmental disorder not otherwise specified, and mild mental retardation. J Child Adolesc Psychopharmacol 2012; 22:250-253.

Stokes M, Newton N, Kaur A. Stalking, and social and romantic functioning among adolescents and adults with autism spectrum disorder. J Autism Develop Disord 2007; 37:1969-1986.

Tissot C. Establishing a sexual identity. Case studies of learners with autism and learning difficulties. Autism 2009; 13:551-566.

Tolman DL, McClelland SI. Normative sexuality development in adolescence: a decade in review, 2000–2009. J Res Adolesc 2011; 21:242-255.

World Health Organization. Defining sexual health sexual health document series. Geneva: World Health Organization, 2006.

20

Qualidade de Vida na Percepção de Pais e Cuidadores

Marília Bernal

QUALIDADE DE VIDA

Temos observado nos últimos anos um interesse crescente em estudos com a temática de qualidade de vida (QV), e muitos estudos vêm sendo publicados com interesse na avaliação de diferentes populações em todo o mundo. O conceito de QV traz definições amplas, envolvendo diversas categorias da vida, o que dificulta um consenso sobre essa temática.

QV é uma noção eminentemente humana, que se relaciona com o grau de satisfação encontrado na vida familiar, amorosa, social e ambiental. A expressão abrange muitos significados, que refletem conhecimentos, experiências e valores de indivíduos e coletividades, sendo, portanto, uma construção social com a marca da relatividade cultural (Minayo, 2000).

Pensar em QV leva a refletir sobre tudo aquilo que se relaciona com grau de satisfação, felicidade e bem-estar, embora ainda não exista um consenso sobre a definição desse construto (Barreire, 2003). É um conceito global que aborda as diferentes facetas da vida de um indivíduo (saúde, família, meio ambiente, dentre outros) (Assumpção Jr., 2000).

O tema QV é tratado sob os mais diferentes olhares: da ciência, do senso comum, do ponto de vista objetivo ou subjetivo e em abordagens individuais ou coletivas. No âmbito da saúde, quando visto de modo focalizado, coloca sua centralidade na capacidade de viver sem doenças ou de superar dificuldades; já quando visto de modo ampliada, QV em saúde se apoia na compreensão das necessidades humanas fundamentais, materiais e espirituais (Minayo, 2000).

Há controvérsias teóricas e metodológicas para a conceituação da expressão qualidade de vida, uma vez que é um fenômeno polêmico e complexo, com diferentes significados e possibilidades de abordagem (Anders, 2004). Outra expressão encontrada na literatura é a de qualidade de vida relacionada com a saúde (QVRS), utilizada com objetivos semelhantes aos de QV, embora implique aspectos mais diretamente associados às enfermidades ou às intervenções em saúde (Seidl, 2004). O que observamos na literatura é que comumente ambos as expressões são utilizadas como sinônimas. Com o crescente interesse nos estudos de QV em saúde, encontramos na literatura instrumentos desenvolvidos para QV geral e instrumentos desenvolvidos para QVRS em caso de condições específicas de saúde.

Ainda que crescentes os estudos de QV, notamos escassez quando o tema envolve crianças e adolescentes se em comparação com estudos relacionados com adultos (Jozefiak, 2008). No universo infantil torna-se ainda mais difícil partilhar de uma concepção, visto que QV na infância está relacionada, principalmente, com brincadeiras, harmonia e prazer e varia conforme as fases do crescimento e o desenvolvimento infantil (Barreire, 2003).

Diversos estudiosos defendem a ideia de que QV só pode ser avaliada pela própria pessoa, considerando este um construto subjetivo, ao contrário das tendências iniciais, em que era avaliado por um observador, usualmente profissional da saúde e, no caso das crianças, muitas vezes pelos próprios pais (Barreire, 2003; Seidl, 2004).

Assim, surge a necessidade de compreendermos as diferenças existentes entre o que é QV na infância, na visão do adulto e da própria criança. Crianças e pais, ou cuidadores, não necessariamente compartilham do mesmo ponto de vista sobre impacto de enfermidades e, ainda, sobre sensação de bem-estar.

Crianças e adolescentes têm diferentes graus de percepção de si mesmos e do mundo em função da fase do desenvolvimento e, com isso, dificilmente podem ser uniformizados em uma só concepção de satisfação pessoal (Assumpção Jr., 2000).

Pensando na complexidade que envolve a temática de QV, juntamente com a avaliação dessa na criança/adolescente, encontramo-nos adiante de mais um desafio: a escolha do instrumento de avaliação.

Em vista de uma definição subjetiva, com diversos aspectos da faceta da vida do indivíduo, fica evidente que os instrumentos desenvolvidos para adultos não são apropriados para crianças (Glaser, 1997a). Assim, ao se desenvolver um instrumento de QV ou QVRS para crianças, é importante inserir itens que correspondam a suas experiências, atividades, seu funcionamento no dia a dia e que sejam relevantes para a idade a qual procura se avaliar (Matza, 2004). Um instrumento desenvolvido para crianças deve incluir uma avaliação subjetiva de bem-estar relacionado com saúde mental e física, autoestima e percepção das próprias atividades (brincadeiras e *hobbies*), relação com pares e família, bem como na escola (Jozefiak, 2008). Além disso, é importante que seja utilizada uma linguagem acessível à criança, considerando-se as diferenças de vocabulário, das diferentes faixas etárias, para viabilizar a compreensão da criança a esse instrumento.

A questão da subjetividade nos parece muito clara se considerarmos os conceitos de QV, porém, ao se tratar da criança, encontramo-nos diante de inúmeras dificuldades no que se refere a esse conceito e avaliação de QV. Estamos muito aquém de uma concepção universal e uniforme de QV na infância, bem como dos meios de avaliação desse conceito adaptados ao universo infantil (Assumpção Jr., 2000).

Em algumas circunstâncias, ao se avaliar a QV da criança, podem não existir alternativas, sendo, então, necessário optar por outros informantes, os quais normalmente são os pais, mas outros parentes, cuidadores, médicos ou professores também podem contribuir nesse tipo de avaliação desde que conheçam e participem da rotina da criança.

É importante que se considere o relato de terceiros para avaliação da QV infantil quando as crianças estão muito doentes, são muito novas ou estão impossibilitadas de se autoavaliar. Desse modo, embora se trate de um construto com características subjetivas, não podemos descartar a importância de cuidadores para tal avaliação, podendo ser complementares e importantes para as crianças (Eiser, 2001a).

Assim, estudos que possam comparar a confiabilidade entre relato de QV das crianças/adolescentes e a percepção dos pais/cuidadores são importantes.

QUALIDADE DE VIDA, AUTISMO E DIFERENTES PERSPECTIVAS

Estudos mostram que as avaliações de QVRS, realizadas por pais de crianças com doenças crônicas sofrem influência de fatores como cargas de cuidado, medos e preocupações relativas à doença da criança, logo os resultados de QVRS pela perspectiva dos pais tendem a ser piores do que aqueles avaliados pelas próprias crianças (Puig, 2008).

Existem questionários para avaliação da QVRS desenvolvidos para condições específicas de saúde, no entanto não há questionários específicos para pessoas com transtorno do espectro do autismo (TEA). Alguns pesquisadores defendem a elaboração de questionários específicos ao avaliar a QVRS, enquanto outros são contra, acreditando que medidas para condições específicas de doença podem focar no mal-estar, e saúde é apenas um dos domínios avaliados pelo construto de QV (Clark, 2014).

A QV de indivíduos TEA vem sendo reportada em vários estudos, com achados de boa QV em alguns estudos e pobre em outros. Alguns fatores parecem estar associados à QV nessa população (Chiang, 2014):

- Indivíduos com TEA apresentam prejuízos qualitativos na interação social e na comunicação, bem como padrões repetitivos e estereotipados de comportamentos e interesses. Muitos indivíduos com TEA apresentam atrasos de linguagem e no desenvolvimento cognitivo, assim há dificuldade para que esses indivíduos respondam a questionários de QV, devendo ser avaliados por terceiros, o que pode acarretar diferentes percepções, uma vez que avaliações de QV objetivas podem ser diferentes das subjetivas;
- Funções cognitivas e adaptativas: muitos indivíduos com TEA podem apresentar dificuldades comportamentais, sendo que tais dificuldades podem influenciar de maneira negativa, assim a QV de indivíduos com TEA pode estar influenciada por fatores de funcionamento adaptativo e cognitivo;
- Idade: muitos adultos hoje com TEA não se beneficiaram de intervenções precoces. Os avanços dos serviços de intervenção para indivíduos com TEA podem influenciar a QV destes. Além disso, quanto maior a idade da criança, mais surgem diferentes expectativas e mudanças na vida, ou seja, quanto mais velho o indivíduo, diferentes necessidades e complexidades surgem na vida;

■ Outros: outros fatores podem influenciar a QV como as atividades de lazer, das quais muitos indivíduos com TEA podem não se beneficiar. Quociente de inteligência (QI), atividade ocupacional (como trabalho) e comorbidades psiquiátricas também são fatores que podem influenciar a QV dessa população.

Com o objetivo de promover melhor QV para essa população, é necessário saber os fatores que interferem de maneira positiva e negativa na QV das pessoas com TEA (Chiang, 2014).

Estudiosos do tema mencionam uma preocupação quando a QV é relatada apenas por indivíduos com TEA (sem optar por outros informantes), isso por conta das dificuldades de comunicação, que podem influenciar a interpretação de itens, compreensão de emoções e vocabulário emocional, bem como pelas dificuldades em refletir sobre o próprio estado afetivo deles (Clark, 2014).

Pessoas com TEA devem lidar com dificuldades associadas a déficits na interação e comunicação social e em interesses repetitivos e estereotipados, e essas dificuldades estão presentes em diferentes contextos e parecem apresentar um impacto na QV desses indivíduos. Tais dificuldades são mais evidentes durante a adolescência, quando as interações sociais com os pares apresentam maior importância na vida das pessoas jovens (Clark, 2014). Assim, são importantes estudos com essa população em diferentes faixas etárias.

Nos estudos de QV e indivíduos com TEA as escalas costumam ser respondidas pelos próprios indivíduos (quando capazes) e por seus pais ou cuidadores, e os resultados costumam apresentar diferenças quando respondidos por pais, com escores menores. No entanto, os resultados ainda são variáveis e limitados a poucas escalas de avaliação, bem como à complexidade do tema de QV e do próprio TEA.

Mesmo com estudos que mostram que crianças e adolescentes com TEA são capazes de relatar sobre sua QV, os pesquisadores ainda sugerem o relato de outros informantes como complementares.

Em um estudo realizado por Sheldrick e cols. (2012), foram encontradas evidências de que adolescentes com autismo de alto funcionamento (AAF) eram capazes de avaliar a própria QV. Os autores avaliaram a QV de adolescentes AAF pelo relato deles e dos respectivos pais. Esse estudo apontou que os pais têm diferentes opiniões sobre seus filhos, sendo que avaliaram a QV dos filhos mais baixa em três dos quatro domínios da escala utilizada. Segundo autores, esse achado pode mostrar que os pais parecem apresentar dificuldades em interpretar o mundo pelos olhos dos filhos com TEA, mais do que se fossem adolescentes com desenvolvimento típico. A avaliação de QV realizada pelos adolescentes com TEA apresentou escores mais baixos do que os adolescentes da amostra sem alterações no desenvolvimento.

Em outro estudo, com objetivo de avaliar QV de crianças com diagnóstico de TEA entre 2 anos e 17 anos e 9 meses, os autores optaram por fazer a avaliação mediante as respostas dos pais (apenas) pela dificuldade de comunicação dessas crianças, bem como pelas dificuldades intelectuais. O instrumento utilizado foi o PedsQL, na sua versão para os pais. Nos resultados, observou-se que os pais das crianças com TEA relataram que os filhos apresentam menores escores do que crianças/adolescentes com desenvolvimento normal, com diferenças observadas em todos os domínios da escala (Kuhlthau, 2010).

A análise dos dados ainda demonstrou que essas crianças apresentaram menores valores para o escore total da QV, para saúde psicossocial, funcionamento social e funcionamento emocional, quando comparadas com a amostra de crianças com outras condições crônicas de saúde. Os domínios de saúde física foram semelhantes para as crianças TEA e para as crianças com outras condições crônicas. Esses autores sugerem que se avalie a concordância das respostas de crianças e pais, a fim de analisar a eficácia das respostas obtidas (Kuhlthau, 2010).

Limitações funcionais podem ser superdimensionadas pelos familiares, especialmente por aqueles mais próximos ao paciente, subestimando, assim, a QV (Melo, 2005).

Um estudo realizado para avaliar a QV de irmãos de autistas e irmãos de indivíduos com diagnósticos específicos da fala, apontou que a QV de irmãos de autistas estava prejudicada, sendo pior do que a de irmãos de indivíduos com transtornos específicos da fala. Dessa maneira, mesmo a criança com bom funcionamento e adaptação em vários aspectos de sua vida, pode não sentir bem-estar ou satisfação pessoal. Os resultados desse estudo mostram que a presença de um indivíduo portador de TEA pode afetar outros familiares, influenciando a QV destes (Marciano, 2007).

Foi acreditando que as crianças com autismo têm direito e possibilidade de se expressar, expondo seus desejos, necessidades e sentimentos, apesar de suas dificuldades, que surgiu a ideia de avaliar a sua QV, buscando analisar diferentes percepções, ou seja, pela perspectiva da criança com TEA, dos respectivos pais e professores (Bernal, 2010). Os resultados obtidos nesse estudo, relacionados com a avaliação de QV das crianças autistas são consistentes com os de outro estudo da literatura (Elias, 2005), no qual as crianças autistas apresentam índices de QV satisfatória, além de serem aptas para falar sobre sua QV (no caso de ambos os estudos, crianças AAF).

A escala utilizada foi a Autoquestionnaire Qualité de Vie Enfant Imagé (AUQEI), uma escala de autoavaliação subjetiva de QV na infância. Esse questionário leva em conta o nível de desenvolvimento e as particularidades da aplicação de um questionário a uma criança (Kuczynski, 1999). Validada em nosso meio por Assumpção e cols., é um instrumento genérico aplicável a crianças de 4 a 12 anos que se propõe a avaliar o estado subjetivo de bem-estar do indivíduo, o que possibilita obter um perfil de satisfação da criança diante de diferentes situações da vida no momento atual, sem partir de inferências realizadas sobre seu desempenho e produtividade (Assumpção Jr., 2000). Esse instrumento é dividido em 26 questões referentes às situações presentes no cotidiano das crianças, sendo que as questões estão classificadas em autonomia, lazer, funções e família. O ponto de corte é 48, e, para valores abaixo, considera-se QV prejudicada.

De acordo Jozefiak e cols. (2008), instrumentos de QV para criança devem refletir um conceito de QV aceitável e não devem enfatizar aspectos negativos (mal-estar), devem ser curtos e de fácil aplicação. A AUQEI é acessível ao universo infantil, com aspectos que envolvem o cotidiano da criança. Esse instrumento utiliza um suporte de imagens, com auxílio de quatro faces desenhadas que demonstram diferentes estados emocionais, os mesmos avaliados pela escala (muito feliz, feliz, infeliz e muito infeliz). Para avaliação da QV à qual o adulto (pais e professores) respondeu, realizou-se uma adaptação do questionário AUQEI, respeitando-se o formato original e adaptando as perguntas para a terceira pessoa (Bernal, 2010).

Upton, Lawford e Eiser (2008) atentam para a necessidade de se pensar o que se quer avaliar com o relato dos pais. Se a ideia é a de se avaliar a perspectiva dos pais sobre a QV de sua criança, então o uso de escalas paralelas à original não é importante. No entanto, se o objetivo é que os pais forneçam uma avaliação da QV de sua criança, a qual possa servir como relato substituto da própria criança, então é essencial que a avaliação reproduza a original. Esta foi a opção nesse estudo para avaliar a correlação entre as respostas dos três grupos, tendo como objetivo principal a avaliação da QV da criança, pensando que o questionário deveria permanecer idêntico, reproduzindo aquele ao qual a criança responde (Bernal, 2010).

Os dados encontrados nesse estudo levam à reflexão sobre a importância de se considerar a percepção das crianças, para se possibilitar uma postura ativa delas em seus processos de habilitação, ultrapassando a questão que envolve apenas seus desempenho e funcionalidade. Os resultados ainda corroboram com a afirmação de outros estudiosos (Elias, 2005; Kuczynski, 1999) de que capacidade funcional e desempenho não implicam necessariamente em vida considerada gratificante e satisfatória.

Ainda nesse estudo (Bernal, 2010), foi feita uma análise para os valores totais da escala AUQEI para os três grupos – criança e familiar, criança e educador e familiar e educador –, notando que todos avaliaram a QV da criança como satisfatória, sem diferenças significativas. Isso aponta, considerando-se a amostra utilizada, boa consistência nos resultados quando utilizada a escala AUQEI.

Na análise, as questões nas quais não foram observadas concordância de respostas entre os diferentes grupos analisados foram:

- 5. Na sala de aula;
- 12. Quando você faz as lições de casa;
- 13. Quando você pensa em sua mãe;
- 15. Quando você brinca sozinho.

Pelos resultados, percebe-se que os dois itens relativos à escola foram avaliados de modo mais positivo pelos educadores do que pelos familiares, levando-nos a refletir sobre um viés nesse sentido, o que também foi encontrado em outro estudo (Lin, 2013), no qual os pesquisadores acreditam que isso pode acontecer porque os pais têm altas expectativas com relação à educação e esperam uma melhor *performance* dos filhos e, assim, podem avaliar a QV destes com menor índice nesses domínios do que as próprias crianças o fazem.

A questão 13 pareceu ser mais valorizada pelos educadores do que pelos familiares (em que 29 dos responsáveis foram as próprias mães), uma vez que os educadores avaliaram as crianças como mais felizes do que os familiares nesse momento, o que pode indicar outro viés a esse aspecto, muitas vezes vinculado à sobrecarga e à expectativa que as mães têm com relação aos filhos e aos cuidados e à atenção especial que estes necessitam.

A questão 15 foi avaliada pelos familiares de modo mais positivo do que pelos educadores. Esse item leva-nos a pensar que os educadores, por conviverem com outras crianças de desenvolvimento normal, acabam por compará-las; quando nessa faixa etária (entre 4 e 12 anos) seria natural encontrar crianças brincando com os colegas no ambiente escolar, o que é mais raro para crianças com TEA por conta das características do transtorno.

No grupo crianças e familiares, notamos diferença significativa em apenas uma das questões, sendo esta a questão 12 "Quando você faz as lições de casa". Nesse caso, os familiares novamente avaliaram as crianças como menos felizes nesse momento do que elas mesmas.

Nas demais questões não houve diferenças significativas entre as respostas em todos os grupos, demonstrando boa consistência quando realizada a análise entre os diferentes grupos (Bernal, 2010).

Alguns autores obtiveram diferentes resultados ao comparar QV sob diferentes perspectivas. Em um estudo realizado com o objetivo de comparar a QVRS em relação à perspectiva da criança, dos professores e dos pais de crianças sem alteração no desenvolvimento, utilizando o instrumento PedsQL (Pediatric Quality of Life Inventory), os autores encontraram pouca concordância para os domínios relacionados com a função física, enquanto o funcionamento escolar e os problemas cognitivos tiveram os maiores índices de correlações entre os grupos – crianças-pais, crianças-professores e professores-pais (Puig, 2008).

Os pesquisadores sugerem que a avaliação de QV não se refere a uma questão de observação do funcionamento, e sim de comunicação, ressaltando o fato de que adultos e crianças costumam compartilhar as informações sobre assuntos que são tidos como problemas e, no caso de crianças com doenças graves, isso pode estar relacionado com todos os domínios da QV, mais especificamente com o funcionamento físico, ao passo que, para as crianças saudáveis, a comunicação estará mais focada na vida escolar, uma vez que esta tem lugar de extrema importância no cotidiano infantil, o que justifica os achados desse estudo (Puig, 2008).

Em outro estudo que buscou avaliar a concordância entre professores, pais e crianças que sofreram de tumor no sistema nervoso central foram encontradas diferenças significativas em diversos aspectos. Os domínios relacionados com deambulação e linguagem foram avaliados como mais prejudicados pelas crianças do que por seus professores. No entanto, os professores avaliaram a emoção dessas crianças de maneira mais prejudicada do que elas mesmas. Quanto à análise entre pais e crianças, pouca concordância foi encontrada nas questões relacionadas com confiança no futuro e autoestima (Glaser, 1997a).

Eiser e Morse (2001a), com o objetivo de determinar o nível de concordância entre percepção dos pais e das crianças, por meio de análise de base de dados, encontraram 14 artigos, sendo que 11 deles foram realizados com o intuito de validar questionários sobre QV, e não de relacionar a concordância entre diferentes percepções. Essas pesquisadoras encontraram maiores concordâncias entre crianças e pais em comportamentos observáveis, tal como funcionamento físico, e menores concordâncias para funcionamentos não observáveis, como emoção ou funcionamento social. Assim, de acordo com essa pesquisa, os pais estariam mais hábeis para avaliar os domínios físicos do que os sociais e emocionais. Observaram também que os pais relatam *performances* menos satisfatórias em questões cognitivas e atividades sociais do que as próprias crianças.

Os relatos dos pais sugerem maior concordância do que aqueles fornecidos pelos enfermeiros que cuidam das crianças. Quanto aos professores, houve concordância em domínios de cognição, audição, visão e dor e pouca concordância em outros domínios nos quais as crianças relatam menores índices em comparação com o relato dos professores (Eiser, 2001a).

Desse modo, embora as pesquisas nessa área estejam crescendo, notamos que os resultados ainda são bastante divergentes.

Retomando o tema de avaliação de QV em indivíduos com autismo, outro estudo apresentou resultados diferentes. Limbers, Heffer e Varni (2009) buscaram avaliar a QVRS de crianças com síndrome de Asperger (SA) pelo relato dos pais, utilizando o instrumento PedsQL na versão para avaliação de terceiros. Encontraram um menor escore para QV das crianças com SA do que para as crianças do grupo saudável, com exceção das perguntas relacionadas com saúde física, nas quais ambos os grupos apresentaram escores semelhantes. No entanto, os próprios autores sugerem pesquisas futuras com crianças e adolescentes portadores da SA, a fim de avaliar a habilidade destes em relatar sua própria QV pelo mesmo instrumento.

Os estudos sobre QV e QVRS de crianças com TEA e AAF apresentam crescimento, mas ainda se mostram escassos, e alguns estudos apontam que as crianças com TEA pela percepção dos pais apresentam menores índices de QV do que crianças com desordens mentais ou desenvolvimento normal. Pouco ainda se sabe sobre como as crianças com TEA percebem a própria QV (Potvin, 2013).

Em estudo realizado para avaliar a QV de crianças entre 7 e 13 anos com diagnóstico de AAF e desenvolvimento típico, pelo instrumento PedsQL, comparando a avaliação pela perspectiva da criança e dos pais, não foram encontradas diferenças significativas entre os dois grupos, embora as crianças com AAF tenham apresentando menores índices de QV. Além disso, em ambos os grupos a percepção entre crianças e pais não apresentou concordância (Potvin, 2013).

Com o propósito de analisar a concordância entre pais e crianças quanto à QV infantil para suprir a escassez de estudos sobre essa temática, foi realizado um estudo com uma amostra representativa de crianças e adolescentes sadios, com idades entre 8 e 16 anos, utilizando os instrumentos ILC (Invetory of Quality of Life e KINDL – Kinder Lebensqualitat Fragebogen). Segundo os resultados obtidos, os pais avaliaram a QV das crianças de modo mais satisfatório do que elas mesmas (Jozefiak, 2008).

Já no estudo de Parsons e cols. (1999) o relato dos pais sobre saúde mental e QV de crianças transplantadas de medula óssea (TMO) apresentou menores escores do que os mencionados por elas próprias. Avaliando a mesma população, de crianças com TMO, Anders e Lima (2004) encontraram que as crianças consideram sua QV satisfatória, demonstrando que desenvolveram capacidade de viver com suas limitações e possibilidades, vencendo as dificuldades impostas pela doença e pelo tratamento em busca de uma vida melhor e livre da doença.

Um estudo realizado em Taiwan para validar o PedsQL (instrumento de avaliação genérica de QV para crianças bastante utilizado em todo o mundo, tanto com populações específicas como com populações sem qualquer alteração de saúde), tal instrumento tem demonstrado boa concordância entre relato de pais e crianças (Lin, 2013). Nessa pesquisa de validade houve uma diferença nos itens relativos à escola, o que para os pesquisadores diz respeito ao fato de que nessa cultura os pais apresentam altas expectativas com relação à educação e esperam uma melhor *performance* dos filhos, avaliando, portanto, a QV com menor índice nesse domínio do que os próprios filhos (Lin, 2013).

Em outro estudo (Theunissen, 1998) exploratório de QVRS, avaliaram qual seria a concordância entre pais e crianças (entre 8 e 11 anos). Nesse estudo as crianças relataram QVRS inferior àquela relatada pelos pais em domínios relativos a queixas físicas, funções motoras, autonomia, funções cognitivas e emoções positivas. Esses resultados indicam que o relato dos pais não deve substituir o das crianças, uma vez que foram encontradas diferenças.

As divergências nos estudos são amplas. Observam-se estudos em que os pais relatam maiores índices de QV para os filhos, bem como estudos em que os filhos relatam maiores índices de QV que os pais. Nas crianças com questões de saúde/doença, as diferenças parecem ser maiores, no entanto observam-se estudos em que não há diferença entre o relato de pais e filhos, bem como estudos em que os pais relatam menores índices de QV do que as próprias crianças.

Ao retratarmos esse tema de QV na infância, deparamo-nos com um desafio, pois os instrumentos destinados à avaliação de QV existentes para o universo infantil nem sempre consideram os aspectos da subjetividade, não sendo acessíveis às crianças e, assim, impossibilitando muitas vezes uma avaliação a partir da perspectiva da própria criança.

A QV é uma medida importante na área da saúde, tanto para prática clínica como para políticas de saúde. Pensando nisso, junto com o fato de muitas vezes as crianças apresentarem limitações para responder questionários, alguns instrumentos têm sido desenvolvidos para idades específicas, bem como com versões para pais (Lin, 2013).

Surge então o novo debate, o da importância de saber o que os pais pensam da saúde dos filhos, visto que muitas vezes a percepção dos pais pode influenciar no tratamento e na escolha de tratamento dos filhos. Com essa preocupação, os profissionais da área da infância vêm refletindo sobre qual é o melhor respondente para QVRS no caso de crianças. Embora tenham crescido as pesquisas com ambos os relatos (crianças/adolescentes e pais), a maioria dos estudos apresenta divergências das perspectivas, sendo menos estudadas no caso de adolescentes (Sattoe, 2012).

Alguns autores (Melo, 2005) sugerem que a família deva estar inserida na avaliação de QV da criança no que diz respeito à avaliação dos aspectos funcionais e psicossociais. Já outros pesquisadores (Chang, 2005) apresentam a hipótese de que os relatos dos pais são mais válidos para crianças com idade inferior a 12 anos do que para os adolescentes, uma vez que, em estudos obtiveram maior concordância no grupo de crianças-pais do que no grupo de adolescentes-pais. Assim, sugerem que os relatos dos pais devam ser utilizados apenas como complementares no caso de adolescentes.

Outros estudos com adolescentes com doenças crônicas mostram que as diferenças entre relato de filhos e pais pode não ser tão preocupante como alguns autores vêm mencionando. Pode ser que as diferenças apareçam dependendo do grupo estudado (Sattoe, 2012).

Os pediatras costumam supor que os pais podem fornecer informações válidas sobre o impacto da doença e do tratamento para criança, entretanto é cada vez mais conhecido que a perspectiva da criança, embora diferente, é igualmente válida, sugerindo-se que ambas as informações sejam incluídas: da criança e do cuidador (Eiser, 2001a). Os cuidadores que têm maior contato com as crianças, usualmente os pais, são capazes de avaliar a QV de maneira mais fidedigna à percepção da própria criança/adolescente.

Alguns estudiosos (Sheldrick, 2012) sugerem que, no caso de a avaliação de QV ser realizada por outras perspectivas que não a do próprio sujeito, os respondentes questionados para que se coloquem no lugar da pessoa é que poderão fornecer as informações e, assim, tentar dar as respostas que os próprios envolvidos forneceriam caso fossem capacitados para tal. Esses indivíduos, em geral, são pessoas que exercem papel significativo na vida daquele que não pode responder.

Além dos pais, há a sugestão de incluir os professores na avaliação da QV infantil, acreditando que esses profissionais, com sua experiência e convívio com outras crianças, forneçam informações importantes. Além disso, eles são emocionalmente independentes de envolvimento familiar, diferentemente de pais ou outros membros familiares (Glaser, 1997a; Eiser, 2001a), o que oferece base para um outro viés, porque se mostram imparciais, baseando sua experiência na vivência com outras crianças. Alguns estudos mostram que esse grupo pode oferecer visões compatíveis com a das crianças e dos pais (Bernal, 2010).

Algumas vezes nos deparamos com situações em que se torna inviável que a criança possa responder a um questionário por diversos motivos: estar muito doente, ser muito nova ou estar impossibilitada de se autoavaliar (Eiser, 2001a). Nesses casos, o uso de avaliações de QV ou QRVS pela perspectiva de outros é válido, mas, sempre que possível, a opinião da criança deverá ser considerada. Assim, fazem-se necessário os estudos entre níveis de concordância nas avaliações de QV, buscando maior conhecimento para relevância clínica (Puig, 2008).

CONSIDERAÇÕES FINAIS

Pelo exposto, observamos que, embora comecem a surgir mais trabalhos nessa área para investigar a concordância entre diferentes percepções sobre a QV infantil, bem como valorizar a percepção da própria criança, ainda há importantes controvérsias sobre essa temática.

Alguns estudiosos acreditam que o ponto de vista dos pais sobre a QVRS de seus filhos pode ser afetado pelos sentimentos negativos vivenciados por eles, bem como a relação pai e filho e as diferenças na importância atribuída aos diferentes componentes de funcionamento (Potvin, 2013).

É fundamental que os profissionais possam compreender o grau de concordância entre relatos das crianças e dos pais para decisões clínicas. Os profissionais podem optar pelos relatos dos pais quando as próprias crianças estão incapacitadas de responder aos questionários por algum motivo (Lin, 2013).

As diferenças no nível de concordância para crianças com AAF refletem peculiaridades na percepção da QVRS da própria criança. Pode ser que as crianças com AAF não percebam o impacto físico e social de suas limitações em seu bem-estar da mesma maneira que os seus pais. Além disso, as crianças com AAF podem não compreender alguns itens do questionário por conta da dificuldade de linguagem, distorcendo ou interferindo na avaliação de sua QVRS (Potvin, 2013).

A baixa concordância entre pais e crianças apontadas em alguns estudos sugere que os pais não podem tomar o lugar na avaliação da criança como tem sido feito em muitos estudos. Além disso, a diferença entre a avaliação dos dois não necessariamente significa que os pais das crianças têm uma avaliação pouco fiel da QVRS dos filhos, mas pode representar uma diferença real do ponto de vista de ambos, o que também fornece informações adicionais e importantes. É essencial que ambas perspectivas sejam utilizadas (Potvin, 2013). Observa-se que amostras clínicas costumam apresentar maior divergência nas avaliações de QV sob perspectiva das crianças e dos pais, pois os pais tendem a subestimar a QV das crianças por alguma condição clínica (Lin, 2013).

Outros estudos apontam para uma boa correlação entre a avaliação de QV e diferentes perspectivas, e as divergências dos achados relacionam-se com a complexidade do tema abordado: a QV (bem como as diferentes variáveis e os instrumentos) tornando mais difícil a compreensão dessa relação.

No caso específico da avaliação de QV e TEA, tal complexidade torna-se ainda maior, visto que o próprio transtorno apresenta complexidade de sintomas. Quando são usados indicadores objetivos como independência, renda, emprego e relações sociais, alguns pesquisadores encontraram uma QV de adultos com TEA mais baixa quando comparado com pares. Indicadores significativos de correlação positiva com QV e TEA são habilidades comunicativas precoces, QI acima de 70, suporte social e acesso a serviços de reabilitação (Clark, 2014). Na literatura sobre QV, muitos fatores parecem interferir tanto de maneira positiva quanto negativa, e nota-se que para pessoas com TEA são esperadas menor QV por conta do desafios funcionais associados a diagnóstico e estereótipos negativos, principalmente se avaliados pela perspectiva de terceiros (Clark, 2014).

Avaliar a QV pela percepção de terceiros não deve substituir a avaliação da própria pessoa que seja capaz de prover a informação. Pode ser proveitoso incluir várias percepções de QV, como as de professores, treinadores, suportes da comunidade para entender como as percepções se correlacionam e qual o impacto das diferentes percepções em suportes, educação, terapêutica (Clark, 2014).

A questão da QV diz respeito ao padrão que a própria sociedade define e se mobiliza para conquistar, consciente ou inconscientemente, bem como ao conjunto das políticas públicas e sociais que induzem e norteiam o desenvolvimento humano, as mudanças positivas no modo, nas condições e estilos de vida, cabendo parcela significativa da formulação e das responsabilidades ao denominado setor da saúde (Minayo, 2000).

Assim, um conceito de QV pressupõe o conhecimento das diversas dimensões da vida da pessoa, sendo então eminentemente subjetivo, pois a realidade da vida pertence a cada um (Anders, 2004).

Pesquisadores (Schwimmer, 2003) ressaltam que os relatos das crianças diferem daqueles fornecidos pelos pais, associando isso ao fato de que a visão da criança é baseada em suas percepções e estados internos, enquanto a dos pais é embasada em observações de comportamentos das crianças. Desse modo, no caso das crianças doentes, os pais podem ter visões das patologias, com um impacto mais negativo do que a própria criança percebe.

Assim, é reforçada a questão da subjetividade nessa avaliação, uma vez que a avaliação de QV se propõe a estimar como o indivíduo se sente em relação à sua vida em um determinado momento. A premissa que sustenta a QV é a de que a informação necessária deverá ser obtida diretamente da pessoa a qual se refere (Puig, 2008), o que não necessariamente descarta o relato de terceiros, mas sempre caracterizando essas informações como complementares, não substitutivas da avaliação da própria pessoa.

Assim, não existem dúvidas de que há muito a ser feito para melhorar a maneira de mencionar a QV infantil e, por conseguinte, o efeito disso nas práticas clínicas e nas pesquisas. O objetivo da avaliação da QV deveria ser o de promover práticas que busquem ampliar a QV do indivíduo.

O conhecimento dos profissionais da saúde acerca da experiência dos indivíduos acometidos por doença grave, que vai além do modelo biológico, propicia aos pacientes um tratamento no qual eles são reconhecidos como seres humanos, inseridos em um contexto sociocultural; desse modo, os profissionais da saúde contribuem para melhorar a QV desses pacientes e de suas famílias (Anders, 2004).

Nota-se que, embora comecem a surgir mais trabalhos nessa área buscando investigar a concordância entre diferentes percepções sobre a QV infantil, bem como valorizar a percepção da própria criança, ainda há importantes controvérsias sobre essa temática.

Por exemplo, ao se falar de instrumentos para QV em pediatria, há um grande debate na literatura sobre quem é o informante mais apropriado quando há uma discrepância entre os relatos da criança e dos pais sobre problemas de saúde da criança ou QV infantil (Theunissen, 1998; Chang, 2005). Tem sido fortemente enfatizado que trabalhos adicionais são necessários na tentativa de se identificar onde diferem as respostas das crianças e dos outros em relação aos domínios de QV, estados de saúde, idade e circunstâncias da criança (Jozefiak, 2008).

Notamos que são raros os estudos que buscam avaliar a QV pela percepção das crianças. Mais raros ainda são aqueles que buscam essa avaliação envolvendo os TEA e ainda mais aqueles que buscam uma perspectiva dessas crianças e suas correlações com outras perspectivas. Pensando na incidência do TEA torna-se de extrema importância a existência de serviços que atendam a essa demanda. Nesse caso, é importante que os serviços e as políticas públicas estejam atentos às necessidades e aos desejos dessas crianças, bem como aos de suas famílias. Normalmente, é a percepção dos pais sobre QV que influencia os serviços de saúde (Schwimmer, 2003). Em alguns estudos, foi possível constatar que as crianças são capazes de fornecer informações sobre si (Sheldrick, 2012; Bernal, 2010; Elias, 2005), sobre sua QV e o que as tornam felizes, facilitando, assim, o desenvolvimento de serviços que atendam as suas demandas, desde que estes estejam aptos a ouvi-las para desenvolverem estratégias que possam, ao menos, aproximar-se daquilo que consideram importantes para si, proporcionando uma vida mais feliz e autônoma.

Estamos diante de novos rumos que nos possibilitam, de fato, buscar alternativas para aqueles aos quais nos propomos a cuidar, objetivando deixar essas crianças e adolescentes felizes, independentemente do que supomos que os deixem felizes, oferecendo uma possibilidade de escuta àqueles que se beneficiam diretamente dos serviços oferecidos.

Essas crianças avaliadas mostraram-se aptas a falar sobre sua QV e, por isso, deveríamos pensar nisso ao fundamentarmos nossa prática clínica, buscando formas de atuação que visem ampliar a QV dessas crianças e de suas famílias.

Bibliografia consultada

Anders JCS. O transplante de medula óssea e suas repercussões na qualidade de vida de crianças e adolescentes que o vivenciaram. Dissertação (Doutorado). Escola de enfermagem de Ribeirão Preto, Universidade de São Paulo, Ribeirão Preto, 2004.

Anders JC, Lima RAG. Crescer como transplantado de medula óssea: repercussões na qualidade de vida de crianças e adolescentes. Rev Latino-Am Enferm 2004; 12(6):866-874.

Assumpção Jr. FB et al. Escala de avaliação de qualidade de vida (Autoquestionnaire Qualité de Vie Enfant Imagé): validade e confiabilidade de uma escala para qualidade de vida em crianças de 4 a 12 anos. Arq Neuropsiquiatr 2000; 58(1):119-127.

Barreire SG et al. Qualidade de vida de crianças ostomizadas na ótica das crianças e das mães. J Ped 2003; 79(1):55-62.

Bernal MP. Autismo de alto funcionamento e qualidade de vida: perspectiva da criança, família e educador. Dissertação (Mestrado). Instituto de Psicologia, Universidade de São Paulo: São Paulo, 2010.

Chang PC, Yeh CH. Agreement between child self-report and parent proxy-report to evaluate quality of life in children with cancer. Psycho Oncol 2005; 14(2):125-134.

Chiang HM, Wineman I. Factors associated with quality of life in individuals with autism spectrum disorders: a review of literature. Res Autism Spectrum Dis 2014; 8:974-986.

Clark BG, Magil-Evans JE, Koning CJ. Youth with autism spectrum disorders: self- and proxy-reported quality of life and adaptative functioning. Focus on Autism and other Developmental Disabilities, 1088357614522289, first published on February 26, 2014.

Eiser C, Morse R. Can parent rate their child's health-related quality of life? Results of a systematic review. Qual Life Res 2001a; 10:347-357.

Elias AV. Autismo e qualidade de vida. Dissertação (Mestrado). Faculdade de Ciências Médicas, Universidade Estadual de Campinas, Campinas, 2005.

Glaser AW et al. School behaviour and health status after central nervous system tumours in childhood. Br J Can 1997a; 76(5):643-650.

Jozefiak T et al. Quality of life as reported by school children and their parents: a cross-sectional survey. Health Qual Life Outcomes 2008; 6:34.

Kuczynski E, Assumpção Jr. FB. Definições atuais sobre o conceito de qualidade de vida na infância e adolescência. Pediatr Mod 1999; 35(3):72-78.

Kuhlthau K et al. Health-related quality of life in children with autism spectrum disorders: results from the autism treatment network. J Autism Dev Dis 2010; 40:721-729.

Limbers AL, Heffer RW, Varni JW. Health-related quality of life and cognitive functioning from the perspective of parent of school-aged children with Asperger's syndrome utilizing the PedsQL. J Autism Dev Dis 2009; 39:1529-1541.

Lin CY, Luh WM, Cheng CP et al. Measure equivalence across self-reports and parent-proxy reports in the chinese version of the Pediatric Quality of Life Inventory Version 4.0. Child Psych Hum Dev 2013; 44:583-590.

Marciano ARF. Qualidade de vida de irmãos portadores de autismo infantil. In: Assumpção Jr. FB, Kuczynski E (orgs.). Autismo infantil: novas tendências e perspectivas. São Paulo: Atheneu, 2007; 255-266.

Matza LS et al. Assessment of health-related quality of life in children: a review of conceptual, methodological, and regulatory issues. Value Health 2004; 7(1):79-92.

Melo ELA, Valdés MTM, Pinto JMS. Qualidade de vida de crianças e adolescentes com distrofia muscular de Duchenne. São Paulo: Pediatr 2005; 27(1):28-37.

Minayo MCS, Hartz ZMA, Buss PM. Qualidade de vida em saúde: um debate necessário. Cienc Saúde Col 2000; 5(1).

Parsons SK et al. Health-related quality of life in pediatric bone marrow transplant survivors: according to whom? Intern J Can 1999; 12(Suppl):46-51.

Potvin MC, Snider L, Prelock PA, Wood-Dauphinee S, Kehayia E. Health-related quality of life in children with high functioning autism. Autism. DOI: 1362361313509730, first published on November 8, 2013.

Puig RF et al. Measuring health-related quality of life in children from different perspectives using the Pediatric Quality of Life Inventory (PedsQL) and teacher's rattings. J Public Health 2008; 16(5): 317-325.

Sattoe JNT, Staa AV, Moll HA. The proxy problem anatomized: child-parent disagreement in health related quality of life reports of chronically ill adolescents. Health Qual Life Outcomes 10:10. doi:10.1186/1477-7525-10-10, 2012.

Schwimmer JB, Burwinkle TM, Varni JW. Health-related quality of life of severely obese children and adolescents. JAMA 2003; 289(14):1813-1819.

Seidl EM, Zannon CMLC. Qualidade de vida e saúde: aspectos conceituais e metodológicos. Cad Saúde Públ 2004; 20(2):580-588.

Sheldrick RC, Neger EM, Shipman D, Perrin EC. Quality of Life of adolescents with autism spectrum disorders: concordance among adolescentes' self-reports, parents' reports, and parents' proxy reports. Qual Life Res 2012; 21:53-57.

Theunissen NCM et al. The proxy problem: child versus parent report in health-related quality of life research. Qual Life Res 1998; 7(5):387-397.

Upton P, Lawford J, Eiser C. Parent-child agreement across child Health-Related Quality of Life instruments: a review of the literature. Qual Life Res 2008; 17:895-913.

Índice Remissivo

A

Abstração no autista, 206
Agonistas alfa-adrenérgicos
  efeitos colaterais, 45
  faixa terapêutica, 45
Alexitimia, 271
Alteração(ões)
  cognitivas encontradas nos TEA,
    perfil de, 121
  cromossômicas, 28
  encontradas nos indivíduos com TEA,
    116
  no circuito cortico-estriato-tálamo-
    cortical, 44
  no funcionamento executivo, 113
  observadas nos indivíduos com
    TEA, 117
Análise
  qualitativa, 144
  quantitativa, 188, 192
"Anestesia emocional", 130
Aneuploidias, 28
Animais, 114
ANOVA, 142
  entre os diferentes momentos de
    avaliação, 143
Antidepressivos, 44
  efeitos colaterais, 44
  faixa terapêutica, 44

Antipsicóticos
  efeitos colaterais, 45
  faixa terapêutica, 45
"Apagamento", 129
Apego a objetos específicos, 40
Aripiprazol, 45
Armar objetos, 116
Arquétipo(s), 80
  da "ágape", 85
  da *Anima-Animus*, 80
  da Sabedoria, 80
  de Grande Mãe, 80
  do inválido, 85
  do Pai, 80
    constelação do, 84
  do *Self*, 86
Arquitetura funcional, 239
Arrays, 33
Atenção compartilhada, 64
Atos
  comunicativos expressos por minuto,
    97
  da fala, 97
Autism
  Behavior Checklist, 118
  Diagnostic Observation Schedule-
    Generic, 118
Autismo, 204
  anatomia do, 207

conceito, 3
constituição de espaço e, 181-200
de Kanner, 235
dor e, 154
espacialidade e, 184
família e, 262
física intuitiva e, 201-220
infantil, 8
    percepção de tempo, temporalidade
    e, 169-180
    precoce, 181, 234
    qualidade de vida de portadores de,
    285-293
neurobiologia do, 207
níveis de descrição para o, 204
olfação e, 139
perfil neuropsicológico do, 107-122
sexualidade e, 295-301
Autismo-cognição, 4
Autismo-deficiência mental, 4
Autoagressão nos níveis de endorfinas,
155
Autossomos, 28
Avaliação
da compreensão leitora, 119
oftalmológica, 20

B

Bactérias neuropsicológicas, 119, 120
Bastonetes, 124
Baterias neuropsicológicas, 119
Bebê com autismo, 82
β-endorfinas, 154
Bulbo olfativo, 138
Bullying, 85

C

Campo intersubjetivo de Stolorow e
    Atwood, 75
Categorização, 113
Cegueira mental, 210
Células
    nulissômicas, 29
    olfativas, 138

Cérebro "extremamente masculino", 65
Childhood Autism Rating Scale, 118
Citalopram, 44
"Clareza psicopática da visão", 205
    autística na infância, 205
Clomipramina, 44
Clonidina, 44, 45
Coerência central, 66, 183
    teoria da, 114
Coesão, 202
Cogito merleau-pontiano, 170
Cognição
    domínios centrais da, 203
    social, autismo e, 221-230
Colecistocinina, 156
Completar figuras, 116
Componentes cognitivos inerentes à
    vida social, esquema dos, 223
Comportamento(s)
    autoagressivo repetitivo, 40
    compulsivo, 39
    de atenção compartilhada, 94
    perseverantes, 44
    repetitivos, 39
        complexos, 40
        possíveis causas, 41
    rígidos, lidando com, 43
    sexual, 295
        individual, 296
Compulsões, 37, 39
Comunicação
    alternativa e/ou suplementar, 100
    social, 94
Conectividade cortical interrompida,
    208
Cones, 124
Conhecimento sexual, 297
Consciência
    estruturação matriarcal da, agenesia
        da, 79
    fonológica, 119
    perceptiva, 170
Contato visual, 212
Continuidade, 202

Continuum autístico, 12, 13, 154
"Conversão", 239
Crença falsa, 62
Cromossomos sexuais, 28
Cubos, 114, 116

D

Decouple, 62
Déficit(s)
afetivo nos quadros de autismo, 14
autísticos, 14
cognitivo nos quadros de autismo, 14
de atenção e hiperatividade, 68
na comunicação social, 95
sensoriais, 22
Deleções, 28, 29
Depoimentos familiares, 267
Desejo compulsivo de se manter na mesmice, 39
Desenvolvimento, avaliações de, 21
Desvios-padrão, 142
Detector
de direcionamento do olhar, 63
intencionalidade, 63
"Devir viscoso", 79
Dígitos, 114
Dinâmica familiar, 255, 273
Disfunção executiva, 109
Dislexia
de superfície, 243
fonológica e profunda, 243
Distorção da forma, 194
Distúrbio(s)
autísticos do contato afetivo, 205
da comunicação, 82
de leitura, 243
Doença de Tay-Sachs, 22
Dor
anatomia da, 152
autismo e, 154
definição, 151
fisiologia da, 152
"hipótese da", 155
interpretação da, 151

limiar de, 161
mecanismos de modulação da, 153
orofacial, 153
tipo "picada", 151
tipo "queimação", 151
Duplicação, 29

E

Eco, 78
Ecolalia, 78
Educação sexual, 299
EEG, 21
Eficiência intelectual, 110
exame da, 110
Élan vital, 171
Emparelhamento, 239
Empatia, 203, 227
Empatia-sistematização, 64
Entrevista diagnóstica para o autismo revisada, 118
Epilepsia
definição, 51
espectro autista e, 51
história, 49
rolândica, 56
ERCN (Échelle D'évalutation Resumée du Comportement Autistique), 18
Eros, 78
Escala(s)
de comportamento adaptativo
Vineland, 19
de faces, 160, 166
de indicadores comportamentais, 160, 161
de Abu-Saad, 166
de Maturidade Mental Colúmbia, 110
de obsessões e compulsões de Yale-Brown, 40
de rastreio, 117, 118
de reação de retração na criança, 117
de Rivière, 18
de traços autísticos, 118
diagnóstica para autismo, 17
ERCA-IIIA, 18

ERCN, 18
Vineland de Comportamento
  Adaptativo, 111
Wechsler de Avaliação da Inteligência,
  111
zoológica, 125
Esclerose tuberosa, 22, 30
Espacialidade, autismo e, 184
Espasmos infantis, 22
Espectro autístico, 14
Estereotipias motoras, 44
Estimulação magnética transcraniana,
  44
Estímulo
  auditivo, 185
  elétrico do dente, 161
  visual, 185
    periférico, 185
Estresse, 267
Estudo
  de casos, 243
  de patologias ligadas ao X, 20
  genético, 20
  neuropsiquiátrico, 20
Eyes-test, 225

F

Face fusiforme, área da, 127
Fala, atos da, 97
Família, 252, 262
  autismo e, 262
  do autista, analisando, refletindo e
    orientando a, 266
FAS, 114
Fenilcetonúria, 22
Fenocópias, 31
Fenomenolgia husserliana, 171
Fenótipo ampliado, 31
Figuras complexas de Rey, 114
Física intuitiva, 202
Flexibilidade executiva, 113
Fluência verbal, 113
Fluoxetina, 44
Fluvoxamina, 44

Função
  executiva, 66, 112, 183
  olfativa, 137

G

Gene MECP2, 30
Genética, 207
  dos transtornos do espectro do
    autismo, 29
Genética, 207
Gestalt, 80, 81
Guanfacina, 44, 45

H

Habilidade(s)
  especiais, 204
  específicas, 119
  ilhas de, 212
  "intuitivas", 203
  savant, 205
Haloperidol, 45
Herdabilidade, 207
Hierarquia entre resultados por
  momentos de aplicação do teste,
  143
Hiperplexia, 119, 233, 235
Hiper-seletividade sensorial, 67
Hipocampo, 54
Hipomelanose de Ito, 23
Hipótese
  "adicional", 155
  "da dor", 155
  diagnóstica, 119
Hipóxia neonatal, 22
Hora lúdica, 115

I

Ideia inata, 201
Ilhas de habilidade, 212
Ilhota de habilidades especiais,
  196
Impressão sensorial, 124
Imprinting, 29
Índice de maturidade, 111

Individuação peculiar, processo, 80
Individualidade sexual, 295
Infecções
  neonatais, 22
  pós-natais, 22
Inflexibilidade, sintomas de, 44
Informação aferente, tratamento da,
  240
Inibição comportamental, 113
Inputs
  das informações do ambiente, 222
  sensorial, 67
Inserções, 29
Instrumento
  de avaliação, descrição dos, 114
  para avaliação, informações para
    auxiliar a escolha dos, 121
Inteligência, instrumentos para
  avaliação da, 111
Interação sexual, 296
Interesse sexual, 297
Intervalo de confiança, 162
Intervenção fonoaudiológica indireta,
  100
Intoxicações, 23
Inversão, 29

L

Lateralidade, 197
Laudo neuropsicológico, 108
Leitura, 238
  em voz alta, 240
  processamento de, 239
Lesões cerebrais evidentes, 107
Letras, 239
Linguagem, 94, 119
  de indivíduos com transtorno de
    espectro autista, 95
  exames de, instrumentos sugeridos,
    119
  humana, 233
  nos transtornos de espectro autista
    avaliação, 96
    terapia de, 98

Linkage, 32
Lobo temporal, 54

M

Manipulação repetitiva de objetos, 40
Marcador biológico dos TEA, 208
Mecanismo
  de atenção compartilhada, 63
  de teoria da mente, 63
Médias, 142
Memória
  "autobiográfica", 147
  de estocagem, 239
  operacional, 113
Metacognição, 116
Metarrepresentação, capacidade de, 61
Mindreading, 63
Modelo(s)
  cognitivos, 208
  da empatia e sistematização, 211
Modified Checklist for Autism in
  Toddlers, 118
Modulação da atenção, 67
Monossomias, 29
Morfemas, 239
Mosaicismo, 29
Motivação, falta de, 82
Movimentos esteriotipados, 40
Mucopolissacaridoses, 23

N

Neurociência social, 123
Neurofibromatose, 22
Neuroimagem, 21
Neuropsicologia, 107
Nociceptores, 152
Nomenclatura em genética, 28
Normatização, 108

O

Obsessão(ões)
  de contaminação, 39
  religiosas, 39
  sexuais, 39

Odor, resultados por, 144
Olanzapina, 45
Olfação, 145
  autismo e, 139
Orientação sexual, 297
Otimização da estimulação sensorial, 67
Outputs, 222

P

Palavras, 239
Paroxismos epileptiformes, 56
Partes do corpo, reconhecimento das,
  195
Pensamento obsessivos, 37
  transtornos do espectro autista e, 38
Percepção
  dolorosa em autistas, investigação da,
    157
    casuística, 157
  facial, 125
  merleau-pontiana, 170
  peculiar, 124
  social, 224
Perfil
  neuropsicológico do autismo, 109
  psicoeducacional revisado, 118
Personalidade, avaliações de, 22
Perspectiva intersubjetiva, 75
Picture Exchange Communication
  System, 100
Planejamento, 113
Poliploidias, 28
Potenciais evocados, 21
Processamento facial em adultos,
  modelo de duas vias do, 126
Processos atencionais, 112
Prosódia, 224
Prosopagnosia, 127
Protocolos diagnósticos, 20
Prova de Head, análise comparativa dos
  sujeitos nas, 196
Psicanálise kleiniana, 76
Psicologia
  "intuitiva", 203

junguiana, pespectiva, 79
Psicometria, 21
Psicopatia autística, 234
  na infância, 205
Psicopatologia, temporalidade e, 171
Psicoses, 4
  simbióticas, 5
Psicoterapia, 87
Pulp tester, 161

Q

Qualidade de vida
  de portadores de autismo infantil,
    285-293
  na percepção de pais e cuidadores,
    303-316
Questionário clínico, 160, 165
Quociente
  de empatia, 212
  de sistematização, 212

R

Reconhecimento facial, 130
Registros sublexicais, esquema
  representativo das etapas, 242
Relação sexual, 296
Representação
  capacidade de, 62
  das representações, 62
  diádica, 63
  triádica, 63
Retardo mental, 110
Rey
  Auditory, 22
  Visual, 22
Risperidona, 45
Rituais obsessivos, lidando com, 43
Rota
  lexical, 241
  perilexical semântica, 241, 242

S

Saúde mental, família e, 258
Self, 77, 79

Sequência de números e letras, 115
Serotonina, 156
Sertralina, 44
Sexualismo, autismo e, 295-301
  comportamento sexual individual, 296
  conhecimento sexual, 297
  educação sexual, 299
  interação e relações sexuais, 296
  orientação e interesse sexual, 297
  socialização sexual, 298
  tratamento e intervenções, 299
  vitimização sexual, 299
Shift attention, 185
Sílabas, 239
Síndrome(s)
  autística, gênese da, 77
  de Aarskog, 23
  de Angelman, 22
  de Asperger, 8, 183, 204
    do autismo, 182
  de Cornélia De Lange, 22
  de Down, 23
  de Landau-Kleffner, 56
  de Noebius, 23
  de Prader-Willy, 22
  de Rett, 8, 10
  de Turner, 23
  de West, 22
  de Williams, 22
  de Zunich, 23
  do X frágil, 23
  eletroclínicas, 52
Sistema
  criança-em-relação-com-outro, 74
  de leitura da mente, 63
Sistematização, grau superior, 212
Social Comunication Questionnaire, 118
Socialização, 117
  sexual, 295, 297
Splinter skills, 196
Stroop, 22, 115
Subteste das Escalas Wechsler, 119
  análise comparativa no, 194

T

Tabela cruzada
  de AUQEI, 289
  de Vineland, 288
TEA, ver Transtorno do espectro autista
Temporalidade, 170
  espectro autista, 172
  psicopatologia e, 171
Teoria(s)
  afetiva, 14, 15, 182
  cognitiva, 15, 16, 182
  compreensivas, 182
  da baixa conectividade cortical, 208
  da cegueira mental, 209
  da coerência central, 16, 114
  da empatia-sistematização, 209
  da mente, 15, 61, 62, 116, 117, 182, 225
    operante, 62
  de Hobson, 73
  de processamento da informação, 67
  do extremo cérebro masculino, 209
  dos atos da fala, 97
  neuropsicológicas, 65, 183
Terapia
  de linguagem nos transtornos do espectro do autismo, 98
  familiar, 261
Tese de Kanner, 182
Testagem neuropsicológica, 108
Teste(s)
  auditivos, 20
  da leitura da mente pelos olhos, 212
  das figuras encaixadas, 212
  de ANOVA, 142
  de Apercepção Temática, 117
  de Bender, 194
  de Benton, 128
  de Bèrges & Lèzine, análise dos sujeitos no, 195
  de Cubos, 194

de física intuitiva, 65, 212
na avaliação de sistematização, artigos, 214
de Head das Provas de Piaget-Head, 192
de Ler a Mente nos Olhos, versão infantil, 65
de Sally e Anne, 62, 117
elétrico no dente, 164
específicos do metabolismo, 21
para pacientes psiquiátricos, 129
psicomotor de Bender, 116
Wisconsin de Classificação de Cartas, 115
Tioridazina, 45
Torre
de Hanói, 115
de Londres, 115
Trail Making Test, 22, 115
Translocações, 29
Transtorno(s)
abrangentes do desenvolvimento, 4
característica dos diferentes quadros, 9
autístico, 9
de contato afetivo, 181
desintegrativo, 8
da infância, 9
do espectro do autismo, 8, 29
genética, 29
níveis de gravidade, 11
global, 9
invasivo do desenvolvimento, 9
Tríade de alterações funcionais, 112
Trissomias, 29
Trocas afetivas, 84

V

Visão lacaniana, 78
Vitalidade pulpar, equipamento para monitoração e registro da, 159
Vitimização sexual, 299
Vocabulário de crianças com transtorno de espectro autista, 95

W

Wisconsin Card Sorting Test, 66, 183